中国脑卒中防治
指导规范 （合订本）

国家卫生健康委
脑卒中防治工程委员会制定

总负责人　王陇德

人民卫生出版社

图书在版编目（CIP）数据

中国脑卒中防治指导规范：合订本 / 国家卫生健康委脑卒中防治工程委员会制定 . —北京：人民卫生出版社，2017
ISBN 978-7-117-25848-7

I. ①中… II. ①国… III. ①脑血管疾病 – 防治 IV. ①R743

中国版本图书馆 CIP 数据核字（2017）第 325728 号

| 人卫智网 | www.ipmph.com | 医学教育、学术、考试、健康，购书智慧智能综合服务平台 |
| 人卫官网 | www.pmph.com | 人卫官方资讯发布平台 |

中国脑卒中防治指导规范（合订本）

制　　定：国家卫生健康委脑卒中防治工程委员会
总负责人：王陇德
出版发行：人民卫生出版社（中继线 010-59780011）
地　　址：北京市朝阳区潘家园南里 19 号
邮　　编：100021
E - mail：pmph @ pmph.com
购书热线：010-59787592　010-59787584　010-65264830
印　　刷：三河市尚艺印装有限公司
经　　销：新华书店
开　　本：850×1168　1/32　印张：18　插页：1
字　　数：456 千字
版　　次：2018 年 4 月第 1 版　2020 年 1 月第 1 版第 5 次印刷
标准书号：ISBN 978-7-117-25848-7/R · 25849
定　　价：49.00 元

打击盗版举报电话：010-59787491　E-mail：WQ @ pmph.com
（凡属印装质量问题请与本社市场营销中心联系退换）

单春雷　赵　冬　赵　钢　赵继宗
胡大一　胡盛寿　姜卫剑　贾　建
徐如祥　徐　克　高润霖　高　颖
郭晓蕙　黄东锋　黄　燕　葛均波
董　强　韩雅玲　曾进胜　谢　鹏
蔡定芳　缪中荣　樊东升　霍　勇

《中国脑卒中防治指导规范(合订本)》编写办公室

(以姓氏笔画排序)

王永芳　王凌霄　王晓莉　石文焕
刘卫东　刘　玮　刘　超　孙　强
庄献博　闫　峰　齐　东　张江涛
张　红　张国锋　张　昊　李　健
陈　宇　陈荷红　陈　雪　岳　伟
郝继恒　姬晓昙　殷　萌　高春鹏
巢宝华　曹　雷　滕振杰

简　介

脑卒中是目前对人类危害最严重的疾病之一,具有发病率高、致死率高、复发率高、致残率高等特点,是目前世界第三大死因,在所有心脑血管病死亡原因中,脑卒中居第二位。我国人口基数大,随着老龄化进程的加快和国民生活方式的快速变迁,脑卒中已经成为国民首要致死病因,疾病负担沉重,防控形势严峻。

国家卫生计生委脑卒中防治工程委员会自 2009 年在全国开展脑卒中筛查与防治工作,随着工程工作的深入开展,我们发现,长期以来,在我国的临床实践中,医师往往主要靠上级医师的传授、教材的学习、自己的临床实践中获得经验来完成临床工作。近年来,随着循证医学的发展,越来越多的高级别的临床证据获得了世界的认可,各学科相继制定了自己的各种规范和指南。这使得对疾病的诊治不再单纯由个人经验决定,而是需要经过正确评价的科学证据和指南、规范来指导。

国家卫生计生委脑卒中防治工程委员会组织神经病学、神经外科学、心脏病学、心血管外科学、内分泌学、影像医学、康复医学、护理学、流行病学领域著名专家崔丽英、樊东升、高培毅、华扬、霍勇、吉训明、贾建平、姜卫剑、凌锋、刘鸣、刘新峰、励建安、缪中荣、蒲传强、孙宁玲、王陇德、王拥军、许予明、游潮、张苏明、张通、张允岭、赵钢、周定标、曾进胜等,历时 2 年的筹备,3 年的编纂,经过二十余

次的专家讨论会议,对每一章节进行认真修订,最终完成
《规范(合订本)》的发布。

　　《规范(合订本)》是在整合国内外各相关指南及最新
进展的基础上,结合国家卫生计生委临床路径等制定,目
的是为我国各级医生和医疗卫生机构开展脑卒中防治工
作提供技术帮助,实现全国各级医院对于脑卒中的同质化
诊疗。同时,将本书做成口袋书形式更方便携带和查阅。
《中国脑卒中防治指导规范(合订本)》主要内容包括脑卒
中的概述、健康指导、脑卒中高危人群筛查、内科、外科及
介入干预、脑卒中康复与护理等七大部分,涵盖了脑卒中
防治工作的主要方面。面向从事脑卒中防治事业的医务
工作者和管理者,既体现了国际脑卒中防治的先进理念,
也结合了我国的特殊的国情和实践,总结了众多专家和全
国基地医院的具体经验,充分体现了科学性、专业性、实用
性和前瞻性。

国家卫生健康委

脑卒中防治工程委员会办公室

2018 年 4 月

目 录

1. 脑卒中筛查与防治技术规范

组　长　王陇德

副组长　崔丽英　高培毅　华　扬　姜卫剑
　　　　　李天晓　凌　峰　刘　鸣　刘建民
　　　　　刘新峰　蒲传强　王拥军　许予明
　　　　　游　潮　张　澍　张建宁　张允岭

成　员（按姓氏笔画排序）
　　　　　丁美萍　王文志　王茂斌　王金环
　　　　　牛小媛　尹　岭　吉训明　孙宁玲
　　　　　纪立农　严晓伟　杜怡峰　李秀华
　　　　　李坤成　李　玲　杨文英　杨　莘
　　　　　励建安　何　义　张力伟　张苏明
　　　　　张　苗　张　通　张微微　武　剑
　　　　　周定标　赵　冬　赵　钢　胡大一
　　　　　洪天配　贾建平　翁建平　高　颖
　　　　　郭　力　郭晓蕙　董　强　焦力群
　　　　　曾进胜　缪中荣　樊东升　薛　蓉
　　　　　霍　勇

脑卒中筛查与防治技术规范目录

一、概述

(一) 现状与指导意义

脑卒中,俗称中风,是一组急性脑循环障碍所致的局限或全面性脑功能缺损综合征,包括缺血性和出血性脑卒中两大类。缺血性脑卒中即脑梗死;出血性脑卒中包括脑出血和蛛网膜下腔出血。脑卒中具有发病率高、致残率高、死亡率高和复发率高等特点。2008年公布的我国居民第三次死因抽样调查结果显示,脑血管病已成为我国国民第一位的死亡原因。世界卫生组织的MONICA研究表明,我国脑卒中发生率正以每年8.7%的速度上升。脑卒中严重危害着人民群众的生命健康和生活质量,给患者及其家庭和社会带来沉重的负担,已经成为我国重大的公共卫生问题。

脑卒中危险因素非常复杂,分为可干预和不可干预两类。在可干预危险因素中,吸烟、饮酒过量、缺乏体力活动等不健康生活方式以及高血压、糖尿病、血脂异常、心房颤动、高同型半胱氨酸血症等疾病与脑卒中的关系尤为密切。

世界各国脑卒中防控的经验表明,针对脑卒中危险因素,采取有效的一、二、三级预防措施,可以避免大多数脑卒中的发生,控制已患病者的病情,降低脑卒中的发病率、致残率和死亡率。短暂性脑缺血发作(transient ischemic attack,TIA)是缺血性脑卒中发生的前兆,也是脑卒中筛查与防治的重点之一。脑卒中筛查与防治要"关口前移,重心下沉",建立并完善相关工作体系,普及适宜性技术,做到早发现和及时干预。

(二) 脑卒中预防的基本策略

1. 一级预防 指发病前预防。指导国民培养良好健康的生活方式,预防危险因素的产生。特别是针对脑卒中高危人群,通过早期改善其不健康生活方式,及早控制危险因素。

2. **二级预防** 针对发生过一次或多次脑卒中的患者,探寻病因和控制可干预危险因素,预防或降低脑卒中再发风险。

3. **三级预防** 针对脑卒中患者加强治疗和康复护理,防止病情加重,预防或减轻残疾,促进功能恢复(图1-1)。

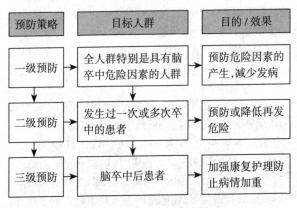

图 1-1 脑卒中三级预防策略

在各级卫生行政部门的领导下,省、地市、县区医疗机构、社区卫生服务中心和乡镇卫生院要广泛开展脑卒中的防治、高危人群筛查、早期规范干预和管理。

医疗机构应探索脑卒中高危人群筛查与防治工作一体化连续性服务模式和综合性防治措施,形成跨学科防治协作机制,为相关专业多学科协作和人才队伍建设提供持续的、必要的条件和政策支持。有条件的医疗机构可设立脑卒中筛查防治门诊和脑卒中病区(单元)。各级医疗机构应积极联合,逐步建立区域内脑卒中筛查与防治协作服务网,实行双向转诊协作机制,做到早预防、早发现、早诊断、早治疗。

二、健康指导

（一）健康生活方式

1. 戒烟

（1）吸烟者应戒烟，不吸烟者也应避免被动吸烟。

（2）动员全社会参与，在社区人群中采用综合性控烟措施对吸烟者进行干预，包括戒烟咨询、心理辅导、尼古丁替代疗法、口服戒烟药物等。

（3）继续加强宣传教育，提高公众对主动与被动吸烟危害性的认识。

2. 控制体重

（1）劝说超重者和肥胖者通过采取合理饮食、增加体力活动等措施减轻体重，降低脑卒中发病危险。

（2）体质指数（body mass index，BMI）目标为 $18.5\sim23.9\text{kg/m}^2$，$24.0\sim27.9\text{kg/m}^2$ 为超重，$28.0\sim32.0\text{kg/m}^2$ 为肥胖。

3. 合理饮食

提倡多吃蔬菜、水果，适量进食谷类、牛奶、豆类和肉类等，使能量的摄入和消耗达到平衡；限制红肉的摄入量，减少饱和脂肪（<10% 总热量）和胆固醇（<300mg/d）的摄入量；限制食盐摄入量（<6g/d）；不喝或尽量少喝含糖饮料。

4. 体力活动

采用适宜个体的体力活动。

（1）中老年人和高血压患者进行体力活动之前，应考虑进行心脏应激检查，全方位考虑运动强度，制订个体化运动方案。

（2）成年人每周≥3 次适度的体育活动，每次时间≥30 分钟（如快走、慢跑或其他有氧代谢运动等）。

5. 限制饮酒

不饮酒；饮酒者应适度，一般男性每日酒精摄入量不超过 25g，女性减半，不酗酒。

（二）定期体检

40岁以上人群应定期体检，一般每年检查1次为宜。了解心脑血管有无异常；监测血压、血糖和血脂水平，高危个体应进行颅内外血管评估。发现异常应积极干预。对于有脑卒中家族史的人群，应及时接受遗传咨询，评估脑卒中风险。

（三）重视脑卒中早期症状

脑卒中早期症状：①突发一侧面部或肢体麻木无力，口角歪斜流涎；②突发视力模糊或失明；③突发语言表达或理解困难；④突发严重的不明原因头痛、呕吐；⑤突发不明原因的头晕、走路不稳或突然跌倒、遗忘或记忆力障碍，尤其是伴有①至④项中任一症状时。出现脑卒中早期症状，不论时间长短应及时就医，以缩短院前延误时间。

三、脑卒中高危人群筛查

（一）脑卒中风险筛查评估

针对40岁以上人群，依据以下8项危险因素进行脑卒中风险筛查评估（每一项1分）。

1. 高血压病史（≥140/90mmHg）或正在服用降压药。
2. 房颤和(或)心瓣膜病等心脏病。
3. 吸烟。
4. 血脂异常。
5. 糖尿病。
6. 很少进行体育活动。
7. 明显超重或肥胖（BMI≥26kg/m^2）。
8. 有脑卒中家族史。

脑卒中风险筛查评估≥3分的高危人群，或既往有缺

血性脑卒中 / 短暂性脑缺血发作(TIA)病史者,依据个体危险程度不同,选择性进行相关实验室和影像学检查,并对其进行生活方式和适宜性技术干预。

(二) 脑卒中高危人群筛查与干预流程

脑卒中高危人群筛查与干预流程见图 1-2。

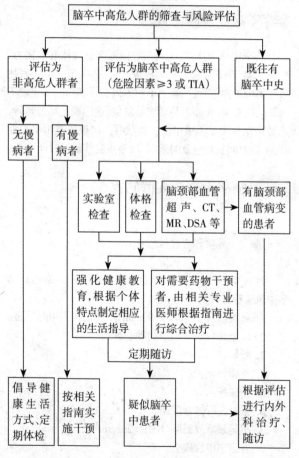

图 1-2　脑卒中高危人群筛查与干预流程

(三) 筛查方法与步骤

1. 医师接诊, 病史采集, 体格检查

(1) 病史采集:主要询问有无脑卒中或 TIA 的症状;既往有无高血压、血脂异常、糖尿病、心脑血管病史及吸烟饮酒史;饮食生活习惯、家族性心脑血管病史等。

(2) 体格检查:测身高、体重、腹围、双上肢血压、听颈部血管杂音及进行神经系统体格检查等。

2. 实验室检查 根据其病史、体征及既往有异常指标提示需进一步检查者,应有针对性地进行实验室检查,包括血糖、血脂、同型半胱氨酸等。

3. 脑、颈部血管超声 脑、颈部血管超声包括颈部动脉超声和经颅多普勒超声。脑、颈部血管超声检查通常无禁忌证,能够判断脑、颈部血管狭窄病变的程度和范围,为临床干预提供重要信息。执业人员应经过血管超声筛查相关知识和技术的专门培训。

4. 其他筛查手段 包括心电图、超声心动图等。如脑、颈血管超声发现有血管病变,可选择性行 CT 血管成像(CT angiography, CTA)、磁共振血管成像(magnetic resonance angiography, MRA)、数字减影血管造影(digital subtraction angiography, DSA)等检查。

四、内科干预

针对脑卒中患者及高危人群,采取群体预防和个体干预的措施,及时对脑卒中危险因素进行干预。

(一) 血压管理

定期监测血压,既往有高血压病史者应该接受脑血管评估,根据是否有脑血管狭窄或动脉瘤等脑血管病变合理控制血压。一般将血压控制在 140/90mmHg 以下。对高于目标血压的患者,应早期使用降压药物,使血压达标。

(二)血糖管理

有脑卒中/TIA病史或脑卒中高危人群,应进行糖尿病筛查,建议定期检测空腹血糖,必要时做糖耐量试验或测定糖化血红蛋白。糖尿病患者应改变生活方式,控制饮食,加强体育锻炼。2~3个月后血糖控制仍不满意者,可选用口服降糖药或使用胰岛素治疗。糖尿病患者的血糖控制目标为糖化血红蛋白<7%,但必须遵循个体化原则。对于年轻、病程短及无并发症的患者,在避免低血糖的前提下,尽可能使糖化血红蛋白接近正常水平;对于老年人、有严重或频发低血糖史以及有严重并发症的患者,控制目标可适当放宽。

(三)血脂调控

定期检查血脂,异常者依据其危险分层决定血脂控制的目标值。首先改变生活方式,无效者采用药物治疗。药物选择应根据患者的血脂水平以及血脂异常的分型决定。

伴有血脂异常的缺血性脑卒中/TIA患者,应进行生活方式干预及药物治疗。根据危险分层使用他汀类药物,对伴有多种危险因素、有颅内外大动脉粥样硬化性易损斑块或动脉源性栓塞证据者,低密度脂蛋白胆固醇(low density lipoprotein cholesterin,LDL-C)目标值<2.07mmol/L;其他患者LDL-C<2.59mmol/L。他汀类药物治疗前及治疗中,应注意肌痛等临床症状,监测肝酶和肌酶变化。对于脑出血病史或脑出血高风险人群应权衡风险和获益,谨慎使用他汀类药物。

(四)急性期溶栓治疗

溶栓治疗应严格遵循溶栓时间窗及适应证治疗;在

治疗时间窗内,首先考虑静脉溶栓,如不适合,经严格评估后可进行动脉溶栓;溶栓治疗须在具备溶栓条件的医院进行,医院对溶栓进行组织化管理,建立绿色通道,加强多学科合作,缩短溶栓治疗的时间延误;溶栓须由具有医师资质且接受专业培训的医务人员严格按照指南规范实施。

1. 静脉溶栓 适应证:急性缺血性卒中患者发病 4.5 小时内,推荐静脉应用 rt-PA 溶栓治疗。发病 6 小时内的缺血性脑卒中患者,如不能使用 rt-PA 可考虑静脉给予尿激酶。

2. 动脉溶栓 患者接受动脉溶栓应符合以下条件:①临床症状符合缺血性脑卒中的诊断,血管造影显示闭塞特点符合动脉粥样硬化性动脉病变。②前循环卒中治疗时间窗在 6 小时以内;后循环缺血治疗时间窗为 12 小时内。③靶血管为大血管闭塞(基底动脉、椎动脉、颈内动脉,或大脑中动脉 M1 及 M2 段等)。

(五) 抗血小板治疗

1. 推荐脑卒中高风险患者(根据 Framingham 量表 10 年心脑血管事件风险≥6%~10%)使用阿司匹林进行一级预防。

2. 非心源性缺血性脑卒中 /TIA 患者的二级预防,要加强科学的危险分层及分层管理(Essen 评分或 ABCD^2 评分)。除少数情况需要抗凝治疗,大多数情况均建议给予抗血小板药物。抗血小板药物的选择以单药治疗为主,阿司匹林、氯吡格雷均可以作为首选药物。对于有急性冠状动脉疾病或近期有支架成形术的患者,推荐联合应用阿司匹林和氯吡格雷。

3. 高血压患者长期应用阿司匹林,应注意脑出血的风险,在血压控制稳定后(<150/90mmHg)应用。

(六) 抗凝治疗

1. 对于房颤不合并缺血性脑卒中 /TIA 的患者,根据危险分层、出血风险评估和患者意愿,结合当地医院是否具备抗凝监测条件,决定是否进行抗凝治疗。如有抗凝适应证,应常规进行抗凝治疗。使用华法林需要监测国际标准化比率(international normalized ratio,INR),新一代抗凝药物沙班类有不用监测 INR 的优点。

2. 对于既往有阵发性或持续性房颤的缺血性脑卒中 /TIA 病史的患者,推荐使用华法林进行抗凝治疗,以预防再发的血栓栓塞事件;对于非心源性缺血性脑卒中 /TIA 患者,某些特殊情况下可考虑给予抗凝治疗,如主动脉弓粥样硬化斑块、基底动脉梭形动脉瘤、颈动脉夹层、卵圆孔未闭伴深静脉血栓形成或房间隔瘤等。

3. 对于脑静脉系统血栓患者,如无禁忌证,应尽早进行抗凝治疗。

(七)中医药治疗

中医药治疗强调以辨证论治为原则,根据脑卒中病程各阶段的症候动态变化遣方用药。

(八)其他

1. 降纤治疗 对不适合溶栓并经过严格筛选的脑梗死患者,特别是高纤维蛋白血症者,可选用降纤治疗。

2. 扩容治疗 对一般缺血性脑卒中患者,不推荐扩容。对低血压或脑血流低灌注所致的急性脑梗死如分水岭梗死,可考虑扩容治疗,但应注意心功能状况。

五、外科干预

(一)颈动脉内膜剥脱术

颈动脉内膜剥脱术(carotid endarterectomy,CEA)通过

外科手段使管腔重新通畅,并防止栓子脱落及血栓形成,从而预防脑卒中发生。

1. CEA 手术适应证

(1) 在 6 个月内有过非致残性缺血性卒中 /TIA 的中低危外科手术风险患者,经影像学检查发现同侧颈内动脉狭窄程度 >50%,并经过 DSA 证实,预计围术期不良事件发生率 <6%,应首选 CEA。

(2) 无症状患者,颈动脉狭窄程度 ≥70%,须结合患者的合并症情况、预期寿命及其他个人因素来讨论分析手术的利弊,谨慎实施手术。

(3) 血管条件不适合介入治疗的高龄患者,首选 CEA。

2. CEA 应遵循的原则

(1) 对于无症状颈动脉狭窄患者,要全面评估脑卒中危险因素,综合处理。

(2) 对于缺血性脑卒中 /TIA 患者,如果没有早期血管重建术的禁忌证,应尽早干预。

(3) 围术期应给予合理的抗血小板治疗,术前术后建议合理应用他汀类药物。

(4) 围术期依据个体差异控制血压,在术前和术后 24 小时内记录神经系统检查结果。

(5) 建议颈动脉内膜剥脱术后 1 个月、6 个月、每年进行无创性影像学检查评估,包括颅内外动脉功能情况。

(二)血管搭桥术

1. 血管搭桥术适应证

(1) TIA 或可逆性神经功能障碍频繁发作,遵循指南内科治疗无效,导管血管造影证实有相关血管狭窄 ≥70%,不适宜行血管内治疗或经血管内治疗后复发,无法再次行血管内治疗者。

(2) 慢性闭塞性脑血管病,如动脉粥样硬化性闭塞,脑底动脉闭塞症(烟雾病),各类炎症性闭塞,或其他原因导致颈动脉闭塞的慢性期,如慢性外伤性颈动脉闭塞。

(3) 动脉瘤或动静脉瘘等手术行动脉孤立术,需临时或永久阻断血管者。

2. 血管搭桥术应遵循的原则

(1) 对于有症状的患者,拟行血管重建前,建议行全脑血管造影了解病变局部及侧支循环代偿情况;行脑血流动力学评价,了解存在的血流动力学障碍情况。

(2) 术前需考虑受体血管与供体血管管径及血流量的匹配;如无合适原位供体血管,可考虑移植血管旁路手术。

(3) 严重高血压合并广泛脑小血管病变者,不推荐行搭桥术。

(4) 有严重的心、肝、肾、肺功能不全,严重糖尿病及癌症等全身其他疾病,经严格评估后不宜手术。

(5) 对于已行动脉血管搭桥的患者,建议定期随诊。

(三) 动脉瘤夹闭术

1. 动脉瘤手术夹闭适应证

(1) 低风险病例,如年轻患者,位于前循环的小动脉瘤首选夹闭术。

(2) 症状性动脉瘤直径 >7mm,或年龄 <70 岁的健康患者偶然发现的直径 >10mm 的动脉瘤,无明显禁忌证,为降低脑卒中风险应该给予处理。

(3) 既往有蛛网膜下腔出血病史的患者应及时处理。

(4) 存在其他危险因素(包括动脉瘤的结构、生长情况以及基因易感性和家族易感性等)者应积极干预。

2. 动脉瘤手术夹闭应遵循的原则

(1) 巨大动脉瘤及瘤颈瘤体比较大的动脉瘤应综合考虑外科治疗途径。

(2) 偶然发现的直径 <5mm 未破裂动脉瘤可采取保守治疗。

（四）血肿清除术

1. 血肿清除术的基本要求

（1）患者处于脑疝早期或前期，特别是小脑出血伴神经功能恶化，脑干受压和（或）脑室梗阻致脑积水者，经积极内科治疗无效应尽快手术清除血肿。

（2）CT 见大面积脑出血和水肿，中线结构侧移≥5mm，基底池受压。

2. 应根据患者意识、出血量、出血部位、病情进展、年龄及全身综合情况等因素确定是否手术。

（五）脑室穿刺引流术

脑出血破入脑室、脑积水、伴神经功能继续恶化或脑干受压时可考虑行脑室穿刺引流术。在出现脑室内出血时可以同时使用溶栓药物作为脑室导管的辅助手段。

（六）其他

1. 微创治疗　根据适应证严格选择病例。微创治疗包括立体定向穿刺或内镜血肿清除术。

（1）适用于各部位出血，特别是脑深部出血。

（2）脑室引流对出血铸型者效果不佳，可首选微创治疗。

（3）对于出血量较多的血肿应慎用微创治疗。

2. 颅内压（intracranial pressure，ICP）监测和治疗

（1）脑出血（intracerebral hemorrhage，ICH）患者 GCS 评分≤8，出现小脑幕疝的临床表现、严重脑室内出血（intraventricular hemorrhage，IVH）、脑积水，建议在脑血流自动调节的基础上保持脑灌注压在 50~70mmHg。

（2）意识水平下降的脑积水患者可行脑室引流。

六、介入干预

(一) 介入干预治疗适应证

1. 颈动脉支架术(carotid artery stenting, CAS)

(1) 症状性颈动脉狭窄患者,如无创性影像检测发现同侧颈动脉狭窄程度 >70% 或经导管血管造影显示狭窄程度 >50%,血管内操作中低危险者,CAS 可作为 CEA 的候选措施。

(2) 无症状颈动脉狭窄患者,通过导管血管造影提示狭窄程度 >70%,当 CEA 手术风险高但血管内操作中低危患者,首选 CAS 治疗。

(3) 对于颈部条件不适合 CEA,或 CEA 难以到达病变部位的症状性重度狭窄患者,某些肌纤维发育不良患者、大动脉炎稳定期有局限性狭窄患者、CEA 术后再狭窄患者,以及放疗后颈动脉重度狭窄患者,可根据病情首选 CAS 治疗。

2. 椎动脉起始段狭窄 椎-基底动脉系统缺血症状,抗凝或抗血小板聚集治疗无效,血管造影显示一侧椎动脉开口处狭窄程度 >70%,另外一侧发育不良或完全闭塞。

3. 锁骨下动脉狭窄

(1) 血管造影证实狭窄 >70%,血管造影或血管超声证实有"盗血"现象,具有明确椎-基底动脉系统缺血症状。

(2) 血管造影证实狭窄 >70%,具有明确患侧上肢缺血症状。

4. 颅内动脉介入治疗

(1) 症状性颅内动脉狭窄,血管造影证实狭窄 >70%,规范药物治疗无效的患者。

(2) 缺血性卒中急性动脉溶栓后残余狭窄。

(3) 颅内动脉瘤的介入治疗:当外科干预风险很大

时,如高龄或者伴发严重内科疾病的患者、解剖位置不利于手术(如后循环的基底动脉尖动脉瘤)的患者,可进行血管内栓塞术;对于复杂的动脉瘤,应采取联合治疗,如动脉搭桥术加邻近的责任血管栓塞术。

(二) 介入干预治疗应遵循的原则

介入干预治疗须由具有资质的医师接受神经介入培训后,严格按照指南操作规范进行。

1. 推荐动脉支架围术期进行规范的抗血小板治疗,治疗周期取决于支架材料类型和目标血管。

2. 严格动脉支架实施的危险因素控制和合并症治疗。

3. 推荐术前和术后 24 小时内记录神经系统检查结果。

4. 建议术后 1 个月、6 个月、每年进行影像学随诊,包括对侧血管及全脑血管情况。

七、 脑卒中康复与护理

(一) 脑卒中康复

脑卒中康复是经循证医学证实对降低致残率的有效方法,是脑卒中组织化管理中不可或缺的关键环节。

1. 脑卒中功能障碍的康复

(1) 运动功能障碍

● 肌力训练:适当的肌力强化训练,可结合肌电生物反馈疗法、功能电刺激治疗。

● 痉挛的防治:全身性肌肉痉挛患者,建议使用口服抗痉挛药物;局部肌肉痉挛患者,建议使用肉毒毒素局部注射。

(2) 感觉障碍:感觉障碍患者可采用特定感觉和感觉

关联性训练以提高其感觉能力。

（3）认知障碍和情绪障碍：推荐认知训练来改善认知功能障碍；心理治疗来改善情绪障碍。并可以选择合适的药物进行治疗。

（4）语言交流障碍：对语音和语义障碍进行针对性康复训练，以提高语言交流能力。

（5）吞咽障碍：吞咽障碍的治疗与管理最终目的是使患者能够安全、充分、独立地摄取足够营养及水分。

（6）尿便障碍：在膀胱、直肠功能评价基础上，为尿、便障碍患者制订和执行膀胱、肠道训练计划。

2. 脑卒中后继发障碍的康复骨质疏松、压疮、关节挛缩、肩痛、肩手综合征、肩关节半脱位等是脑卒中后常见的继发障碍，针对不同障碍进行预防和康复治疗。

3. 日常生活能力和生活质量的康复持续功能训练、家庭和社会支持是提高日常生活能力和生活质量的必要条件。

4. 其他康复措施康复工程、手术矫形、中医疗法是脑卒中后常用康复技术。

（二）脑卒中护理

脑卒中护理在脑卒中治疗过程中起着非常重要作用，包括以下几个方面：

1. 肢体瘫痪的护理　防止坠床、跌倒、烫伤；注意良肢位摆放；预防压疮、下肢深静脉血栓、肺部感染等并发症。

2. 意识障碍的护理　监测生命体征、意识状态；保持呼吸道通畅；维持水与电解质平衡、营养支持；维持正常尿、便功能。

3. 吞咽障碍的护理　根据吞咽障碍程度决定经口进食或鼻饲喂养。

4. 心理和情感障碍的护理　通过心理疏导解除患者心理压力和不良情绪。

5. 语言交流障碍的护理　采用交流板和肢体语言进行有效交流。

6. 预防肺部感染的护理　维持肺与呼吸道功能,促进痰液排出;正确喂养,预防误吸;有关器具消毒、口腔护理。

7. 压疮的护理　衣物平整、体位变化、气垫床使用等可预防压疮;对已出现压疮者进行评级、换药。

8. 下肢深静脉血栓的护理　早期下床活动和床上主动肢体运动是有效的预防措施;已出现下肢深静脉血栓者,应抬高患肢、制动。

9. 大便管理　每日给予充足的水分,可增加粗纤维食物,养成每日或隔日排便习惯。

10. 泌尿系统的护理　保持尿道口及会阴部清洁;锻炼膀胱括约肌功能;定期更换导尿管与引流袋。

参考文献

[1] 中国高血压防治指南修订委员会.中国高血压防治指南2010.中华心血管病杂志,2011,39(7):579-616.

[2] 中国成人血脂异常防治指南制订联合委员会.中国成人血脂异常防治指南.中华心血管病杂志,2007,35(5):390-427.

[3] 中华医学会糖尿病学分会,中国2型糖尿病防治指南制订委员会.中国2型糖尿病防治指南2010年版.北京大学医学出版社,2011.

[4] 中华医学会神经病学分会脑血管病学组"卒中一级预防指南"撰写组.中国卒中一级预防指南2010.中华神经科杂志,2011,44(4):282-288.

[5] 中华医学会神经病学分会脑血管病学"缺血性脑卒中二级预防指南"撰写组.中国缺血性脑卒中和短暂性脑缺血发作二级预防指南2010.中华神经科杂志,2010,43(2):154-160.

[6] 中华医学会神经病学分会脑血管病学组急性缺血性脑卒中诊治指南撰写组.中国急性缺血性脑卒中诊治指南2010.中华神经科杂志,2010,43(2):146-153.

[7] 中华医学会神经病学分会脑血管病学组缺血性脑血管病血管内介入诊疗指南撰写组.中国缺血性脑血管病血管内介

入诊疗指南.中华神经科杂志,2011,44(22):862-868.

[8] 张通.中国脑卒中康复治疗指南.北京:人民卫生出版社,2011.

[9] 王忠诚.王忠诚神经外科学.武汉:湖北科学技术出版社,2005:1124.

[10] Morgenstern LB,Hemphill JC 3rd,Anderson C,et al. Guidelines for the management of spontaneousintracerebral hemorrhage: A guideline for healthcareprofessionalsfromtheamerican heartassociation/ american stroke association. Stroke,2010,41(9):2108-2129.

[11] Bederson JB,Connolly ES Jr,Batjer HH,et al. Guidelines for the management of aneurysmal subarachnoid hemorrhage:A statement for healthcare professionals from a special writing group of the stroke council,american heart association. Stroke,2009,40(7):994-1025.

[12] Furie KL,Kasner SE,Adams RJ,et al. Guidelines for the prevention of stroke in patients with stroke or transient ischemic attack:a guideline for healthcare professionals from the american heartassociation/americanstrokeassociation. Stroke,2011,42(1):227-276.

[13] BrottTG,Halperin JL,Abbara S,etal. 2011 ASA/ACCF/AHA/AANN/AANS/ACR/ASNR/CNS/SAIP/SCAI/SIR/SNIS/SVM/SVS guideline on the management of patients with extracranial carotid and vertebral artery disease:executive summary. Stroke,2011,42(8):e420-e463.

[14] Komotar RJ,Mocco J,Solomon RA. Guidelines for the surgicaltreatment of unruptured intracranial aneurysms:the first annual J. Lawrence pool memorial research symposium—controversies in the managementofcerebral aneurysms. Neurosurgery,2008,62(1):183-194.

组　长　许予明

副组长　王文志

成　员（按姓氏笔画排序）

王少石　王伊龙　王运超　王　涛
方　慧　尹　岭　刘　凯　李玉生
李亚鹏　李　博　杨　弋　吴　波
何　俐　宋　波　张彦周　秦贵军
高　远　唐洲平　谈　颂　陶永丽
彭　斌　韩凯昊　童绥君　楼　敏

中国卒中一级预防指导规范目录

根据《全国第三次死因回顾抽样调查报告》,脑血管病目前已跃升为国民死亡原因之首,其中卒中是单病种致残率最高的疾病。根据国内外经验,卒中可防可控。对卒中的危险因素进行积极有效的干预,可以明显地降低卒中发病率,减轻卒中疾病负担。本指导规范基于国内外最新研究进展和指南编写。

卒中的危险因素分为可干预与不可干预两种。不可干预因素主要包括:年龄、性别、种族、遗传因素等。可干预因素包括:高血压、糖尿病、血脂异常、心房颤动、无症状性颈动脉粥样硬化和不良生活方式与行为等。本规范主要针对可干预的危险因素提出防治建议及措施。

一、高血压

【指导规范】

1. 各级医院应尽快建立成年人首诊测量血压制度,及时筛查新发高血压患者并给予干预及随诊;35 岁以上者每年应至少测量血压 1 次;有高血压和(或)卒中家族史的患者应增加血压测量次数;高血压患者应每月测量一次血压,以调整服药剂量。除关注诊室血压外,还应关注患者动态血压、家庭血压、清晨血压等,并积极推荐家庭自测血压。

2. 全面评估患者的总体危险(表 2-1)

(1) 低危人群:首选生活方式治疗,监测血压及其他危险因素。3 个月后效果仍不佳者,应加用降压药物治疗。

(2) 中危人群:首选生活方式治疗,监测血压及其他危险因素,1 个月后效果仍不佳者,应加用降压药物治疗。

(3) 高危人群:立即开始对高血压及并存的危险因素进行药物治疗。

3. 一般高血压患者血压应控制在 140/90mmHg 以下;年龄≥65 岁的老年人收缩压可根据个体情况降至 <150mmHg,如能耐受,还应进一步降低。

表2-1　高血压患者心脑血管危险分层标准

其他危险因素和病史	血压（mmHg）		
	1级高血压 SBP140~159 或 DBP90~99	2级高血压 SBP160~179 或 DBP100~109	3级高血压 SBP≥180 或 DBP≥110
无	低危	中危	高危
1~2个其他危险因素	中危	中危	很高危
≥3个其他危险因素,或靶器官损害	高危	高危	很高危
临床并发症或合并糖尿病	很高危	很高危	很高危

　　注：①SBP为收缩压，DBP为舒张压；②危险因素：年龄≥55岁，吸烟，血脂异常，早发心血管病家族史，肥胖和缺乏体力活动；③靶器官损害：左室肥厚，颈动脉内膜增厚或斑块，肾功能受损；④临床相关疾病：脑血管病、心脏病、肾脏病、周围血管病、视网膜病变和糖尿病。

　　4. 对于正常高值血压者(120~139/80~89mmHg)应进行生活方式干预，如伴有充血性心力衰竭、心肌梗死或慢性肾衰，应给予降压药物治疗。

　　5. 需要降压治疗者应根据患者特点及药物耐受性进行个体化治疗；若能有效降压，各类降压药物均可以降低卒中风险。

【证据】

　　1. 高血压是心脑血管疾病最主要的危险因素，2012年中国居民营养与健康状况调查中显示，我国18岁以上成年人高血压的患病率为25.2%，其中男性26.2%，女性24.1%。高血压目前的诊断标准为：在未使用降压药物的情况下，测量非同日血压3次，收缩压(SBP)≥140mmHg和(或)舒张压(DBP)≥90mmHg者，即可诊断为高血压。对于既往有高血压病史，目前正在使用降压药物的患者，即使血压

低于 140/90mmHg，也应诊断为高血压。SBP≥140mmHg 且
DBP<90mmHg 定义为单纯性收缩期高血压。

35 岁以上者每年应至少测量血压 1 次。有高血压和
(或)卒中家族史的患者应增加血压测量次数；高血压患者
应每月测量 1 次血压，以调整服药剂量。目前，在临床和
人群防治工作中，主要采用诊室血压、动态血压及家庭自
测血压 3 种方法。诊室血压由医护人员在诊室按统一规
范进行测量，此方法仍是目前评估血压水平和临床诊断高
血压并进行分级的标准方法和主要依据。动态血压监测
通常由自动的血压测量仪器完成，测量次数较多，无测量
者误差，可避免白大衣效应，并可测量夜间睡眠期间的血
压，既可更准确地测量血压，也可评估血压短时变异和昼
夜节律。家庭血压监测通常由被测量者自我完成，也可由
家庭成员等协助完成，又称自测血压或家庭自测血压。因
为血压测量在患者熟悉的家庭环境中进行，故可避免白大
衣效应。家庭血压监测还可用于评估患者数日、数周、数
月甚至数年血压的长期变异或降压治疗效果，而且有助于
增强患者的参与意识，改善患者的依从性。

2. 为进一步指导高血压诊断和治疗，《中国高血压
防治指南(2010)》根据血压水平、危险因素、靶器官损害
程度及临床相关疾病对高血压患者进行低危、中危、高危
和很高危的危险分层，为治疗方式的选择提供了依据。

3. 亚太队列研究(APCSC)显示，血压水平与亚洲人群
的卒中、冠心病事件密切相关，收缩压每升高 10mmHg，亚
洲人群卒中与致死性心肌梗死发生风险分别增加 53% 与
31%。在西方高血压人群中，卒中与心肌梗死发病率比值为
1∶1，而在我国高血压人群中这一比值高达 5~8∶1。这提示
与西方高血压人群相比，我国高血压人群中卒中风险更大。
《中国高血压防治指南(2010)》指出，在控制了其他危险因素
后，收缩压每升高 10mmHg，卒中发病的相对危险增加 49%，
舒张压每升高 5mmHg，卒中发病的相对危险增加 46%。

4. 对于正常高值血压(120~139/80~89mmHg)人群，
若伴有充血性心力衰竭、心肌梗死或慢性肾衰，应采取积

极地降压药物治疗。一项包括 16 项临床试验的 Meta 分析显示,与使用安慰剂者比较,对正常高值血压人群采取积极的降压药物治疗可使卒中发生风险下降 22%。一般高血压患者血压应控制在 140/90mmHg 以下,HYVET 实验显示,对于年龄≥80 岁的高血压患者,将血压控制在 150/90mmHg 以下可显著降低致死性脑卒中发生率及心血管事件和全因死亡的发生率。

5. 大量临床试验证明,降压药物治疗可有效预防卒中。一项包括 31 项随机试验的 Meta 分析显示,与未使用药物治疗相比,降压治疗能使卒中风险降低 32%(95% *CI* 25%~39%)。另一项 Meta 分析对基线血压 >140/90mmHg 的受试者使用不同类型降压药物作为一线治疗进行了卒中风险评估,与安慰剂或不治疗组相比,噻嗪类利尿剂(*RR* 0.63;95% *CI* 0.57~0.71)、β- 受体阻滞剂(*RR* 0.83;95% *CI* 0.72~0.97)、血管紧张素转换酶抑制剂(*RR* 0.65;95% *CI* 0.52~0.82)和钙通道阻滞剂(*RR* 0.58;95% *CI* 0.41~0.84)均能降低卒中风险。一项包括 13 项临床试验的 Meta 分析显示,使用血管紧张素受体阻断剂和血管紧张素转换酶抑制剂类降压药物可降低致死和非致死性卒中风险。降压药物治疗对卒中预防有明确的益处,但目前尚无确切证据表明某一类降压药在卒中预防方面优于其他药物。

 二、糖尿病

【指导规范】

1. 成年糖尿病高危人群,建议尽早进行糖尿病筛查;无糖尿病危险因素的人群建议在年龄≥40 岁时开始筛查。对于首次血糖筛查结果正常者,建议每 3 年至少重复筛查一次。有脑血管病危险因素的人群应定期检测血糖,包括测定糖化血红蛋白(HbA1c)和糖耐量试验。

2. 糖耐量异常(impaired glucose tolerance,IGT)患者,应当进行生活方式干预,使体重减轻 7%;同时每周至少进行中等强度的体力运动(如步行)150 分钟。

3. 糖尿病控制目标应做到控制目标个体化,推荐控制目标为空腹血糖 4.4~7.0mmol/L,餐后血糖 <10.0mmol/L。对大多数非妊娠成年 2 型糖尿病患者而言,合理的 HbA1c 控制目标为 <7%;在无低血糖或其他不良反应的前提下,病程较短、预期寿命较长、无并发症、未合并心血管疾病的 2 型糖尿病患者,HbA1c 控制目标 <6.5%;对有严重低血糖史、预期寿命较短、有显著的微血管或大血管并发症、严重合并症或难达到常规治疗目标的患者,建议 HbA1c 目标 <8.0%。

4. 糖尿病患者血糖控制应采取包括改进生活方式、营养治疗、运动治疗、药物治疗等在内的综合治疗。首先应改善糖尿病患者的生活方式,改善饮食,加强体育锻炼。运动疗法 2~3 个月血糖控制仍不满意者,起始药物治疗首选二甲双胍。单独使用二甲双胍无效者,应联合二线降糖药物,即胰岛素促泌剂、α- 糖苷酶抑制剂、二肽基肽酶 Ⅳ(dipeptidyl peptidase-IV,DPP-4)抑制剂或噻唑烷二酮类(thiazolidinediones,TZDs)。如果药物最大耐受剂量治疗 3 个月仍不能达到或维持 HbA1c 目标值,应加用胰高血糖素样肽 -1(glucagon-like peptide 1,GLP-1)受体激动剂或胰岛素。

5. 对于糖尿病合并高血压的患者,血压控制目标应该 <140/90mmHg,治疗方案应优先使用一种 ACEI 或 ARB 类降压药。

6. 糖尿病患者应在严格控制血糖、血压及生活方式干预的基础上,联合他汀类药物降低卒中风险。糖尿病合并单纯高甘油三酯血症(>5.6mmol/L)患者应使用贝特类药物。不推荐他汀类药物与贝特类药物联合应用预防卒中。

【证据】

1. 近 30 年来,我国糖尿病患病率显著增加,1980 年全国 18 岁及以上居民糖尿病的患病率为 0.67%,2012 年全国 18 岁及以上居民糖尿病的患病率上升为 9.7%(男性为 10.2%,女性为 9.0%)。以此推算,中国成人糖尿病总数达 9240 万,其中农村患者约 4310 万,城市患者约 4930 万。研究表明:糖尿病患者缺血性卒中发病年龄更低,且不同年龄段患者缺血性卒中的发病率均有增加;我国的大庆糖尿病队列通过 23 年随访发现,心脑血管疾病是糖尿病患者死亡的主要原因,且其中约一半的死亡是由卒中所致;对 2 型糖尿病患者进行包括降压、抗凝等在内的综合治疗,可以明显降低卒中事件的发生几率。

2. 中华医学会糖尿病学分会公布了《中国 2 型糖尿病防治指南(2013 年版)》,该指南中糖尿病的诊断标准参照 WHO(1999 年)糖尿病诊断标准和糖代谢状态分类标准(表 2-2、表 2-3),并提出了成年糖尿病高危人群的标准(表 2-4)。

表 2-2　糖尿病诊断标准

诊断标准	静脉血浆葡萄糖水平(mmol/L)
(1) 典型糖尿病症状(多饮、多尿、多食、体重下降)加上随机血糖检测	≥11.1
或	
(2) 空腹血糖检测	≥7.0
或	
(3) 葡萄糖负荷后 2 小时血糖	≥11.1
无糖尿病症状者,需改日重复检查	

注:空腹状态指至少 8 小时没有进食热量;随机血糖指不考虑上次用餐时间,一天中任意时间的血糖,不能用来诊断空腹血糖调节受损或糖耐量异常。

表 2-3　糖代谢状态异常

糖代谢分类	静脉血浆葡萄糖(mmol/L)	
	空腹血糖	葡萄糖负荷后2 小时血糖
正常血糖	<6.1	<7.8
空腹血糖调节受损(IFG)	6.1~<7.0	<7.8
糖耐量减低(IGT)	<7.0	7.8~<11.1
糖尿病	≥7.0	≥11.1

注:IFG 和 IGT 统称为糖调节受损,也称糖尿病前期

表2-4　成年人糖尿病危险因素

1. 年龄≥40岁；

2. 有糖调节受损史；

3. 超重（BMI≥24kg/m²）或肥胖（BMI≥28kg/m²）和（或）中心型肥胖（男性腰围≥90cm，女性腰围≥85cm）；

4. 静坐生活方式；

5. 一级亲属中有2型糖尿病家族史；

6. 有巨大儿（出生体重≥4kg）生产史或妊娠糖尿病病史的妇女；

7. 高血压（收缩压≥140mmHg和（或）舒张压≥90mmHg），或正在接受降压治疗；

8. 血脂异常：HDL-C≤0.91mmol/L（≤35mg/dl）、甘油三酯≥2.22mmol/L（≥200mg/dl），或正在接受调脂治疗；

9. 动脉粥样硬化性心脑血管疾病患者；

10. 有一过性类固醇糖尿病病史者；

11. 多囊卵巢综合征患者；

12. 长期接受抗精神病药物和（或）抗抑郁药物治疗者。

注：>18岁的个体，具有以上任何一个及以上糖尿病危险因素者即为糖尿病的高危人群。

3. 一项关于糖尿病筛查起始年龄和频率的成本—效益分析指出，普通人群2型糖尿病的筛查建议在30~45岁之间开始，若未发现糖尿病建议其每3~5年复筛。较普通人群，合并糖尿病危险因素的人群糖尿病发病率升高；随着个体具有危险因素数目的增多，糖尿病发病风险增加，发病年龄降低，因此建议高危人群及早进行筛查。HbA1c检测和糖耐量试验有助于糖尿病的早期诊断，在筛查中有重要意义。

4. Funagata研究的亚组分析结果均提示，IGT患者卒中风险明显增加。并且有研究显示，IGT患者进行生活方式干预后远期心脑血管事件发生率降低。

5. 制定糖尿病患者的血糖控制目标时应当个体化，考虑的因素有糖尿病持续时间、预期寿命、病情严重程度、脑血管病或者微血管事件、低血糖意识障碍和患者的诉求等。有研究表明，非空腹血糖控制达标（<10mmol/L）比空

腹血糖控制达标对降低 HbA1c 更重要。

NDR 研究显示,相对于较高的 HbA1c 控制目标,HbA1c<7% 时心血管事件风险和死亡风险降低。UKPDS 研究显示,强化治疗组的 2 型糖尿病患者 HbA1c 水平较常规治疗组显著降低(7.0%vs.7.9%,P<0.0001),强化治疗组心肌梗死和全因死亡率明显下降,卒中有下降的趋势,但无统计学意义。ADVANCE 试验研究结果表明,与正常血糖控制组比较,强化血糖控制组(HbA1c<6.5%)微血管事件(如肾病、视网膜病)的发病率显著降低,但是大血管事件(如心肌梗死、卒中)的发病率并无明显降低。VDTA 的亚组研究显示,对糖尿病病程较长、既往合并严重低血糖病史或严重的动脉粥样硬化患者,强化降糖治疗的风险大于获益,建议其采取宽松的 HbA1c 目标(<8%)。

6. 糖尿病的综合治疗研究表明,完善的生活方式干预可以使 1 型糖尿病人群 HbA1c 下降 0.3%~1.0%,2 型糖尿病人群下降 0.5~2.0%。

对早期及超重的 2 型糖尿病患者,二甲双胍是一线药物。UKPDS 研究提示,与饮食控制对照组相比,二甲双胍强化治疗组糖尿病相关终点事件发生率、糖尿病相关死亡率、全因死亡率分别下降了 32%、42%、36%;在血糖控制程度相似的情况下,与磺脲类药物、胰岛素强化治疗组比较,二甲双胍治疗组降低糖尿病相关终点事件发生率、全因死亡率和卒中发病率的效果更为显著。

一项关于各类口服降糖药物治疗 2 型糖尿病的 Meta 分析结果显示:单药不能控制血糖时,在原治疗方案基础上加用另外一种非胰岛素类降糖药均可使 HbA1c 降低 0.9~1.1%。

7. 强化降压(SBP<130mmHg)可降低卒中的发生率,但不能降低心脑血管事件的发生率,并可能导致严重的不良反应。HOPE 研究表明,ACEI 类降压药物可以使糖尿病患者的卒中风险降低 33%;LIFE 研究显示,ARB 类药物可以使糖尿病患者的卒中风险降低 21%。

8. HPS 研究发现,他汀类药物可以使糖尿病患者的卒中风险降低24%。CARDS研究显示,阿托伐他汀10mg/d能够使2型糖尿病患者卒中发病风险降低48%。一项荟萃分析显示,贝特类药物治疗与卒中风险降低无显著相关性,但在糖尿病、心血管病及卒中患者中可以降低致死性卒中风险。对于糖尿病患者,在他汀的基础上联合一种贝特类降脂药,并不能使卒中发生率进一步降低。

三、 血脂异常

【指导规范】

1. 20岁以上的成年人至少每5年测量1次空腹血脂,包括TC、LDL-C、HDL-C和TG测定。40岁以上男性和绝经期后女性应每年进行血脂检查。对于缺血性心血管病及缺血性卒中的高危人群,则应每3~6个月测定1次血脂。对于因缺血性心血管病住院治疗的患者应在入院时或24小时内检测血脂。

2. 根据个体动脉粥样硬化性心血管疾病(atherosclerotic cardiovascular disease, ASCVD)危险程度(表2-5),将降低LDL-C水平作为首要干预靶点,采取不同强度干预措施。

表2-5 中国ASCVD一级预防人群血脂合适水平和异常分层标准[mmol/L(mg/dl)]

分层	TC	LDL-C	HDL-C	非-HDL-C	TG
理想水平		<2.6(100)		<3.4(130)	
合适水平	<5.2(200)	<3.4(130)		<4.1(160)	<1.7(150)
边缘升高	≥5.2(200)且<6.2(240)	≥3.4(130)且<4.1(160)		≥4.1(160)且<4.9(190)	≥1.7(150)且<2.3(200)
升高	≥6.2(240)	≥4.1(160)		≥4.9(190)	≥2.3(200)
降低			<1.0(40)		

注:ASCVD:动脉粥样硬化性心血管疾病;LDL-C:低密度脂蛋白胆固醇;非-HDL-C:非高密度脂蛋白胆固醇

3. 对于 ASCVD 极高危者 LDL-C 目标值应 <1.8mmol/L；高危者 LDL-C 目标值应 <2.6mmol/L；中危和低危者 LDL-C 目标值应 <3.4mmol/L。

4. 临床调脂达标，首选他汀类调脂药物。起始宜应用中等强度他汀，根据个体调脂疗效和耐受情况，适当调整剂量，他汀不耐受或胆固醇水平不达标者或严重混合型高脂血症者，应考虑与其他调脂药物联合使用。

5. LDL-C 基线值较高不能达目标值者，LDL-C 应至少降低 50%。极高危患者 LDL-C 基线在目标值以内者，LDL-C 仍应降低 30% 左右。

【证据】

1. 血脂异常包括胆固醇或甘油三酯水平异常升高，以及低密度脂蛋白水平升高或者高密度脂蛋白水平降低。早期检出血脂异常个体，监测其血脂水平变化，是有效实施 ASCVD 防治措施的重要基础。血脂异常及心血管疾病的其他危险因素主要是通过临床日常工作检出，人群的常规健康体检也是血脂异常检出的重要途径。《中国成人血脂异常防治指南(2016 年修订版)》指出血脂检查的重点对象：①有 ASCVD 病史者；②存在多项 ASCVD 危险因素(如高血压、糖尿病、肥胖、吸烟)的人群；③有早发性心血管病家族史者(指男性一级直系亲属在 55 岁前或女性一级直系亲属在 65 岁前患缺血性心血管病)，或有家族性高脂血症患者；④皮肤或肌腱黄色瘤及跟腱增厚者。

2. 2012 年全国调查结果显示，成人血清总胆固醇(total cholesterol，TC) 平均为 4.50mmol/L，高胆固醇血症的患病率 4.9%；甘油三酯(triglyceride，TG) 平均为 1.38mmol/L，高 TG 血症的患病率 13.1%；高密度脂蛋白胆固醇(high-density lipoprotein cholesterol，HDL-C) 平均为 1.19mmol/L，低 HDL-C 血症的患病率 33.9%。中国成人血脂异常总体患病率高达 40.40%，较 2002 年呈大幅度上升。以 TC 或 LDL-C 升高为特点的血脂异常是 ASCVD 重要的危险因素。亚太组织合作研究项目通过对亚洲人群 352 033 名受试者的研究发现,总胆固醇每升高 1mmol/L,卒中发生率就增加 25%;降低 LDL-C 水平,可显著减少 ASCVD 的发病及死亡危险。

评价 ASCVD 总体危险是血脂异常治疗决策的基础,不仅有助于确定血脂异常患者调脂治疗的方案,也有助于临床医生针对多重危险因素,制订出个体化的综合治疗决策,从而最大限度地降低患者 ASCVD 总体危险。《中国成人血脂异常防治指南(2016 年修订版)》参考国际范围内多部血脂相关指南和不同血脂水平的中国人群 ASCVD 发病危险的长期观察性研究结果,对我国人群血脂成分合适水平及异常切点提出相关建议(表 2-5),同时制订有效的 ASCVD 危险评估方法(图 2-1)。已诊断 ASCVD 者直接列为极高危人群;符合如下条件之一者直接列为高危人群:①LDL-C≥4.9mmol/L(190mg/dl)。②1.8mmol/L(70mg/dl)≤LDL-C<4.9mmol/L(190mg/dl)且年龄在 40 岁及以上的糖尿病患者。不具备以上情况的个体,按照 LDL-C 或 TC 水平、有无高血压及其他 ASCVD 危险因素个数,将 ASCVD 10 年发病平均危险按 <5%,5%~9% 和≥10% 分别定义为低危、中危和高危。

临床应根据个体 ASCVD 危险程度,决定是否启动药物调脂治疗。国内外血脂异常防治指南均强调,LDL-C 在 ASCVD 发病中起着核心作用。《中国成人血脂异常防治指南(2016 年修订版)》提倡将降低 LDL-C 水平作为防控 ASCVD 危险的首要干预靶点,而非 HDL-C 可作为次要干预靶点。极高危者 LDL-C 控制在 <1.8mmol/L;高危者 LDL-C 控制在 <2.6mmol/L;中危和低危者 LDL-C 控制在 <3.4mmol/L(表 2-6)。常用的降低胆固醇的药物包括他汀类药物、烟酸、树脂、胆酸螯合剂、胆固醇吸收抑制剂等。他汀类药物作为羟甲基戊二酸单酰辅酶 A 还原酶的抑制剂,可以减少肝脏中胆固醇的合成,显著降低卒中风险,目前已经成为降低 LDL-C 水平,预防卒中的重要治疗手段之一。一项纳入 61 个研究、共 187 038 名伴有心血管疾病或者心血管疾病风险的患者的 Meta 分析汇总分析了各

符合下列任意条件者,可直接列为高危或极高危人群

极高危:ASCVD 患者

高危:(1) LDL-C≥4.9mmol/L 或 TC≥7.2mmol/L

(2) 糖尿病患者 1.8mmol/L≤LDL-C<4.9mmol/L(或)3.1mmol/L≤TC<7.2mmol/L 且年龄≥40 岁

不符合者,评估 10 年 ASCVD 发病危险

危险因素个数*	血清胆固醇水平分层(mmol/L)		
	3.1≤TC<4.1(或)1.8≤LDL-C<2.6	4.1≤TC<5.2(或)2.6≤LDL-C<3.4	5.2≤TC<7.2(或)3.4≤LDL-C<4.9
无高血压 0~1 个	低危(<5%)	低危(<5%)	低危(<5%)
无高血压 2 个	低危(<5%)	低危(<5%)	中危(5%~9%)
无高血压 3 个	低危(<5%)	中危(5%~9%)	中危(5%~9%)
有高血压 0 个	低危(<5%)	低危(<5%)	低危(<5%)
有高血压 1 个	低危(<5%)	中危(5%~9%)	中危(5%~9%)
有高血压 2 个	中危(5%~9%)	高危(≥10%)	高危(≥10%)
有高血压 3 个	高危(≥10%)	高危(≥10%)	高危(≥10%)

ASCVD10 年发病危险为中危且年龄 <55 岁者,评估余生危险

具有以下任意 2 项及以上危险因素者,定义为高危:
① 收缩压≥160mmHg 或 舒张压≥100mmHg;② BMI≥28kg/m²;③ 非 -HDL-C>5.2mmol/L(200mg/dl);④ 吸 烟;⑤ HDL-C<1.0mmol/L(40mg/dl)

图 2-1 ASCVD 危险分层

注:* 包括吸烟、低 HDL-C 及男性≥45 岁或女性≥55 岁。慢性肾病患者的危险评估及治疗请见特殊人群血脂异常的治疗。ASCVD:动脉粥样硬化性心血管疾病;TC:总胆固醇;LDL-C:低密度脂蛋白胆固醇;HDL-C:高密度脂蛋白胆固醇;非 -HDL-C:非高密度脂蛋白胆固醇;BMI:体质指数。1mmHg=0.133kPa

表 2-6　不同 ASCVD 危险人群降 LDL-C/ 非 -HDL-C
治疗达标值[mmol/L（mg/dl）]

危险等级	LDL-C	非 -HDL-C
低危、中危	<3.4（130）	<4.1（160）
高危	<2.6（100）	<3.4（130）
极高危	<1.8（70）	<2.6（100）

注：ASCVD：动脉粥样硬化性心血管疾病；LDL-C：低密度脂蛋白胆固醇；非 -HDL-C：非高密度脂蛋白胆固醇

类他汀在总体人群中（包括卒中一级预防和二级预防人群）的疗效，结果显示在一级预防人群中，长期的他汀治疗可使首发卒中发病风险降低 20%。

3. 无论是否选择药物调脂治疗，都必须坚持控制饮食和改善生活方式。在满足每日必需营养需要的基础上控制总能量；合理选择各营养要素的构成比例；控制体重，戒烟，限酒；坚持规律的中等强度代谢运动。多年来，通过对应用他汀类药物治疗合并不同危险因素的各类人群的研究一致证实：长期的他汀治疗能够显著降低卒中发病风险。在合并冠心病人群中，TNT 研究显示，与应用阿托伐他汀 10mg/d 相比，应用阿托伐他汀 80mg/d 能进一步显著降低患者心血管事件发生率，致死和非致死性卒中发病风险降低可达 25%。在合并高血压人群中，ASCOT-LLA 研究显示，应用阿托伐他汀 10mg/d 能够使对于合并三种以上危险因素的高血压患者，卒中发病风险降低 27%。JUPITER 研究提示，若不伴有心脑血管病史或冠状动脉粥样硬化性心脏病等危症但具有至少一种危险因素（高血压、低 HDL-C、吸烟或早发冠状动脉粥样硬化性心脏病家族史），瑞舒伐他汀 20mg/d 可以显著降低缺血性卒中风险 50% 以上。《中国成人血脂异常防治指南（2016 年修订版）》指出临床上依据患者血脂基线水平起始应用中等强度他汀（表 2-7），根据个体调脂疗效和耐受情况，适当调整剂量，若胆固醇水平不达标，与其他调脂药物联合应用，可获得安全有效的调脂效果。如果 LDL-C 基线值较高，若现有

表2-7　中等及高等强度他汀药物治疗

高剂量的他汀类药物治疗 （日常剂量平均降低大约 50%LDL-C 水平）	中等剂量的他汀类 药物治疗 （日常剂量平均降低大约 30%~50%LDL-C 水平）
阿托伐他汀 40mg~80mg*	阿托伐他汀 10~20mg
瑞舒伐他汀 20mg	瑞舒伐他汀 5~10mg
	氟伐他汀 80mg
	洛伐他汀 40mg
	匹伐他汀 2~4mg
	普伐他汀 40mg
	辛伐他汀 20~40mg

注:*阿托伐他汀 80mg 国人使用经验和证据不多,须谨慎使用

调脂药物标准治疗 3 个月后,仍难以使 LDL-C 降至基本目标值,则可考虑将 LDL-C 至少降低 50% 作为替代目标。临床上也有部分极高危患者 LDL-C 基线值已在基本目标值以内,这时可将其 LDL-C 从基线值降低 30% 左右。

四、心脏病

约 20% 的缺血性卒中是由心源性栓子造成的,约 40% 的不明原因的卒中可能是心源性卒中。相比非心源性卒中,心源性卒中患者入院时神经功能缺损更严重,且出院时及发病 6 个月后预后也更差。

(一) 心房颤动

【指导规范】

1. 对于首次就诊的年龄 >65 岁的患者推荐主动进行心房颤动筛查,可先触诊脉率,如有异常可行心电图检查。对于确诊的房颤患者推荐进行电生理监测,确定药物和

（或）电生理治疗。

2. 推荐对所有心房颤动患者进行卒中风险评估（CHA_2DS_2-VASc 评分详见表 2-8 和表 2-9）并进行临床分类。

表 2-8 CHA_2DS_2-VASc 评分

危险因素	计分
充血性心力衰竭	1
高血压病史	1
年龄 ≥75 岁	2
糖尿病	1
既往卒中 /TIA/ 血栓栓塞	2
血管病变（心肌梗死、周围血管疾病、主动脉斑块）	1
年龄 65~74 岁	1
女性	1

表 2-9 卒中风险分层（CHA_2DS_2-VASc）

分值	卒中发生率 / 年（%）	分值	卒中发生率 / 年（%）
0	0	5	6.7
1	1.3	6	9.8
2	2.2	7	9.6
3	3.2	8	6.7
4	4.0	9	15.2

3. 对于具有卒中高风险（CHA_2DS_2-VASc 评分 ≥2 分）且出血性风险较低的瓣膜性心房颤动患者，推荐长期使用口服抗凝剂华法林（INR：2.0~3.0）进行抗凝治疗。

4. 对于 CHA_2DS_2-VASc 评分 ≥2 分且出血风险较低的非瓣膜性心房颤动患者，推荐口服抗凝剂治疗，可应用华法林（INR：2.0~3.0）或新型口服抗凝剂（达比加群、利伐沙班）。

5. 对于 CHA_2DS_2-VASc 评分为 1 分的非瓣膜性心房颤动患者,可不使用抗血栓治疗,也可考虑口服一种抗凝剂或阿司匹林治疗。

6. 对于 CHA_2DS_2-VASc 评分为 0 分的非瓣膜性心房颤动患者,不推荐使用抗血栓治疗。

7. 若不能正规监测 INR 值,可考虑使用凝血酶抑制剂或 Xa 因子抑制剂。

8. 对于不能正规监测 INR 值,而又不能耐受新型抗凝药物的患者,可以考虑抗血小板治疗。

9. 心房颤动(CHA_2DS_2-VASc 评分 ≥2 分)合并终末期肾病(肌酐清除率 <15ml/min)或透析的患者,推荐使用华法林进行抗凝治疗。

10. 行冠状动脉血运重建术后且 CHA_2DS_2-VASc 评分 ≥2 分的心房颤动患者,建议使用氯吡格雷联用口服抗凝药。

11. 推荐使用 HAS-BLED 评分评价接受抗凝治疗房颤患者的出血风险,对于评分 ≥3 分患者应警惕出血风险。

12. 对不适合长期抗凝治疗的房颤患者,在有条件的医疗机构可考虑行左心耳封堵术。

【证据】

1. Petersen 发现阵发性心房颤动患者卒中发病率低于慢性心房颤动患者,延迟阵发性心房颤动转化为慢性心房颤动可降低卒中危险性。而一项最新的研究表明,在缺血性卒中和短暂性脑缺血发作(TIA)患者中,阵发性心房颤动比持久性心房颤动更常见。

心房颤动的早期诊断对于卒中的二级预防治疗至关重要。研究显示,对于初次就诊年龄 >65 岁的患者通过脉搏触诊和常规心电图检查进行心房颤动筛查可提高心房颤动的检出率。一项随机对照试验指出在 65 岁以上的患者中,与常规脉搏触诊相比,12 导联心电图检查可以增加 60% 的心房颤动检出率。

2. 心房颤动患者的治疗对于非瓣膜性心房颤动患

者需要进行风险分层。在评估心房颤动患者卒中发病风险时，CHADS$_2$ 和 CHA$_2$DS$_2$-VASc 评分应用较为广泛，CHA$_2$DS$_2$-VASc 评分针对低危人群的风险评估更为准确。随着 CHA$_2$DS$_2$-VASc 评分的增高，心房颤动患者未来发生缺血性卒中的风险逐渐升高。根据评分，非瓣膜病心房颤动患者分为卒中风险低危(0 分)、中危(1 分)和高危组(≥2分)。一些大型研究肯定了对于卒中高风险(CHA$_2$DS$_2$-VASc 评分≥2 分)的非瓣膜性心房颤动患者进行抗凝治疗的价值。目前对于 CHA$_2$DS$_2$-VASc 评分为 1 分的非瓣膜性心房颤动患者进行抗凝治疗的获益和风险并未得出明确的结论。研究表明，对于 CHA$_2$DS$_2$-VASc 评分为 0 分的非瓣膜性心房颤动患者进行抗栓治疗并未收到明显的获益。对瓣膜性心房颤动进行了栓塞的危险评分，对于具有高卒中风险(CHA$_2$DS$_2$-VASc 评分≥2 分)的瓣膜性心房颤动患者推荐进行剂量调整的华法林抗凝治疗。

目前应用于临床的口服抗凝药物主要有：华法林、达比加群、利伐沙班等。33 项随机试验的 Meta 分析表明，华法林治疗可使心房颤动患者发生缺血性卒中的相对危险度降低 67%，与阿司匹林相比，剂量调整后的华法林能使卒中发生率降低 39%。应用华法林抗凝治疗时，应从较低剂量(如 1.5~3.0mg/d)开始，初始剂量治疗 INR 不达标(靶目标值 INR：2.0~3.0)时，可按照 1.0~1.5mg/d 的幅度逐渐递增并连续检测 INR，直至达标；初始时每周监测 1 次 INR 值，稳定后每月监测 1 次；特殊人群(如老年人、体质虚弱、营养不良、心力衰竭、肝脏疾病、近期曾进行手术治疗或正在服用可增强华法林作用的药物者)应从更低剂量(如 <1.5mg/d)开始用药；INR 监测频率同上。

ACTIVE-A 研究提示与阿司匹林单药相比，阿司匹林与氯吡格雷联合应用可使心房颤动患者的卒中相对风险降低，但可使心房颤动患者发生大出血的相对风险增加。ACTIVE-W 研究显示，与阿司匹林和氯吡格雷联合应用相比，华法林治疗使心房颤动患者发生卒中的相对风险降低，并且使心房颤动患者的总体出血事件发生风险降低。

RE-LY 和 ROCKET-AF 随机试验分别证实了达比加群、利伐沙班在预防卒中与全身性栓塞方面不劣于华法林，且出血风险较低。ARISTOTLE 试验结果提示，阿哌沙班在预防卒中与全身性栓塞疾病方面优于华法林，其出血率及死亡率均低于华法林。AVERROES 试验提示在不适合使用华法林的心房颤动患者中，与阿司匹林相比，阿哌沙班可降低卒中及全身性栓塞的风险，且不增加大出血及颅内出血的风险。新型口服抗凝药物不与食品药品发生相互反应，且服用后不需要监测凝血指标。新型口服抗凝剂的临床研究证据主要来自于非瓣膜性心房颤动患者，对于其在瓣膜性心房颤动与人工瓣膜置换和瓣膜修补术后患者的应用价值尚有待探讨。

3. 对于合并终末期肾病(肌酐清除率 <15ml/min) 或透析、CHA_2DS_2-VASc 评分≥2 分的心房颤动患者，使用华法林是安全有效的。对于冠状动脉血运重建后，CHA_2DS_2-VASc 评分≥2 分的心房颤动患者，WOEST 研究显示，与华法林联用氯吡格雷和阿司匹林两种抗血栓药物相比，华法林与氯吡格雷联用可同样有效降低患者栓塞事件的发生率，同时出血风险较前者降低。

4. HAS-BLED 评分(表 2-10) 为评价接受抗凝治疗的房颤患者发生出血风险的主要方法，该评分于 2010

表 2-10   HAS-BLED 评分：评估抗凝治疗出血风险

临床特征	分值
高血压	1
肝、肾功能异常(各 1 分)	1 或 2
卒中史	1
出血史	1
INR 值波动	1
老年(>65 岁)	1
药物或嗜酒(各 1 分)	1 或 2

注：HAS-BLED 评分越高，出血风险越大；HAS-BLED≥3 分，容易发生大出血事件。

年在欧洲心脏调查数据库基础上提出。研究发现随着 HAS-BLED 评分增高,年出血率增加,AUC 为 0.72;对于 $CHADS_2 \geqslant 2$ 的口服抗凝药物的房颤患者,当 HAS-BLED 评分 $> CHADS_2$ 评分时,患者风险大于获益。该评分对出血风险的预测作用在不同的国家及人群中已经得到验证。

5. 一项随机比较使用经皮左心耳 WATCHMAN 封堵器与华法林治疗的研究显示,左心耳封堵术可以作为非瓣膜性 AF 患者卒中预防的一种替代疗法。

(二) 其他心脏病

【指导规范】

1. 伴有左心室附壁血栓或室壁运动障碍的心肌梗死后 ST 段升高患者,可以考虑应用华法林预防卒中。

2. 对于卵圆孔未闭患者,不建议使用抗血栓与导管封堵治疗进行卒中一级预防。

3. 对无房颤或既往血栓栓塞性病史的心力衰竭患者,建议给予抗凝或抗血小板治疗。

4. 二尖瓣狭窄伴发左心房血栓患者建议给予抗凝治疗。

【证据】

1. 除心房颤动外,其他类型心脏病也可能增加血栓栓塞性卒中的风险,如左心房血栓、原发性心脏肿瘤、瓣膜赘生物、人工心脏瓣膜、扩张性心肌炎、冠心病、瓣膜性心脏病和心内膜炎等。在行心脏手术(如心导管术、起搏器植入术和冠状动脉搭桥术等)的过程中,患者也可能出现心源性卒中。手术的方式和时长均和卒中发病风险相关。主动脉弓粥样硬化是心源性栓塞的重要来源之一,特别是主动脉弓斑块厚度超过 4mm 时。目前尚缺少关于如何对升主动脉弓粥样硬化疾病进行干预以降低卒中风险的前瞻性随机试验。

2. 急性冠脉综合征的患者卒中发病风险相应增加,有 Meta 分析表明,阿司匹林联合华法林(INR 控制于 2~3)

比单独应用阿司匹林使得致死性、非致死性心肌梗死与非致死性血栓栓塞性卒中风险降低,但是大出血风险增加。

3. 有病例对照研究的荟萃分析结果显示,在年轻卒中患者(<55 岁)中,卵圆孔未闭和房间隔瘤会增加卒中发生的风险。但是前瞻性人群研究并没有发现卵圆孔未闭和首次卒中发病的相关性。

4. 卒中发病风险与左心室射血分数呈负相关,射血分数 <28% 的心肌梗死患者与射血分数 >35% 的患者相比较,射血分数每降低 5%,卒中的危险度增加 18%。WARCEF 研究显示,对于窦性心律的左室射血分数降低患者服用华法林和阿司匹林治疗的主要终点事件无差别。

5. 风湿性二尖瓣狭窄患者的卒中发病率较高,而且二尖瓣成形术不能降低卒中风险。一项 Meta 分析显示,瓣膜性血栓或栓塞的发病率在未予抗血栓治疗患者中为 8.6/100 人年,予抗凝治疗后患者血栓栓塞性事件发病率降至 1.8/100 人年。

五、 无症状性颈动脉粥样硬化

【指导规范】

1. 建议对 >40 岁的人群进行脑卒中危险因素(高血压、血脂异常、糖尿病、心房颤动、吸烟史、明显超重或肥胖、缺乏运动和脑卒中家族史)筛查;对于年龄 >40 岁的高危人群(危险因素 ≥3 个)检查颈动脉彩超。不推荐对低危人群常规进行筛查。

2. 对于颈动脉彩超仅发现内膜增厚的人群,建议首先改变生活方式(如戒烟、适量运动和低盐、低脂、低糖、低热量饮食),并每年复查颈动脉彩超 1 次。

3. 确诊的颈动脉狭窄(狭窄 >50%)患者应当每日给予他汀类药物和阿司匹林。同时,患者应当对其他可干预的脑卒中危险因素进行筛查,给予生活方式改变及恰当的药物治疗,并建议其在有资质的医院每年复查颈动脉彩超。

4. 确诊的颈动脉重度狭窄(狭窄 >70%)且预期寿命 >5 年者,建议其可以在有条件的医院(围术期卒中和死亡发生率 <3% 的医院)行颈动脉内膜剥脱术(carotid endarterectomy,CEA)治疗,同时推荐联合应用阿司匹林治疗。

5. 对于行 CEA 风险较高的患者,可以考虑做血管内支架成形术(carotid artery stenting,CAS),但 CAS 能否替代 CEA 治疗目前尚不明确;经过慎重选择的患者中(DSA 证实狭窄 ≥60%,多普勒超声证实狭窄 ≥70%,或超声显示狭窄 50%~69% 而 CTA 和 MRA 证实狭窄 >80%)可考虑行预防性 CAS。

【证据】

1. 国家卫生和计划生育委员会在 2013 年 5 月公布的《脑卒中筛查与防治技术规范》要求对 >40 岁的人群进行脑卒中危险因素(高血压、血脂异常、糖尿病、心房颤动、吸烟史、明显超重或肥胖、缺乏运动和脑卒中家族史)筛查;对于年龄 >40 岁的高危人群(危险因素 ≥3 个)或既往有脑卒中或 TIA 病史的人群进行颈动脉彩超检查。但是没有直接证据证明颈动脉彩超筛查无症状性颈动脉狭窄可以减低脑卒中发生率。

2. 颈动脉内膜中层厚度(carotid intimamedia thickness,CIMT)与心血管疾病之间的相关性研究显示,CIMT 每增加 0.1mm,卒中风险提高 13%。有明确的证据显示不当的生活方式如吸烟与颈动脉狭窄的严重程度相关,使脑卒中的相对风险升高 25%~50%,而健康的生活方式则可以阻止颈动脉斑块的形成。

3. 颈部血管超声检查通常无禁忌证,能够判断脑、颈部血管狭窄病变的程度和范围,为临床干预提供重要信息,但是执业人员应经过血管超声筛查知识、技术的专门培训。

4. Tromso 研究显示,无论是男性还是女性,缺血性卒中的发生风险均随着斑块面积的增大而升高。由此可见,斑块面积是缺血性卒中发生的强预测因子。动脉粥样硬化是一种慢性持续进展的病变,既往的大规模他汀类药物的降脂研究证实:随着他汀治疗降低 LDL-C,可稳定、延缓动脉粥样硬化的进展,甚至逆转动脉粥样硬化斑块。

5. 根据流行病学调查,美国 65 岁以上人群中,约 5%~10% 的人颈动脉狭窄 >50%,约 1% 的人颈动脉狭窄 >80%。研究证明无症状性颈动脉狭窄与缺血性卒中的发病风险呈正相关,颈动脉狭窄程度在 50%~99% 的无症状患者,每年卒中风险为 1.0%~3.4%,药物治疗可使无症状性颈动脉狭窄患者的卒中年发生率降低至≤1%。并且他汀类药物无论对于是否行血管成形术的患者都是合适的。同时,对于这些颈动脉狭窄 >50% 的患者每年到有资质的医院复查颈动脉彩超来评估病情的进展或观察治疗措施的反应被认为是合理的。

6. CAS 的发展主要体现在围术期管理和支架设计的进步。CEA 对女性无症状性颈动脉狭窄患者是否获益目前仍存争议。对于手术高危人群的短期(30 天)和长期(3 年)的观察研究,目前仍不能确定无症状性颈动脉狭窄患者的手术必要性和最佳手术时机。关于 CAS 和 CEA 的长期疗效仍需要更多的研究进一步证实。

六、 生活方式

(一) 饮酒与卒中

【指导规范】

1. 大量饮酒者应减少饮酒量或戒酒。

2. 对以往饮酒者,不要酗酒;男性每日酒精的摄入量不应超过 2 个标准饮酒单位(drink),女性每日酒精的摄入量不应超过 1 个标准饮酒单位(1 个标准饮酒单位相当于 11~14g 酒精含量)。

【证据】

1. 大多数研究表明,每周酒精摄入超过 300g 称为大量饮酒,可增加卒中发病风险;每周酒精摄入 150~300g 称为中度饮酒,每周酒精摄入 <150g 称为少量饮酒,均可降低卒中发病风险。对中国男性人群一项前瞻性队列研究结果显示,较少量饮酒或戒酒者相比,大量饮酒者卒中发病风险增加 22%。一项纳入 35 个观察性研究的 Meta 分析显示,与轻、中度饮酒者对比,每日酒精摄入量 >60g 的人群,卒中风险增加 64%。

2. NHS 研究显示,缺血性卒中发病风险与饮酒量之间则呈 J 形风险曲线,适量饮酒可以改善脂质构成(增加高密度脂蛋白与胆固醇比例),降低血小板聚集性和纤维蛋白原浓度,减少血栓形成,从而降低缺血性卒中的发病风险;而过量饮酒可使卒中发病风险升高。在美国既往膳食指南中推荐男性日饮酒量 <2 个标准饮酒单位,女性日饮酒量 <1 个标准饮酒单位。

(二) 缺乏锻炼与卒中

【指导规范】

1. 应进行适当体力活动来降低卒中风险。

2. 建议健康成年人从事有氧运动,每周 3~4 次,每次持续约 40 分钟,中等强度以上的体力活动。

【证据】

1. 多个大型研究证实,缺乏锻炼可增加总死亡率、心血管疾病的发病率和死亡率及卒中的风险;长期规律的体力活动可以提高神经认知功能,促进神经生长因子分泌,并通过调节神经内分泌系统提高机体对应激事件的自我保护能力;还可降低血压,减少糖尿病、肥胖的发生,从而减少卒中的风险。

2. 流行病学研究提示,经常进行体力活动者发生卒中或死亡的风险较平时不运动者降低 25%~30%。各种类型的体力活动均有益,如闲暇时的休闲活动、职业运动以及散步等。体力活动与卒中之间的关系不受年龄和性别的影响。

(三) 肥胖与卒中

【指导规范】

1. 超重和肥胖者可通过健康的生活方式、良好的饮食习惯、增加体力活动等措施减轻体重。

2. 超重和肥胖者应减轻体重,以降低血压和卒中发病风险。

【证据】

1. 卒中、高血压、糖尿病、心脏病都与超重和肥胖相关,在我国肥胖已经成为一个社会问题,减轻体重可明显降低超重或肥胖者患心脑血管疾病的风险。体重分类多根据体质指数(BMI),即体重(kg)/身高(m)的平方,依据 WHO 针对亚洲人群推荐的 BMI 切点,BMI<18.5kg/m^2 为消瘦,18.5~22.9kg/m^2 为正常,23.0~27.4kg/m^2 为超重,≥27.5kg/m^2 为肥胖。目前关于肥胖与卒中关系的研究结论较为统一:BMI 增高和腹型肥胖均是卒中的独立危险因素。

2. 一项纳入 25 项临床试验的 Meta 分析显示平均体重减轻 5.1kg,收缩压和舒张压分别平均下降 4.4 和 3.6mmHg。另外一项纳入 25 项观察性研究的 Meta 分析显示,与正常人群相比,超重和肥胖患者缺血性卒中发病风险分别增加 22% 和 64%。一项对 4000 例肥胖患者进行 10~20 年的随访研究发现,通过外科手术、体育锻炼、健康饮食方式减轻体重的患者,可显著降低糖尿病、心肌梗死和卒中的发病率。

(四) 膳食营养与卒中

【指导规范】

1. 建议适当减少钠的摄入,适当增加钾的摄入,有益于降低血压。

2. 建议适当增加摄入蔬菜、水果(富钾食物),可能有助于降低卒中风险。

3. 建议适当增加摄入富含坚果类食物的地中海饮食,可能有利于降低卒中风险。

【证据】

1. 研究证据表明,合理膳食对卒中的预防有积极作用。合理膳食可以通过控制卒中的多种高危因素如高血压病、肥胖、高血脂、糖尿病等降低卒中风险。国内外流行病学调查显示:食用高钾、高镁、高钙、高膳食纤维、富含不饱和脂肪酸、低饱和脂肪酸的食物,对降低血压和低密度脂蛋白有明确效果,亦可控制肥胖,降低高血脂、糖尿病的发病风险,从而降低卒中发病风险。多项研究发现,在老年人群中,用富钾食盐替代常规食盐,不仅可以降低血压,还可以降低其脑血管病死亡率。

2. 一项 Meta 分析结果显示:水果蔬菜的摄入量和卒中风险呈负相关。与每日摄入 <3 份蔬菜水果的群体相比,每日摄入 3~5 份水果蔬菜的群体缺血性卒中的发病风险明显降低,每日摄入 5 份以上蔬菜水果的群体卒中发病风险降低更为显著。

3. 在心血管病高危人群中进行的一项 RCT 研究显示,与对照组相比,无能量限制的辅以坚果类食物的地中海饮食组卒中发病风险更低。

七、 偏头痛

【指导规范】

1. 有先兆的女性偏头痛患者,建议改变生活方式,包括戒烟、减少口服避孕药摄入等。

2. 降低偏头痛发作频率可以减少卒中发生,但不建议过度使用缩血管药物来治疗偏头痛。

【证据】

1. 研究表明,有先兆的偏头痛是缺血性卒中的一项独立危险因素,并且育龄女性(<45 岁)、吸烟、口服避孕药均会增加卒中风险,而无先兆的偏头痛及男性患者中尚未

观察到缺血性事件有显著增加风险。

2. 近期研究提示,偏头痛的发生机制可能是皮层兴奋失衡、脑膜炎症、三叉神经血管系统激活等多重因素的相互作用。偏头痛与卒中发生风险之间的关联尚未得到明确阐释。目前研究热点集中在卵圆孔未闭(patent foramen ovale,PFO),临床流行病学调查显示 PFO 更多发生在有先兆的偏头痛患者中,可能机制为微栓子经未闭合的卵圆孔流出,导致脑缺血并诱发偏头痛;另外,一项以 55 岁以下患者为对象的前瞻性研究发现,偏头痛组出现高凝状态的比例明显高于无偏头痛组($38.6\% vs.16.4\%$,$P<0.01$)。

3. 对于偏头痛患者,迄今没有明确推荐的预防血管事件发生的药物,有无偏头痛病史对于卒中患者的急性期治疗和二级预防并无区别。用于治疗急性偏头痛发作的药物曲普坦及麦角胺在卒中低危人群中应用是安全的,但对于有心脑血管缺血性事件发作史及卒中危险因素的患者,可能会增加卒中发生的风险。

八、 睡眠呼吸障碍

【指导规范】

1. 对于成年人(尤其是腹型肥胖、高血压、心脏病或药物抵抗的高血压病患者)应详细询问病史,评估是否有睡眠呼吸障碍,必要时行呼吸睡眠监测。

2. 通过持续气道正压通气(continuous positive airway pressure,CPAP)治疗睡眠呼吸暂停来降低卒中风险是合理的,尽管其有效性尚不明确。

【证据】

1. 流行病学证据显示,习惯性打鼾是缺血性卒中的独立危险因素。睡眠呼吸障碍可以增加卒中的发病率、复发率和致死率。

2. 一项长达 6 年的前瞻性研究证实,在调整其他混杂因素后,严重的阻塞性睡眠呼吸暂停 - 低通气综合征仍可增加缺血性卒中发病风险。另一项对 392 例行冠状动脉介入治疗的患者进行长达 10 年的前瞻性研究发现,在调整其他混杂因素后,呼吸暂停 - 低通气指数≥5 和≥15 分别能使卒中发病风险增加 2.89 倍和 3.56 倍。一项关于 CPAP 治疗睡眠呼吸暂停的研究提示 CPAP 治疗能降低非致死性心肌梗死、卒中、需血运重建的急性冠脉综合征和致死性(死于心肌梗死或卒中)心血管事件的发生。但是目前仍没有前瞻性的随机对照试验来证实治疗呼吸睡眠障碍可以降低缺血性卒中风险。

九、 阿司匹林应用与卒中预防

【指导规范】

1. 对于 ASCVD 高危人群(10 年 ASCVD 发病风险 ≥10%),推荐使用阿司匹林预防心脑血管疾病(包括但不限于卒中)的发生;对于卒中低危人群,不推荐使用阿司匹林作为卒中一级预防用药。

2. 对于无其他明确的心血管疾病证据或伴无症状周围动脉性疾病(定义为踝肱指数≤0.99)的糖尿病患者,不推荐使用阿司匹林作为卒中一级预防用药。

3. 对于慢性肾脏疾病[肾小球滤过率 <45ml/(min·1.73m^2)]患者,可考虑服用阿司匹林来预防首次脑卒中的发生。但该建议不适用于严重慢性肾脏病患者[4 或 5 期,肾小球滤过率 <30ml/(min·1.73m^2)]。

【证据】

1. 2016 年一项纳入包括 BMD、PHS 及 JPPP 在内共 11 项临床研究的荟萃分析显示,阿司匹林可使非致死性心肌梗死风险降低 22%,每日服用小剂量阿司匹林(≤100mg)可使非致死性卒中的发生风险降低 14%。

2. 女性健康研究(women's health study, WHS)试验发现,阿司匹林可以使中老年女性(≥45 岁)发生卒中的风险降低 17%,缺血性卒中风险可降低 24%,其中老年女性(≥65 岁)的缺血性卒中风险降低 30%,且不增加出血性卒中的风险。亚组分析显示,阿司匹林可使有高血压、高脂血症、糖尿病或 10 年发生心血管疾病风险≥10% 的女性患者卒中的风险降低。2014 年，一项纳入包括 BDM、PHS、PPP、WHS、POPADAD、JPAD 等在内的共 14 项临床研究的 Meta 分析显示，应用阿司匹林可以降低女性卒中的发生，且不增加出血的风险。

3. 预防动脉病和糖尿病进展(the prevention of progression of arterial disease and diabetes,POPADAD) 的试验发现，糖尿病伴无症状周围动脉性疾病(定义为踝肱指数≤0.99)的患者，服用小剂量阿司匹林(100mg/d)不能降低致死性卒中及非致死性卒中风险。日本糖尿病人群阿司匹林对动脉粥样硬化的一级预防(Japanese primary prevention of atherosclerosis with aspirin for diabetes,JPAD)试验发现，服用小剂量阿司匹林(81mg/d 或 100mg/d)不能降低糖尿病患者的脑血管疾病发病风险(HR 0.84;95%CI 0.53～1.32)。2016 年最新公布的 JPAD 2 研究 10 年随访结果显示，2 型糖尿病患者应用低剂量阿司匹林进行一级预防并不能降低其心血管病风险($HR=1.14,P=0.2$)，反而会增加胃肠道出血风险(2.0% *vs.* 0.9%)。

4. 高血压理想治疗研究(The hypertension optimal treatment study,HOT) 的亚组分析显示，肾小球滤过率 <45ml/(min·1.73m^2) 的患者服用阿司匹林可以降低 78% 的卒中风险，49% 的总死亡率，64% 的心血管事件死亡率，且不增加主要出血风险。HOT 研究中慢性肾脏病 4 期或 5 期患者[估计肾小球滤过率 <30ml/(min·1.73m^2)]例数较少，服用阿司匹林的益处和相对危险比还不清楚。

十、 高同型半胱氨酸血症

【指导规范】

1. 在进行脑卒中危险因素筛查时，条件允许的情况下，推荐将血浆同型半胱氨酸作为常规筛查项目。

2. 对于高同型半胱氨酸血症合并高血压的患者，建议补充维生素 B$_6$、B$_{12}$ 和叶酸进行治疗。

【证据】

目前国内外多年的临床和实验研究证实，血浆同型半胱氨酸含量与缺血性脑血管病的发生具有明显的相关。中国开展的研究纳入深圳 60 个社区 5935 人并随访 2.7 年，研究结果表明，虽然高同型半胱氨酸血症没有增加冠心病发生风险，但明显增加缺血性卒中的发生风险。Framingham 子研究对 3224 位无卒中病史的社区人群进行平均 9.8 年的随访研究表明，血浆同型半胱氨酸每增加 1μmol/L，可使缺血性卒中的风险增加 20%。一项纳入 8 个随机研究的 16 841 例患者的荟萃分析结果显示，补充叶酸可使脑卒中风险降低 18%。维生素预防脑卒中（vitamin intervention for stroke prevention，VISP）的临床研究和随后的瑞典维生素研究结果显示补充叶酸并不能降低脑卒中的发生风险。但是心脏转归预防评价 2（heart outcome prevention evaluation-2，HOPE-2）研究结果提示联合应用维生素 B_6、维生素 B_{12} 和叶酸治疗可以降低血浆同型半胱氨酸水平，虽然没有降低复合终点事件的发生风险，但统计结果显示脑卒中的发生风险降低了 23%。著名的法国 B 族维生素和（或）ω-3 脂肪酸（Su.Fol.OM3）研究表明补充 B 族维生素虽然没有降低主要心血管疾病的发生风险，但次要终点事件分析表明脑卒中的发生风险降低了 43%。同时，大型维生素预防卒中（the vitamins to prevent stroke（VITATOPS）trial）的研究同样在未使用抗血小板药物人群中发现补充叶酸治疗可以使脑卒中发生风险降低 35%。近期中国卒中一级预防研究纳入超过 20 000 人，进行了为期 5 年的随访研究发现，补充叶酸可以明显降低卒中的发生风险。最近一项纳入 30 个随机研究的共 82 334 例患者的荟萃分析结果显示，补充叶酸进行降同型半胱氨酸治疗可以使心血管疾病风险降低 4%，同时使卒中风险降低 10%。

附录：卒中发生风险评估表（Framinghamstroke profile，FSP）（见书末折页）

参考文献

［1］陈竺. 全国第三次死因回顾抽样调查报告. 北京：中国协和医科大学出版社，2008.

［2］国家卫生计生委疾病预防控制局. 中国居民营养与慢性病报告 2015. 北京：人民卫生出版社，2016.

［3］中国高血压防治指南修订委员会，中国高血压联盟. 中国高血压防治指南 2010. 中国医学前沿杂志，2011，3（5）：42-93.

［4］Leonards CO，Schneider HJ，Liman TG，et al. Thyroid-stimulating hormone，white matter hyperintensities，and functional outcome in acute ischemic stroke patients. Cerebrovasc Dis Extra，2014，4（1）：61-68.

［5］Kario K，Pickering TG，Matsuo T，et al. Stroke prognosis and abnormal nocturnal blood pressure falls in older hypertensives. Hypertension，2001，38（4）：852-857.

［6］Fagard RH，Thijs L，Staessen JA，et al. Night-day blood pressure ratio and dipping pattern as predictors of death and cardiovascular events in hypertension. J Hum Hypertens，2009，23（10）：645-653.

［7］Zhang X，Patel A，Horibe H，et al. Cholesterol，coronary heart disease，and stroke in the asia pacific region. Int J Epidemiol，2003，32（4）：563-572.

［8］《中国高血压基层管理指南》修订委员会. 中国高血压基层管理指南（2014 年修订版）. 中华健康管理学杂志，2015，9（1）：10-30.

［9］Sipahi I，Swaminathan A，Natesan V，et al. Effect of antihypertensive therapy on incident stroke in cohorts with prehypertensive blood pressure levels：A meta analysis of randomized controlled trials. Stroke，2012，43（2）：432-440.

［10］James PA，Oparil S，Carter BL，et al. 2014 evidence-based guideline for the management of high blood pressure in adults：Report from the panel members appointed to the eighth joint national committee（jnc 8）. JAMA，2014，311（5）：507-520.

［11］Weber MA，Schiffrin EL，White WB，et al. Clinical practice guidelines for the management of hypertension in the community a statement by the american society of hypertension and the international society of hypertension. J Hypertens, 2014, 32 (1): 3-15.

[12] Beckett NS, Peters R, Fletcher AE, et al. Treatment of hypertension in patients 80 years of age or older. N Engl J Med, 2008, 358 (18): 1887-1898.

[13] Chen GJ, Yang MS. The effects of calcium channel blockers in the prevention of stroke in adults with hypertension: A meta-analysis of data from 273, 543 participants in 31 randomized controlled trials. PLoS One, 2013, 8 (3): e57854.

[14] Psaty BM, Lumley T, Furberg CD, et al. Health outcomes associated with various antihypertensive therapies used as first-line agents: A network meta-analysis. JAMA, 2003, 289 (19): 2534-2544.

[15] McAlister FA, Renin Angiotension System Modulator Meta-Analysis I. Angiotensin-converting enzyme inhibitors or angiotensin receptor blockers are beneficial in normotensive atherosclerotic patients: A collaborative meta-analysis of randomized trials. Eur Heart J, 2012, 33 (4): 505-514.

[16] Wright JM, Musini VM. First-line drugs for hypertension. Cochrane Database Syst Rev, 2001, 164 (2): 178.

[17] Yang W, Lu J, Weng J, et al. Prevalence of diabetes among men and women in china. N Engl J Med, 2010, 362 (12): 1090-1101.

[18] Kissela BM, Khoury J, Kleindorfer D, et al. Epidemiology of ischemic stroke in patients with diabetes: The greater cincinnati/northern kentucky stroke study. Diabetes Care, 2005, 28 (2): 355-359.

[19] An Y, Zhang P, Wang J, et al. Cardiovascular and all cause mortality over a 23-year period among chinese with newly diagnosed diabetes in the Da Qing IGT and diabetes study. Diabetes Care, 2015, 38 (7): 1365-1371.

[20] Gaede P, Lund-Andersen H, Parving HH, et al. Effect of a multifactorial intervention on mortality in type 2 diabetes. N Engl J Med, 2008, 358 (6): 580-591.

[21] 中华医学会糖尿病学分会. 中国 2 型糖尿病防治指南(2013 年版). 中华糖尿病杂志, 2014, 6 (7): 447-498.

[22] Kahn R, Alperin P, Eddy D, et al. Age at initiation and

frequency of screening to detect type 2 diabetes:A cost-effectiveness analysis. Lancet,2010,375(9723):1365-1374.

[23] Herman WH,Smith PJ,Thompson TJ,et al. A new and simple questionnaire to identify people at increased risk for undiagnosed diabetes. Diabetes Care,1995,18(3):382-387.

[24] Choi SH,Kim TH,Lim S,et al. Hemoglobin a1c as a diagnostic tool for diabetes screening and new-onset diabetes prediction:A 6-year community-based prospective study. Diabetes Care,2011,34(4):944-949.

[25] Bumrerraj S,Kaczorowski J,Kessomboon P,et al. Diagnostic performance of 2h postprandial capillary and venous glucose as a screening test for abnormal glucose tolerance. Prim Care Diabetes,2012,6(3):207-211.

[26] Noronha RM,Damaceno N,Muramatu LH,et al. Importance of screening with oral glucose tolerance test for early diagnosis of cystic fibrosis-related diabetes mellitus. Pediatr Diabetes,2014,15(4):309-312.

[27] Oizumi T,Daimon M,Jimbu Y,et al. Impaired glucose tolerance is a risk factor for stroke in a japanese sample--the funagata study. Metabolism,2008,57(3):333-338.

[28] Ratner R,Goldberg R,Haffner S,et al. Impact of intensive lifestyle and metformin therapy on cardiovascular disease risk factors in the diabetes prevention program. Diabetes Care,2005,28(4):888-894.

[29] Ismail-Beigi F,Moghissi E,Tiktin M,et al. Individualizing glycemic targets in type 2 diabetes mellitus:Implications of recent clinical trials. Ann Intern Med,2011,154(8):554-559.

[30] Bastyr EJ 3rd,Stuart CA,Brodows RG,et al. Therapy focused on lowering postprandial glucose,not fasting glucose,may be superior for lowering HbA1c. IOEZStudy Group. Diabetes Care,2000,23(9):1236-1241.

[31] Effects of ramipril on cardiovascular and microvascular outcomes in people with diabetes mellitus:Results of the hope study and micro-hope substudy. Heart outcomes prevention evaluation study investigators. Lancet,2000,355(9200):253-259.

[32] Wachtell K,Hornestam B,Lehto M,et al. Cardiovascular

morbidity and mortality in hypertensive patients with a history of atrial fibrillation:The losartan intervention for end point reduction in hypertension(life)study. J Am Coll Cardiol,2005, 45(5):705-711.

[33] Ismail-Beigi F,Craven T,Banerji MA,et al. Effect of intensive treatment of hyperglycaemia on microvascular outcomes in type 2 diabetes:An analysis of the accord randomised trial. Lancet, 2010,376(9739):419-430.

[34] Control G,Turnbull FM,Abraira C,et al. Intensive glucose control and macrovascular outcomes in type 2 diabetes. Diabetologia,2009,52(11):2288-2298.

[35] Watkins K,Connell CM. Measurement of health-related QOL in diabetes mellitus. Pharmacoeconomics,2004,22(17):1109-1126.

[36] Rossi MC,Nicolucci A,Di Bartolo P,et al. Diabetes interactive diary:A new telemedicine system enabling flexible diet and insulin therapy while improving quality of life:An open-label, international,multicenter,randomized study. Diabetes Care, 2010,33(1):109-115.

[37] Laurenzi A,Bolla AM,Panigoni G,et al. Effects of carbohydrate counting on glucose control and quality of life over 24 weeks in adult patients with type 1 diabetes on continuous subcutaneous insulin infusion:A randomized,prospective clinical trial(giocar). Diabetes Care,2011,34(4):823-827.

[38] Rickheim PL,Weaver TW,Flader JL,et al. Assessment of group versus individual diabetes education:A randomized study. Diabetes Care,2002,25(2):269-274.

[39] Miller CK,Edwards L,Kissling G,et al. Nutrition education improves metabolic outcomes among older adults with diabetes mellitus:Results from a randomized controlled trial. Prev Med, 2002,34(2):252-259.

[40] Ahmad B,Ramadas A,Kia Fatt Q,et al. A pilot study: The development of a culturally tailored malaysian diabetes education module(my-demo)based on the health belief model. BMC Endocr Disord,2014,14:31.

[41] Effect of intensive blood-glucose control with metformin on complications in overweight patients with type 2 diabetes(ukpds

34). Uk prospective diabetes study (ukpds)group. Lancet,1998, 352(9131):854-865.

[42] Wright A,Burden AC,Paisey RB,et al. Sulfonylurea inadequacy:Efficacy of addition of insulin over 6 years in patients with type 2 diabetes in the U.K. Prospective Diabetes Study(UKPDS 57). Diabetes Care,2002,25(2):330-336.

[43] Bowker SL,Majumdar SR,Veugelers P,et al. Increased cancer-related mortality for patients with type 2 diabetes who use sulfonylureas or insulin. Diabetes Care,2006,29(2):254-258.

[44] Bennett WL,Maruthur NM,Singh S,et al. Comparative effectiveness and safety of medications for type 2 diabetes: An update including new drugs and 2-drug combinations. Ann Intern Med,2011,154(9):602-613.

[45] Cooper-DeHoff RM,Gong Y,Handberg EM,et al. Tight blood pressure control and cardiovascular outcomes among hypertensive patients with diabetes and coronary artery disease. JAMA,2010,304(1):61-68.

[46] Sleight P,Redon J,Verdecchia P,et al. Prognostic value of blood pressure in patients with high vascular risk in the ongoing telmisartan alone and in combination with ramipril global endpoint trial study. J Hypertens,2009,27(7):1360-1369.

[47] Bangalore S,Kumar S,Lobach I,et al. Blood pressure targets in subjects with type 2 diabetes mellitus/impaired fasting glucose: Observations from traditional and bayesian random-effects meta-analyses of randomized trials. Circulation,2011,123(24):2799-2810,2799 p following 2810.

[48] Collins R,Armitage J,Parish S,et al. MRC/BHF heart protection study of cholesterol-lowering with simvastatin in 5963 people with diabetes:A randomised placebo-controlled trial. Lancet,2003,361(9374):2005-2016.

[49] Group AS,Ginsberg HN,Elam MB,et al. Effects of combination lipid therapy in type 2 diabetes mellitus. N Engl J Med,2010, 362(17):1563-1574.

[50] 中国成人血脂异常防治指南修订联合委员会. 中国成人血脂异常防治指南(2016 年修订版). 中国循环杂志,2016,31(10):937-950.

[51] Baigent C,Keech A,Kearney PM,et al. Efficacy and safety of

cholesterol-lowering treatment：Prospective meta-analysis of data from 90,056 participants in 14 randomised trials of statins. Lancet,2005,366(9493):1267-1278.

[52] Stone NJ,Robinson JG,Lichtenstein AH,et al. 2013 ACC/AHA guideline on the treatment of blood cholesterol to reduce atherosclerotic cardiovascular risk in adults：A report of the american college of cardiology/american heart association task force on practice guidelines. J Am Coll Cardiol,2014,63(25 Pt B):2889-2934.

[53] Jacobson TA,Ito MK,Maki KC,et al. National lipid association recommendations for patient-centered management of dyslipidemia：Part 1--full report. J Clin Lipidol,2015,9(2): 129-169.

[54] Teramoto T,Sasaki J,Ishibashi S,et al. Executive summary of the Japan atherosclerosis society(JAS) guidelines for the diagnosis and prevention of atherosclerotic cardiovascular diseases in Japan -2012 version. J AtherosclerThromb,2013,20(6):517-523.

[55] 中国成人血脂异常防治指南制订联合委员会. 中国成人血脂异常防治指南. 中华心血管病杂志,2007,35(5):390-419.

[56] Rabar S,Harker M,O'Flynn N,et al. Lipid modification and cardiovascular risk assessment for the primary and secondary prevention of cardiovascular disease：Summary of updated nice guidance. BMJ,2014,349:g4356.

[57] 胡大一. 降低密度脂蛋白胆固醇是硬道理. 中华心血管病杂志,2015,43(1):3-4.

[58] 中华医学会神经病学分会,中华医学会神经病学分会脑血管病学组. 中国脑血管病一级预防指南 2015. 中华神经科杂志,2015,48(8):629-643.

[59] Catapano AL,Graham I,De Backer G,et al. 2016 ESC/EAS guidelines for the management of dyslipidaemias：The task force for the management of dyslipidaemias of the european society of cardiology(ESC) and european atherosclerosis society(EAS) developed with the special contribution of the european assocciation for cardiovascular prevention & rehabilitation(EACPR). Atherosclerosis,2016,253:281-344.

[60] Naci H,Brugts JJ,Fleurence R,et al. Comparative effects of

statins on major cerebrovascular events:A multiple-treatments meta-analysis of placebo-controlled and active-comparator trials. QJM,2013,106(4):299-306.

[61] LaRosa JC,Grundy SM,Waters DD,et al. Intensive lipid lowering with atorvastatin in patients with stable coronary disease. N Engl J Med,2005,352(14):1425-1435.

[62] Sever PS,Dahlof B,Poulter NR,et al. Prevention of coronary and stroke events with atorvastatin in hypertensive patients who have average or lower-than-average cholesterol concentrations,in the Anglo-Scandinavian Cardiac Outcomes Trial —Lipid Lowering Arm(ASCOT-LLA):A multicentre randomised controlled trial. Lancet,2003,361(9364):1149-1158.

[63] Everett BM,Glynn RJ,MacFadyen JG,et al. Rosuvastatin in the prevention of stroke among men and women with elevated levels of C-reactive protein:Justification for the Use of Statins in Prevention:an Intervention Trial Evaluating Rosuvastatin (JUPITER). Circulation,2010,121(1):143-150.

[64] Sacco RL,Adams R,Albers G,et al. Guidelines for prevention of stroke in patients with ischemic stroke or transient ischemic attack:A statement for healthcare professionals from the american heart association/american stroke association council on stroke:Co-sponsored by the council on cardiovascular radiology and intervention:The american academy of neurology affirms the value of this guideline. Circulation,2006,113(10): e409-449.

[65] Cardiogenic brain embolism. The second report of the cerebral embolism task force. Arch Neurol,1989,46(7):727-743.

[66] Arboix A,Oliveres M,Massons J,et al. Early differentiation of cardioembolic from atherothrombotic cerebral infarction:A multivariate analysis. Eur J Neurol,1999,6(6):677-683.

[67] Doufekias E,Segal AZ,Kizer JR. Cardiogenic and aortogenic brain embolism. J Am Coll Cardiol,2008,51(11):1049-1059.

[68] Petersen P. Thromboembolic complications in atrial fibrillation. Stroke,1990,21(1):4-13.

[69] Fitzmaurice DA,Hobbs FD,Jowett S,et al. Screening versus routine practice in detection of atrial fibrillation in patients aged 65 or over:cluster randomised controlled trial. BMJ,2007,335

(7616):383.

[70] Hobbs FD, Fitzmaurice DA, Mant J, et al. A randomised controlled trial and cost-effectiveness study of systematic screening(targeted and total population screening)versus routine practice for the detection of atrial fibrillation in people aged 65 and over. The safe study. Health Technol Assess, 2005, 9(40): iii-iv, ix-x, 1-74.

[71] Risk factors for stroke and efficacy of antithrombotic therapy in atrial fibrillation. Analysis of pooled data from five randomized controlled trials. Arch Intern Med, 1994, 154(13): 1449-1457.

[72] Kornej J, Hindricks G, Kosiuk J, et al. Renal dysfunction, stroke risk scores(CHADS2, CHA2DS2-VASc, and R2CHADS2), and the risk of thromboembolic events after catheter ablation of atrial fibrillation: The Leipzig Heart Center AFAblation Registry. Circ ArrhythmElectrophysiol, 2013, 6(5): 868-874.

[73] Olesen JB, Torp-Pedersen C, Hansen ML, et al. The value of the CHA2DS2-VAScscore for refining stroke risk stratification in patients with atrial fibrillation with a CHADS2 score 0-1: A nationwide cohort study. ThrombHaemost, 2012, 107(6): 1172-1179.

[74] Mason PK, Lake DE, DiMarco JP, et al. Impact of the CHA2DS2-VASc score on anticoagulation recommendations for atrial fibrillation. Am J Med, 2012, 125(6): 603 e601-606.

[75] Serrano R, Martinez MA, Andres A, et al. Familial mediterranean fever and acute myocardial infarction secondary to coronary vasculitis. Histopathology, 1998, 33(2): 163-167.

[76] Lip GY, Nieuwlaat R, Pisters R, et al. Refining clinical risk stratification for predicting stroke and thromboembolism in atrial fibrillation using a novel risk factor-based approach: The euro heart survey on atrial fibrillation. Chest, 2010, 137(2): 263-272.

[77] Connolly SJ, Ezekowitz MD, Yusuf S, et al. Dabigatran versus warfarin in patients with atrial fibrillation. N Engl J Med, 2009, 361(12): 1139-1151.

[78] Granger CB, Alexander JH, McMurray JJ, et al. Apixaban versus warfarin in patients with atrial fibrillation. N Engl J Med, 2011, 365(11): 981-992.

[79] Patel MR, Mahaffey KW, Garg J, et al. Rivaroxaban versus

warfarin in nonvalvular atrial fibrillation. N Engl J Med,2011, 365(10):883-891.

[80] Benavente O,Hart R,Koudstaal P,et al. Antiplatelet therapy for preventing stroke in patients with non-valvular atrial fibrillation and no previous history of stroke or transient ischemic attacks. Cochrane Database Syst Rev,2000(2):CD001925.

[81] Hart RG,Pearce LA,Aguilar MI. Meta-analysis:Antithrombotic therapy to prevent stroke in patients who have nonvalvular atrial fibrillation. Ann Intern Med,2007,146(12):857-867.

[82] European Heart Rhythm A,European Association for Cardio-Thoracic S,Camm AJ,et al. Guidelines for the management of atrial fibrillation:The task force for the management of atrial fibrillation of the European society of cardiology(ESC). Eur Heart J,2010,31(19):2369-2429.

[83] Narkun A. summary of the article:Matchar b,jacobson db,dolor r et al. Effect of home testing of international normalized ratio on clinical events. N engl j med,2010; 363:1608-1620. Kardiol Pol,2011,69(5):510-511.

[84] Ezekowitz MD,James KE,Radford MJ,et al. Initiating and maintaining patients on warfarin anticoagulation:The importance of monitoring. J Cardiovasc Pharmacol Ther,1999,4 (1):3-8.

[85] Hirsh J,Fuster V. Guide to anticoagulant therapy. Part 2:Oral anticoagulants. American heart association. Circulation,1994, 89(3):1469-1480.

[86] Investigators A,Connolly SJ,Pogue J,et al. Effect of clopidogrel added to aspirin in patients with atrial fibrillation. N Engl J Med,2009,360(20):2066-2078.

[87] ACTIVE Writing Group of the ACTIVE Investigators, Connolly S,Pogue J,et al. Clopidogrel plus aspirin versus oral anticoagulation for atrial fibrillation in the atrial fibrillation clopidogrel trial with irbesartan for prevention of vascular events (ACTIVE W):A randomised controlled trial. Lancet,2006,367 (9526):1903-1912.

[88] Eikelboom JW,Wallentin L,Connolly SJ,et al. Risk of bleeding with 2 doses of dabigatran compared with warfarin in older and younger patients with atrial fibrillation:An analysis of the

randomized evaluation of long-term anticoagulant therapy (re-ly) trial. Circulation,2011,123(21):2363-2372.

[89] Connolly SJ,Eikelboom J,Joyner C,et al. Apixaban in patients with atrial fibrillation. N Engl J Med,2011,364(9):806-817.

[90] Winkelmayer WC,Liu J,Setoguchi S,et al. Effectiveness and safety of warfarin initiation in older hemodialysis patients with incident atrial fibrillation. Clin J Am Soc Nephrol,2011,6(11): 2662-2668.

[91] Dewilde WJ,Oirbans T,Verheugt FW,et al. Use of clopidogrel with or without aspirin in patients taking oral anticoagulant therapy and undergoing percutaneous coronary intervention: An open-label,randomised,controlled trial. Lancet,2013,381 (9872):1107-1115.

[92] Pisters R,Lane DA,Nieuwlaat R,et al. A novel user-friendly score(HAS-BLED) to assess 1-year risk of major bleeding in patients with atrial fibrillation:the Euro Heart Survey. Chest, 2010,138(5):1093-1100.

[93] Lip GY,Frison L,Halperin JL,et al. Comparative validation of a novel risk score for predicting bleeding risk in anticoagulated patients with atrial fibrillation:the HAS-BLED(hypertension, abnormal renal/liver function,stroke,bleeding history or predisposition,labile INR,elderly,drugs/alcohol concomitantly) score. J Am Coll Cardiol,2011,57(2):173-180.

[94] Naganuma M,Shiga T,Sato K,et al. Clinical outcome in Japanese elderly patients with non-valvular atrial fibrillation taking warfarin:A single-center observational study. Thromb Res,2012,130(1):21-26.

[95] Gallego P,Roldan V,Torregrosa JM,et al. Relation of the has-bled bleeding risk score to major bleeding,cardiovascular events,and mortality in anticoagulated patients with atrial fibrillation. Circ ArrhythmElectrophysiol,2012,5(2):312-318.

[96] Holmes DR,Reddy VY,Turi ZG,et al. Percutaneous closure of the left atrial appendage versus warfarin therapy for prevention of stroke in patients with atrial fibrillation:A randomised non-inferiority trial. Lancet,2009,374(9689):534-542.

[97] Eagle KA,Guyton RA,Davidoff R,et al. ACC/AHA 2004 guideline update for coronary artery bypass graft surgery:

Summary article: A report of the american college of cardiology/american heart association task force on practice guidelines (committee to update the 1999 guidelines for coronary artery bypass graft surgery). Circulation, 2004, 110 (9): 1168-1176.

[98] Hogue CW Jr., Murphy SF, Schechtman KB, et al. Risk factors for early or delayed stroke after cardiac surgery. Circulation, 1999, 100 (6): 642-647.

[99] Amarenco P, Duyckaerts C, Tzourio C, et al. The prevalence of ulcerated plaques in the aortic arch in patients with stroke. N Engl J Med, 1992, 326 (4): 221-225.

[100] Amarenco P, Cohen A, Tzourio C, et al. Atherosclerotic disease of the aortic arch and the risk of ischemic stroke. N Engl J Med, 1994, 331 (22): 1474-1479.

[101] Anderson JL, Adams CD, Antman EM, et al. ACC/AHA 2007 guidelines for the management of patients with unstable angina/non-st-elevation myocardial infarction: A report of the american college of cardiology/american heart association task force on practice guidelines (writing committee to revise the 2002 guidelines for the management of patients with unstable angina/non-st-elevation myocardial infarction) developed in collaboration with the american college of emergency physicians, the society for cardiovascular angiography and interventions, and the society of thoracic surgeons endorsed by the american association of cardiovascular and pulmonary rehabilitation and the society for academic emergency medicine. J Am Coll Cardiol, 2007, 50 (7): e1-e157.

[102] Canadian Cardiovascular S, American Academy of Family P, American College of C, et al. 2007 focused update of the ACC/AHA 2004 guidelines for the management of patients with st-elevation myocardial infarction: A report of the american college of cardiology/american heart association task force on practice guidelines. J Am Coll Cardiol, 2008, 51 (2): 210-247.

[103] Fuster V, Ryden LE, Cannom DS, et al. ACC/AHA/ESC 2006 guidelines for the management of patients with atrial fibrillation-executive summary: A report of the american college of cardiology/american heart association task force on practice guidelines and the european society of cardiology

committee for practice guidelines (writing committee to revise the 2001 guidelines for the management of patients with atrial fibrillation). Eur Heart J, 2006, 27 (16): 1979-2030.

[104] Andreotti F, Testa L, Biondi-Zoccai GG, et al. Aspirin plus warfarin compared to aspirin alone after acute coronary syndromes: An updated and comprehensive meta-analysis of 25,307 patients. Eur Heart J, 2006, 27 (5): 519-526.

[105] Baumer T, Buhring N, Schelle T, et al. Nerve ultrasound in clinical management of carpal tunnel syndrome in mucopolysaccharidosis. Dev Med Child Neurol, 2016, 58 (11): 1172-1179.

[106] Petty GW, Khandheria BK, Meissner I, et al. Population-based study of the relationship between patent foramen ovale and cerebrovascular ischemic events. Mayo Clin Proc, 2006, 81 (5): 602-608.

[107] Meissner I, Khandheria BK, Heit JA, et al. Patent foramen ovale: Innocent or guilty? Evidence from a prospective population-based study. J Am Coll Cardiol, 2006, 47 (2): 440-445.

[108] Di Tullio MR, Jin Z, Russo C, et al. Patent foramen ovale, subclinical cerebrovascular disease, and ischemic stroke in a population-based cohort. J Am Coll Cardiol, 2013, 62 (1): 35-41.

[109] Roach GW, Kanchuger M, Mangano CM, et al. Adverse cerebral outcomes after coronary bypass surgery. Multicenter study of perioperative ischemia research group and the ischemia research and education foundation investigators. N Engl J Med, 1996, 335 (25): 1857-1863.

[110] Loh E, Sutton MS, Wun CC, et al. Ventricular dysfunction and the risk of stroke after myocardial infarction. N Engl J Med, 1997, 336 (4): 251-257.

[111] Pfeffer MA, Braunwald E, Moye LA, et al. Effect of captopril on mortality and morbidity in patients with left ventricular dysfunction after myocardial infarction. Results of the survival and ventricular enlargement trial. The save investigators. N Engl J Med, 1992, 327 (10): 669-677.

[112] Shindler DM, Kostis JB, Yusuf S, et al. Diabetes mellitus,

a predictor of morbidity and mortality in the studies of left ventricular dysfunction (SOLVD)trials and registry. Am J Cardiol,1996,77(11):1017-1020.

[113] Homma S,Thompson JL,Pullicino PM,et al. Warfarin and aspirin in patients with heart failure and sinus rhythm. N Engl J Med,2012,366(20):1859-1869.

[114] Bonow RO,Carabello BA,Chatterjee K,et al. 2008 focused update incorporated into the ACC/AHA 2006 guidelines for the management of patients with valvular heart disease: A report of the american college of cardiology/american heart association task force on practice guidelines (writing committee to revise the 1998 guidelines for the management of patients with valvular heart disease). Endorsed by the society of cardiovascular anesthesiologists,society for cardiovascular angiography and interventions,and society of thoracic surgeons. J Am Coll Cardiol,2008,52(13):e1-142.

[115] Coulshed N,Epstein EJ,McKendrick CS,et al. Systemic embolism in mitral valve disease. Br Heart J,1970,32(1):26-34.

[116] Cannegieter SC,Rosendaal FR,Briet E. Thromboembolic and bleeding complications in patients with mechanical heart valve prostheses. Circulation,1994,89(2):635-641.

[117] 国家卫生和计划生育委员会脑卒中筛查与防治工程委员会. 卒中筛查与防治技术规范. 中华神经科杂志,2014,47(3):199-203.

[118] Howard RA,Aldea GS,Shapira OM,et al. Papillary fibroelastoma:Increasing recognition of a surgical disease. Ann ThoracSurg,1999,68(5):1881-1885.

[119] Lorenz MW,Markus HS,Bots ML,et al. Prediction of clinical cardiovascular events with carotid intima-media thickness:A systematic review and meta-analysis. Circulation,2007,115(4):459-467.

[120] Jiang S,Liu R,Han B. relevance analysis of health behaviors and influencing factors for detection rate of carotid atherosclerotic plaque. Zhonghua Yi Xue Za Zhi,2014,94(23):1785-1787.

[121] Mathiesen EB,Johnsen SH,Wilsgaard T,et al. Carotid plaque

area and intima-media thickness in prediction of first-ever ischemic stroke:A 10-year follow-up of 6584 men and women:The tromso study. Stroke,2011,42(4):972-978.

[122] Nissen SE,Tuzcu EM,Brewer HB,et al. Effect of acat inhibition on the progression of coronary atherosclerosis. N Engl J Med,2006,354(12):1253-1263.

[123] Abbott AL. Medical(nonsurgical) intervention alone is now best for prevention of stroke associated with asymptomatic severe carotid stenosis:Results of a systematic review and analysis. Stroke,2009,40(10):e573-583.

[124] Marquardt L,Geraghty OC,Mehta Z,et al. Low risk of ipsilateral stroke in patients with asymptomatic carotid stenosis on best medical treatment:A prospective,population-based study. Stroke,2010,41(1):e11-17.

[125] Halliday A,Harrison M,Hayter E,et al. 10-year stroke prevention after successful carotid endarterectomy for asymptomatic stenosis(acst-1):A multicentre randomised trial. Lancet,2010,376(9746):1074-1084.

[126] Meschia JF,Bushnell C,Boden-Albala B,et al. Guidelines for the primary prevention of stroke:A statement for healthcare professionals from the american heart association/american stroke association. Stroke,2014,45(12):3754-3832.

[127] Rothwell PM,Goldstein LB. Carotid endarterectomy for asymptomatic carotid stenosis:Asymptomatic carotid surgery trial. Stroke,2004,35(10):2425-2427.

[128] Gurm HS,Yadav JS,Fayad P,et al. Long-term results of carotid stenting versus endarterectomy in high-risk patients. N Engl J Med,2008,358(15):1572-1579.

[129] Gill JS,Zezulka AV,Shipley MJ,et al. Stroke and alcohol consumption. N Engl J Med,1986,315(17):1041-1046.

[130] Hillbom M,Numminen H,Juvela S. Recent heavy drinking of alcohol and embolic stroke. Stroke,1999,30(11):2307-2312.

[131] Bazzano LA,Gu D,Reynolds K,et al. Alcohol consumption and risk for stroke among chinese men. Ann Neurol,2007,62(6):569-578.

[132] Reynolds K,Lewis B,Nolen JD,et al. Alcohol consumption and risk of stroke:A meta-analysis. JAMA,2003,289(5):579-588.

[133] Berger K, Ajani UA, Kase CS, et al. Light-to-moderate alcohol consumption and risk of stroke among u.S. Male physicians. N Engl J Med, 1999, 341 (21): 1557-1564.

[134] McGuire S. U.S. Department of agriculture and U.S. Department of health and human services, dietary guidelines for americans, 2010. 7th edition, washington, dc: U.S. Government printing office, January 2011. Adv Nutr, 2011, 2 (3): 293-294.

[135] Smith PJ, Blumenthal JA, Hoffman BM, et al. Aerobic exercise and neurocognitive performance: A meta-analytic review of randomized controlled trials. Psychosom Med, 2010, 72 (3): 239-252.

[136] Cotman CW, Berchtold NC, Christie LA. Exercise builds brain health: Key roles of growth factor cascades and inflammation. Trends Neurosci, 2007, 30 (9): 464-472.

[137] Hu FB, Stampfer MJ, Colditz GA, et al. Physical activity and risk of stroke in women. JAMA, 2000, 283 (22): 2961-2967.

[138] Lee CD, Folsom AR, Blair SN. Physical activity and stroke risk: A meta-analysis. Stroke, 2003, 34 (10): 2475-2481.

[139] Zhang X, Shu XO, Gao YT, et al. General and abdominal adiposity and risk of stroke in chinese women. Stroke, 2009, 40 (4): 1098-1104.

[140] Jensen MD, Ryan DH, Apovian CM, et al. 2013 AHA/ACC/ TOS guideline for the management of overweight and obesity in adults: A report of the american college of cardiology/american heart association task force on practice guidelines and the obesity society. J Am Coll Cardiol, 2014, 63 (25 Pt B): 2985-3023.

[141] Neter JE, Stam BE, Kok FJ, et al. Influence of weight reduction on blood pressure: A meta-analysis of randomized controlled trials. Hypertension, 2003, 42 (5): 878-884.

[142] Strazzullo P, D'Elia L, Cairella G, et al. Excess body weight and incidence of stroke: Meta-analysis of prospective studies with 2 million participants. Stroke, 2010, 41 (5): e418-426.

[143] Sjostrom L. Review of the key results from the swedish obese subjects (SOS) trial - a prospective controlled intervention study of bariatric surgery. J Intern Med, 2013, 273 (3): 219-

234.

[144] Eckel RH, Jakicic JM, Ard JD, et al. 2013 AHA/ACC guideline on lifestyle management to reduce cardiovascular risk: A report of the american college of cardiology/american heart association task force on practice guidelines. J Am Coll Cardiol, 2014, 63 (25 Pt B): 2960-2984.

[145] Chang HY, Hu YW, Yue CS, et al. Effect of potassium-enriched salt on cardiovascular mortality and medical expenses of elderly men. Am J Clin Nutr, 2006, 83 (6): 1289-1296.

[146] Kokubo Y, Iso H, Ishihara J, et al. Association of dietary intake of soy, beans, and isoflavones with risk of cerebral and myocardial infarctions in Japanese populations: The Japan public health center-based (JPHC)study cohort i. Circulation, 2007, 116 (22): 2553-2562.

[147] Sacco S, Kurth T. Migraine and the risk for stroke and cardiovascular disease. Curr Cardiol Rep, 2014, 16 (9): 524.

[148] Schurks M, Rist PM, Bigal ME, et al. Migraine and cardiovascular disease: Systematic review and meta-analysis. BMJ, 2009, 339: b3914.

[149] Pietrobon D, Moskowitz MA. Pathophysiology of migraine. Annu Rev Physiol, 2013, 75: 365-391.

[150] Anzola GP, Magoni M, Guindani M, et al. Potential source of cerebral embolism in migraine with aura: A transcranial doppler study. Neurology, 1999, 52 (8): 1622-1625.

[151] Martinez-Sanchez P, Martinez-Martinez M, Fuentes B, et al. Migraine and hypercoagulable states in ischemic stroke. Cephalalgia, 2011, 31 (16): 1609-1617.

[152] Tietjen GE. The risk of stroke in patients with migraine and implications for migraine management. CNS Drugs, 2005, 19 (8): 683-692.

[153] Elwood P, Hack M, Pickering J, et al. Sleep disturbance, stroke, and heart disease events: Evidence from the caerphilly cohort. J Epidemiol Community Health, 2006, 60 (1): 69-73.

[154] Munoz R, Duran-Cantolla J, Martinez-Vila E, et al. Severe sleep apnea and risk of ischemic stroke in the elderly. Stroke, 2006, 37 (9): 2317-2321.

[155] Valham F, Mooe T, Rabben T, et al. Increased risk of stroke in

patients with coronary artery disease and sleep apnea: A 10-year follow-up. Circulation, 2008, 118 (9): 955-960.

[156] Giles TL, Lasserson TJ, Smith BH, et al. Continuous positive airways pressure for obstructive sleep apnoea in adults. Cochrane Database Syst Rev, 2006, (3): CD001106.

[157] Guirguis-Blake JM, Evans CV, Senger CA, et al. Aspirin for the primary prevention of cardiovascular events: A systematic evidence review for the u.S. Preventive services task force. Ann Intern Med, 2016, 164 (12): 804-813.

[158] Ridker PM, Cook NR, Lee IM, et al. A randomized trial of low-dose aspirin in the primary prevention of cardiovascular disease in women. N Engl J Med, 2005, 352 (13): 1293-1304.

[159] Xie M, Shan Z, Zhang Y, et al. Aspirin for primary prevention of cardiovascular events: Meta-analysis of randomized controlled trials and subgroup analysis by sex and diabetes status. PLoS One, 2014, 9 (10): e90286.

[160] Belch J, MacCuish A, Campbell I, et al. The prevention of progression of arterial disease and diabetes (POPADAD) trial: Factorial randomised placebo controlled trial of aspirin and antioxidants in patients with diabetes and asymptomatic peripheral arterial disease. BMJ, 2008, 337: a1840.

[161] Ogawa H, Nakayama M, Morimoto T, et al. Low-dose aspirin for primary prevention of atherosclerotic events in patients with type 2 diabetes: A randomized controlled trial. JAMA, 2008, 300 (18): 2134-2141.

[162] Saito Y, Okada S, Ogawa H, et al. Low-dose aspirin for primary prevention of cardiovascular events in patients with type 2 diabetes: 10-year follow-up of a randomized controlled trial. Circulation, 2017, 135 (7): 659-670.

[163] Hansson L, Zanchetti A, Carruthers SG, et al. Effects of intensive blood-pressure lowering and low-dose aspirin in patients with hypertension: Principal results of the hypertension optimal treatment (hot) randomised trial. Hot study group. Lancet, 1998, 351 (9118): 1755-1762.

[164] Han L, Wu Q, Wang C, et al. Homocysteine, ischemic stroke, and coronary heart disease in hypertensive patients: A population-based, prospective cohort study. Stroke, 2015, 46

(7):1777-1786.

[165] Shoamanesh A, Preis SR, Beiser AS, et al. Circulating biomarkers and incident ischemic stroke in the FraminghamOffspring Study. Neurology, 2016, 87(12):1206-1211.

[166] Wang X, Qin X, Demirtas H, et al. Efficacy of folic acid supplementation in stroke prevention: A meta-analysis. Lancet, 2007, 369(9576):1876-1882.

[167] Toole JF, Malinow MR, Chambless LE, et al. Lowering homocysteine in patients with ischemic stroke to prevent recurrent stroke, myocardial infarction, and death: The vitamin intervention for stroke prevention(visp) randomized controlled trial. JAMA, 2004, 291(5):565-575.

[168] Bonaa KH, Njolstad I, Ueland PM, et al. Homocysteine lowering and cardiovascular events after acute myocardial infarction. N Engl J Med, 2006, 354(15):1578-1588.

[169] Saposnik G, Ray JG, Sheridan P, et al. Homocysteine-lowering therapy and stroke risk, severity, and disability: Additional findings from the hope 2 trial. Stroke, 2009, 40(4):1365-1372.

[170] Galan P, Kesse-Guyot E, Czernichow S, et al. Effects of b vitamins and omega 3 fatty acids on cardiovascular diseases: A randomised placebo controlled trial. BMJ, 2010, 341:c6273.

[171] Hankey GJ, Eikelboom JW, Yi Q, et al. Antiplatelet therapy and the effects of b vitamins in patients with previous stroke or transient ischaemic attack: A post-hoc subanalysis of vitatops, a randomised, placebo-controlled trial. Lancet Neurol, 2012, 11(6):512-520.

[172] Huo Y, Li J, Qin X, et al. Efficacy of folic acid therapy in primary prevention of stroke among adults with hypertension in china: The csppt randomized clinical trial. JAMA, 2015, 313(13):1325-1335.

[173] Li Y, Huang T, Zheng Y, et al. Folic acid supplementation and the risk of cardiovascular diseases: A meta-analysis of randomized controlled trials. J Am Heart Assoc, 2016, 5(8).

3. 中国脑卒中防治血压管理指导规范

组　长　武　剑　孙宁玲

成　员（按姓氏笔画排序）

马青峰　王默力　华　崎　刘　鸣
刘梅林　孙　崴　李小刚　杨　弋
宋晓微　宋海庆　张拥波　张　娟
张　萍　张微微　赵性泉　郭淮莲
黄　镪　龚　涛　彭　斌　程　忻
鞠　奕

中国脑卒中防治血压管理指导规范目录

在中国,脑血管疾病(cerebral vascular disease,CVD)是国人的首位致残和死亡原因,其具有高发病率、高死亡率、高致残率及高复发率的特点。CVD 主要包括缺血性卒中和出血性卒中(合称脑卒中),两者比例分别约为 70% 和 25%。根据 INTERSTROKE 研究结果,脑卒中发病风险中的 90% 可以归咎为已知的 10 个危险因素的作用,其中高血压是首位危险因素。2013 年一项关于脑卒中危险因素的荟萃分析结果显示,高血压是中国脑卒中人群最主要的危险因素,而且其与脑卒中的相关度显著高于西方国家人群。2014 年一项纳入 68 个随机对照研究(RCT)数据的荟萃分析结果显示,降压治疗可以降低约 36% 的卒中发生风险以及不同程度的其他心血管病事件(如心力衰竭)发生风险。

目前,我国脑卒中高危风险人群的高血压控制状况堪忧。近期一项大型流行病学调查结果显示:中国大约有 1.53 亿成年人患有高血压,但是仅有 24% 的人知晓自身高血压的患病情况,而接受充分降压药物治疗的比例尚不足 20%;接受治疗的高血压患者中血压达标率仅 32%,高血压显著增加 CVD 发病及死亡风险,给我国卫生保健及社会经济带来了沉重负担,与之对应的严峻高血压防治形势也亟须国家卫生行政部门及医务人员给予充分重视。本指导规范旨在总结现有循证医学证据及结合国内临床实践情况为相关医务人员管理脑卒中及其高危风险人群的高血压工作提供合理有效的科学依据。

一、 脑卒中一级预防中的血压管理

【指导规范】

对卒中高危人群,应当长期监测并规范管理血压;生活方式调整(包括不吸烟或戒烟,限制酒精及过高食盐摄入量,摄入富含钾和叶酸的蔬菜及水果的饮食,规律体育锻炼和控制体重水平等)是血压管理的重要手段;单纯生活方式调整控制血压的观察期限不宜超过3个月;对于生活方式调整无效者,应当及时启动药物降压治疗;卒中一级预防中推荐140/90mmHg作为标准降压目标,在可耐受的前提下,可进一步降至120/80mmHg的理想血压水平。

【证据】

高血压是脑卒中的独立危险因素,而且其对脑卒中的影响是直接和持续性的。尽管HOPE-3(blood-pressure lowering in intermediate-risk persons without cardiovascular disease)研究结果未能证实降压治疗对中危心脑血管疾病风险人群的有效性,但基于多项RCT的荟萃分析结果却显示降压治疗可以减少30%~40%合并高血压的高危脑卒中风险人群的卒中风险,而且降压治疗的绝对临床获益与基线血压水平有关,即:基线血压越高心脑血管疾病发生的风险越明显,而降压的获益就越大。

因而控制血压是预防高危患者首次脑卒中事件的主要预防策略之一,其中收缩压是血压管理的核心指标。由于亚洲黄种人群与西方白种人群在形成高血压的生活方式相关危险因素上存在显著差异,故国人的高血压管理的对应内容与欧美指南需存在不同的侧重点。相比西方白种人群,亚洲人群的饮食中富含多不饱和脂肪酸,叶酸摄入量少,叶酸的平均水平明显低于美国,同时肥胖比例较低,而食盐摄入量和盐敏感性程度却明显高于西方人群;此外,更高的过度饮酒、缺乏乙醛脱氢酶及吸烟的比例也是亚洲男性高血压发生风险增加的重要因素。因而健康的生活方式对预防和治疗高血压非常关键,也是防治高血压必不可少的组成部分。临床经验表明,早期或轻度高血压患者往往可以通过生活方式改变实现血压达标,而对于改变生活方式后3个月的血压控制效果仍不佳者,应当考虑抗高血压药物的治疗。在使用抗高血压药物治疗的过程中需要长期的监测血压和调整用药方案,以达到长期平稳控制血压达标的目标。

关于CVD一级预防的抗高血压药物选择,2015年一项荟萃分析结果显示目前常用的5种抗高血压药物:钙离子通道拮抗剂(如硝苯地平)、血管紧张素转换酶抑制剂(ACEI,如依那普利)、血管紧张素Ⅱ受体拮抗剂(ARB,如缬沙坦)、β受体阻滞剂(如美托洛尔)和利尿剂(如氢氯噻嗪)均能通过降低血压达标而发挥预防脑卒中复发的作用,而尚无有力证据支持哪一种药物有显著优势;但同期中国学者的CSPPT(China stroke primary prevention trial)研究结果提示依那普利联合叶酸治疗较单独依那普利治疗可以显著降低合并高血压的高危脑卒中风险人群的首次缺血性卒中及总体卒中的发生风险,其中缺血性卒中首次发生风险发生率降低约24%。在SCOPE高血压研究人群中发现采用ARB(坎地沙坦)为基础的治疗可以降低非致死性脑卒中27.8%,使所有卒中的发生率下降23.6%。同时国际著名的高血压伴左室肥厚患者LIEF研究采用以氯沙坦为基础的治疗观察5年,与对照组阿替洛尔相比可以降低脑卒中的风险24.9%;而2014年另一项关于β受体阻滞剂降压与预防心脑血管疾病的荟萃分析结果则提示阿替洛尔可能增加老年人群的卒中发生风险(相对危险比1.17,95%CI1.05~1.30)。降压药物尽可能选用长效、平稳、并对清晨血压控制良好的药物,在单药不能达标时尽可能联合治疗以实现早期达标,在联合方案中单片固定复方具有疗效好、依从性高、不良反应低的优点。

关于高血压患者的降压目标值,应当根据患者的脑卒中及其他靶器官合并症(如心肌梗死)等风险制定合适的靶目标值。此外,有研究结果显示高血压前期(120~139/80~89mmHg)相比理想血压水平(<120/80mmHg)仍是增加卒中发生风险的独立因素。2015的SPRINT(the systolic blood pressure intervention trial)研究结果提示对不伴有糖尿病的中危心脑血管疾病风险人群积极降压(收缩压<120mmHg)相对标准降压(收缩压<140mmHg)可以进一步显著降低主要心脑血管病事件的发生风险,但积极降压组的治疗相关不良反应也明显增加。

脑卒中急性期血压管理

【指导规范】

卒中发病 24 小时内应密切监测血压,尽量消除血压波动的相关诱因和减少血压变异性;对自发性脑出血急性期收缩压超过 160mmHg 的患者,推荐使用静脉降压药物快速控制在收缩压 <160mmHg,同时严密观察血压水平的变化;对蛛网膜下腔出血患者,应当将血压控制在收缩压 <160mmHg 的水平,同时应当注意保持脑灌注压;对缺血性卒中,若预备进行血管再通治疗,推荐应用静脉注射药物(如乌拉地尔、尼卡地平等)将血压控制在 180/100mmHg 以下。若未进行血管再通治疗,而且血压不超过 200/110mmHg,不推荐早期过度积极的药物降压,建议在卒中病情稳定后再启动降压药物治疗。

【证据】

卒中发生后,急性期(通常其定义为卒中发病 2 周内,其中发病 24 小时内的血压水平对治疗决策的影响较大)血压的变化因卒中类型不同存在显著差异。其中出血性卒中的首次收缩压较之前平均水平显著升高,而且这种变化可在发病前数天至数周开始出现,在发病 24 小时内又下降明显;而缺血性卒中的首次收缩压较之前平均水平仅轻微升高,在发病 24 小时内也无显著下降。此外,卒中后急性期血压升高对临床预后的影响也因卒中类型不同而存在差异,卒中急性期收缩压超过 140mmHg 可以显著增加出血性卒中的死亡及不良预后风险,但对缺血性卒中无明显负影响。卒中急性期血压升高原因主要包括:疼痛、颅内压增高、意识模糊、焦虑、卒中后应激状态和病前存在的高血压等。此外,小部分脑卒中患者可出现急性期低血压,其可能的原因包括主动脉夹层、血容量减少以及合并心排血量减少等疾病。此时,应积极查明原因,给予对应病因处理。

关于出血性卒中的急性期血压管理,目前的证据支持严格控制自发性脑出血的急性期血压水平以减少血肿体积扩大和病情加重的风险。2010 年发表的 INTERACT 研究(the intensive blood pressure reduction in acute cerebral haemorrhage trial)结果表明脑出血的早期降压治疗是相对安全和可行的。随后 2013 年发表的亚洲人群为主的 INTERACT-Ⅱ 的 RCT 结果进一步证实:自发性脑出血患者在发病 1 小时内收缩压降压至 140mmHg 以下的积极降压治疗组相对收缩压控制在 180mmHg 以下的标准降压治疗组可以显著改善 3 个月的总体临床预后(比值比 0.87;95%*CI*0.77~1.00)。2013 年一项前瞻性多中心亚洲人群的观察性研究结果也提示自发性脑出血患者在发病 3 小时内高水平收缩压与 3 个月不良预后结局明显相关(收缩压每升高 10mmHg 对应的比值比为 4.45;95%*CI*2.03~9.74),同时结果还提示过度降低收缩压可能增加不良预后事件,且收缩压在 130mmHg 可能是减少不良预后事件的最佳收缩压水平。2014 年 ICH ADAPT(ICH acutely decreasing arterial pressure trial)研究的一项事后分析结果也提示脑出血的收缩压降至 150mmHg 不会引起血肿周围的水肿带扩大。但 2016 年的 ATACH-2(intensive blood-pressure lowering in patients with acute cerebral hemorrhage)研究却因中期分析结果提示积极降压治疗(收缩压目标值 110~139mmHg)相对标准降压治疗(收缩压目标值 140~179mmHg)的无效性而提前终止,其未能证实 INTERACT-Ⅱ 结果中 ICH 患者积极降压的有效性。值得注意的是,INTERACT-Ⅱ研究的一项事后分析结果显示自发性脑出血病例的超急性期(发病 24 小时内)及急性期(发病第 2~7 天)的收缩压变异性(标准差)均与 3 个月不良预后事件(modified rankin scale score≥3)呈正性线性相关关系;其中超急性期的收缩压峰值及急性期的收缩压变异性是不良预后的最佳预测因素。这提示自发性脑出血患者不仅需要降低收缩压峰值水平,同时也需要密切监测血压以减少血压变异性和维持足够的脑灌注压。在脑出血急性期降压药物选择上,临床经验表明可用的静脉注射降压药物包括乌拉地尔、拉贝洛尔等,但应当避免使用硝普钠,因其可能具有升高颅内压和抑制血小板聚集的副作用。

关于缺血性卒中的急性期血压管理,其血压控制意见因证据尚不充分而未完全明确。由于过高的血压水平是急性缺血性卒中血管再通治疗出血转化风险的独立危险因素,故基线血压超过 180/100mmHg 是血管再通治疗的相对禁忌证;而对未进行血管再通治疗的缺血性卒中患者,由于降压治疗的获益尚不明确,因而对血压不超过 200/110mmHg 的脑卒中患者不建议积极降压治疗。目前的主要循证医学证据如下:2009 年的 CHHIPS(controlling hypertension and hypotension immediately post-stroke)研究,2013 年 的 CATIS(the China antihypertensive trial in acute ischemic stroke)研究和 2015 年的 ENOS(efficacy of nitric oxide,with or without continuing antihypertensive treatment,for management of high blood pressure in acute stroke)研究的结果均提示缺血性卒中急性期药物降压治疗虽然相对安全,但并不能带来明显临床获益;此外,2011 年发表的 CASSACS(the continue or stop post-stroke antihypertensives collaborative study)研究结果也提示卒中(缺血性卒中占95%)发病 2 周内继续服用降压药物不会带来明显的降压相关不良反应。2011 年发表的 SCAST(the scandinavian candesartan acute stroke trial)研究结果还提示坎地沙坦降压组较安慰剂组急性期降压治疗不仅不会改善 6 个月的临床预后,反而可能增加急性卒中后 6 个月的全因死亡率,而且该研究的长期随访结果也未提示急性期降压治疗的临床获益;2015 年一项荟萃分析结果纳入 13 项 RCT的 12 703 例研究对象的数据分析结果也提示缺血性卒中早期降压不能带来更好的临床预后(相对危险比为 1.04,95%CI0.96~1.13)。而 2014 年的另一项荟萃分析结果提示早期降压不但不能带来临床获益,还可能增加卒中发病30 天的死亡风险。

三、 脑卒中二级预防中的血压管理

【指导规范】

对脑卒中患者,建议长期持续性控制血压以降低脑卒中复发风险;其中大多数情况下,推荐标准降压目标为≤140/90mmHg,耐受的情况下可降至≤130/80mmHg 的理想血压水平;降压治疗过程中应当避免降压过快和注意减少血压变异性;降压治疗的临床获益主要来自于降压作用本身,需要从用药依从性、药物不良反应和经济费用等因素综合考虑个体化的抗高血压药物。

【证据】

高血压是脑卒中复发的重要独立危险因素,持续有效控制血压可以显著降低脑卒中事件的复发风险。一项包括 7 项随机对照研究的系统荟萃纳入 15 527 例脑卒中的分析结果表明降压治疗可显著降低所有脑卒中事件(比值比为 0.76;95%*CI* 0.63~0.92)和非致死性脑卒中事件(比值比为 0.79;95%CI 0.65~0.95)的复发率,同时致死性脑卒中及血管性死亡事件发生率也有下降趋势。1995 年的中国 PATS 研究(post-stroke antihypertesive treatment study)和 2006 年国际合作的 PROGRESS(perindopril protection against recurrent stroke study)研究的一项事后分析结果均表明降压治疗可明显降低国人的脑卒中复发危险。而且 PROGRESS 研究中的中国亚组的脑卒中病例随访 6 年后的数据显示降压治疗减少脑卒中复发风险的获益持续存在。

关于脑卒中二级预防降压药物的选择,药物的疗效及安全性、患者的服药依从性和经济费用等因素是临床医生需要慎重考虑的内容。尽管脑卒中二级预防的最佳降压目标尚无统一意见,但目前已经有许多循证医学证据发布。2011 年一项纳入 20 330 例非心源性脑卒中病例平均随访 2.5 年的事后分析结果显示收缩压水平过低(<120mmHg)和过高(>140mmHg)均与脑卒中复发风险增加显著相关。2014年一项纳入32个RCT数据的荟萃分析结果支持降压至140/90mmHg以下可增加预防心脑血管疾病及死亡事件的临床获益,同时也提示更积极的降压目标(如130/80mmHg以下)可能进一步降低卒中发生风险,但对其他心血管事件等指标并无获益。2016年两项关于最佳收缩压降压目标的荟萃分析更新结果则显示更积极降压目标(收缩压130mmHg)可以显著降低卒中及其他主要心血管病事件的发生风险,同期另一项发布于Lancet杂志的荟萃分析进一步支持了积极降压目标(收缩压130mmHg)相对标准降压目标(收缩压140mmHg)可以显著降低卒中(相对危险比下降22%)、心肌梗死(相对危险比下降13%)、主要心血管病事件(相对危险比下降14%)、蛋白尿(相对危险比下降10%)和肾脏病变(相对危险比下降19%)等风险。而2014年的另一项关于亚裔人群降压目标的荟萃分析结果则支持将140/80mmHg作为预防心血管病事件的降压目标。因而目前多数国内外相关指南推荐≤140/90mmHg作为标准目标值,而将≤130/80mmHg作为理想目标值;2014年美国成人高血压指南(the eighth joint national committee,JNC8)根据年龄将60岁以上人群的收缩压目标值定为150mmHg,而将60岁以下及合并糖尿病或慢性肾病人群的收缩压目标值定为140mmHg。

关于脑卒中二级预防降压药物的选择,证据提示目前常用的5种降压药物:钙离子通道拮抗剂(如硝苯地平)、ACEI(如依那普利)、ARB(如缬沙坦)、β受体阻滞剂(如美托洛尔)、利尿剂(如氢氯噻嗪)均能通过降低血压达标而发挥预防脑卒中复发的作用,而且尚无有力证据支持哪一种药物有显著优势;而对于患者的服药依从性问题,2013年一项研究结果显示:固定剂量联合(fixed-dose combinations,FDC)用药策略可以显著提高患者的长期服药依从性和心脑血管疾病危险因素控制的实际效果,因而对于有多种危险因素或长期服用降压药物依从性差的病例可以考虑此用药方法。

四、 特殊类型的卒中高危人群血压管理

【指导规范】

对症状性颅内外大动脉严重狭窄病变的高血压患者,建议先进行重要脏器(脑、心和肾脏)血流灌注状态评估;其中不伴有明显脑灌注受损的患者,推荐收缩压降压目标 130mmHg;而伴有明显脑灌注受损的患者,建议收缩压降压目标为 140mmHg。对合并糖尿病的脑卒中高危人群,收缩压降压目标推荐为 140mmHg,在可耐受的前提下,可进一步降至 130mmHg。对合并慢性肾脏病的脑卒中高危人群,在可耐受的前提下,收缩压降压目标推荐为130mmHg。对高龄老年人群(≥80 岁),在安全降压的前提下,建议降压目标为收缩压 <150mmHg,能够耐受可以继续降到 <140mmHg。

【证据】

研究表明非心源性脑卒中患者的复发风险与收缩压水平呈近似 J 型相关关系,最佳收缩压水平可能为120~139mmHg。但对存在严重颅内外大动脉狭窄或闭塞的患者而言,其收缩压水平与卒中复发风险之间的关系和最佳收缩压水平尚不明确。2013 年日本学者的一项回顾性纳入 130 例大动脉中度以上狭窄或闭塞病变的脑卒中病例随访 2 年的研究结果显示,过高或过低的收缩压水平以及 PET(positron emission tomography)证实的脑灌注受损均是血管病变同侧脑区的脑卒中复发风险增加的独立危险因素,而收缩压在 130~149mmHg 水平亚组的脑卒中复发风险最低。但另一项前瞻性队列研究结果提示即便存在症状性颈动脉狭窄,血压≤130/85mmHg 亚组相对 >130/85mmHg 亚组仍可以显著降低血管病变同侧脑区的卒中复发风险(相对危险比为 3.74;95%CI1.07~13.15)。研究结果存在这种差异的原因可能系不同研究纳入人群的高血压靶器官(心、脑、肾等)损害程度不同所致,而临床医生需要根据脑卒中个体的脑血管及其他主要脏器血管

的损害情况以综合考虑血压控制水平。

糖尿病合并高血压患者是常见的高危脑卒中风险人群。2016 年一项纳入 49 项 RCT 共计 73 738 例研究对象的荟萃分析结果显示，糖尿病患者的收缩压降压目标设在140mmHg 可以降低心血管病死亡及全因死亡风险，其中卒中的相对危险比 0.77,95%CI0.65~0.91；而更低的收缩压目标值可能增加心血管病死亡风险。这项结果与 2014年美国成人高血压治疗指南(JNC8)的推荐意见一致，也得到了另一项荟萃分析结果的支持。而关于糖尿病患者降压药物的选择，2016 一个纳入 19 项 RCT 的荟萃分析结果显示肾素系统拮抗剂(如 ACEI 和 ARB)在降压预防CVD 方面的疗效并不优于其他降压药物(如钙离子通道拮抗剂及利尿剂等)，因而提示其预防 CVD 的获益主要来自降压本身。

高龄老年(≥80 岁)人群由于动脉弹性减退，脉压增大，单纯收缩期高血压(收缩压≥160mmHg,舒张压<90mmHg)多见，同时还有血压波动性大和失去正常的血压节律性变化等特点。而且高龄老年人群往往存在多个器官不同程度的损害，故其降压治疗存在一定特殊性。国内早期的 Syst-China(the systolic hypertension in China)研究和 2008 年发表的 HYVET(the hypertension in the very elderly trial)研究结果提示老年和高龄老年人群药物降压组相比安慰剂组也能显著获益，而且降压治疗不会带来明显增加的严重不良反应。尽管 2014 年的美国成人高血压指南(the eighthjoint national committee,JNC8)推荐年龄 60 岁以上人群的收缩压目标值定为 150mmHg,但目前观点对这项推荐意见存在较大争议，一方面有部分荟萃分析结果支持将老年人群(>65 岁)的降压目标设定在收缩压低于 150mmHg 水平以实现预防心脑血管疾病的临床获益，在冠心病人群的 INVEST(international verapamil SR trandolapril study)研究及一项荟萃分析研究结果却提示该部分人群以收缩压低于 140mmHg 可以进一步获益。2016年在对 SPRINT(the systolic blood pressure intervention trial)

研究中的年龄≥75岁人群亚组分析（平均年龄81岁）时发现：对这些中、低危险度高血压患者采用积极降压就回答了上述难题，尽管低血压不良反应发生率有增加的趋势（2.4%vs.1.4%，相对危险比1.71，95%CI0.97~3.09），但积极降压（收缩压120mmHg）相对标准降压（收缩压140mmHg）仍可以进一步降低主要心脑血管疾病事件及全因死亡事件的风险，这提示老年及高龄老年人群在维持降压安全性的前提下仍能在预防脑卒中显著获益。

五、 脑卒中人群的血压综合管理策略

【指导规范】

在有条件的医院，推荐建立专业化的高血压门诊以早期检出高血压以及合理地管理血压，并建立脑卒中筛查及随访门诊，成立卒中小组利用移动及远程通讯工具（如微信公众号、手机APP等平台）以系统化管理卒中高危人群的可控危险因素（如高血压、糖尿病、高脂血症和颈动脉粥样硬化症等）和指导其形成健康合理的生活方式；推荐建立卒中临床研究数据库，以收集临床数据和数据分析，进行定期临床审核及质控反馈，实现临床研究向临床实践的应用转化。

【证据】

高血压是引起心、脑、肾等全身血管慢性损害，最终出现脑卒中、心肌梗死和肾衰竭等临床并发症的慢性疾病。高血压本身危险因素的多样性，高血压全程管理的长期持续性和多部位脏器同时受累的复杂性是增加血压管理难度的重要原因。因而需要对脑卒中高危人群实施可控危险因素的系统性管理策略，其中高血压的综合管理策略理应首当其冲。根据2013年美国AHA/ASA发表的一篇声明，美国的脑卒中死亡率已经由死因顺位第三位下降至第四位，而临床和流行病学证据均显示高血压控制率的改善是降低脑卒中死亡率的首要原因。在降压治疗的管理策略中，有RCT研究结果显示，通过患者自身动态血压

监测或远程电子监测联合药物剂量调节方案可能有助于获得更明显的降压效果。通过控制高血压等危险因素最终降低脑卒中对患者的严重不良后果及其连带的巨大社会经济负担需要医疗卫生部门、多科室医务人员以及社会媒体力量等的共同协作。

六、 脑卒中防治血压管理指导规范

1. 对卒中高危人群，应当长期监测并规范管理血压；生活方式调整（包括不吸烟或戒烟，限制酒精及食盐摄入量，摄入富含钾及叶酸的蔬菜及水果的饮食，规律体育锻炼和控制体重水平等）是血压管理的重要手段；单纯生活方式调整控制血压的观察期限不宜超过 3 个月；对于生活方式调整无效者，应当及时启动药物降压治疗；卒中一级预防中推荐 140/90mmHg 作为标准降压目标，在可耐受的前提下，可进一步降至 120/80mmHg 的理想血压水平。

2. 卒中发病 24 小时内应密切监测血压，尽量消除血压波动的相关诱因和减少血压变异性；对自发性脑出血急性期收缩压超过 160mmHg 的患者，推荐使用静脉降压药物快速控制在收缩压 <160mmHg，同时严密观察血压水平的变化；对蛛网膜下腔出血患者，应当将血压控制在收缩压 <160mmHg 的水平，同时应当注意保持脑灌注压；对缺血性卒中，若预备进行血管再通治疗，推荐应用静脉注射药物（如乌拉地尔、尼卡地平等）将血压控制在 180/100mmHg 以下。若未进行血管再通治疗，而且血压不超过 200/110mmHg，不推荐早期过度积极的药物降压，建议在卒中病情稳定后再启动降压药物治疗。

3. 对脑卒中患者，建议长期持续性控制血压以降低脑卒中复发风险；其中大多数情况下，推荐标准降压目标为≤140/90mmHg，耐受的情况下可降至≤130/80mmHg 的理想血压水平；降压治疗过程中应当避免降压过快和注意减少血压变异性；降压治疗的临床获益主要来自降压作用本身，需要从用药依从性、药物不良反应和经济费用等因素综合考虑个体化的抗高血压药物。

4. 对症状性颅内外大动脉严重狭窄病变的高血压患者,建议先进行重要脏器(脑、心和肾脏)血流灌注状态评估;其中不伴有明显脑灌注受损的患者,推荐收缩压降压目标为 130mmHg;而伴有明显脑灌注受损的患者,建议收缩压降压目标为 140mmHg。对合并糖尿病的脑卒中高危人群,收缩压降压目标推荐为 140mmHg,在可耐受的前提下,可进一步降至 130mmHg。对合并慢性肾脏病的脑卒中高危人群,在可耐受的前提下,收缩压降压目标推荐为 130mmHg。对高龄老年人群(≥80 岁),在安全降压的前提下,建议降压目标为收缩压 <150mmHg,能够耐受可以继续降到 <140mmHg。

5. 在有条件的医院,推荐建立专业化的高血压及脑卒中筛查及随访门诊,成立卒中小组,利用移动及远程通讯工具(如微信公众号、手机 APP 等平台)以系统化管理卒中高危人群的可控危险因素(如高血压、糖尿病、高脂血症和颈动脉动脉粥样硬化症等)和指导其形成健康合理的生活方式;推荐建立卒中临床研究数据库,以收集临床数据和数据分析,进行定期临床审核及质控反馈,实现临床研究向临床实践的应用转化。

参考文献

[1] O'Donnell MJ,Xavier D,Liu L,et al. Risk factors for ischaemic and intracerebral haemorrhagic stroke in 22 countries(the INTERSTROKE study):a case-control study.Lancet,2010,376 (9735):112-123.

[2] Yong H,Foody J,Linong J,et al. A systematic literature review of risk factors for stroke in China.Cardiol Rev,2013,21(2):77-93.

[3] Thomopoulos C,Parati G,Zanchetti A. Effects of blood pressure lowering on outcome incidence in hypertension. 1. Overview, meta-analyses,and meta-regression analyses of randomized trials. J Hypertens,2014,32(12):2285-2295.

[4] Wu Y,Huxley R,Li L,et al. Prevalence,awareness,treatment,

and control of hypertension in China:data from the China National Nutrition and Health Survey 2002.Circulation,2008, 118(25):2679-2686.

[5] Lewington S,Lacey B,Clarke R. Uncontrolled Hypertension and Risk of Cardiovascular Mortality in China-Reply. JAMA Intern Med,2016,176(8):1234.

[6] Lonn EM,Bosch J,Lopez-Jaramillo P,et al. Blood-Pressure Lowering in Intermediate-Risk Persons without Cardiovascular Disease. N Engl J Med,2016,374(21):2009-2020.

[7] Lawes CM,Bennett DA,Feigin VL,et al. Blood pressure and stroke:an overview of published reviews.Stroke,2004,35(3): 776-785.

[8] Turnbull F. Effects of different blood-pressure-lowering regimens on major cardiovascular events:results of prospectively-designed overviews of randomised trials.Lancet,2003,362(9395):1527-1535.

[9] Sundstrom J,Arima H,Woodward M,et al. Blood pressure-lowering treatment based on cardiovascular risk:a meta-analysis of individual patient data. Lancet,2014,384(9943):591-598.

[10] Selhub J,Jacques PF,Rosenberg IH,et al. Serum total homocysteine concentrations in the third National Health and Nutrition Examination Survey(1991-1994):population reference ranges and contribution of vitamin status to high serum concentrations.Ann Intern Med,1999,131(5):331-339.

[11] Pfeiffer CM,Johnson CL,Jain RB,et al. Trends inblood folate and vitamin B-12 concentrations in the United States,1988 2004.Am J Clin Nutr,2007,86(3):718-727.

[12] KokuboY. Prevention of Hypertension and Cardiovascular Diseases:A Comparison of Lifestyle Factors in Westerners and East Asians.Hypertension,2014,63(4):655-660.

[13] Thomopoulos C,Parati G,Zanchetti A. Effects of bloodpressure lowering on outcome incidence in hypertension:4. Effects of various classes of antihypertensive drugs--overview and meta-analyses. JHypertens,2015,33(2):195-211.

[14] Huo Y,Li J,Qin X,et al. Efficacy of folic acid therapy in primary prevention of stroke among adults with hypertension in China:the CSPPT randomized clinical trial. JAMA,2015,313

(13):1325-1335.

[15] Lithell H,Hansson L,Skoog I,et al. The Study on Cognition and Prognosis in the Elderly(SCOPE):principal results of a randomized double-blind intervention trial. J Hypertens,2003, 21(5):875-886.

[16] Dahlof B,Devereux R B,Kjeldsen S E,et al. Cardiovascular morbidity and mortality in the Losartan Intervention for Endpoint reduction in hypertension study(LIFE):a randomised trial against atenolol. Lancet,2002,359(9311):995-1003.

[17] Kuyper LM,Khan NA. Atenolol vs nonatenolol beta-blockers for the treatment of hypertension:a meta-analysis. Can J Cardiol, 2014,30(5 Suppl):S47-S53.

[18] Huang Y,Cai X,Li Y,et al. Prehypertension and the risk of stroke:A meta-analysis.Neurology,2014,82(13):1153-61.

[19] Wright JJ,Williamson JD,Whelton PK,et al. A Randomized Trial of Intensive versus Standard Blood-Pressure Control. N Engl J Med,2015,373(22):2103-2116.

[20] Fischer U,Cooney MT,Bull LM,et al. Acute post-stroke blood pressure relative to premorbid levels in intracerebral haemorrhage versus major ischaemic stroke:a population-based study. Lancet Neurol,2014,13(4):374-384.

[21] Zhang Y,Reilly KH,Tong W,et al. Blood pressure and clinical outcome among patientswith acute stroke in Inner Mongolia, China. J Hypertens,2008,26(7):1446-1452.

[22] Anderson CS,Huang Y,Arima H,et al. Effects of early intensive blood pressure-lowering treatment on the growth of hematoma and perihematomal edema in acute intracerebral hemorrhage: the Intensive Blood Pressure Reduction in Acute Cerebral Haemorrhage Trial(INTERACT). Stroke,2010,41(2):307-312.

[23] Anderson CS,Heeley E,Huang Y,et al. Rapid Blood-Pressure Lowering in Patients with Acute Intracerebral Hemorrhage. N Engl J Med,2013,368(25):2355-2365.

[24] Sakamoto Y,Koga M,Yamagami H,et al. Systolic blood pressure after intravenous antihypertensive treatment and clinical outcomes in hyperacute intracerebral hemorrhage:the stroke acute management with urgent risk-factor assessment and improvement-intracerebral hemorrhage study. Stroke,2013,44

(7):1846-1851.

[25] McCourt R,Gould B,Gioia L,et al. Cerebral perfusion and blood pressure do not affect perihematoma edema growth in acute intracerebral hemorrhage. Stroke,2014,45(5):1292-1298.

[26] Qureshi AI,Palesch YY,Barsan WG,et al. Intensive Blood-Pressure Lowering in Patients with Acute Cerebral Hemorrhage. N Engl J Med,2016,375(11):1033-1043.

[27] Manning L,Hirakawa Y,Arima H,et al. Blood pressure variability and outcome after acute intracerebral haemorrhage:a post-hoc analysis of INTERACT2,a randomised controlled trial. Lancet Neurol,2014,13(4):364-373.

[28] Mazya M,Egido JA,Ford GA,et al. Predicting the risk of symptomatic intracerebral hemorrhage in ischemic stroke treated with intravenous alteplase:safe Implementation of Treatments in Stroke(SITS)symptomatic intracerebral hemorrhage risk score. Stroke,2012,43(6):1524-1531.

[29] Menon BK,Saver JL,Prabhakaran S,et al. Risk score for intracranial hemorrhage in patients with acute ischemic stroke treated with intravenous tissue-type plasminogen activator. Stroke,2012,43(9):2293-2299.

[30] Potter JF,Robinson TG,Ford GA,et al. Controlling hypertension and hypotension immediately post-stroke(CHHIPS):a randomised,placebo-controlled,double-blind pilot trial.Lancet Neurol,2009,8(1):48-56.

[31] He J,Zhang Y,Xu T,et al. Effects of Immediate Blood Pressure Reduction on Death and Major Disability in Patients with Acute Ischemic Stroke:The CATIS Randomized Clinical Trial. JAMA,2013,311(5):479-489.

[32] Bath PM,Woodhouse L,Scutt P,et al. Efficacy of nitric oxide,with or without continuingantihypertensive treatment,for management of high blood pressure in acute stroke(ENOS):a partial-factorial randomised controlled trial.Lancet,2015,385(9968):617-628.

[33] Robinson TG,Potter JF,Ford GA,et al. Effects of antihypertensive treatment after acute stroke in the Continue or Stop Post-Stroke Antihypertensives Collaborative Study(COSSACS):a prospective,

randomised, open, blinded-endpoint trial. Lancet Neurol, 2010, 9(8):767-775.

[34] Sandset EC, Bath PM, Boysen G, et al. The angiotensin-receptor blocker candesartan for treatment of acute stroke (SCAST): a randomised, placebo-controlled, double-blind trial. Lancet, 2011, 377(9767):741-750.

[35] Hornslien AG, Sandset EC, Igland J, et al. Effects of candesartan in acute stroke on vascular events during long-term follow-up: results from the Scandinavian Candesartan Acute Stroke Trial (SCAST). Int J Stroke, 2015, 10(6):830-835.

[36] Lee M, Ovbiagele B, Hong KS, et al. Effect of Blood Pressure Lowering in Early Ischemic Stroke: Meta-Analysis. Stroke, 2015, 46(7):1883-1889.

[37] Wang H, Tang Y, Rong X, et al. Effects of early blood pressure lowering on early and long-term outcomes after acute stroke: an updated meta-analysis. PLoS One, 2014, 9(5):e97917.

[38] Rashid P, Leonardi-Bee J, Bath P. Blood pressure reduction and secondary prevention of stroke and other vascular events: a systematic review. Stroke, 2003, 34(11):2741-2748.

[39] Post-stroke antihypertensive treatment study. A preliminary result. Chin Med J(Engl), 1995, 108(9):710-717.

[40] Arima H, Chalmers J, Woodward M, et al. Lower target blood pressures are safe and effective for the prevention of recurrent stroke: the PROGRESS trial. J Hypertens, 2006, 24(6):1201-1208.

[41] 王文, 邓卿, 王宪衍, 等. 6年降压治疗对脑血管病患者脑卒中再发事件的预防效果. 中华高血压杂志, 2007, 15(4):281-284.

[42] Ovbiagele B, Diener HC, Yusuf S, et al. Level of systolic blood pressure within the normal range and risk of recurrent stroke. JAMA, 2011, 306(19):2137-2144.

[43] Thomopoulos C, Parati G, Zanchetti A. Effects of blood pressure lowering on outcome incidence in hypertension: 2. Effects at different baseline and achieved blood pressure levels--overview and meta-analyses of randomized trials. JHypertens, 2014, 32(12):2296-2304.

[44] Thomopoulos C, Parati G, Zanchetti A. Effects of blood pressure

lowering on outcomeincidence in hypertension: 7. Effects of more vs. less intensive blood pressure lowering and different achieved blood pressure levels-updated overview and meta-analyses of randomized trials. J Hypertens, 2016, 34(4): 613-622.

[45] Ettehad D, Emdin CA, Kiran A, et al. Blood pressure lowering for prevention of cardiovascular disease and death: a systematic review and meta-analysis. Lancet, 2016, 387(10022): 957-967.

[46] Xie X, Atkins E, Lv J, et al. Effects of intensive blood pressure lowering on cardiovascular and renal outcomes: updated systematic review and meta-analysis. Lancet, 2016, 387(10017): 435-443.

[47] Yano Y, Briasoulis A, Bakris GL, et al. Effects of antihypertensive treatment in Asian populations: a meta-analysis of prospective randomized controlled studies (CARdiovascular protectioN group in Asia: CARNA). J Am Soc Hypertens, 2014, 8(2): 103-116.

[48] Taylor J. 2013 ESH/ESC guidelines for the management of arterial hypertension. Eur Heart J, 2013, 34(28): 2108-2109.

[49] 中国高血压防治指南修订委员会. 中国高血压防治指南2010. 中华心血管病杂志, 2011, 39(7): 579-616.

[50] James PA, Oparil S, Carter BL, et al. 2014 evidence-based guideline for the management of high blood pressure in adults: report from the panel members appointed to the Eighth Joint National Committee (JNC 8). JAMA, 2014, 311(5): 507-520.

[51] Thom S, Poulter N, Field J, et al. Effects of a fixed-dose combination strategy on adherence and risk factors in patients with or at high risk of CVD: the UMPIRE randomized clinical trial. JAMA, 2013, 310(9): 918-929.

[52] Yamauchi H, Higashi T, Kagawa S, et al. Impaired perfusion modifies the relationship between blood pressure and stroke risk in major cerebral artery disease. J Neurol Neurosurg Psychiatry, 2013, 84(11): 1226-1232.

[53] Powers WJ, Clarke WR, Grubb RJ, et al. Lower stroke risk with lower blood pressure in hemodynamic cerebral ischemia. Neurology, 2014, 82(12): 1027-1032.

[54] Mancia G, Grassi G. Aggressive blood pressurelowering is dangerous: the J-curve: pro side of the arguement. Hypertension,

2014,63(1):29-36.

[55] Brunstrom M,Carlberg B. Effect of antihypertensive treatment at different blood pressure levels in patients with diabetes mellitus:systematic review and meta-analyses. BMJ,2016,352:i717.

[56] Emdin CA,Rahimi K,Neal B,et al. Blood pressure lowering in type 2 diabetes:asystematic review and meta-analysis. JAMA,2015,313(6):603-615.

[57] Bangalore S,Fakheri R,Toklu B,et al. Diabetes mellitus as a compelling indication for use of renin angiotensin system blockers:systematic review and meta-analysis of randomized trials. BMJ,2016,352:i438.

[58] Liu L,Wang JG,Gong L,et al. Comparison of active treatment and placebo in older Chinese patients with isolated systolic hypertension. Systolic Hypertension in China(Syst-China) Collaborative Group. J Hypertens,1998,16(12 Pt 1):1823-1829.

[59] Beckett NS,Peters R,Fletcher AE,et al. Treatment of hypertension in patients 80 years of age or older. N Engl J Med,2008,358(18):1887-1898.

[60] Briasoulis A,Agarwal V,Tousoulis D,et al. Effects of antihypertensive treatment in patients over 65 years of age:a meta-analysis of randomised controlled studies. Heart,2014,100(4):317-323.

[61] Bangalore S,Gong Y,Cooper-DeHoff RM,et al. 2014 Eighth Joint National Committee panel recommendation for blood pressure targets revisited:results from the INVEST study. J Am Coll Cardiol,2014,64(8):784-793.

[62] Turnbull F,Neal B,Ninomiya T,et al. Effects of different regimens to lower blood pressure on major cardiovascular events in older and younger adults:meta-analysis of randomised trials. BMJ,2008,336(7653):1121-1123.

[63] Williamson JD,Supiano MA,Applegate WB,et al. Intensive vs Standard Blood Pressure Control and Cardiovascular Disease Outcomes in Adults Aged ≥75 Years:A Randomized Clinical Trial. JAMA,2016,315(24):2673-2682.

[64] 高血压联盟中国,国家心血管病中心,中华医学会心血管病

学分会,等.中国高血压患者教育指南.中国医学前沿杂志
(电子版),2014,(3):78-106.

[65] Lackland DT, Roccella EJ, Deutsch AF, et al. Factorsinfluencing
the decline in stroke mortality:a statement from the american
heart association/american stroke association. Stroke,2014,45
(1):315-353.

[66] McManus RJ, Mant J, Haque MS, et al. Effect of self-monitoring
and medication self-titration on systolic blood pressure in
hypertensive patients at high risk of cardiovascular disease:the
TASMIN-SR randomized clinical trial. JAMA,2014,312(8):
799-808.

[67] McManus RJ, Mant J, Bray EP, et al. Telemonitoring and self-
management in the control of hypertension(TASMINH2):a
randomised controlled trial. Lancet,2010,376(9736):163-172.

4. 中国脑卒中血糖管理指导规范

组 长 杨 弋

成 员（按姓氏笔画排序）
邢英琦 张忠玲 武 剑 彭 斌
楼 敏

中国脑卒中血糖管理指导规范目录

糖尿病作为脑血管病特别是缺血性卒中 / 短暂性脑缺血发作(TIA)的危险因素已经得到公认。越来越多的证据表明,高血糖可以增加卒中发生率,是卒中的独立危险因素。卒中患者中 15%~33% 患有糖尿病,且 9.1% 的卒中再发可归因于糖尿病。早期的胰岛素抵抗和糖耐量异常也可增加缺血性脑卒中的发病风险。而且卒中急性期血糖过高或过低均可对卒中预后产生不良影响。为了使卒中患者接受规范的血糖管理,做好卒中的二级预防,降低卒中患者的再发风险,特制定脑卒中血糖管理指导规范,以供临床医生参考。

一、缺血性卒中 /TIA 急性期的血糖管理

(一) 高血糖

【指导规范】

对于急性缺血性卒中 /TIA 患者,应尽快测量并监测血糖,当血糖高于 10.0mmol/L 时应该给予降糖治疗,急性期首选胰岛素,并注意防止低血糖发生。

【证据】

卒中急性期的高血糖主要分为两种,一种是既往已知或存在但不知晓的糖代谢异常,并可因卒中所致的应激使既往的糖代谢异常加重,另一种为单纯的应激性血糖升高,两者在急性卒中时常难以区分。无论以上何种形式的高血糖均对卒中患者不利。既往许多研究均表明,与血糖正常患者相比,同时合并糖代谢异常的卒中患者卒中后神经功能恢复更加缓慢,并发症更多,再发急性心脑血管疾病意外的风险更大。入院时高血糖的缺血性卒中患者在接受溶栓治疗后其症状性颅内出血风险和不良预后的几率均高于血糖正常的患者。在降糖方式选择方面,2008年和 2009 的两项较小样本($n=46, n=74$)的临床随机对

照研究表明,在脑梗死急性期(分别为发病 12 小时内和24 小时内)进行强化降糖安全可行,尽管前一项研究中强化降糖组有 11 例(35%)患者发生低血糖,但并无其他不良反应发生。在降糖治疗对脑卒中预后影响方面,GIST-UK 研究旨在探明在缺血性卒中发病 24 小时内应用胰岛素治疗能否降低患者 3 个月死亡率,在该研究中,933 例发病 24 小时内的急性缺血性卒中患者(血浆葡萄糖水平为 6~17mmol/L)被随机分为葡萄糖 - 钾 - 胰岛素治疗组和生理盐水对照组,治疗组目标指尖血糖浓度为 4~7mmol/L,治疗持续时间为 24 小时,结果表明,两组间 3 个月死亡率和不良预后无显著差异。尽管未得出阳性结论,但是该研究有几点设计缺陷需要注意:首先,该研究因纳入病例较慢而提前终止,并未达到预先设计的 2355 例的样本量,可能由于样本量少而未显示出两组的显著性差异。其次,该研究两组患者治疗期间血糖差异较小,且对照组在治疗后6~24 小时的平均血糖也显示为低于 7.0mmol/L。最后,该研究平均接受治疗的时间为发病后 13 小时(可能越早治疗效果越好),因此,部分病例可能错过了最佳治疗时机。正在进行的 SHINE 研究计划纳入 1400 例发病 12 小时的急性脑梗死合并高血糖的患者,入组患者将被随机分为强化降糖组(4.4~7.2mmol/L)或标准血糖管理组(<10.0mmol/L),主要结局指标为 3 个月时预后,同时该研究也计划进行阿替普酶溶栓组的亚组分析,期待该研究带来更多的证据。

总之,对于急性缺血性卒中患者来说,最佳的降糖治疗时机、目标血糖浓度及降糖治疗方法等仍不确切,对接受溶栓的患者是否需要特殊的目标血糖也不得而知,这些方面均缺乏相关的循证医学证据。但是需注意的是,过于激进的降糖治疗可能导致低血糖发生的风险增加。因此,在寻求血糖达标的同时,还应注重安全性,有效地避免血糖波动,减少低血糖尤其是严重、急性低血糖的发生。

(二) 低血糖

【指导规范】

1. 对所有急性缺血性卒中 /TIA 患者尽快测量血糖。

2. 对于低血糖的患者应该尽快给予补糖治疗,纠正血糖的目标为正常血糖即可,避免血糖过高。

【证据】

卒中急性期出现低血糖的情况并不常见,大多可能与应用治疗糖尿病的药物有关。严重的低血糖可产生各种神经系统症状,并可导致抽搐或产生类似卒中的症状。低血糖可在卒中的基础上进一步加重脑损伤,直接导致脑缺血损伤及脑水肿加重,严重低血糖甚至可造成不可逆的严重脑损伤。对于缺血性卒中患者,发病后应该尽可能早地测量血糖,对于血糖低于 3.3mmol/L(60mg/dl) 的患者应该给予紧急处置,大多数患者可通过缓慢静脉注射 20~40ml 50% 的葡萄糖得到快速纠正。也可选择口服补糖,但提升血糖速度较慢,且不能用于意识障碍或吞咽障碍等患者。

二、 缺血性卒中 /TIA 二级预防中的血糖管理

【指导规范】

1. 对于无糖代谢异常病史的缺血性卒中 /TIA 患者,应该筛查血糖,可查空腹血糖、糖化血红蛋白和(或)口服葡萄糖耐量试验,但是应该注意空腹血糖和口服葡萄糖耐量试验的结果可受急性卒中事件本身的影响。

2. 在缺血性卒中 /TIA 患者的长期血糖管理中,建议将糖化血红蛋白控制在 <7.0%(平均血浆葡萄糖为 8.6mmol/L)水平。

3. 在保证不发生低血糖或其他严重不良反应的情

况下，一些患者可选择更加严格的目标糖化血红蛋白水平（6.5%）（平均血浆葡萄糖为 7.8mmol/L），这些患者可能包括糖尿病病史短、预期寿命长及无严重心血管疾病的患者。

4. 对于有严重低血糖事件发生史，预期寿命短，存在严重的微血管或大血管并发症，存在其他严重并发症，以及糖尿病病史长且应用包括胰岛素在内的多种药物都难以控制血糖的患者，可考虑将目标糖化血红蛋白水平提高为 8.0%（平均血浆葡萄糖为 10.2mmol/L）。

【证据】

缺血性卒中 /TIA 患者需进行合理的血糖管理这点并无异议。但是关于合并糖代谢异常的缺血性卒中 /TIA 患者日常血糖管理的相关循证医学证据尚比较缺乏，现有的国内外指南中的推荐意见多来自一级预防的证据。而且，无论是对于一级预防还是二级预防，至今均无充分的循证医学证据证明严格的血糖管理能降低糖尿病患者卒中发生或卒中再发的风险。

1998 年发表的英国糖尿病前瞻性研究（UKPDS 研究）将 3867 例新近诊断的 2 型糖尿病患者随机分为强化血糖管理组（磺脲类药物加或不加胰岛素）和常规血糖管理组（主要通过干预生活方式），10 年后两组的平均糖化血红蛋白分别为 7.0% 和 7.9%，结果表明，强化降糖组与糖尿病相关的任何终点事件比标准血糖管理组低 12%，但是该区别主要在于糖尿病相关的小血管疾病，两组间大血管疾病发病率无显著差异。后来发表的关于糖尿病患者长期强化降糖的大的临床试验均未得出强化降糖优于标准血糖管理的结论，2008 年发表的糖尿病患者心血管疾病风险控制研究（ACCORD 研究）甚至因发现强化降糖（平均糖化血红蛋白为 6.7%）与标准血糖管理（平均糖化血红蛋白为 7.5%）相比显著增加患者死亡率而提前终止。2013 年发表的一项 Meta 分析包括了所有糖尿病患者长期血糖管理的大的临床试验，选定的主要结局指标为卒中发生率，结果表明，强化血糖管理与标准血糖管理相比并不能显著降低患者卒中发生,但是可降低体质指数 >30kg/m² 的患者的卒中发生率。这些研究未得出阳性结论的原因可能是患者入选时患糖尿病的病程较长,因此错过了最佳干预时机,因此对糖代谢异常患者应早期筛查,尽早干预。PROactive 研究是关于糖尿病合并大血管疾病患者二级预防中血糖管理的研究,该研究共纳入 5238 例患大血管疾病的 2 型糖尿病患者,随机分为吡格列酮组和安慰剂组,主要结局指标为所有原因死亡或心肌梗死 / 卒中等大血管事件,平均观察时间为 34.5 个月,最后两组平均糖化血红蛋白分别为 7.0% 和 7.6%,结果表明,两组主要结局指标无显著差异,但是在既往有卒中史的 2 型糖尿病患者中,吡格列酮可显著降低患者卒中(P=0.0085)和严重血管事件(卒中、心肌梗死或心血管死亡)(P=0.0467)发生率。正在进行的一项关于吡格列酮用于缺血性卒中 /TIA 患者血糖管理的大的临床试验(insulin resistance intervention after stroke trial,IRIS)计划纳入患者 3936 例,希望该研究的结果能提供更多相关的证据。

三、 自发性脑出血的血糖管理

【指导规范】

1. 对于脑出血患者,应尽快测量并监测血糖,对于低血糖的患者应该尽快给予补糖治疗,纠正血糖的目标为正常血糖即可,避免血糖过高,当血糖 >10.0mmol/L 时应选择降糖治疗,并注意避免低血糖发生。

2. 对于脑出血急性期过后的患者,可参考本指导规范中缺血性卒中 /TIA 二级预防中的血糖管理部分指导规范的第 2~4 条。

【证据】

动物研究表明,高血糖可增加脑出血血肿周围水肿和细胞死亡,并导致不良预后。观察性临床研究也表明,入院时高血糖是脑出血患者不良预后的独立危险因素。但是目前尚缺乏脑出血患者血糖管理的高质量的临床试验。国内任添华等将伴血糖升高的重症脑出血患者随机分为胰岛素强化治疗组(目标血糖 6.1~8.3mmol/L)和胰岛素常规治疗组(目标血糖 8.3~10.0mmol/L),结果表明,胰岛素强化治疗组 30 天死亡率大于胰岛素常规治疗组,但是差异无统计学意义,在接受胰岛素强化治疗的患者中,糖化血红蛋白升高组患者的死亡率大于糖化血红蛋白正常组患者。

四、 重症脑卒中患者的血糖管理

【指导规范】

对于任何类型的重症脑卒中患者,推荐当血糖持续 >10.0mmol/L 时应该给予持续静脉泵入胰岛素治疗,推荐目标血糖浓度为 7.8~10.0mmol/L。目标血糖越接近以上范围低值可能获益越大,对于部分患者,只要不发生严重低血糖,6.1~7.8mmol/L 的血糖可能是合理的。

【证据】

2009 年发表的一项纳入 26 项随机对照研究包括 13 567 例重症监护室患者的 Meta 分析表明,与传统胰岛素治疗相比,强化胰岛素治疗并不能降低重症患者的死亡率,反而可增加低血糖的发生率,但是在外科重症患者中强化胰岛素治疗可降低患者死亡率。2012 年发表的一项纳入 16 项随机对照研究包括 1248 例神经重症患者的 Meta 分析同样表明,与传统胰岛素治疗(目标血糖浓度 8.0~16.7mmol/L)相比,强化胰岛素治疗(目标血糖浓度 3.9~7.8mmol/L)并不能降低重症患者的死亡率,但是可增加低血糖的发生率。虽然强化胰岛素治疗组患者预后比传统胰岛素治疗组好($P=0.04$),但是该优势只是局限于强化胰岛素治疗组与高胰岛素治疗阈值的(>11.1mmol/L)传统胰岛素治疗亚组相比时,而与中等胰岛素治疗阈值(7.8~10.0mmol/L)的传统胰岛素治疗亚组相比,强化胰岛素治疗组并没有得到更好的预后(危险比 0.99,*95%CI*0.85~1.14,*P*=0.84)。

五、 脑卒中血糖管理指导规范

1. 对于急性脑卒中 /TIA 患者,应尽快测量并监测血糖;当血糖 >10.0mmol/L 时应该给予降糖治疗,急性期首选胰岛素,并注意防止低血糖发生;对于低血糖的患者应该尽快给予补糖治疗,纠正血糖的目标为正常血糖即可,避免血糖过高。

2. 对于无糖代谢异常病史的缺血性卒中 /TIA 患者,应该筛查血糖,可查空腹血糖、糖化血红蛋白和(或)口服葡萄糖耐量试验,但是应该注意空腹血糖和口服葡萄糖耐量试验的结果可受急性卒中事件本身的影响。

3. 在脑卒中 /TIA 患者的长期血糖管理中,建议将糖化血红蛋白控制在 <7.0%(平均血浆葡萄糖为 8.6mmol/L)水平;在保证不发生低血糖或其他严重不良反应的情况下,一些患者可选择更加严格的目标糖化血红蛋白水平(6.5%)(平均血浆葡萄糖为 7.8mmol/L),这些患者可能包括糖尿病病史短,预期寿命长及无严重心血管疾病的患者;对于有严重低血糖事件发生史,预期寿命短,存在严重的微血管或大血管并发症,存在其他严重并发症,以及糖尿病病史长且应用包括胰岛素在内的多种药物都难以控制血糖的患者,可考虑将目标糖化血红蛋白水平提高为 8.0%(平均血浆葡萄糖为 10.2mmol/L)。

4. 对于任何类型的重症脑卒中患者,推荐当血糖持续 >10.0mmol/L 时应该给予持续静脉泵入胰岛素治疗,推荐目标血糖浓度为 7.8~10.0mmol/L。目标血糖越接近以上范围低值可能获益越大,对于部分患者,只要不发生严重低血糖,6.1~7.8mmol/L 的血糖可能是合理的。

参考文献

[1] Wang YJ, Zhang SM, Zhang L, et al. Chinese guidelines for the secondary prevention of ischemic stroke and transient ischemic

attack 2010. CNS Neurosci Ther. 2012,18(2):93-101.

[2] Bartnik M,Malmberg K,Norhammar A,et al. Newly detected abnormal glucose tolerance:an important predictor of long-term outcome after myocardial infarction. Eur Heart J,2004,25(22): 1990-1997.

[3] Furie KL,Kasner SE,Adams RJ,et al. Guidelines for the prevention of stroke in patients with stroke or transient ischemic attack:a guideline for healthcare professionals from the american heart association/american stroke association. Stroke,2011,42 (1):227-276.

[4] Hillen T,Coshall C,Tilling K,et al. Cause of stroke recurrence is multifactorial:patterns,risk factors,and outcomes of stroke recurrence in the South London Stroke Register. Stroke,2003,34 (6):1457-1463.

[5] Thacker EL,Psaty BM,McKnight B,et al. Fasting and post-glucose load measures of insulin resistance and risk of ischemic stroke in older adults. Stroke,2011,42(12):3347-3351.

[6] Capes SE,Hunt D,Malmberg K,et al.Stress hyperglycemia and prognosis of stroke in nondiabetic and diabetic patients:a systematic overview.Stroke,2001,32(10):2426-2432.

[7] Bruno A,Levine SR,Frankel MR,et al. Admission glucose level and clinical outcomes in the NINDS rt-PA Stroke Trial. Neurology,2002,59(5):669-674.

[8] Lansberg MG,Albers GW,Wijman CA. Symptomatic intracerebral hemorrhage following thrombolytic therapy for acute ischemic stroke:a review of the risk factors. Cerebrovasc Dis, 2007,24(1):1-10.

[9] Rocco A,Heuschmann PU,Schellinger PD,et al. Glycosylated hemoglobin A1 predicts risk for symptomatic hemorrhage after thrombolysis for acute stroke. Stroke,2013,44(8):2134-2138.

[10] Bruno A,Kent TA,Coull BM,et al. Treatment of hyperglycemia in ischemic stroke(THIS):a randomized pilot trial. Stroke, 2008,39(2):384-389.

[11] Johnston KC,Hall CE,Kissela BM,et al. Glucose Regulation in Acute Stroke Patients(GRASP)trial:a randomized pilot trial. Stroke,2009,40(12):3804-3809.

[12] Gray CS,Hildreth AJ,Sandercock PA,et al. Glucose-

potassium-insulin infusions in the management of post-stroke hyperglycaemia:the UK Glucose Insulin in Stroke Trial(GIST-UK). Lancet Neurol,2007,6(5):397-406.

[13] Southerland AM,Johnston KC. Considering hyperglycemia and thrombolysis in the Stroke Hyperglycemia Insulin Network Effort(SHINE)trial. Ann N Y Acad Sci,2012,1268:72-78.

[14] UK Prospective Diabetes Study(UKPDS) Group. Intensive blood-glucose control with sulphonylureas or insulin compared with conventional treatment and risk of complications in patients with type 2 diabetes(UKPDS 33). Lancet. 1998,352(9131):837-853.

[15] ACCORD Study Group. Effects of intensive glucose lowering in type 2 diabetes. N Engl J Med,2008,358(24):2549-2559.

[16] Zhang C,Zhou YH,Xu CL,. Efficacy of intensive control of glucose in stroke prevention:a meta-analysis of data from 59, 197 participants in 9 randomized controlled trials. PLoS One, 2013,8(1):e54465.

[17] Dormandy JA,Charbonnel B,Eckland DJ,et al. Secondary prevention of macrovascular events in patients with type 2 diabetes in the PROactive Study(PROspective pioglitAzone Clinical Trial In macroVascular Events):a randomised controlled trial. Lancet,2005,366(9493):1279-1289.

[18] Song EC,Chu K,Jeong SW,et al. Hyperglycemia exacerbates brain edema and perihematomal cell death after intracerebral hemorrhage. Stroke,2003,34(9):2215-2220.

[19] Chiu CD,Chen CC,Shen CC,et al. Hyperglycemia exacerbates intracerebral hemorrhage via the downregulation of aquaporin-4: temporal assessment with magnetic resonance imaging. Stroke, 2013,44(6):1682-1689.

[20] Kimura K,Iguchi Y,Inoue T,et al. Hyperglycemia independently increases the risk of early death in acute spontaneous intracerebral hemorrhage. J Neurol Sci,2007,255(1-2):90-94.

[21] Stead LG,Jain A,Bellolio MF,et al. Emergency Department hyperglycemia as a predictor of early mortality and worse functional outcome after intracerebral hemorrhage. Neurocrit Care,2010,13(1):67-74.

[22] Wu YT,Li TY,Lu SC,et al. Hyperglycemia as a predictor of

poor outcome at discharge in patients with acute spontaneous cerebellar hemorrhage. Cerebellum, 2012, 11 (2): 543-548.

[23] 任添华, 石红梅. 重症脑出血患者个体化血糖管理的临床意义. 首都医科大学学报, 2013, 34(4): 601-604.

[24] Griesdale DE, de Souza RJ, van Dam RM, et al. Intensive insulin therapy and mortality among critically ill patients: a meta-analysis including NICE-SUGAR study data. CMAJ, 2009, 180 (8): 821-827.

[25] Kramer AH, Roberts DJ, Zygun DA. Optimal glycemic control in neurocritical care patients: a systematic review and meta-analysis. Crit Care, 2012, 16 (5): R203.

附表

表 4-1 糖化血红蛋白和血浆葡萄糖对应关系

糖化血红蛋白 (%)	平均血浆葡萄糖	
	mg/dl	mmol/L
6.0	126	7.0
6.5	140	7.8
7.0	154	8.6
7.5	169	9.4
8.0	183	10.1
8.5	197	10.9
9.0	212	11.8
9.5	226	12.6
10.0	240	13.4

5. 中国缺血性脑卒中血脂管理指导规范

组　长　刘新峰

成　员（按姓氏笔画排序）

　　　刘建荣　刘震宇　刘德志　杨　昉

　　　邵加庆　徐安定　徐格林

中国缺血性脑卒中血脂管理指导规范目录

卒中已经成为我国人口死亡和致残的第一位原因，最新报道 2010 年中国年卒中死亡人数高达 170 万，我国缺血性卒中患者第一年的复发率高达 17.7%，显著高于西方国家。脑卒中的高发病率、高死亡率和高致残率给我国的社会经济发展带来沉重负担。

血脂异常是缺血性卒中／短暂性脑缺血发作(TIA)的重要危险因素，而对不同类型卒中进行分析发现，血清总胆固醇水平升高与缺血性卒中的发生密切相关。在冠心病人群中，随着血清胆固醇水平增高，其缺血性卒中的风险相应增加，胆固醇每增加 1mmol/L，缺血性卒中的风险增加 25%。降低胆固醇的方法包括改变不良的生活方式和药物治疗，这两种方式均是重要的手段。常用的降血脂药物包括他汀类、烟酸类、贝特类、胆酸螯合剂及胆固醇吸收抑制剂等。本规范结合中国的国情和临床现状，旨在指导神经科医生合理地管理血脂，科学地防治脑卒中。

本规范采用的证据等级和级别的定义见表 5-1。

表 5-1 中国急性缺血性卒中诊治指南推荐使用的推荐强度和证据等级[ABC]

推荐强度	
Ⅰ级	基于 A 级证据或专家高度一致的共识
Ⅱ级	基于 B 级证据和专家共识
Ⅲ级	基于 C 级证据和专家共识
Ⅳ级	基于 D 级证据和专家共识
治疗推荐	
A 类证据	多个随机对照试验(RCT)的 Meta 分析或系统评价；多个 RCT 或 1 个样本量足够的 RCT(高质量)
B 类证据	至少 1 个较高质量的 RCT
C 类证据	未随机分组但设计良好的对照试验，或设计良好的队列研究或病例对照研究
D 类证据	无同期对照的系列病例分析或专家意见

续表

	诊断推荐
A类证据	多个或1个样本量足够、采用了参考(金)标准、盲法评价的前瞻性队列研究(高质量)
B类证据	至少1个前瞻性队列研究或设计良好的回顾性病例对照研究,采用了金标准和盲法评价(较高质量)
C类证据	回顾性、非盲法评价的对照研究
D类证据	无同期对照的系列病例分析或专家意见

一、 急性缺血性脑卒中血脂管理

2011年发表的北都柏林人群卒中的队列研究表明,在448例急性缺血性脑卒中患者中,早期使用他汀类药物是预后改善的独立预测因素。脑卒中后72小时内增加他汀类药物剂量在各时间段均有改善生存率的可能性,急性期他汀治疗还可改善早期及1年神经功能预后,调整其他因素后仍有获益的趋势。增加他汀剂量可进一步提高生存率,改善神经功能预后。2012年Flint等对来自美国17家医院的12 689例急性缺血性卒中患者资料进行了回顾性分析,探讨缺血性卒中住院前及期间使用他汀与卒中后患者生存率是否具有相关性,结果表明无论在入院前是否用药,住院期间启动他汀治疗的早晚与预后有关。而且,他汀应用存在"量效"关系,高剂量组(他汀≥60mg/d)比低剂量组(<60mg/d)获益更大。一项纳入了215例缺血性卒中患者的小型随机试验,其中包括126例未长期服用阿托伐他汀患者,89例长期服用他汀类药物患者。将发病时间在24小时内(平均发病时间6小时)服用他汀类药物的患者随机分为停用他汀类3天组和继续给药组,该试验

结果显示卒中急性期短暂停用他汀类药物可与患者 3 个月死亡率增加有关,而急性期继续阿托伐他汀 20mg/d 治疗,显著改善了患者神经功能评分,并降低了卒中患者早期神经功能缺损发生率;与停药组相比,患者梗死灶的体积也显著减少,结果表明,急性缺血性卒中患者应用他汀治疗,可显著改善患者功能预后。一项大型荟萃分析共纳入了多个国家的 27 项研究,共 113 148 例患者,评估了卒中发病时他汀治疗与良好神经功能预后[改良 Rankin 计分法 (mRS)评分 0~2 分]和死亡的关系。结果表明,卒中发病时正在使用他汀治疗与临床预后有关,然而,在溶栓患者中未见到这种相关性。

他汀类作为 HMG-CoA 还原酶抑制剂改善急性缺血性卒中预后的机制,除了调脂外,还具有"多效性"。研究发现,他汀可改善血管内皮功能,调节脑血流,促进血管新生及突触重构、抑制内皮细胞凋亡及减轻炎性反应等。体外培养内皮细胞发现,长期应用他汀类药物可使内皮型一氧化氮合酶(eNOS)表达上调,而在停药后,Rho 激酶表达水平上调且活性增加,其跨膜转运功能受到抑制,大量失活的 Rho 激酶聚集于细胞质,过度激活的 RhoGTP 酶使 eNOS 表达水平下调,进而抑制了 NO 的有效性。他汀可增强两种具有保护血管内皮功能的因子 eNOS 和血管内皮生长因子(VEGF)的活性,有利于改善内皮功能。他汀还通过调控核转录因子 -κB(NF-κB)的表达,降低黏附分子、炎性因子的水平,尤其是 C 反应蛋白(CRP)的水平。瑞舒伐他汀疗效评估干预研究(JUPITER)中,纳入的人群 LDL-C<3.4mmol/L(130mg/dl),甘油三酯 <5.6mmol/L (500mg/dl),男性≥50 岁,女性≥60 岁,无心血管、卒中病史或冠状动脉粥样硬化心脏病等危症同时超敏 C 反应蛋白(hsCRP)≥2.0mg/L 且具有至少 1 种心血管危险因素,瑞舒伐他汀 20mg/d 可以显著降低这类人群心血管事件相对风险 44%,全因死亡风险 20%,亚组分析提示缺血性卒中风险降低超过 50%。还有研究表明,他汀能减轻缺血缺氧后的氧化反应,在不影响血流动力学参数的前提下,阿

托伐他汀对脑梗死患者有脑保护作用。在 MISTICS 研究中,60 例卒中患者于发病后 3~12 小时开始分别给予辛伐他汀 40mg/d 和安慰剂,结果提示两组患者随访炎性标记物无显著差异,而他汀治疗组患者神经功能明显改善,病死率和感染发生率也没有增加。目前已开展量效依赖试验以进一步证实他汀类药物的神经保护作用。

【推荐意见】

1. 发病时已服用他汀的缺血性卒中患者,在急性期继续他汀类药物治疗是合理的。(Ⅱ级推荐,B 类证据)

2. 缺血性卒中发病前未使用他汀类药物的患者,如果没有禁忌证,发病后可早期启动他汀类药物治疗(Ⅲ级推荐,C 类证据)。

缺血性卒中预防的血脂管理

2013ACC/AHA 治疗胆固醇降低成人动脉粥样硬化性心血管风险指南和 2014 美国国家脂质协会血脂异常管理建议均强调了降低 LDL-C 的两种主要方式(治疗性生活方式改变、药物治疗)及其重要性。其中治疗性生活方式改变包括降低饱和脂肪酸及胆固醇摄入、控制体重及增加体力活动等。脂溶性他汀类药物(如辛伐他汀、阿托伐他汀、洛伐他汀、西立伐他汀)和贝特类、氯吡格雷、华法林、地高辛、地尔硫䓬、维拉帕米、大环内酯类抗生素、抗真菌药、环孢素、胺碘酮、瑞格列奈、那格列奈、吡咯列酮、沙格列汀、西洛他唑等,均通过 CYP3A4 酶代谢,临床合用时,会增加彼此的血药浓度,有可能增加肌病及其他不良反应的发生。氟伐他汀、普伐他汀、瑞舒伐他汀等则不经 CYP3A4 途径代谢或经多途径代谢,故与其他药物在代谢水平发生相互作用的危险性较小。因此,选择他汀类药物治疗时要考虑药物间的相互作用,如果必须使用相互作用大的药物,则选用小剂量。卒中 /TIA 患者不能耐受他汀类药物时可使用烟酸类、贝特类及胆固醇吸收抑制剂等其他种类降脂药物,但对于上述药物是否能有效预防卒中再发仍证据不足,降脂药物分类及注意事项,见表 5-2。他汀类药物治疗前及治疗中,应定期监测肌痛等临床症状及肝酶和肌酶的变化。对于有脑出血病史或脑出血高风险人群应权衡风险和获益,建议谨慎使用他汀类药物。

表 5-2　降脂药物分类及注意事项

药物种类	主要考虑因素
HMG-CoA 还原酶抑制剂	需监测肝功能
他汀类(辛伐他汀、普伐他汀、阿托伐他汀、瑞舒伐他汀)	部分患者会出现肌痛和肌肉无力肌病和横纹肌溶解(罕见) 辛伐他汀与氨氯地平或雷诺嗪联合使用时,其剂量不应超过 20mg/d 他汀类强化治疗会轻微增加糖尿病新发率,其风险低于相关心血管事件减少的获益
贝特类(非诺贝特、吉非贝齐、非诺贝特酸)	GI 综合征,胆石症可能,血清肌酐水平增高 可能增强口服抗凝血药作用 吉非贝齐可升高纤维蛋白原水平 吉非贝齐和非诺贝特可升高半胱氨酸 与他汀类联合使用时会出现肌病 / 横纹肌溶解(罕见)
烟酸类(烟酸)	常见副作用有颜面潮红、瘙痒、腹部不适、肝毒性(罕见但严重)、恶心及胃溃疡 较高剂量对血糖会产生有害影响 增加尿酸水平,可能导致痛风
胆酸螯合剂(考来烯胺考来替泊考来维仑)	可能升高血清 TG 常见 GI 事件 潜在的药物间相互作用 可减少叶酸和脂溶性维生素(如维生素 A、D 和 K)吸收

续表

药物种类	主要考虑因素
胆固醇吸收抑制剂(依折麦布)	肌病/横纹肌溶解(罕见) 与他汀类或非诺贝特联用时,药物相关风险依然存在,如肌病/横纹肌溶解,胆石症

缩略词:GI:胃肠道;HMG-CoA:羟甲基戊二酸-辅酶A;TG,甘油三酯。

SPARCL(the stroke prevention with aggressive reduction in cholesterol levels,SPARCL)研究显示,阿托伐他汀80mg/d可显著降低缺血性卒中的再发风险(RR 0.84)。SPARCL研究的亚组分析提示,他汀的预防效应并不受缺血性卒中亚型的影响,除外心源性卒中,其他卒中亚型一致获益。2011年美国心脏协会/美国卒中协会(AHA/ASA)卒中/TIA二级预防指南提出,对不伴冠心病的缺血性卒中/TIA患者,如有动脉粥样硬化证据,且LDL-C>100mg/dl,推荐使用他汀;对不伴冠心病的动脉粥样硬化性缺血性卒中/TIA患者,其血脂的最佳控制目标为LDL-C<70mg/dl或LDL-C下降≥50%。2014美国卒中和短暂性脑缺血发作(TIA)二级预防指南建议在动脉粥样硬化源性缺血性卒中或TIA患者中,若LDL-C≥100mg/dl、有或无其他临床ASCVD证据,推荐接受高强度他汀治疗减少卒中和心血管事件。在动脉粥样硬化源性缺血性卒中或TIA患者中,若LDL-C<100mg/dl、无其他临床ASCVD证据,推荐接受高强度他汀治疗减少卒中和心血管事件。

大量循证医学证据表明,血脂异常和心脑血管疾病均与生活方式密切相关,临床干预试验证实,适当的生活方式改变对于多数血脂异常患者能起到降低血脂的治疗效果。它是指采取积极的生活方式改善已明确的可改变的危险因素(如不健康的饮食习惯、缺少体力活动和肥胖等)。目前,国内外血脂异常防治指南多将治疗性生活方式改变作为防治血脂异常的基本和首要措施。中国成人血脂异常防治指南中治疗性生活方式改变的基本原则是每天总脂肪的摄入量应小于总热量的30%。控制每日总热量的摄入，使体重保持在理想状态。同时，不管体重如何，都建议进行体育锻炼以减少患心脑血管疾病的风险。饮食方面应减少饱和脂肪酸和胆固醇的摄入，多吃蔬菜、控制主食、水果适量、多食高纤维食物，常食用奶类、豆类及其制品，多饮水，少食盐，少吃甜品，并且戒烟限酒。2011年欧洲血脂异常防治指南提出，膳食因素可以直接或通过对血脂、血压和血糖等其他危险因素的作用而间接影响动脉粥样硬化发生和发展。

2014年AHA/ASA发布的卒中和TIA二级预防指南进一步强调了改变生活方式的重要性，包括饮食、运动和体重管理。其建议：对缺血性卒中或TIA史的患者进行营养评估，判断营养过剩或营养不良是合理的（Ⅱa级推荐，C级证据）。对于伴有营养不良的缺血性卒中或TIA患者应进行营养咨询（Ⅰ级推荐，B级证据）。不推荐常规补充某种维生素或复合维生素（Ⅲ级推荐，A类证据）。建议减少钠摄入，每天小于2.4g，或为更好地控制血压，更低的每天小于1.5g钠摄入量也是合理的（Ⅱa级推荐，C类证据）。推荐地中海饮食，包括蔬菜、水果、全谷物、低脂乳制品、禽类、鱼类、豆类、橄榄油和坚果，限制糖类和红肉（Ⅱa级推荐，C类证据）。

【推荐意见】

1. 对于非心源性缺血性卒中/TIA患者，长期使用他汀类药物可以预防缺血性卒中/TIA的复发（Ⅰ级推荐，A类证据）。

2. 对有动脉粥样硬化证据、LDL-C>100mg/dl（2.6mmol/L）、无已知冠心病的缺血性卒中/TIA患者推荐降胆固醇治疗。降脂推荐使用他汀类药物治疗，对有动脉粥样硬化证据的缺血性卒中/TIA患者胆固醇降低目标值为LDL-C<100mg/dl，而伴有多种危险因素的极高危患者目标值为LDL-C<70mg/dl（1.8mmol/L）或较基础值下降≥50%。（Ⅱ级推荐，B类证据）

3. 若缺血性卒中 /TIA 患者考虑其病因可能是动脉粥样硬化所致，即使胆固醇水平正常、无冠心病，或无动脉粥样硬化证据，也应当考虑他汀类药物治疗以降低血管性事件发生风险（Ⅱ级推荐，B 类证据）。

4. 服用他汀类药物达到最大治疗剂量 LDL-C 仍无法达标的患者或服用他汀类药物有禁忌或不耐受时，可以考虑联合或换用胆固醇吸收抑制剂或其他类降脂药物（Ⅲ级推荐，C 类证据）。

5. 缺血性卒中或 TIA 患者，推荐同时采用其他非药物方式干预，推荐使用生活方式改变包括控制体重和合理膳食等（Ⅰ级推荐，A 类证据）。

三、特殊缺血性卒中人群血脂管理

（一）脑卒中合并糖尿病

2 型糖尿病患者常见的血脂紊乱是甘油三酯升高及 HDL-L 降低，总胆固醇和 LDL-C 轻度升高，与 2 型糖尿病患者发生心脑血管病变的高风险相关。近期公布的一项美国大型研究表明，在所有年龄段，特别是 <65 岁的人群，不论何种种族，糖尿病患者罹患卒中的风险明显高于一般人群，是同年龄段非糖尿病人群的 12 倍。2013ACC/AHA ASCVD 指南以及 2014 年美国糖尿病协会（ADA）声明指出，糖尿病本身即为心脑血管病的高危因素，合并脑卒中的糖尿病患者 LDL-C 治疗目标值为低于 100mg/dl。糖尿病合并其他危险因素者（如已确诊的心脑血管病）为极高危，LDL-C 目标值应低于 70mg/dl。对于有心血管疾病高风险的 2 型糖尿病人群，在他汀类药物治疗的基础上使用降低甘油三酯和升高 HDL-C 的调脂药，并不能进一步降低糖尿病患者发生心脑血管病变和死亡的风险。

【推荐意见】

1. 合并糖尿病的卒中患者无论其基线 LDL-C 水平

如何,都应在生活方式干预的基础上加用他汀类药物治疗(Ⅰ级推荐,A 类证据)。

2. 卒中患者伴糖尿病是卒中复发的极高危状态,此类患者不论基线 LDL-C 水平如何,均推荐他汀治疗,LDL-C 治疗目标值 <70mg/dl(1.8mmol/L)或 LDL-C 降 30%~40%(Ⅱ级推荐,B 类证据)。

(二)肾脏疾病或肾功能异常

全世界每 10 个人中就有 1 个人患有慢性肾脏疾病,慢性肾脏病(chronic kidney disease,CKD)患者发生冠心病及卒中的风险极高,然而这类患者长期接受他汀治疗的风险获益比一直存在争议。Douglas 等的荟萃分析发现对于尿白蛋白或尿蛋白阳性的患者,他汀治疗初始的 6 个月内可以显著降低尿白蛋白或尿蛋白,尿蛋白水平越高的患者,他汀治疗对于尿蛋白的降低作用越显著。CARE(the cholesterol and recurrent events)研究亚组的分析肯定了普伐他汀对中重度肾脏疾病患者的疗效,并更为显著地减慢尿蛋白阳性患者肾功能不全的进展。最近的 LIVES(the LIVALO effectiveness and safety)研究是一项纳入 20 279 例日本患者的关于匹伐他汀疗效和安全性的大规模、前瞻性研究,亚组分析提示 3119 例 CKD 患者的估算肾小球滤过率(eGFR)明显升高[平均升高 5.4ml/(min·1.73m²)],且这种获益呈时间依赖性。心肾保护研究(SHARP)是一项全球多中心、双盲、安慰剂对照试验,共纳入慢性肾功能不全患者 9438 例(其中需透析的患者 3191 例),随机分为 2 组,分别接受依折麦布 10mg 联合辛伐他汀 20mg 或安慰剂治疗。结果表明,他汀联合依折麦布治疗显著降低了慢性肾功能不全患者的动脉粥样硬化事件发生率,但依折麦布 10mg 联合辛伐他汀 20mg 并未能延缓 CKD 向终末期肾病发展。而 PREVEND IT(prevention of renal and vascular endstage disease intervention trial)研究入组微量白蛋白尿患者 864 例,发现普伐他汀治疗和尿蛋白下降没有明确关系。

由此可见,他汀治疗可以安全地在 CKD 患者中使用,没有证据表明基础肾脏病会增加他汀治疗引起肾脏不良反应的风险。

【推荐意见】

1. 慢性肾脏疾病(CKD)患者是心脑血管疾病极高危人群,降低 LDL-C 可降低 CKD 患者的心脑血管事件风险。(Ⅱ级推荐,B 类证据)

2. 在年龄≥50 岁、eGFR<60ml/(min·1.73m^2)但未接受慢性透析或肾移植(G3a-G5)的缺血性卒中患者中,推荐应用他汀类药物或他汀联合依折麦布治疗(Ⅰ级推荐,A 类证据);在年龄≥50 岁且 eGFR≥60ml/(min·1.73m^2)的 CKD 患者中(G1-G2),推荐应用他汀类治疗(Ⅰ级推荐,B 类证据);18~49 岁、eGFR>60ml/(min·1.73m^2)、未接受透析或肾脏移植的患者,合并缺血性卒中病史建议使用他汀治疗(Ⅰ级推荐,A 类证据)。

(三)肝脏疾病或肝功能异常

长期他汀类药物治疗可降低心血管事件的发生率,但在肝功能异常患者中其治疗的安全性与有效性尚存争议。肝酶升高是他汀类药物主要的不良反应之一,但大量研究及临床实践表明这一不良反应发生率极低,不足以影响其临床应用。2006 年美国国家脂质协会(NLA)肝脏专家小组和他汀类药物安全性评价工作组认为他汀治疗与血清丙氨酸氨基转移酶(ALT)和天冬氨酸氨基转移酶(AST)水平升高之间存在相关性。但使用他汀类药物导致无症状的 AST 或 ALT 水平升高超过 3 倍正常上限(ULN)的比率 <1%,但使用高剂量时则达 2%~3%。

研究表明他汀治疗导致的 AST 或 ALT 水平升高超过 3 倍 ULN 常呈一过性现象,即使继续原剂量治疗,70% 的患者转氨酶仍可自然恢复。希腊阿托伐他汀及冠心病评估(GREACE)研究给 1600 例冠心病患者他汀类药物治疗或常规治疗,发现在轻、中度肝功能异常的患者中,他汀类药物治疗有可能安全地降低心脑血管病死率。

有证据显示,需要他汀类药物治疗的肝酶升高、非酒精性脂肪肝(NAFLD)、丙肝、肝硬化、肝移植和肝癌患者可能从他汀治疗中获益。但临床医生应该了解治疗丙型肝炎或乙型肝炎的部分药物与他汀类药物存在相互作用。

【推荐意见】

1. 对于有肝炎、肝硬化或其他肝损伤病史的缺血性卒中患者,在评估其获益风险比的基础上可考虑使用他汀类药物,必要时可联用保肝药物。活动性肝脏疾病或转氨酶持续升高的患者应暂时停用他汀类药物。(Ⅱ级推荐,B类证据)

2. 药物治疗时必须监测肝功能和肌酶,如 AST/ALT 超过3倍正常上限,暂停给药,停药后每周复查肝功能,直至正常。当肝酶正常后可考虑重新试用原有他汀药物或其他调脂药物。(Ⅲ级推荐,C类证据)

(四)出血性卒中患者的血脂管理

尽管 SPARCL 研究显示他汀类药物治疗组患者出血性卒中有所增加,但2012年一项荟萃分析显示,致死性出血性卒中则没有明显增加,总体获益明显大于出血风险。一项新的回顾性研究表明,与住院期间未进行他汀类药物治疗的患者相比,住院期间进行他汀类药物治疗的出血性卒中患者的存活率较好,也更易出院回家或去康复中心恢复治疗。但对于一些出血风险较高的人群如淀粉样血管病,仍然可能造成他汀类药物使用风险增加,应避免使用。总之,出血性卒中患者应根据临床具体情况,权衡风险和获益,个体化使用他汀并加强监测。

【推荐意见】

对于有脑出血病史或脑出血风险较高的缺血性卒中患者,在评估风险获益比的基础上,可考虑使用他汀类药物。(Ⅲ级推荐,C类证据)

四、 总结

许多方法可以安全地降低血胆固醇水平,包括饮食和运动及药物治疗,这些措施都能够降低高危人群的缺血性卒中风险。特定剂量的他汀类药物的治疗证据最充分,但是为每一例患者确定治疗方案时应该根据临床情况判断。大量的文献报道了临床所见他汀服用者出现的各种不良反应,其中部分不良反应可能与他汀直接相关,它不仅与个体遗传基因相关,也与患者同时服用的药物(或食物)所产生的相互作用关系密切。为了尽可能降低他汀不良反应的发生率,对于中国人,所有他汀均采用较小剂量开始治疗是明智的。本规范旨在成为临床医生临床实践过程中的有效指导工具。

参考文献

[1] Yang G, Wang Y, Zeng Y, et al. Rapid health transition in China, 1990-2010: findings from the Global Burden of Disease Study 2010.Lancet, 2013, 381 (9882): 1987-2015.

[2] Wang Y, Xu J, Zhao X, et al.Association of hypertension with stroke recurrence depends on ischemic stroke subtype. Stroke, 2013, 44 (5): 1232-1237.

[3] Zhang X, Patel A, Horibe H, et al. Cholesterol, coronary heart disease, and stroke in the Asia Pacific region. Int J Epidemiol, 2003, 32 (4): 563-572.

[4] Ní Chróinín D, Cailaly EL, Duggan J, et al. Association between acute statin therapy, survival, and improved functional outcome after ischemic stroke: The North Dublin population stroke study. Stroke, 2011, 42 (4): 1021-1029.

[5] Flint AC, Kamel H, Navi BB, et al. Statin use during ischemic stroke hospitalization is strongly associated with improved poststroke survival. Stroke, 2012, 43 (1): 147-154.

[6] Blanco M, Nombela F, Castellanos M, et al.Statin treatment withdrawal in ischemic stroke: a controlled randomized study.

Neurology,2007,69(9):904-910.

[7] Ní Chróinín D,Asplund K,Åsberg S,et al. Statin therapy and outcome after ischemic stroke:systematic review and meta-analysis of observational studies and randomized trials. Stroke, 2013,44(2):448-456.

[8] Laufs U,Endres M,Custodis F,et al. Suppression of endothelial nitric oxide production after withdrawal of statin treatment is mediated by negative feedbaek regulation of Rho GTPasegene transcription. Circulation,2000,102(25):3104-3110.

[9] Chen XN,Xu J,Feng Z,et al. Simvastatin combined with nifedipine enhances endothelial cell protection by inhibiting ROS generation and activating Akt phosphorylation. Acta Pharmacol Sin,2010,31(7):813-820.

[10] Veillard NR,Mach F. Statins:the new aspirin? Cell Mol Life Sci. 2002,59(11):1771-1786.

[11] Ridker PM,Danieison E,Fonseca FA,et al. Reduction in C-reactive protein and LDL cholesterol and cardiovascular event rates after initiation of rosrvastatin:a prospective study of the JUPITER trial. Lancet,2009,373(9670):1175-1182.

[12] Nagotani S,Hayashi T,Sato K,et al. Reduction of cerebral infarction in stroke-prone spontaneously hypertensive rats by statins associated with amelioration of oxidative stress. Srtoke, 2005,36(3):670-672.

[13] Yrjanheikki J,Koistinaho J,Kettunen M,et al. Long-term protective effect of atorvastatin in permanent focal cerebral ischemia. Brain Res,2005,1052(2):174-179.

[14] Montaner J,Chacon P,Krupinski J,et al. Simvastatin in the acute phase of ischemic stroke:A safety and efficacyplot trial. Eur J Neurol,2008,15:82-90.

[15] Elkind MS,Sacco RL,MacArthur RB,et al.,The Neuroprotection with Statin Therapy for Acute Recovery Trial (NeuSTART):an adaptive design phase I dose-escalation study of high-dose lovastatin in acute ischemic stroke. Int J Stroke, 2008,3(3):210-218.

[16] 中华医学会神经病学分会脑血管病学组急性缺血性脑卒中诊治指南撰写组 . 中国急性缺血性脑卒中诊治指南 2010. 中华神经科杂志,2010,43(2):146-153.

[17] Stone NJ, Robinson JG, Lichtenstein AH, et al. 2013 ACC/AHA guideline on the treatment of blood cholesterol to reduce atherosclerotic cardiovascular risk in adults: a report of the American College of Cardiology/American Heart Association Task Force on Practice Guidelines. J Am Coll Cardiol, 2014, 63 (25 Pt B): 2889-2934.

[18] Jacobson TA, Ito MK, Maki KC, et al. National Lipid Association recommendations for patient-centered management of dyslipidemia: part 1-executive summary. J Clin Lipidol, 2014, 8 (5): 473-488.

[19] Amarenco P, Bogousslavsky J, Callahan A, et al. High-Dose Atorvastatin after Stroke or Transient Ischemic Attack. N Engl J Med, 2006, 355 (6): 549-559.

[20] Furie KL, Kasner SE, Adams RJ, et al., Guidelines for the prevention of stroke in patients with stroke or transient ischemic attack: a guideline for healthcare professionals from the american heart association/american stroke association. Stroke, 2011, 42 (1): 227-276.

[21] Kernan WN, Ovbiagele B, Black HR, et al. Guidelines for the prevention of stroke in patients with stroke and transient ischemic attack: a guideline for healthcare professionals from the American Heart Association/American Stroke Association. Stroke, 2014, 45 (7): 2160-2236.

[22] 中国成人血脂异常防治指南制订联合委员会. 中国成人血脂异常防治指南. 中华心血管病杂志, 2007, 35 (5): 390-419.

[23] European Association for Cardiovascular Prevention & Rehabilitation, Reiner Z, Catapano AL, et al. ESC/EAS Guidelines for the management of dyslipidaemias: the Task Force for the management of dyslipidaemias of the European Society of Cardiology (ESC) and the European Atherosclerosis Society (EAS). Eur Heart J, 2011, 32 (14): 1769-1818.

[24] Kernan WN, Ovbiagele B, Black HR, et al. American Heart Association Stroke Council, Council on Cardiovascular and Stroke Nursing, Council on Clinical Cardiology, and Council on Peripheral Vascular Disease. Guidelines for the prevention of stroke in patients with stroke and transient ischemic attack: a guideline for healthcare professionals from the american heart

association/american stroke association. Stroke,2014,45(7): 2160-236.

[25] Khoury JC, Kleindorfer D, Alwell K, et al. Diabetes mellitus: a risk factor for ischemic stroke in a large biracial population. Stroke,2013,44(6):1500-1504.

[26] Jellinger PS, Smith DA, Mehta AE, et al. AACE Task Force for Management of Dyslipidemia and Prevention of Atherosclerosis. American Association of Clinical Endocrinologists' Guidelines for Management of Dyslipidemia and Prevention of Atherosclerosis. Endocr Pract,2012,18(Suppl 1):1-78.

[27] Douglas K, O'Malley PG, Jackson JL. Meta-analysis:the effect of statins on albuminuria. Ann Intern Med,2006,145(2):117-124.

[28] Tonelli M, Isles C, Curhan GC, et al. Effect of pravastatin on cardiovascular events in people with chronic kidney disease. Circulation,2004,110(12):1557-1563.

[29] Kimura K, Shimano H, Yokote K, et al. Effects of pitavastatin (LIVALO tablet) on the estimated glomerular filtration rate (eGFR) in hypercholesterolemic patients with chronic kidney disease. Sub-analysis of the LIVALO Effectiveness and Safety (LIVES) Study. J AtherosclerThromb,2010,17(6):601-609.

[30] Sharp Collaborative Group. Study of Heart and Renal Protection (SHARP):randomized trial to assess the effects of lowering low-density lipoprotein cholesterol among 9,438 patients with chronic kidney disease. Am Heart J,2010,160(5):785-794.

[31] Asselbergs FW, Diercks GF, Hillege HL, et al. Effects of fosinopril and pravastatin on cardiovascular events in subjects with microalbuminuria. Circulation,2004,110(18):2809-2816

[32] McKenney JM, Davidson MH, Jacobson TA, et al. Final conclusions and recommendations of the National Lipid Association Statin Safety Assessment Task Force. Am J Cardiol,2006,97(8A):89C-94C.

[33] McKenney JM, Davidson MH, Jacobson TA, et al. Final conclusions and recommendations of the National Lipid Association Statin Safety Assessment Task Force. Am J Cardiol,2006,97(supple):89-94.

[34] Athyros VG, Tziomalos K, Gossios TD, et al. Safety and efficacy

of long-term statin treatment for cardiovascular events in patients with coronary heart disease and abnormal liver tests in the Greek Atorvastatin and Coronary Heart Disease Evaluation (GREACE) Study: a post-hoc analysis. Lancet, 2010, 376 (9756): 1916-1922

[35] Bader T. Liver tests are irrelevant when prescribing statins. Lancet, 2010, 376(9756): 1882-1883.

[36] Onofrei MD, Butler KL, Fuke DC, et al. Safety of statin therapy in patients with preexisting liver disease. Pharmacotherapy, 2008, 28(4): 522-529.

[37] Rätz Bravo AE, Tchambaz L, Krähenbühl-Melcher A, et al. Prevalence of potentially severe drug-drug interactions in ambulatory patients with dyslipidaemia receiving HMG-CoA reductase inhibitor therapy. Drug Saf, 2005, 28(3): 263-275.

[38] McKinney JS, Kostis WJ. Statin therapy and the risk of intracerebral hemorrhage: a meta-analysis of 31 randomized controlled trials. Stroke, 2012, 43(8): 2149-2156.

[39] Flint AC, Conell C, Rao VA, et al. Effect of statin use during hospitalization for intracerebral hemorrhage on mortality and discharge disposition. JAMA Neurol, 2014, 71(11): 1364-1371.

6. 中国心房颤动患者卒中防治指导规范

组　长　张澍

成　员（按姓氏笔画排序）
　　　　朱　俊　杨艳敏　黄从新　黄德嘉
　　　　曹克将　彭　斌

中国心房颤动患者卒中防治指导规范目录

一、 前言

心房颤动(简称房颤)导致的卒中及体循环栓塞事件，常可危及生命并严重影响患者的生存质量。预防房颤相关卒中已成为房颤患者综合管理策略中的主要内容。其预防及治疗方式与脑动脉粥样硬化所致卒中不同，抗凝治疗是预防和减少房颤所致卒中的有效手段，然而我国大多数房颤患者未进行抗凝治疗，而接受抗血小板治疗的比率较高。进一步增强对房颤及其并发症危害性的认识、加强血栓栓塞并发症(特别是卒中)的预防，对于改善预后、减轻与之相关的社会经济和家庭负担具有重要意义。为更好指导临床做好房颤患者卒中防治，在国家卫生计生委脑卒中防治工程委员会办公室的倡导下，2015 年制订了心房颤动患者卒中预防规范(简称规范)。随着新型口服抗凝药物(new oral anticoagulants，NOAC)在房颤临床研究中证据和非药物治疗经验的增加以及相关领域指南推荐的更新，有必要修订规范中的相关内容，以更好指导房颤卒中预防工作。

二、 房颤与卒中的流行病学

房颤是最常见的心律失常之一。在人群中的发病率约为 1%~2%。根据 2004 年发表的中国数据，我国 30~85 岁居民房颤患病率为 0.77%，其中 80 岁以上人群患病率达 30% 以上。

非瓣膜病房颤占房颤患者的绝大多数。在瓣膜病中，二尖瓣狭窄患者房颤的患病率最高，约占 40%。其次为二尖瓣关闭不全、三尖瓣病变和主动脉瓣病变。在发展中国家，房颤合并瓣膜性心脏病仍较为常见。

血栓栓塞性并发症是房颤致死、致残的主要原因，而卒中则是最为常见的表现类型。在非瓣膜病房颤患者中，缺血性卒中的年发生率约 5%，是无房颤患者的 2~7 倍，而瓣膜病房颤卒中发生率是无房颤患者的 17 倍，并且随着年龄的增长,这种风险进一步增高。发生卒中的风险在不同的房颤类型(阵发性、持续性、永久性房颤)是类似的。房颤所致卒中占所有卒中的20%。在不明原因的卒中患者中应注意心电监测以明确是否存在房颤。研究数据表明,房颤患者在相同的栓塞风险评分下,亚洲人群发生卒中风险高于非亚洲人群。

房颤相关卒中与非房颤相关的卒中相比,其症状重,致残率高,致死率高,易复发;死亡率2倍于非房颤相关的卒中;医疗费用1.5倍于非房颤相关卒中。

虽然已有确凿研究证据表明,血栓栓塞事件风险高的房颤患者进行规范化抗凝治疗可以显著改善患者预后,但我大多数房颤患者并未应用抗凝治疗。即使应用华法林抗凝治疗的患者中,多数未系统监测国际标准化比值(INR),或INR保持在无效的低水平(<2.0)。导致这一现状的原因是多方面的,其中临床医生对于血栓栓塞性并发症危害性认识不足以及对传统抗凝药物华法林增加出血风险过度担忧可能是其主要原因。实际上,只要严格遵照相关指南,正确掌握适应证,动态评估栓塞及出血风险,严密监测,房颤患者抗凝治疗的获益远超过其风险。

三、 房颤患者卒中风险评估与抗凝策略

合理的抗凝治疗是预防房颤相关卒中的有效措施,但同时亦将增加出血风险。因此,在确定患者是否适于抗凝治疗前应评估其获益与风险,只有预防栓塞事件的获益明显超过出血的风险时方可启动抗凝治疗。

房颤患者发生缺血性卒中的风险与其临床特征密切相关,根据基线特征对患者进行危险分层是制订正确抗凝策略的基础。

(一)房颤患者卒中风险评估与抗凝策略

1. 非瓣膜病房颤卒中的风险评估与抗凝策略　CHADS$_2$

和 CHA$_2$DS$_2$-VASc〔Congestiveheartfailure，Hypertension，Age≥75y（doubled），Diabetesmellitus，Stroke（doubled），Vasculardisease，Age65-74and Sexcategory（female）〕评分是临床上最常用的两种非瓣膜性房颤患者卒中风险的预测模型，临床上通过计算每一项的分值，将房颤患者进行风险分层。随着评分的增加，栓塞风险增加。CHADS$_2$评分简单易行，但在评分为0~1分（低危）的患者中，仍有较高的年卒中发生率。CHA$_2$DS$_2$-VASc评分可在原来CHADS$_2$评分为0分的所谓低危患者中细化分层，区分真正低危及仍存在卒中风险的部分中高危患者。CHA$_2$DS$_2$-VASc评分的主要目的是找出真正低危患者，这些患者无需抗栓治疗。同时，在高危患者中，CHA$_2$DS$_2$-VASc评分系统也具有评估价值。目前推荐采用CHA$_2$DS$_2$-VAS$_c$评分系统。

CHA$_2$DS$_2$-VAS$_c$评分系统详见表6-1。根据这一评分系统，如果男性评分≥2分、女性评分≥3分推荐抗凝治疗。评分为1分（除外女性得分）者，根据获益与风险衡量，可考虑采用口服抗凝药。若评分为0分，不用抗凝及抗血小板药物。女性在无其他卒中危险因素存在时不增加卒脑卒中风险。

表6-1 CHA$_2$DS$_2$-VAS$_c$评分系统

危险因素	评分
充血性心力衰竭/左室收缩功能障碍（C）	1
高血压（H）	1
年龄≥75岁（A）	2
糖尿病（D）	1
卒中/TIA/血栓栓塞史（S）	2
血管疾病（V）	1
年龄65~74岁（A）	1
女性（Sc）	1
最高累计分：	9

2. **瓣膜病合并房颤的卒中风险评估与抗凝策略** 瓣膜病房颤定义为风湿性二尖瓣狭窄、机械瓣或生物瓣置换

术后，或二尖瓣修复术后合并的房颤。瓣膜病房颤为栓塞的主要危险因素，具有明确抗凝指征，不需要再进行栓塞危险因素评分。

(二)出血风险评估与抗凝策略

抗凝治疗可增加出血风险，但如果很好地控制 INR 值，合理选择药物及剂量，控制其他出血危险因素(如高血压)等规范治疗情况下，颅内出血的发生率 0.1%~0.6%，比既往有明显降低。在治疗前以及治疗过程中应注意对患者出血风险动态评估，确定相应的治疗方案。目前有多种评估方法应用于临床，出血危险评估见表 6-2，分为可纠正和不可纠正的危险因素。

表 6-2   可纠正及不可纠正的出血危险因素

可纠正的危险因素
高血压(尤其是收缩压 >160mmHg)
服用维生素 K 拮抗剂时不稳定的 INR 或 INR 达到治疗目标范围值时间 <60%
合并应用增加出血倾向的药物如抗血小板药物及非甾体抗炎药
嗜酒(≥8 个饮酒量 / 周)
潜在可纠正的危险因素
贫血
肾功能受损
肝功能受损
血小板数量或功能降低
不可纠正的危险因素
年龄(>65 岁)(>75 岁)
大出血史
既往卒中

续表

需要透析治疗的肾脏病或肾移植

肝硬化

恶性疾病

遗传因素

出血危险因素的生物标志物

高敏肌钙蛋白

生长分化因子 -15

血肌酐 / 估测的肌酐清除率

出血风险增高者亦常伴栓塞风险增高,若患者具备抗凝治疗适应证,但出血风险亦高时,须对其进行更为审慎的获益风险评估,纠正增加出血风险的可逆性因素,严密监测,制订适宜的抗凝治疗方案。这些患者接受抗凝治疗仍能获益,因而不应将出血风险增高视为抗凝治疗的禁忌证。在非瓣膜病房颤,70% 的卒中后果严重,或为致命性,或具有严重的致残性。在抗凝所致大出血并发症中,除颅内出血外,大多数并不具有致命性。对具有一定出血风险而缺血性卒中风险较高的患者,应严密监测下进行抗凝治疗,以减少出血风险;对出血风险高而卒中风险较低的患者,应慎重选择抗栓治疗的方式和强度,并应考虑患者的意愿。

四、抗凝药物的选择

首先应评估抗凝治疗的风险与获益,明确抗凝治疗是有益的。抗凝药的选择需根据相应的适应证、产品特征与患者相关的临床因素,同时也要考虑患者的意愿。

华法林是房颤卒中预防及治疗的有效药物。华法林在瓣膜病房颤中已经成为标准治疗。非瓣膜病房颤患者卒中及血栓栓塞一级、二级预防荟萃分析显示,华法林与安慰剂相比可使卒中的相对危险度降低 64%,缺血性卒中相对危险度降低 67%。每年所有卒中的绝对风险降低2.7%。全因死亡率显著降低 26%。大样本的队列研究显示，在出血高风险的人群中应用华法林，平衡缺血性卒中与颅内出血后的净效益更大。

由于华法林的吸收、药物动力学及药效学受遗传和环境因素（例如药物、饮食、各种疾病状态）影响，在非瓣膜病房颤中的应用始终不甚理想。我国房颤注册研究显示：卒中高危患者（CHADS$_2$≥2 分）口服抗凝药的比例仅为 10% 左右，远低于欧、美国家（50%~80%）。即使接受华法林抗凝治疗，抗凝达标率（INR2.0~3.0）也低，大多维持INR<2.0。在四项评价 NOAC 的 III 期临床研究的亚组分析显示，亚洲人群华法林治疗组卒中发生率高于非亚洲人群，且大出血及颅内出血发生率亚洲患者高于非亚洲房颤患者。

NOAC 克服了华法林的缺点。临床研究证实，NOAC在减少卒中及体循环栓塞疗效上不劣于华法林（达比加群 110mg bid 和利伐沙班），甚至优于华法林（达比加群150mg bid 和阿派沙班）；大出血不多于华法林（达比加群 150mg bid 和利伐沙班），或少于华法林（达比加群酯110mg bid 和阿派沙班）。所有 NOAC 颅内出血发生率低于华法林。

NOAC 使用简单，不需常规凝血指标的监测，较少食物和药物相互作用。在四项评价 NOAC 的 III 期临床研究的亚组分析显示，亚洲人群应用 NOAC 降低卒中及体循环栓塞的幅度优于非亚洲人群。

具有抗凝指征的非瓣膜病房颤患者，即可考虑选用华法林或 NOAC。基于 NOAC 全面的临床获益，非瓣膜病房颤患者卒中预防优先推荐 NOAC。而瓣膜病房颤患者的抗栓治疗，由于 NOAC 尚无证据支持用于此类患者，故应选用华法林。

与非亚洲人相比，接受华法林治疗的亚洲人群具有较高的大出血和颅内出血发生率；接受 NOAC 治疗的亚洲人群在保持其有效性的同时，可显著降低出血和颅内出血相对风险。因此,认为 NOAC 特别适用于亚洲人群。

NOAC 也可用于华法林治疗 INR 控制不理想时。有证据表明,SAMe-TT$_2$R$_2$ 评分可能预测 INR 控制不佳。SAMe-TT$_2$R$_2$ 计算最高分为 8 分,性别、年龄(<60 岁)、病史[(以下疾病至少两个:高血压、糖尿病、冠状动脉疾病(CAD)/ 心肌梗死(MI)/ 外周动脉疾病、充血性心脏衰竭、卒中史、肺病、肝肾疾病)],使用存在相互作用的药物(如控制心律用的胺碘酮)各计 1 分;2 年内吸烟和种族(非白人)各计 2 分。用 SAMe-TT$_2$R$_2$ 预测华法林治疗窗内的时间(time in therapeutic range,TTR)<65% 有一定价值。甚至和华法林治疗的结局存在统计学相关性。可根据 SAMe-TT$_2$R$_2$ 积分选择 NOAC 或华法林,0~2 分的患者可应用华法林治疗,>2 分时更换为 NOAC。

五、华法林抗凝治疗

(一)华法林的药代动力学特点

华法林有很强的水溶性,口服经胃肠道迅速吸收,生物利用度 100%。口服给药后 90 分钟达血药浓度峰值,半衰期 36~42 小时。吸收后与血浆蛋白结合率达 98%~99%。主要在肺、肝、脾和肾中储积。经肝脏细胞色素 P450 系统代谢,代谢产物由肾脏排泄。

华法林的吸收、药物动力学及药效学受遗传和环境因素(例如药物、饮食、各种疾病状态)影响。

1. 遗传因素的影响 主要遗传因素包括:①华法林相关的药物基因多态性。国内外均有大量研究发现编码细胞色素 P450(CYP 2C9)和维生素 K 环氧化物还原酶复合体亚单位 1(VKORC1)某些位点的多态性影响了华法林的代谢清除,可导致对华法林的需求量减少,增加出血风险。目前已商品化的基因检测,主要用于评估 CYP2C9 和 VKORC1 的基因多态性。基因多态性可解释 30%~60%

的华法林个体差异。但目前尚不推荐对所有服用华法林的患者常规进行基因检测以决定剂量。如有条件,基因型测定将有助于指导华法林剂量的调整。②华法林的先天性抵抗,先天性华法林抵抗的患者需要高出平均剂量5~20倍才能达到抗凝疗效,可能与华法林对肝脏受体的亲和力改变有关。③凝血因子的基因突变。

2. 环境因素的影响 药物、饮食、各种疾病状态均可改变华法林的药代动力学。服用华法林的患者在加用或停用影响华法林吸收、代谢和清除的药物时均会影响华法林的药效学。

(1) 明显增强华法林抗凝作用的药物:保泰松、磺吡酮、甲硝唑及磺胺甲氧嘧啶等抑制华法林 S 型异构体代谢,胺碘酮是华法林 R 型和 S 型两种异构体代谢清除的强抑制剂,胺碘酮与华法林同时应用的机会较多,应引起注意。

(2) 轻度增强华法林抗凝作用的药物:西咪替丁和奥美拉唑等抑制华法林 R 型异构体的清除,轻度增强华法林对凝血酶原时间(prothrombin time,PT)的作用。

(3) 减弱华法林抗凝作用的药物:巴比妥、利福平、卡马西平等增强肝脏对华法林的清除,减弱华法林的抗凝作用。

(4) 增加出血风险的药物:与非甾体抗炎类药物、某些抗生素、抗血小板药物同时服用,增加出血风险。

长期饮酒可增加华法林清除,但是饮用大量葡萄酒却几乎对患者的凝血酶原时间(prothrombin time,PT)不产生影响。饮食中摄入的维生素 K 是长期服用华法林患者的主要影响因素之一,应建议患者保持较为稳定的维生素 K 摄入量,发生明显变化时应该加强监测,注意调整华法林剂量。

研究发现部分中药对华法林的抗凝作用也有影响,但这方面的研究较为有限。

(5) 疾病可以影响华法林作用:肝功能异常、长期腹泻或呕吐、乏氧状态、化疗、发热和甲状腺功能亢进等影响凝血因子合成或代谢,增强华法林的抗凝作用。慢性肾功能不全时华法林的剂量需求也会降低。华法林的清除率随年龄增长而呈现下降的趋势,对于老年患者可能会出现药效增强现象。

了解以上药物、食物与疾病对华法林的影响固然重要,但更重要的是患者在合并用药、饮食或疾病变化时,及时监测 INR 并调整剂量。

(二) 华法林药理作用特点

凝血因子 II、VII、IX、X 前体需要在还原型维生素 K 作用下其 N- 末端谷氨酸残基发生 γ- 羧化后才具备促凝生物活性,羧化作用使凝血因子发生钙离子依赖性构象改变,从而提高凝血辅因子结合到磷脂表面的能力,加速血液凝固。华法林通过抑制环氧化维生素 K 还原酶从而抑制环氧化维生素 K 还原为维生素 K,并抑制维生素 K 还原为还原型维生素 K,而使凝血因子前体部分羧基化或脱羧基化受到影响而发挥抗凝作用。此外华法林还可因抑制抗凝蛋白调节素 S 和 C 的羧化作用而具有促凝血作用。当开始使用华法林治疗在促凝血因子未下降前使活化抗凝蛋白 C 和 S 水平减少,血液中的促凝和抗凝平衡被打破从而发生短暂的凝血功能增强。华法林对已经活化的凝血因子 II、VII、IX、X 无作用,体内已经活化的凝血因子代谢后方能发挥抗凝作用,凝血因子 II 的半衰期最长 60~72 小时,其他凝血因子 VII、IX、X 的半衰期为 6~24 小时。服用华法林后 2~3 天起效。停药后,随着以上各凝血因子的合成而恢复凝血功能,后者需多日后逐渐恢复。

(三) 华法林抗凝治疗及监测

华法林本身的代谢特点及药理作用使其应用较复杂,加之很多因素也会影响到华法林的抗凝作用,因此需要密切监测凝血指标、反复调整剂量。

1. 华法林初始剂量　建议中国人的初始剂量为1~3mg（国内华法林主要的剂型为2.5mg和3mg），可在2~4周达到目标范围。某些患者如老年、肝功能受损、充血性心力衰竭和出血高风险患者，初始剂量可适当降低。如果需要快速抗凝，给予普通肝素或低分子肝素与华法林重叠应用5天以上，在给予肝素的第一天或第二天即给予华法林，当国际标准化比值（INR）达到目标范围后，停用普通肝素或低分子肝素。

与西方人比较，亚洲人华法林肝脏代谢酶存在较大差异，中国人的平均华法林剂量低于西方人。中国房颤抗栓研究中华法林的维持剂量均值3mg。为减少过度抗凝，通常不建议给予负荷剂量。随华法林剂量不同，大约口服2~7天后开始出现抗凝作用。

2. 华法林抗凝作用监测　华法林的有效性和安全性同其抗凝效应密切相关，而剂量-效应关系在不同个体有很大差异，因此必须密切监测防止过量或剂量不足。

（1）监测指标：PT是最常用于监测华法林抗凝强度的指标。PT反映凝血酶原、Ⅶ因子、Ⅹ因子的抑制程度。国际标准化比值INR是不同实验室测定的PT经过凝血活酶的国际敏感指数（international sensitivity index，ISI）校正后计算得到的。INR可使不同实验室测定凝血指标具有可比性。

（2）抗凝强度：在应用华法林治疗过程中，应定期监测INR并据此调整华法林剂量。华法林最佳的抗凝强度为INR2.0~3.0，此时出血和血栓栓塞的危险均最低。TTR>60%的疗效最佳。虽然一些学者认为老年患者应用华法林时宜采用较低的INR目标值（1.8~2.5），但这一观点缺乏大型临床研究证据。队列研究提示，接受华法林治疗的房颤患者INR在1.5~2.0范围时卒中风险增加2倍，推荐老年患者应与一般成年人采取相同的INR目标值（2.0~3.0）。植入人工机械瓣膜的患者，根据不同类型的人工瓣膜以及伴随血栓栓塞的危险来进行抗凝。主动脉瓣置换术后INR目标为2.0~3.0，而二尖瓣置换术后建议

INR 目标为 2.5~3.5,植入两个瓣膜的患者,建议 INR 目标为 2.5~3.5。我国正在进行"十二五"国家科技支撑计划项目——瓣膜病术后抗凝个体化和低抗凝标准研究,将会给出中国机械瓣换瓣术后合理的抗凝强度的数据。

(3) 监测频率:首次服用华法林后 2~3 天监测 INR;治疗监测的频率应该根据患者的出血风险和医疗条件而定。

住院患者口服华法林 2~3 天后开始每日或隔日监测 INR,直到 INR 达到治疗目标并维持至少 2 天。此后,根据 INR 结果的稳定性数天至 1 周监测 1 次,根据情况可延长,出院后稳定患者可每 4 周监测 1 次。

门诊患者剂量稳定前应数天至每周监测 1 次,当 INR 稳定后,可以每 4 周监测 1 次。如果需调整剂量,应重复前面所述的监测频率直到 INR 再次稳定。

由于老年患者华法林清除减少,合并其他疾病或合并用药较多,应加强监测。合用可能影响华法林作用的药物或发生其他疾患,则应增加监测频度,并视情况调整华法林剂量。

长期服用华法林患者 INR 的监测频率受患者依从性、合并疾病、合并用药、饮食调整以及对抗凝药物反应的稳定性等因素影响。

3. 剂量调整 初始剂量治疗 1 周 INR 不达标时,可按照原剂量 5%~15% 的幅度调整剂量并连续(每 3~5 天)监测 INR,直至其达到目标值(INR2.0~3.0)。

一次 INR 轻度升高或降低可以不急于改变剂量,但应寻找原因,并在短期内复查。许多研究证实,INR 超出目标值范围明显增加不良事件。但单次 INR 超出范围,不良事件的发生率较低。如果两次 INR 位于目标范围之外应调整剂量。可升高或降低原剂量的 5%~15%,调整剂量后注意加强监测。

华法林剂量调整幅度较小时,可以采用计算每周剂量,比调整每日剂量更为精确。

下列情况下暂不宜应用华法林治疗:①围术期(含眼科与口腔科手术)或外伤;②明显肝肾功能损害;③中重度

高血压(血压≥160/100mmHg);④凝血功能障碍伴有出血倾向;⑤活动性消化性溃疡;⑥2周之内大面积缺血性卒中;⑦妊娠;⑧其他出血性疾病。

(四) 对于 INR 异常升高和(或)出血并发症的处理

影响 INR 值有如下因素:INR 检测方法的准确性、维生素 K 摄入的变化、华法林的吸收及代谢变化、维生素 K 依赖的凝血因子合成及代谢的变化、其他药物治疗的变化、华法林服药的依从性等。INR 超出治疗范围时应注意查找上述因素,并根据升高程度及患者出血危险采取不同的方法。

INR 升高明显(5.0~10.0)时,暂停华法林 1 天或数天,重新开始用药时调整剂量并密切监测。如果患者有高危出血倾向或者发生出血,则需要采取更积极的措施迅速降低 INR,包括应用维生素 K_1、输注新鲜冰冻血浆、凝血酶原浓缩物或重组凝血因子Ⅶa。应用维生素 K_1,避免剂量过高,使 INR 降至安全范围即可,避免重新应用华法林时产生抵抗。维生素 K_1 可以静脉、皮下或口服应用,静脉注射可能会发生过敏反应。口服应用安全,但起效较慢。当 INR 范围在 5.0~10.0 时,可予维生素 $K_1$1.0~2.5mg,当 INR 在 10.0 以上时,则需用更大剂量的维生素 $K_1$5.0mg。当需要迅速逆转抗凝作用时,可静脉内缓慢注射维生素 K_1。当大剂量应用维生素 K_1 后,继续进行华法林治疗时,可以给予肝素直至维生素 K_1 的作用被逆转,恢复对华法林治疗的反应。

服用华法林出现轻微出血而 INR 在目标范围内时,不必立即停药或减量,应寻找原因并加强监测。患者若出现与华法林相关的严重出血,首先立即停药,输注凝血酶原复合物迅速逆转抗凝,静脉注射维生素 $K_1$5.0~10.0mg。

(五) 不良反应

1. 出血 抗凝治疗可增加患者出血风险,因此在治疗前以及治疗过程中应注意对患者出血风险进行动态评估,并确定相应的治疗方案。华法林导致出血事件的发生率因不同治疗人群而不同。在非瓣膜病心房颤动患者的前瞻性临床研究中,华法林目标为 INR 2~3 时严重出血的发生率为每年 1.4%~3.4%,颅内出血的发生率为每年 0.4%~0.8%。出血可以表现为轻微出血和严重出血,轻微出血包括鼻出血、牙龈出血、皮肤黏膜瘀斑、月经过多等;严重出血可表现为肉眼血尿、消化道出血,最重为颅内出血。

服用华法林患者的出血风险与抗凝强度、抗凝管理、INR 的稳定性等相关;与患者相关的出血危险因素如既往出血史、年龄、肿瘤、肝脏和肾脏功能不全、卒中史、酗酒、合并用药尤其是抗血小板药物及非甾体抗炎药等相关。

2. 非出血不良反应 除了出血外,华法林还有罕见的不良反应。如急性血栓形成,包括皮肤坏死和肢体坏疽。通常在用药的第 3~8 天出现,可能与蛋白 C 和蛋白 S 缺乏有关。此外华法林还能干扰骨蛋白的合成,导致骨质疏松和血管钙化。

(六) 抗凝治疗的管理

虽然华法林有很多局限性,剂量调整和监测都比较繁琐,但通过专科门诊对患者随访和教育并进行系统化管理能够明显增强患者的依从性和用药的安全性。INR 即时检测技术(point-of-care test, POCT),简化了抗凝治疗的检测流程,为门诊、急诊快速检测以及家庭监测 INR 提供便利。临床研究显示,与每月进行 1 次中心实验室的检测相比,服用华法林的患者应用 POCT 进行家庭自我监测至少同样安全、有效。有条件的医院应该成立抗凝门诊,以便对使用抗凝药的患者进行系统化的管理。

六、新型口服抗凝药

(一) 新型口服抗凝药的品种,药代动力学和药效学特点

1. 目前 NOAC 均作用在凝血瀑布中的单靶点,主要是活化的因子 X (Xa)和因子 II(凝血酶原),分别为 Xa 抑制剂和直接凝血酶抑制剂。

2. 目前在非瓣膜病性房颤中经过临床试验取得循证医学证据并在欧美国家获得批准的药物有直接凝血酶抑制剂达比加群、Xa 抑制剂利伐沙班、阿派沙班和艾多沙班。其中达比加群、利伐沙班获得我国食品药品监督管理局的批准,用于非瓣膜病房颤的血栓栓塞预防。

3. 新型口服抗凝药的药代动力学特点见表 6-3。所有 NOAC 的半衰期均较短,服用简单,不需常规凝血化验监测,不需常规调整剂量,较少食物或药物相互作用。

4. 与华法林全部经肝脏代谢不同,NOAC 有程度不同的肾脏排泄,因此所有 NOAC 的临床试验均未入选严重肾功能不全(肌酐清除率≤30ml/min)的患者。

5. 应了解每种 NOAC 的药代动力学特点,以及可能发生的药物相互作用,以利于临床选择并进行随访。影响新型口服抗凝药的主要代谢途径涉及 p- 糖蛋白和 CYP3A4。凡是经过这些途径代谢的药物理论上有可能与新型抗凝药发生相互作用,但品种较华法林少得多。

(二) 适用人群

1. 所有 NOAC 仅适用于具有危险因素的非瓣膜病房颤患者。凡是具有抗凝指征的非瓣膜病房颤患者都可使用 NOAC。由于其疗效、安全性和使用方便等特点,可以优先于华法林使用。

表6-3 不同新型口服抗凝药的药代动力学

	达比加群	阿哌沙班	艾多沙班	利伐沙班
生物利用度	3%~7%	50%	62%	单独服用:66% 与食物同服:100%
前体药物	是	否	否	否
非肾脏/肾脏清除率(指肾功能正常时)	20%/80%	73%/27%	50%/50%	65%/35%
肝脏代谢:CYP3A4参与	否	是(清除,中度作用)	微弱(<4%)	是(清除,中度作用)
进食对吸收影响	无影响	无影响	增加6%~22%	增加39%
推荐与食同服	否	否	否	必须
PPIs或H2受体阻断剂对吸收影响	减少12%~30%(对临床无影响)	无影响	无影响	无影响
亚洲种族	增加25%	无影响	无影响	无影响
胃肠耐受性	消化不良(5%~10%)	正常	正常	正常
清除半衰期(小时)	12~17	12	10~14	5~9(青年) 11~13(老年)

注:PPI:质子泵抑制剂

非瓣膜病房颤是指除外心脏人工机械瓣膜和中度至重度二尖瓣狭窄（通常为风湿性心脏病起源）而发生的房颤。NOAC 尚无用于瓣膜病房颤的证据。置入人工机械瓣膜是使用任何新型口服抗凝药的绝对禁忌证。房颤合并瓣膜病变患者使用 NOAC 的适应证与禁忌证见表 6-4。

表 6-4　房颤合并瓣膜病变患者使用
NOAC 的适应证与禁忌证

	适应证	禁忌证
人工机械瓣膜		√
中至重度二尖瓣狭窄（通常为风湿性心脏病起源）		√
中至重度其他自体瓣膜病变	√	
重度主动脉瓣狭窄	√	
	数据有限，绝大多数将行介入治疗	
生物瓣膜	√	
	术后前 3 个月除外	
二尖瓣修复	√	
	术后前 3~6 个月除外	
PTAV 和 TAVI	√	
	尚无前瞻性研究；也许需要与单联或双联抗血小板药物合用；注意出血风险	
肥厚型心肌病	√	
	尚无前瞻性研究	

2. NOAC 原则上不可用于严重肾功能不全的患者。

（三）起始用药和剂量选择

1. 所有患者在开始服用 NOAC 之前，都应进行 HA_2DS_2-VASc 评分、出血危险因素评估，对抗凝治疗指征及出血风险进行评估。

2. 根据患者的具体情况确定是否使用新型口服抗凝药及其种类。要按照我国食品药品监督管理局批准的适应证使用。应给患者建立服药卡片，以利抗凝管理。

3. 用药前应进行必要的检查，特别是血常规、凝血指标和肝肾功能。

4. 应使用新型口服抗凝药在房颤抗凝临床试验中的所证实的有效剂量，即达比加群酯每次 150mg，每日 2 次或每次 110mg，每日 2 次；利伐沙班每次 20mg，每日 1 次，阿派沙班每次 5mg，每日 2 次。艾多沙班每次 60mg，每日 1 次。

5. 以下情况应考虑使用低剂量

（1）对高龄（>80 岁），或肌酐清除率 30~49ml/min，或出血风险高，或同时使用有相互作用的药物（如维拉帕米）者，达比加群应使用每次 110mg，每日 2 次。

（2）对肌酐清除率 30 ~49ml/min，或出血评分高者，利伐沙班应使用每次 15mg，每日 1 次。

（3）具备高龄（>80 岁），血肌酐 $\geq$ 1.5mg（133μmol/L），体重 $\leq$ 60kg 中 2 项者，阿派沙班应使用每次 2.5mg 每日 2 次。

（4）对肌酐清除率 15 ~49ml/min，艾多沙班应使用每次 30mg，每日 1 次。

（5）其他出血高危的患者。

（6）因病情需要联合抗血小板药物治疗的患者。

6. 已经使用华法林抗凝治疗的患者，停用华法林后，若 INR<2.0，可立即换用新型口服抗凝药；INR2.0~2.5 之间，最好第 2 日给药；INR>2.5，应监测 INR 变化，待 INR<2.5 后按上述办法换药。

（四）与其他抗栓药的桥接

使用普通肝素抗凝的患者，可在停用肝素后立即使用 NOAC，肾功能不好者可延迟数小时；使用低分子量肝素者，可在下次应该用药时换用 NOAC；使用口服抗血小板药物者，可直接换用 NOAC。

（五）用药依从性和随访监测

1. NOAC 半衰期短，用药后 12~24 小时作用即可消失，因此必须保证患者服药的依从性，以免因药效下降而发生血栓栓塞。应进行适当的宣教，加强患者及其亲友对按时服药重要性的认识。

2. 如果发生漏服，每日 2 次用药的药物漏服 6 小时以内，应该补服前次漏服的剂量，对于高卒中风险和低出血风险的患者，补服药物可延长至下次计划服药时间。每日 1 次用药的药物漏服 12 小时以内，应该补服前次漏服的剂量。超过此期限，不再补服，而且下一次仍使用原来剂量，不要加倍。

3. 如果忘记是否已经服用，每日 1 次的药物，若出血风险较低或栓塞风险较高（$CHA_2DS_2\text{-}VASc \geq 3$），可再服一次，以后按正常服用。若出血风险较高或栓塞风险较低（$CHA_2DS_2\text{-}VASc \leq 2$），可下次按正常服用。每日 2 次的药物下次按常规时间和剂量服用。

4. 如果不慎服用了 2 倍的剂量，每日 1 次的药物可按原计划在 24 小时后继续服用原剂量；每日 2 次的药物，停服 1 次，在 24 小时后开始按原剂量服用。

5. 严重超量服用 NOAC（>2 倍），需要立即到医院就诊，以便严密观察有无出血发生。

6. 服用 NOAC 不需常规进行有关凝血的化验检查。但若发生严重出血，血栓事件，需要急诊手术，肝肾功能不全，怀疑药物相互作用或过量服用时，可进行相应检测。服用达比加群酯者,aPTT>2 倍正常上限,服用利伐沙班者,PT(需用敏感试剂)≥2 倍正常上限,说明出血风险增加。

7. 服用新型口服抗凝药需对患者进行定期随访,至少每 3 个月 1 次。每次随访应了解是否有血栓栓塞和出血事件,药物不良反应,用药依从性和合并用药。

8. 对正常肾功能者每年进行 1 次血常规和肝肾功能检查,如果肾功能受损(CrCl≤60ml/min),需每 10 个月复查。在年龄≥75~80 岁的老年人或全身情况较差的患者,需至少每 6 个月复查。并根据肾功能改变对剂量作相应的调整。对于使用达比加群或艾多沙班的患者,由于主要通过肾脏清除,监测肾功能尤为重要。急性疾病(如感染、急性心力衰竭等)对肾功能常会有短暂影响,在这种情况下应重新评估肾功能。

(六) 出血的处理

1. 发生出血后应立刻了解患者前次口服抗凝药的时间和种类。

2. 由于新型口服抗凝药的半衰期都很短,所以停药时间越长,药物作用越弱。停药 12~24 小时后可基本恢复正常凝血功能。但若肾功能减低,这一时间会相应延长。

3. 如果是小出血,可以延迟或暂停一次药物,观察出血情况,确定以后是否继续服用。注意是否同时应用具有相互作用的药物。

4. 发生非致命性大出血,应立即采用压迫止血或外科止血,补充血容量,必要时给予补充红细胞、血小板或新鲜血浆。对达比加群酯还可采用利尿和透析。

5. 发生危及生命的大出血,除上述措施外,可考虑给予凝血酶原复合物浓缩剂,活化因子Ⅶa 等药物。

6. 危及生命的出血或经一般处理仍不能控制的大出血可考虑应用 NOAC 逆转剂。

达比加群特异性逆转剂（idarucizumab），是一种无活性的凝血酶类似物特异性结合达比加群的人源性抗体片段，已经完成Ⅲ期临床试验，并获美国 FDA 及欧盟委员会批准上市。我国也在加快审批中。Idarucizumab 与达比加群快速结合、解离慢，接近不可逆结合，与凝血酶的结合力是达比加群的 350 倍，可以与游离态及结合态的达比加群结合，静脉注射数分钟内达到峰值，继之被快速清除。在 REVERSE-AD 试验中证实其能在数分钟完全逆转达比加群的抗凝作用。

Andexanet alfa 是一种直接或间接 Xa 抑制剂抗凝作用的逆转剂，是一种经过酶解无活性的重组 Xa 因子蛋白，与 Xa 抑制剂有高度亲和力，按照 1∶1 化学当量的比率结合，恢复内源性 Xa 活性，降低抗凝活性。目前已完成Ⅲ期临床试验，尚未批准上市。

Aripazine 是一种合成的小分子物质（D- 精氨酸化合物），可以广泛地拮抗肝素、低分子肝素和新型口服抗凝药。它可以通过非共价氢键和电子交换与抗凝药结合。目前正在进行Ⅱ期临床试验。

7. 出血以后是否恢复抗凝治疗要因人因病而异。要仔细评估血栓栓塞和出血的风险。原则上，如果发生了危及生命的大出血，将视为抗凝治疗的禁忌证。

七、抗血小板治疗

阿司匹林在房颤患者的卒中预防的疗效一直备受争议。早年的荟萃分析显示：与安慰剂相比抗血小板治疗减少了 22% 的卒中。但其后的研究未能证实阿司匹林在房颤卒中预防的疗效，并且出血的风险不比华法林及 NOAC 少，尤其是高龄患者。故不主张用抗血小板制剂作为房颤卒中预防。

八、 特殊人群的抗凝治疗

(一) 慢性肾脏疾病合并房颤患者的抗凝治疗

慢性肾脏疾病(CKD)指多种病因导致的肾脏结构或功能改变,伴或不伴肾小球滤过率(GFR)下降,可表现为肾脏损伤指标异常或病理检查异常。

CKD会影响患者血小板聚集能力和凝血功能,同时肾脏排泄能力减低又会影响经肾脏代谢的药物。CKD既是出血危险因素,又是血栓事件的危险因素。

1. 华法林

(1) 适应证选择:华法林治疗可显著降低CKD患者的卒中或血栓栓塞风险,但也显著增加出血风险。需仔细评估华法林治疗带来的净临床效应。对于透析患者尽管未证实华法林会使患者获益,但是华法林可能是目前较合适的选择。

(2) 剂量:华法林几乎完全通过肝脏代谢清除,代谢产物仅有微弱抗凝作用,通过肾脏排泄,肾功能不全患者根据INR调整剂量。

(3) 监测:由于CKD患者出血风险增加,需要监测INR。透析患者由于营养不良、频繁使用抗生素以及胆固醇代谢异常导致的维生素K缺乏可能会出现对华法林的治疗反应波动,需要加强监测。

2. 新型口服抗凝药物(NOAC)

(1) 适应证:对非瓣膜病房颤合并轻或中度CKD患者,可以选择新型口服抗凝药。达比加群酯不推荐用于肌酐清除率 <30ml/min的患者。阿哌沙班、利伐沙班和艾多沙班不推荐用于肌酐清除率 <15ml/min的患者。所有NOAC不能用于透析患者。

(2) 剂量调整:NOAC部分通过肾脏清除,CKD患者需要根据肌酐清除率调整剂量。达比加群酯80%通过肾脏清除,阿哌沙班 27% 通过肾脏清除,利伐沙班 35% 通过肾脏清除,肾功能的波动可能对药物的清除有潜在影响。肌酐清除率 30~49ml/min 时 NOAC 应采用低剂量,达比加群酯每次 110mg,每日 2 次;利伐沙班达每次 15mg,每日 1 次。

(二)围术期患者的抗凝治疗

1. 华法林

(1) 手术前:正在接受华法林治疗的房颤患者在手术前需暂时停药。若非急诊手术,一般需要在术前 5 天左右(约 5 个半衰期)停用华法林,并使 INR 降低至 1.5 以下。若 INR>1.5 但患者需要及早手术,可予患者口服小剂量(1~2mg)维生素 K_1,使 INR 尽快恢复正常。

服用华法林治疗的心房颤动患者,如存在较高血栓栓塞风险,建议桥接治疗。中度血栓栓塞风险的患者,术前应用低剂量普通肝素(unfractionated heparin,UFH)5000U 皮下注射或预防剂量的低分子肝素(low molecular weight heparin,LMWH)皮下注射,具有高度血栓栓塞风险的患者,当 INR 下降时,开始全剂量 UFH 或治疗剂量的 LMWH 治疗。术前持续静脉应用 UFH 至术前 6 小时停药。皮下注射 UFH 或 LMWH,术前 24 小时停用。

(2) 手术后:根据手术出血的情况,在术后 12~24 小时重新开始抗凝治疗,出血风险高的手术,可延迟到术后 48~72 小时再重启抗凝治疗,术后起始可用 UFH 或 LMWH 与华法林重叠。华法林抗凝达标后,停用 UFH 或 LMWH。

2. 新型口服抗凝药物

服用 NOAC 的患者,由于其可预测的抗凝效果,起效快,半衰期较短,停药后作用消除快,在手术前短期停药和手术后重新服用时不需要桥接治疗。

(1) 手术前:根据出血风险及肾功能状态决定 NOAC 停用的时间。

当无临床重要出血危险,且即使出血也可进行适当的局部压迫治疗,如一些口腔科的手术或白内障、青光眼手术,可以在 NOAC 抗凝治疗的谷值浓度时进行手术(如最近一次服药 12 小时或 24 小时之后,根据每日 2 次或每日 1 次服药而定)。

肾功能正常的患者有轻微出血风险的择期手术,推荐在手术前 24 小时停服 NOAC;对有大出血风险的手术,推荐手术前 48 小时停服 NOAC。

服用利伐沙班且肌酐清除率在 15~30ml/min 的患者,出血风险低危及高危停药时间分别为 36 小时或 48 小时。

服用达比加群酯的患者,无论操作出血风险的高低,主要依据患者肾功能的情况,术前 24~96 小时停药。

(2) 手术后:如果手术后即刻能够完全止血,可在 6~8 小时后开始服用 NOAC。大多数外科手术后 48~72 小时再重启抗凝治疗。

(三) 房颤射频消融、植入器械围术期抗凝治疗

1. 射频消融术前 房颤持续时间不详或≥48 小时的患者,需应用华法林达标或新型口服抗凝药物至少 3 周或行经食管超声排除心房内血栓。华法林抗凝达标者术前不需要停药,维持 INR2.0~2.5。新型口服抗凝药物可以术前 12~24 小时停用或不停用。

2. 射频消融术中 术中房间隔穿刺前或穿刺后即刻给予普通肝素,并维持 ACT 在 300~400 秒。

3. 射频消融术后 术后如果止血充分,且已证实无心包积液,鞘管拔出 3~4 小时后恢复使用 NOAC 或华法林。消融后应用华法林或 NOAC 抗凝治疗至少 2 个月。此后是否需要长期抗凝取决于栓塞危险因素。

4. 植入器械围术期 对于植入器械(如起搏器)者,近年来的研究报道,围术期不停用华法林,可减少出血及血栓事件。对于服用 NOAC 的患者,目前无证据支持围术期不停用 NOAC 的益处,仍应遵从围术期流程,术前根据出血风险及肌酐清除率停用 NOAC12~48 小时,不需要桥

接治疗,术后数小时至 2 天(根据 CHA_2DS_2-VASc 危险评分)重新启用抗凝药。

(四)房颤合并冠心病的抗栓治疗

1. 房颤合并冠心病拟行急诊或择期经皮冠状动脉介入术(percutaneous transluminal coronary intervention,PCI) 使用华法林的患者在接受择期或紧急 PCI 时应继续使用。但不清楚对 NOAC 是否可以这样做,因为所有的临床试验中,接受 NOAC 治疗的患者在行 PCI 时均建议停用。故目前仍建议择期 PCI 时,应停用 NOAC 最好 24 小时以上。

2. 房颤合并急性冠状动脉综合征(ACS)和(或)PCI后的抗栓治疗 房颤患者合并 ACS 和(或)PCI 术后,在抗凝治疗基础上加用单个或双联抗血小板药物治疗可减少房颤卒中及冠脉事件的发生,但增加出血风险。联合抗栓治疗的方式、剂量及联合治疗的时程尚缺乏循证医学证据。目前的建议基于小规模研究、回顾性分析及专家共识。

一项基于华法林的联合抗栓治疗前瞻性研究(WOEST)是评价两联(华法林加氯吡格雷)与三联抗栓治疗(华法林加阿司匹林联合氯吡格雷)安全性及有效性的前瞻性研究,显示华法林加氯吡格雷组较三联抗栓的出血事件减少,并且栓塞等心血管事件亦较三联治疗减少。

新近公布的基于利伐沙班的随机前瞻性评价联合抗栓策略的研究(PIONEER-PCI)评价三种不同的联合抗栓治疗方法的安全性及有效性。研究显示两种不同剂量利伐沙班(利伐沙班每日 15mg 加氯吡格雷;利伐沙班每次 2.5mg,每日 2 次,联合双联抗血小板)比传统的三联抗栓(华法林加双联抗血小板)减少 TIMI 大出血、小出血或临床相关出血。卒中、心肌梗死、心血管死亡事件三组间无显著差异。至此,以华法林或利伐沙班为基础的两联治疗比华法林为基础的三联抗栓治疗明确减少出血风险。但两联治疗比三联治疗在减少卒中、心肌梗死及心血管死亡方面是否具有相似或减少的趋势目前研究的样本量尚不能得出确定结论。

3. **房颤合并 ACS 和(或)PCI 目前建议** 推荐应用新一代药物涂层支架;尽量缩短三联抗栓治疗的时间;尽量采用桡动脉入路,以减少出血风险;必要时联用质子泵抑制剂或 H_2 受体拮抗剂,减少消化道出血风险。

(1) 需要抗凝治疗的房颤合并急性冠脉综合征患者联合抗栓治疗建议:

1) 出血风险高:三联抗栓治疗(华法林或 NOAC、阿司匹林联合氯吡格雷)1 个月,其后应用华法林或 NOAC 与一种抗血小板药物(阿司匹林或氯吡格雷)的两联抗栓治疗至 ACS 和(或)PCI 术后 1 年。

2) 出血风险低:三联抗栓治疗 6 个月,其后应用华法林或 NOAC 与一种抗血小板药物(阿司匹林或氯吡格雷)的两联抗栓治疗至 ACS 和(或)PCI 术后 1 年。

(2) 需要抗凝治疗的房颤合并择期 PCI 患者联合抗栓治疗建议:

1) 出血风险高:三联抗栓治疗 1 个月,其后应用华法林或 NOAC 与一种抗血小板药物(阿司匹林或氯吡格雷)的两联抗栓治疗至 PCI 术后 6 个月。其后单用口服抗凝药。

2) 出血风险低:三联抗栓治疗 1 个月,其后应用华法林或 NOAC 与一种抗血小板药物(阿司匹林或氯吡格雷)的两联抗栓治疗至 PCI 术后 1 年。

4. **房颤合并稳定性冠心病或动脉粥样硬化** 房颤患者合并稳定性冠心病(ACS 或 PCI 后 1 年)、颈动脉粥样硬化性疾病或外周动脉病时,其最佳抗凝治疗策略尚有待探讨。虽然一些学者建议联合应用抗血小板药(特别是阿司匹林)与华法林,但现有研究提示在华法林治疗基础上加用阿司匹林并不能进一步降低卒中与心肌梗死发生率,却显著增加出血事件风险。冠心病患者单独应用华法林进行二级预防至少与阿司匹林等效。NOAC 比华法林的优势在房颤伴稳定冠心病患者中应该是一致的。对于所有稳定冠心病合并房颤的患者,均推荐口服抗凝药单药治疗,除非患者冠脉事件风险非常高,且出血风险较低,否则不主张口服抗凝药联合抗血小板治疗。

5. 房颤合并肥厚型心肌病的抗凝治疗 肥厚型心肌病合并房颤血栓栓塞事件发生率高,不需要进行 $CHA_2DS_2\text{-}VAS_c$ 评分,均应抗凝治疗。

6. 房颤复律时的抗凝治疗 在房颤持续时间 >48 小时或持续时间不明的患者中,拟行择期心脏复律前应使用剂量调整的华法林(INR2.0~3.0)或 NOAC 进行至少 3 周的抗栓治疗。或经食管超声检查无左心房或心耳血栓,在抗凝治疗下,提前进行转律治疗(不必等待 3 周的抗凝)。复律后继续进行 4 周的抗凝治疗。其后,具有栓塞危险因素的患者,继续长期抗凝治疗。

房颤发作 <48 小时的患者在应用普通肝素或低分子肝素或 NOAC 治疗下可直接进行心脏复律。转律后无论有合栓塞危险因素继续进行 4 周的抗凝。其后,具有卒中危险因素的患者,长期抗凝治疗。

房颤发生 >48 小时且伴血流动力学不稳定(心绞痛、心肌梗死、休克或肺水肿)应立即进行心脏复律,尽快启动抗凝治疗。复律后继续抗凝治疗。口服抗凝治疗的持续时间(4 周或长期)取决于患者是否存在卒中的危险因素。

7. 房颤患者发生卒中后的抗凝治疗 抗凝治疗可有效预防房颤患者发生卒中。房颤相关卒中早期复发率高,卒中后 7~14 天内应用非口服抗凝药未降低卒中复发,但显著增加出血,并且死亡率及致残率两者相似。目前对房颤患者卒中后的急性期抗凝治疗的安全性和有效性研究较少。

荟萃分析显示房颤患者卒中急性期使用抗凝治疗并不优于阿司匹林,出血风险显著增加。

研究显示,大面积缺血性卒中后即刻应用非口服抗凝药增加出血风险,且未能降低卒中复发率;小面积卒中、短暂性脑缺血后即刻应用或持续应用抗凝治疗获益大于风险。

房颤发生卒中后急性期启用抗凝药的时机取决于卒中的严重性,在未启用抗凝药前,可应用抗血小板药物。具体建议如下:

(1) 短暂性脑缺血患者,第 1 天时启用抗凝药。

(2) 轻度卒中[NIHSS 评分(national institutte of health stroke severity scale)<8 分]患者,第 3 天启用抗凝药。

(3) 中度卒中(NIHSS 8~15 分)患者,第 6 天影像学评估未见出血转化时,启用抗凝药。

(4) 重度卒中(NIHSS>16 分)患者,第 12 天影像学评估未见出血转化时,启用抗凝药。

(5) 不建议给正在使用抗凝治疗的卒中患者进行溶栓治疗。

(6) 房颤相关卒中长期口服抗凝药华法林、NOAC 明确获益。NOAC 在减少颅内出血、出血性卒中更具优势。

九、 左心耳封堵在房颤卒中预防的应用

左心耳是房颤血栓栓塞的主要来源,90%~100% 的非风湿性心脏病房颤患者血栓可能来源于左心耳,封闭左心耳理论上是预防房颤患者栓塞并发症的有效途径之一。

左心耳封堵的应用经验有限,主要来自观察性研究和注册研究的信息。仅有两项前瞻性随机对照研究,比较了 WATCHMAN 装置与华法林预防房颤患者血栓栓塞事件的有效性和安全性,研究显示 WATCHMAN 装置预防缺血性卒中不劣于华法林,且较低的出血率。左心耳封堵还需要进行有统计学把握度的对照研究评价真正不适用抗凝药或正在服用抗凝药出现卒中的患者左心耳封堵的有效性和安全性。此外也有待于将左心耳封堵与 NOAC 进行比较。

左心耳封堵在房颤卒中预防的应用可能适用于:对于 CHA_2DS_2-VASc 评分 ≥2 的非瓣膜性房颤患者,如具有下列情况之一:①不适合长期规范抗凝治疗;②长期规范抗凝治疗的基础上仍发生脑卒中或栓塞事件;③ HAS-BLED 评分 ≥3;术前应做相关影像学检查以明确左心耳结构特征,以便除外左心耳结构不适宜手术者。考虑到经皮左心耳封堵术的初期学习曲线及风险,建议在心外科条件较好的医院开展此项技术。

十、 房颤卒中预防的总体治疗建议

在房颤卒中预防治疗推荐等级上,本规范采用国内外指南常用方法,即Ⅰ类:有充分证据证明符合该适应证的患者能获益;Ⅱa类:有较充分证据证明患者能获益;Ⅱb类:该类适应证的患者可能获益,但证据尚不充分或有争议;Ⅲ类,该类适应证患者不能获益或有害,证据等级也按惯例分为 A,B,C 三类。A:大量的临床随机对照试验数据提供了充分一致的证据。B:临床随机对照试验提供了充分的证据,但临床试验数据(包括试验个数和病例数)有限尚未达到 A 级的标准。C:专家共识。

(一) Ⅰ类推荐

1. 根据发生血栓栓塞风险选择抗栓治疗(B)。

2. CHA_2DS_2-VASc 评分≥2 或有卒中或短暂性脑缺血病史,在充分风险评估并与患者沟通后可选择:①华法林(INR2.0~3.0)(A);② NOAC(A)。

3. 有抗凝治疗适应证,在使用华法林治疗时难以控制 INR 达到目标治疗范围(2.0~3.0)或不能常规监测 INR(每月至少 1 次),或华法林严重副作用及其他禁忌时,可选用新型口服抗凝药(A)。

4. 机械瓣术后/风湿性二尖瓣狭窄,建议应用华法林抗凝,INR 目标值根据瓣膜类型及部位来决定(B)。

5. 使用直接凝血酶抑制剂或 Xa 因子抑制剂前应评估肾功能,此后每年至少 1 次重新评估(B)。

6. 定期再评估卒中和出血的风险及药物的副作用,并据此调整原抗凝治疗方案(C)。

(二) Ⅱa类推荐

1. 有抗凝治疗适应证,颅内出血风险较高的患者,可选用 NOACs（B）。

2. 有抗凝治疗适应证,伴终末期肾病(肌酐清除率 <15ml/min)或透析治疗的患者;可用华法林抗凝(B)。

(三) Ⅱb 类推荐

有抗凝治疗适应证,但不适合长期规范抗凝治疗;或长期规范抗凝治疗的基础上仍发生脑卒中或栓塞事件,可行经皮左心耳封堵术预防血栓栓塞事件(C)。

(四) Ⅲ 类推荐

1. 服用华法林后,INR 控制较好,且无明显副作用,应推荐继续使用华法林而无必要更换为 NOAC(C)。

2. 对严重肾功能损害(肌酐清除率 <15ml/min)者,不应使用 NOACs(C)。

参考文献

[1] 周自强,胡大一,陈捷,等.中国心房颤动现状的流行病学研究.中华内科杂志,2004,43(7):491-494.

[2] Hu D,Sun Y. Epidemiology,Risk Factors for Stroke,and Management of Atrial Fibrillation in China. J Am Coll Cardiol, 2008,52(10):865-868.

[3] Hirsh J,Fuster V,Ansell J,et al. American Heart Association/ American College of Cardiology Foundation. American Heart Association/American College of Cardiology Foundation guide to warfarin therapy. J Am Coll Cardiol,2003,41(9):1633-1652.

[4] The Stroke Prevention in Atrial Fibrillation Investigators. The stroke prevention in atrial fibrillation study:final results.[No authors listed]Circulation,1991,84(2):527-539.

[5] Carabello BA. Modern Management of mitral stenosis. Circulation,2005,112(3):432-437.

[6] Diker E,Aydogdu S,Ozdemir M,et al. Prevalence and predictors of atrial fibrillation in rheumatic valvular heatrt disease. Am J

cardiol, 1996, 77 (1): 96-98.

[7] Nguyen TN, Hilmer SN, Cumming RG. Review of epidemiology and management of atrial fibrillation in developing countries. Int J Cardiol, 2013, 167 (6): 2412-2420.

[8] Levy S, Maarek M, Coumel P, et al. Characterization of different subsets of atrial fibrillation in general practice in France: the ALFA study. The College of French Cardiologists.. Circulation, 1999, 99 (23): 3028-3035.

[9] Krahn AD, Manfreda J, Tate RB, et al. The natural history of atrial fibrillation: incidence, risk factors, and prognosis in the Manitoba Follow-Up Study. Am J Med, 1995, 98 (5): 476-484.

[10] Risk factors for stroke and efficacy of antithrombotic therapy in atrial fibrillation: Analysis of pooled data from five randomized controlled trials. Arch Intern Med, 1994, 154 (13): 1449-1457.

[11] Flegel KM, Shipley MJ, Rose G. Risk of stroke in non-rheumatic atrial fibrillation. Lancet, 1987, 1 (8532): 526-529.

[12] Friberg L, Rosenqvist M, Lip G. Net clinical benefit of warfarin in patients with atrial fibrillation: A report from the Swedish Atrial Fibrillation cohort study. Circulation, 2012, 125 (19): 2298-2307.

[13] Friberg L, Rosenqvist M, Lip GY. Evaluation of risk stratification schemes for ischaemic stroke and bleeding in 182 678 patients with atrial fibrillation: the Swedish Atrial Fibrillation cohort study. EurHeartJ, 2012, 33 (12): 1500-1510.

[14] Siu CW, Lip GY, Lam KF, et al. Risk of stroke and intracranial hemorrhage in 9727 Chinese with atrial fibrillation in Hong Kong. Heart Rhythm, 2014, 11 (8): 1401-1408.

[15] Chao TF, Liu CJ, Wang KL, et al. Using the CHA2DS2-VASc score for refining stroke risk stratification in 'low-risk' Asian patients with atrial fibrillation. J Am Coll Cardiol, 2014, 64 (16): 1658-1665.

[16] Joint Task Force on the Management of Valvular Heart Disease of the European Society of Cardiology (ESC), European Association for Cardio-Thoracic Surgery (EACTS), Vahanian A, et al. Guidelines on the management of valvular heart disease (version 2012). Eur Heart J, 2012, 33 (19): 2451-2496.

[17] January CT, Wann LS, Alpert JS, et al. 2014 AHA/ACC/HRS

guideline for the management of patients with atrial fibrillation: a report of the American College of Cardiology/American Heart Association Task Force on Practice Guidelines and the Heart Rhythm Society. J Am Coll Cardiol,2014,64(21):e1-76.

[18] Wagstaff AJ,Overvad TF,Lip GY,et al. Is female sex a risk factor for stroke and thromboembolism in patients with atrial fibrillation? A systematic review and meta-analysis. OJM,2014, 107(12):955-967.

[19] Camm AJ,Kirchhof P,Lip GYH,et al. Guidelines for the management of atrial fibrillation. Eur Heart J,2010,31(19): 2369-2429.

[20] European Heart Rhythm Association; European Association for Cardio-Thoracic Surgery,Camm AJ,Kirchhof P,et al. Guidelines for the management of atrial fibrillation:the Task Force for the Management of Atrial Fibrillation of the European Society of Cardiology(ESC). Eur Heart J,2010,31(19):2369-2429.

[21] Yang YM,Shao XH,Zhu J,et al.One-Year Outcomes of Emergency Department Patients With Atrial Fibrillation:A Prospective,Multicenter Registry in China.Angiology,2015,66 (8):745-752.

[22] Lip GY,Wang KL,Chiang CE.. Non-vitamin K antagonist oral anticoagulants for stroke prevention in Asian patients with atrial fibrillation:Time for a reappraisal. Int J Cardio,2015,180:246-254.

[23] Apostolakis S,Sullivan RM,Olshansky B,et al. Factors affecting quality of anticoagulation control among patients with atrial fibrillation on warfarin:the SAMe-TT2R2 score. Chest,2013, 144(5):1555-1563.

[24] Ruiz-Ortiz M,Bertomeu V,Cequier A,et al. Validation of the SAMe-TT2R2 score in a nationwide population of nonvalvular atrial fibrillation patients on vitamin K antagonists. ThrombHaemost, 2015,114(4):695-701.

[25] Abumuaileq RR,Abu-Assi E,Raposeiras-Roubin S,et al. Evaluation of SAMe-TT2R2 risk score for predicting the quality of anticoagulation control in a real-world cohort of patients with non-valvular atrial fibrillation on vitamin-K antagonists. Europace,2015,17(5):711-717.

[26] Roldán V,Cancio S,Gálvez J,et al. The SAMe-TTR score

predicts poor anticoagulation control in AF patients:a prospective "Real-World" Inception Cohort Study. Am J Med, 2015,128(11):1237-1243.

[27] Breckenridge A. Oral anticoagulant drugs:pharmacokinetic aspects.Semin Hematol,1978,15(1):19-26.

[28] O'Reilly RA,Pool JG,Aggeler PM. Hereditary resistance to coumarin anticoagulant drugs in man and rat. Ann N Y Acad Sci,1968,151(2):913-931.

[29] O'Reilly RA,Aggeler PM,Hoag MS,et al. Hereditary transmission of exceptional resistance to coumarin anticoagulant drugs. The first reported kindred. N Engl J Med,1964,271:809-815

[30] Alving BM,Strickler MP,Knight RD,et al. Hereditary warfarin resistance:investigation of a rare phenomenon. Arch Intern Med,1985,145(3):499-501.

[31] Rieder MJ,Reiner AP,Gage BF,et al. Effect of VKORC1 haplotypes on transcriptional transcriptional regulation and warfarin dose. N Engl J Med,2005,352(22):2285-2293.

[32] Aithal GP,Day CP,Kesteven PJ,et al. Association of polymorphisms in the cytochrome P450 CYP2C9 with warfarin dose requirement and risk of bleeding complications. Lancet, 1999,353(9154):717-719.

[33] Manolopoulos VG,Ragia G,Tavridou A. Pharmacogenetics of coumarinic oral anticoagulants. Pharmacogenomics,2010,11 (4):493-496.

[34] Ageno W,Gallus AS,Wittkowsky A,et al. American College of Chest Physicians. Oral anticoagulant therapy:Antithrombotic Therapy and Prevention of Thrombosis,9th ed:American College of Chest Physicians Evidence-Based Clinical Practice Guidelines. Chest,2012,141(2 Suppl):e44S-88S.

[35] Wessler S,Gitel SN. Warfarin:from bedside to bench. N Engl J Med,1984,311(10):645-652.

[36] Zivelin A,Rao LV,Rapaport SI. Mechanism of the anticoagulant effect of warfarin as evaluated in rabbits by selective depression of individual procoagulant vitamin-K dependent clotting factors. J Clin Invest,1993,92(5):2131-2140.

[37] Patel P,Weitz J,Brooker LA,et al. Decreased thrombin activity of fibrin clots prepared in cord plasma compared to adult

plasma. Pediatr Res,1996,39(5):826-830.

［38］胡大一,张鹤萍,孙艺红,等.华法林与阿司匹林预防非瓣膜性心房颤动患者血栓栓塞的随机对照研究.中华心血管病杂志,2006,34(4):295-298.

［39］Adjusted-dose warfarin versus low-intensity,fixed-dose warfarin plus aspirin for high-risk patients with atrial fibrillation:Stroke Prevention in Atrial Fibrillation Ⅲ randomised clinical trial. Lancet,1996,348(9028):633-638.

［40］Keeling D,Baglin T,Tait C,et al. Guidelines on oral anticoagulation with warfarin-fourth edition. Br J Haematol, 2011,154(3):311-324.

［41］Schulman S,Parpia S,Stewart C,et al. Warfarin dose assessment every 4 weeks versus every 12 weeks in patients with stable international normalized ratios:a randomized trial. Ann Intern Med,2011,155(10):653-659.

［42］White HD,Gruber M,Feyzi J,et al. Comparison of outcomes among patients randomized to warfarin therapy according to anticoagulant control:results from SPORTIF Ⅲ and V. Arch Intern Med,2007,167(3):239-245.

［43］Cannegieter SC,Rosendaal FR,Wintzen AR,et al. Optimal oral anticoagulant therapy in patients with mechanical heart valves. N Engl J Med,1995,333(1):11-17.

［44］Hylek EM,Skates SJ,Sheehan MA,et al. An analysis of the lowest effective intensity of prophylactic anticoagulation for patients with nonrheumatic atrial fi brillation. N Engl J Med,1996,335 (8):540-546.

［45］Garcia DA,Regan S,Crowther M,et al. The risk of hemorrhage among patients with warfarin-associated coagulopathy. J Am Coll Cardiol,2006,47(4):804-808.

［46］Agarwal S,Hachamovitch R,Menon V. Current trial-associated outcomes with warfarin in prevention of stroke in patients with nonvalvular atrial fibrillation:a meta-analysis. Arch Intern Med,2012,172(8):623-631.

［47］Matchar DB,Jacobson A,Dolor R,et al. THINRS Executive Committee and Site Investigators. Effect of home testing of international normalized ratio on clinical events. N Engl J Med, 2010,363(17):1608-1620.

［48］Connolly SJ, Ezekowitz MD, Yusuf S, et al. Dabigatran versus warfarin in patients with atrial fibrillation. N Engl J Med, 2009, 361(12):1139-1151.

［49］Patel MR, Mahaffey KW, Garg J, et al. Rivaroxaban versus warfarin in nonvalvular atrial fibrillation. N Engl J Med, 2011, 365(10):883-891.

［50］Granger CB, Alexander JH, McMurray JJ, et al. Apixaban versus warfarin in patients with atrial fibrillation. N Engl J Med, 2011, 365(11):981-992.

［51］Giugliano RP, Ruff CT, Braunwald E, et al. Edoxaban versus warfarin in patients with atrial fibrillation. N Engl J Med, 2013, 369(22):2093-2104

［52］Heidbuchel H, Verhamme P, Alings M, et al. Updated European Heart Rhythm Association Practical Guide on the use of non-vitamin K antagonistanticoagulants in patients with non-valvular atrial fibrillation. Europace, 2015, 17(10):1467-1507.

［53］Heidbuchel H, Verhamme P, Alings M, et al. European Heart Rhythm Association Practical Guide on the use of new oral anticoagulants in patients with non-valvular atrial fibrillation. Europace, 2013, 15(5):625-651.

［54］Honickel M, Treutler S, van Ryn J, et al.. Reversal of dabigatran anticoagulation ex vivo:Porcine study comparing prothrombin complex concentrates and idarucizumab. ThrombHaemost, 2015, 113(4):728-740.

［55］Pollack CV Jr, Reilly PA, Eikelboom J, et al. Idarucizumab for dabigatran reversal. N Engl J Med, 2015, 373(6):511-520.

［56］Siegal DM, Curnutte JT, Connolly SJ, et al. Andexanet Alfa for the Reversal of Factor Xa Inhibitor Activity N Engl J Med, 2015, 373(25):2413-2424.

［57］Milling TJ Jr, Kaatz S.Preclinical and Clinical Data for Factor Xa and "Universal" Reversal Agents.Am J Med, 2016, 129(11S):S80-S88.

［58］Hart RG, Pearce LA, Aguilar MI. Meta-analysis:Antithrombotic therapy to prevent stroke in patients who have nonvalvular atrial fibrillation. Ann Intern Med, 2007, 146(12):857-867.

［59］van Walraven C, Hart RG, Connolly S, et al. Effect of age on stroke prevention therapy in patients with atrial fibrillation:The atrial fibrillation investigators. Stroke,2009,40(4):1410-1416.

[60] Connolly SJ,Pogue J,Hart RG,et al. Effect of clopidogrel added to aspirin in patients with atrial fibrillation. N Engl J Med,2009, 360(20):2066-2078.

[61] ACTIVE Writing Group of the ACTIVE Investigators, Connolly S,Pogue J,et al. Clopidogrel plus aspirin versus oral anticoagulation for atrial fibrillation in the atrial fibrillation clopidogrel trial with irbesartan for prevention of vascular events (active w):A randomised controlled trial. Lancet,2006,367 (9526):1903-1912.

[62] Quinn TJ,Paolucci S,Sunnerhagen KS,et al. Evidence-based stroke r-ehabilitation:An expanded guidance document from the european stroke organisation(eso) guidelines for management of ischaemic stroke and transient ischaemic attack 2008. J Rehabil Med,2009,41(2):99-111.

[63] Connolly SJ,Eikelboom J,Joyner C,et al. Apixaban in patients with atrial fibrillation. N Engl J Med,2011,364(9):806-817.

[64] Diener HC,Eikelboom J,Connolly SJ,et al. Apixaban versus aspirin in patients with atrial fibrillation and previous stroke or transient ischaemic attack:A predefined subgroup analysis from averroes,a randomised trial. Lancet Neurol,2012,11(3):225-231.

[65] Eikelboom JW,Connolly SJ,Gao P,et al. Stroke risk and efficacy of apixaban in atrial fibrillation patients with moderate chronic kidney disease. J Stroke Cerebrovasc Dis,2012,21(6): 429-435.

[66] Olesen JB,Lip GYH,Kamper A-L,et al. Strokeand bleeding in atrial fibrillation with chronic kidney disease. N Engl J Med, 2012,367(7):625-635.

[67] Marinigh R,Lane DA,Lip GY. Severe renal impairment and stroke prevention in atrial fibrillation:implications for thromboprophylaxis and bleeding risk. J Am CollCardiol,2011, 57(12):1339-1348.

[68] Sticherling C,Marin F,Birnie D,et al. Antithrombotic management in patients undergoing electrophysiological procedures:a European Heart Rhythm Association(EHRA) position document endorsed by the ESCWorking Group Thrombosis,Heart Rhythm Society (HRS),and Asia Pacific Heart Rhythm Society(APHRS).

Europace,2015,17(8):1197-1214.

[69] Dewilde WJ,Oirbans T,Verheugt FW,et al. Use of clopidogrel with or without aspirin in patients taking oral anticoagulant therapy and undergoing percutaneous coronary intervention: an open-label,randomised,controlled trial. Lancet,2013,381 (9872):1107-1115.

[70] Gibson CM,Mehran R,Bode C,et al.Prevention of Bleeding in Patients with Atrial FibrillationUndergoingPCI.N Engl J Med, 2016,375(25):2423-2434.

[71] Blackshear JL,Odell JA. Appendage obliteration to reduce stroke in cardiac surgical patients with atrial fibrillation. Ann ThoracSurg,1996,61(2):755-759.

[72] Kirchhof P,Benussi S,Kotecha D,et al. 2016 ESC Guidelines for the management of atrial fibrillation developed in collaboration with EACTS. Eur Heart J,2016,37(38):2893-2962.

[73] Lam YY,Yip GW,Yu CM,et al. Left atrial appendage closure with Amplatzer cardiac plug for stroke prevention in atrial fibrillation: Initial Asia-Pacific experience. Catheter CardiovascInterv, 2012,79(5):794-800.

[74] Park JW,Bethencourt A,Sievert H,et al. Left atrial appendage closure with Amplatzer cardiac plug in atrial fibrillation:initial European experience. Catheter CardiovascInterv,2011,77(5): 700-706.

[75] Tzikas A,Shakir S,Sievert H,et al. Left atrial appendage occlusion for stroke prevention in atrial fibrillation:multicenter experience with the AMPLATZER Cardiac Plug. EuroIntervention,2016, 11(10):1170-1179.

[76] Reddy VY,Sievert H,Halperin J,et al. Percutaneous leftatrialappendage closure vs warfarin foratrial fibrillation:a randomized clinical trial. JAMA,2014,312(19):1988-1998.

[77] Waksman R,Pendyala LK. Overview of the FDA circulatory system devices panel meetings on WATCHMAN LAA closure therapy. Am J Cardiol,2015,115(3):378-384.

[78] 中华医学会心电生理和起搏分会,中华医学会心血管病学分会,中国医师协会心律学专业委员会. 左心耳干预预防心房颤动患者血栓栓塞事件:目前的认识和建议. 中华心律失常学杂志,2014,18(6):401-415.

7. 中国颈动脉内膜剥脱术指导规范

组　长　焦力群

副组长　余　波

成　员（按姓氏笔画排序）

马晓东　王亚冰　王继跃　史伟浩

佟小光　佟志勇　宋　刚　陈　东

陈　忠　罗　祺　顾宇翔　唐小斌

中国颈动脉内膜剥脱术指导规范目录

颈动脉狭窄是导致脑卒中的常见病因之一，早在 20 世纪 90 年代开始，颈动脉内膜切除术（carotid endarterectomy，CEA）即被视作治疗颈动脉狭窄、预防卒中的有效方法。但在我国开展较晚，因此组织制定中国颈动脉内膜切除术指导规范，其目的在于规范、科学的开展手术，并帮助更多的医生稳妥地开展 CEA。

一、颈动脉狭窄的基础与临床

为了安全有效地治疗颈动脉狭窄，有必要对颈动脉狭窄相关的基础和临床知识有所掌握，现作简要概括。

1. 病因　主要病因是动脉粥样硬化，也有小部分是由于大动脉炎、纤维肌肉结构不良、放疗后纤维化等，这些少见原因所致颈动脉狭窄不适合做 CEA。

2. 病理　颈动脉粥样硬化病变主要累及颈内动脉起始部及颈内、外动脉分叉处，可具有斑块内出血、纤维化、钙化等原因引起各种动脉粥样硬化的病理特点。

3. 发病机制　可能多种机制，包括①动脉栓塞：局部血栓、胆固醇结晶或其他碎屑脱落导致的栓塞；②急性闭塞：斑块破裂导致急性血栓形成；③低灌注缺血：重度狭窄或闭塞造成血流动力学障碍。

4. 临床表现　定位表现包括对侧肢体肌力弱、感觉异常或丧失，同侧单眼盲或视觉 - 空间能力异常，以及同侧同向偏盲等，具有这些定位症状的患者可以称之为症状性颈动脉狭窄；其他临床表现包括头晕、头昏，或反应迟钝、记忆力降低，甚至认知功能障碍等，仅有这些非定位体征的患者被视作无症状性颈动脉狭窄。

5. 辅助检查　确定诊断有赖于有效的辅助检查。全脑血管造影仍是诊断的金标准和 CEA 评估的方法；CT 血管成像（CTA）也具备相似的优势；颈动脉超声在有经验的医院可以获得很好的结果，但需要严格的质控评价；磁共振血管成像（MRA）虽然也可以获得较好的图像质量，但非强化的 MRA 特异性较差。无论何种检查方法，特别强调不应只进行颈动脉检查,其他脑供血动脉和颅内血管也必须检查予以评价。

6. 诊断　建议采用"侧别/症状与否/狭窄度"的组合方式做出规范诊断,例如左侧症状性颈动脉重度狭窄;其中,狭窄度推荐按照 NASCET 方法测量。

7. 颈动脉狭窄的治疗

(1) 药物治疗:包括抗血小板聚集、控制危险因素等,详细内容见国家卫生和计划生育委员会其他相关指导规范。

(2) 颈动脉内膜切除手术(CEA):仍然被视作治疗颈动脉狭窄首要选择,技术细节详见后面内容。

(3) 颈动脉支架血管成形术(carotid artery stenting, CAS):一般被认为是 CEA 的有效替代方法,虽然与 CEA 的对比仍存在争议,但在中国确实得到广泛开展,详细内容见国家卫生和计划生育委员会 CAS 指导规范。

二、CEA 的理论基础

(一) 手术时机

在短暂性脑缺血发作(TIA)或卒中的 2 周内进行干预,可以降低卒中复发的风险,但也有增加再灌注损伤的可能,推荐术前使用磁共振弥散技术排除新生脑梗死的可能,这样对减少再灌注损伤的机会有帮助。

(二) CEA 的临床证据

临床试验证实,对于症状性患者,CEA 使重度狭窄患者 2 年卒中率降低 17%,使中度狭窄患者 5 年卒中率降低 6.3%,均具有预防意义;对于无症状患者,CEA 使重度狭窄患者卒中率降低 10%,同样具有预防意义。

(三) 手术适应证

由于我国没有相关的循证医学证据,因此大部分采用国外相关指南。

1. **症状性患者** 6个月内有过非致残性缺血性卒中或一过性大脑缺血症状(包括大脑半球事件或一过性黑矇),具有低中危外科手术风险;无创性成像证实颈动脉狭窄超过70%,或血管造影发现狭窄超过50%;且预期围术期卒中或死亡率应 <6%。

2. **无症状患者** 颈动脉狭窄程度 >70% 的无症状患者,且预期围术期卒中或死亡率应小于 3%。

3. **慢性完全性闭塞患者** 鉴于该类患者的卒中发生率可能并不高,指南并不推荐对该类患者行 CEA 治疗,但近年来部分中心的闭塞再通尝试似乎有所帮助,因此,建议仅在下述情况下尝试闭塞再通治疗。

(1) 症状性患者。

(2) 脑灌注影像证实闭塞侧大脑半球呈现血流动力学障碍。

(3) 仅在有经验的中心或医生实施。

(4) 建议在严谨的前瞻性临床试验中实施。

4. 在现在药物治疗效果越来越好的情况下,应该更加严格手术适应证,其他因素不建议作为手术指征。

三、 CEA 的相关治疗

(一) 围术期治疗

1. **抗栓治疗** 推荐围术期单一抗血小板治疗,降低血栓形成机会;术中在动脉阻断前给予肝素抗凝,并无固定剂量推荐,术中监测活化部分凝血活酶时间(APTT)或根据体重确定剂量均可,不推荐肝素的中和治疗。

2. 控制危险因素　高血压、高脂血症、糖尿病等必须得到严格控制,尤其是他汀的使用,可以获得长期获益。

3. 其他治疗　有的临床报告表明,术后第一天使用激素或周围神经营养药物,有利于保护颅神经的功能,但没有确切的证据证实。

(二) 麻醉

国内大部分中心采用全麻手术,对于患者自身的感觉体验、术中生命体征的稳定等更为适合;与全麻相比较,局麻能实时观察患者血流阻断后的神经系统体征变化,所以会降低转流的使用率,但是局麻对于术者和麻醉医师的技术要求较高,对患者会带来额外的风险和痛苦,因此,麻醉的选择在于不同中心的习惯,对于无专门培训的医院,建议常规采用全麻方式。

(三) 术中监测与转流技术

CEA 术中推荐进行相应的监测,目的是明确脑血流在阻断和开放颈动脉时的变化,从而降低手术风险。目前主要的监测手段有经颅多普勒超声(transcranial Doppler, TCD)、脑饱和度、残端压、脑电图(EEG)、诱发电位、颈静脉饱和度以及颈静脉乳酸水平等,尚无法确定哪一项特异性和准确性最好,参考国外 Meta 分析结果,推荐残端压与TCD 或 EEG 联合使用能获得最好的监测结果。

四、 颈动脉内膜切除手术方法

1. 标准颈动脉内膜切除手术(standard CEA,sCEA)患者取仰卧位,头偏向对侧,取胸锁乳突肌前直切口,如果病变位置较高,切口上缘应沿下颌缘向后上转折,以避免损伤面神经下颌缘支,依次切开皮肤、皮下及颈阔肌,沿胸锁乳突肌前缘纵行分离,显露颈动脉鞘后,游离暴露出颈总动脉、颈内动脉和颈外动脉,分别阻断甲状腺上动脉、颈外动脉、颈内动脉和颈总动脉。纵行切开颈总动脉及颈内动脉血管壁,剥除颈动脉内膜及斑块,仔细清除附壁的斑块及内中膜组织直至血管壁光滑,远端内膜修剪整齐,部分病例予以缝合固定。连续缝合动脉壁,然后依次开放颈外动脉、颈总动脉及颈内动脉的阻断夹。依次缝合切口,手术结束。sCEA 是 CEA 的基础和标准,适用范围更加广泛,虽然后期有补片成形技术和翻转式 CEA 的诞生,但 sCEA 仍是国内外最主要的手术方式之一。

2. 翻转式颈动脉内膜切除手术(eversion CEA,eCEA) 在分别阻断甲状腺上动脉、颈外动脉、颈内动脉和颈总动脉后,沿颈内动脉起始端横行切断颈内动脉,沿颈内动脉周径环形分离斑块与血管壁,提起颈内动脉血管壁,并用剥离器剥除动脉内膜及斑块,像套袖一般将颈内动脉血管壁向上分离,直至斑块和正常内膜的移行部,锐性切断,去除斑块,然后将颈内动脉壁侧吻合到原切口处。依次缝合切口,手术结束。eCEA 的优点是避免颈内动脉远端的切开和缝合,从而可能降低因缝合导致的再狭窄率。

3. 补片成形修补技术 在 sCEA 中,外科医生很担心由于连续缝合的技术原因,而导致术后管径丢失或远期再狭窄,因此,补片成形修补技术得以使用。采用的补片包括静脉补片和合成材料等,方法是在 sCEA 清除斑块后,先将补片一端固定在切口上缘,然后分别做连续缝合。

4. 改良翻转式颈动脉内膜切除术 Kumar 等对翻转式 CEA 进行了改良,首先从颈总斑块近段纵切动脉,剪到颈内球部分叉处,不横行切断颈内动脉,直接翻转剥离斑块,该方法也取得了较好疗效,但在实际手术中,操作并不简便。

5. CEA 术中需要的转流技术 目的是为了在阻断颈动脉后保持一定的脑血流,从而避免阻断导致的脑梗死。

(1)转流与否的选择:CEA 术中是否需要转流存在一定争议,建议通过有效的术中监测手段来判断是否需要转流,例如,在动脉阻断后,如果 TCD 监测显示同侧大脑中动脉血流降低至 50% 以下,推荐使用转流技术。有一些学者对所有病例均采用转流,但存在转流管损伤动脉内膜等风险;也有的学者对所有病例均不进行转流,代之以大幅度提升血压,但有证据表明,术中血压的大幅度变化可能造成患者心脏功能的损害,存在潜在的风险。

(2) 转流技术:放置转流是在动脉阻断并切开后,一般先放置颈总动脉端,在转流管排气后,再放置颈内动脉端。而在动脉结束缝合前,取出转流管,再进行动脉管腔的排气,最后缝合剩余的几针。

6. 关于几种术式的选择　虽然有几种手术方式,但总体而言,各种方法各有所长,手术技术本身并没有先进与否之分,关键是针对患者的具体情况,个体化选择。

(1) sCEA 与 eCEA:Shah 等 1993~1998 年间的数据表明,eCEA 术后并没有出现 sCEA 术后的远端管径变小的情况,eCEA 的并发症率低于 sCEA,包括死亡率和神经功能缺损率,这一研究与 Koskas 和 Entz 等的前瞻性研究,共同肯定了 eCEA 的优势。但在此之后,Cao 等的文献回顾分析显示,虽然 eCEA 可能对降低再狭窄有所帮助,但对患者卒中或死亡的改善作用并不显著,而且由于病例数尚少,仍无法证明其优越于 sCEA。另一方面,eCEA 也存在一些技术局限性,如缝合操作时间较长,端侧吻合时外翻缝合较为困难等,另外,对于颈总动脉受累广泛的患者,eCEA 难以很好地去除所有斑块。同时,由于 eCEA 是横切颈内动脉分叉处,且由于外翻的需要,颈内动脉需要沿整个周径被分离,所以颈动脉窦神经很可能会被切断,从而损伤压力感受器,丧失压力感受反射,导致术后高血压或难以控制的血压波动,有研究发现,eCEA 患者术后易出现交感神经兴奋,导致高血压、脉压和心率增加,甚至在平均 9.5 个月的中期随访后,部分 eCEA 患者仍需要较大剂量的降压药物治疗。

(2) sCEA 与补片成形术:目前,关于 sCEA 中补片成形术的研究较多,大部分文献支持术中使用补片。一般认为,使用补片修补后动脉闭塞明显减少且能防止再狭窄,有一项荟萃分析显示,使用补片修补可以降低围术期的卒中率、闭塞率和术后再狭窄率,因此,在最近 eSVS 和 ASVS 的指南中一致推荐使用补片进行血管重建。但补片成形术仍存在一定的缺点,首先,手术时间和难度的增加可能会无形中增加患者的风险;其次理想的补片材料并不存在,静脉补片过薄可能会破裂,合成材料则存在感染的风险。因此,对于补片成形术,应该客观的看待,毕竟相关的研究时间均较早,目前的指南建议也均建立在这些研究的基础之上,但当时的手术细节、围术期治疗并不非常满意,而近二十年的发展,药物可以对 CEA 后的急性闭塞和再狭窄起到积极预防作用。

7. **显微颈动脉内膜切除术(Micro-CEA)** 显微 CEA 手术是现代显微镜与外科技术相结合的产物,与肉眼下或手术放大镜下的 CEA 相比,Micro-CEA 具有很多优势。①可以提供更为理想的手术光源和照明,尤其对于很高位病变手术的深部照明;②显微镜下可以清晰地分辨出动脉壁各层与斑块的关系,使分离变得非常清晰和简便;③颈内动脉远端内膜的处理更为精细,在显微镜下,可以清楚地分辨斑块与正常内膜的移行部,锐性切断并修剪远端内膜,不需要额外的钉缝,降低了术后血栓或夹层的可能;④在缝合过程中,针距更小,缝合更细致,且可以避免将外膜组织带入吻合缘,从而降低术后血栓或远期再狭窄的可能。虽然有部分临床研究显示 Micro-CEA 的优势,但由于需要额外的培训和设备条件,目前 Micro-CEA 仍限于神经外科医生,显微镜下与肉眼下或手术放大镜下的手术仍有差异。

8. **手术入路相关的讨论** 对于 CEA 而言,解剖标志清楚,层次简单,从单纯技术角度评价并不复杂,但由于各种变异或其他因素的影响,在手术入路方面,仍有一些值得商榷的问题。

(1)纵向切口还是横向切口:CEA 一般选择胸锁乳突肌前缘的纵向切口,优点在于很容易暴露下颌角和胸骨角,对于高位和低位的手术均可以适用,但术后瘢痕很不美观;而横向切口则是沿颈部皮肤的纹理切开,能够保持美观,但是在病变范围较广或术中需要使用转流时,则暴露范围受限。两种切口一般依据患者情况和医生的经验,进行个体化选择。

(2) 颈静脉内侧还是外侧入路:在颈阔肌切开后,一般选择经过颈内静脉内侧暴露颈动脉分叉处,沿途结扎从颈内静脉和颈外静脉发出的横行分支,而且要暴露舌下神经以防将其损伤,暴露颈袢,必要时也可将颈袢切断,暴露胸锁乳突肌动脉、迷走神经等。也可以选择颈静脉外侧入路,同样是从胸锁乳突肌前缘进入,术中需要向内侧牵拉颈内静脉,来自胸锁乳突肌的1~2支小分支血管可能从颈内静脉侧方汇入,该入路需要将颈袢发出的一些神经纤维进行离断,一定要将迷走神经与颈内静脉后壁分离开,以防止牵拉时损伤迷走神经,导致术后声嘶。两种入路比较,颈内静脉外侧入路对颈内动脉前面和远端暴露更好,同时,由于不需要处理颈静脉的横行分支,操作简便快速,一般不需要暴露舌下神经,从而减少其损伤机会,但有可能因为牵拉迷走神经而增加声音嘶哑的可能。

(3) 颈后三角入路:主要是针对高位 CEA 的显露,能将颈内动脉暴露到 C_1 水平。选取胸锁乳突肌后缘直切口,进行皮下分离时注意勿损伤表浅的耳大神经和枕小神经;术中需要仔细分离副神经,将颈内静脉和胸锁乳突肌一同向前牵拉以暴露颈动脉分叉;为防止牵拉损伤迷走神经,可将其保留在颈动脉后方,必要时可将其游离移向前内侧以防损伤喉上神经。

纵观所有的手术方法,不同的技术方法和改进都是为了更好地解决问题,因此会存在基于医生习惯和患者病情的个体化差异,虽然有的方法显示出较好的趋势,但单就技术本身而言,没有先进与落后之分,现在尚没有哪一种手术方法可以完全取代其他方法。

五、手术并发症与处理

CEA 的可能并发症主要包括死亡、卒中、心血管意外和局部并发症，以及其他并发症。

1. 卒中和死亡　在最初的北美症状性颈动脉内膜切除术研究中，症状性重度狭窄患者术后 30 天内的卒中和死亡率为 5.8%，而 ACAS 中，无症状性重度狭窄患者围术期卒中和死亡率为 2.1%，因此，美国卒中学会对于症状性患者要求围术期死亡和卒中在 6% 以下，而无症状患者在 3% 以下。其中，CEA 后死亡发生率较低，大多数报道在 1% 左右，其中，心肌梗死占一半。因此，术前、术后认真评价心脏和冠状动脉的功能非常重要，并应给予积极的内科处理。其他相关因素还可能包括急诊 CEA、同侧卒中、对侧颈动脉闭塞、年龄 >70 岁等。而对于术后卒中，有出血性卒中和缺血性卒中，一般要求术中和术后严格的个体化血压管理，术中密切监测以降低血流动力学障碍的梗死，术中轻柔操作减少栓塞风险，围术期加强抗血小板治疗等。

2. 心血管并发症　CEA 中的心血管意外包括心肌梗死、心力衰竭、心律失常等，在欧美国家较多，但国内多个中心的发生率都在 1% 以内，可能与国人心肌梗死发生率较白种人低有关。但严重并发症多伴随心血管意外，因此，术前还是要严格评价患者的心血管状况，并给予相应治疗。

3. 局部并发症包括局部血肿、颅神经损伤、皮神经损伤等，其中，局部血肿大多与局部止血不彻底、动脉缝合不严密有关，因此，应强化缝合技术，术中仔细止血，尤其是大范围的静脉和淋巴结在分离中损伤，应严密止血；CEA 后颅神经损伤的发生率在各中心变异较大，从 1.7%~17.6% 不等，一般而言，发生率在 5% 左右，最常见于舌下神经、迷走神经、副神经等，多为暂时性症状，可能与手术牵拉水肿有关，一般会在术后 1~2 周好转，个别患者可能延续到术后 6 个月好转，在分层次解剖、细致手术的情况下，永久性损伤相对少见。皮神经损伤对于 CEA 而言，一般很难避免，因此，术后患者会出现下颌周围或耳后麻木，但不会造成其他影响，一般在术后 6 个月左右会有不同程度改善。

4. 其他并发症　包括肺部感染、伤口不愈合等,一般与合并症相关,应在术前评价时予以关注。

5. CEA 后再狭窄　CEA 后再狭窄的发生率一般较低,在 1%~3% 之间,相关的原因包括术中处理不当、术后药物治疗不充分、平滑肌和内膜过度增生等,对于 CEA 后再狭窄的患者,优先推荐 CAS 治疗,避免二次手术的困难。

参考文献

[1] Barnett HJ, Taylor DW, Eliasziw M, et al. Benefit of carotid endarterectomy in patients with symptomatic moderate or severe stenosis. North American Symptomatic Carotid Endarterectomy Trial Collaborators. N Engl J Med, 1998, 339 (20): 1415-1425.

[2] Bates ER, Babb JD, Casey DE, Jr., et al. ACCF/SCAI/SVMB/ SIR/ASITN 2007 Clinical Expert Consensus Document on carotid stenting. Vasc Med, 2007, 12 (1): 35-83.

[3] Spencer MP. Transcranial Doppler monitoring and causes of stroke from carotid endarterectomy. Stroke, 1997, 28 (4): 685-691.

[4] Brott, T.G., J.L. Halperin, S. Abbara, J.M. Bacharach, J.D. Barr, and R.L. Bush, etal., 2011 ASA/ACCF/AHA/AANN/AANS/ACR/ ASNR/CNS/SAIP/SCAI/SIR/SNIS/SVM/SVS guideline on the management of patients with extracranial carotid and vertebral artery disease: a report of the American College of Cardiology Foundation/American Heart Association Task Force on Practice Guidelines, and the American Stroke Association, American Association of Neuroscience Nurses, American Association of Neurological Surgeons, American College of Radiology, American Society of Neuroradiology, Congress of Neurological Surgeons, Society of Atherosclerosis Imaging and Prevention, Society for Cardiovascular Angiography and Interventions, Society of Interventional Radiology, Society of NeuroInterventional Surgery, Society for Vascular Medicine, and Society for Vascular Surgery. Circulation, 2011, 26; 124 (4): e54-130.

[5] Kernan WN, Ovbiagele B, Black HR, et al. Guidelines for the prevention of stroke in patients with stroke and transient ischemic

attack: a guideline for healthcare professionals from the American Heart Association/American Stroke Association. Stroke,2014,45 (7):2160-2236.

[6] Guay J,Kopp S. Cerebral monitors versus regional anesthesia to detect cerebral ischemia in patients undergoing carotid endarterectomy: a meta-analysis. Can J Anaesth,2013,60(3): 266-279.

[7] Black JH,3rd,Ricotta JJ,Jones CE. Long-term results of eversion carotid endarterectomy. Ann Vasc Surg,2010,24(1):92-99.

[8] Liapis CD,Bell PR,Mikhailidis D,et al. ESVS guidelines. Invasive treatment for carotid stenosis: indications, techniques. Eur J Vasc Endovasc Surg,2009,37(4 Suppl):1-19.

[9] Hobson RW,2nd,Mackey WC,Ascher E,et al. Management of atherosclerotic carotid artery disease: clinical practice guidelines of the Society for Vascular Surgery. J Vasc Surg,2008,48(2): 480-486.

[10] Kumar S,Lombardi JV,Alexander JB,et al. Modified eversion carotid endarterectomy. Ann Vasc Surg,2013,27(2):178-185.

[11] Aburahma AF,Mousa AY,Stone PA. Shunting during carotid endarterectomy. J Vasc Surg,2011,54(5):1502-1510.

[12] SShah DM,Darling RC,3rd,Chang BB,et al. Carotid endarterectomy by eversion technique: its safety and durability. Ann Surg,1998,228(4):471-478.

[13] Koskas F,Kieffer E,Bahnini A,et al. Carotid eversion endarterectomy: short- and long-term results. Ann Vasc Surg, 1995,9(1):9-15.

[14] Entz L,Jaranyi Z,Nemes A. Comparison of perioperative results obtained with carotid eversion endarterectomy and with conventional patch plasty. Cardiovasc Surg,1997,5(1):16-20.

[15] Cao P,De Rango P,Zannetti S. Eversion vs conventional carotid endarterectomy: a systematic review. Eur J Vasc Endovasc Surg,2002,23(3):195-201.

[16] Mehta M,Rahmani O,Dietzek AM,et al. Eversion technique increases the risk for post-carotid endarterectomy hypertension. J Vasc Surg,2001,34(5):839-845.

[17] Lehv MS,Salzman EW,Silen W. Hypertension complicating carotid endarterectomy. Stroke,1970,1(5):307-313.

[18] Demirel S,Bruijnen H,Attigah N,et al. The effect of eversion and conventional-patch technique in carotid surgery on postoperative hypertension. J Vasc Surg,2011,54(1):80-86.

[19] Rerkasem K,Rothwell PM. Patch angioplasty versus primary closure for carotid endarterectomy. Cochrane Database Syst Rev,2009, (4):CD000160.

[20] Skillman JJ,Kent KC,Anninos E. Do neck incisions influence nerve deficits after carotid endarterectomy? Arch Surg,1994, 129(7):748-752.

[21] Assadian A,Senekowitsch C,Pfaffelmeyer N,et al. Incidence of cranial nerve injuries after carotid eversion endarterectomy with a transverse skin incision under regional anaesthesia. Eur J Vasc Endovasc Surg,2004,28(4):421-424.

[22] Moore WS,Kempczinski RF,Nelson JJ,et al. Recurrent carotid stenosis:results of the asymptomatic carotid atherosclerosis study. Stroke,1998,29(10):2018-2025.

[23] Bates ER,Babb JD,Casey DE,Jr.,et al. ACCF/SCAI/SVMB/ SIR/ASITN 2007 Clinical Expert Consensus Document on carotid stenting. Vasc Med,2007,12(1):35-83.

[24] Rothwell PM,Eliasziw M,Gutnikov SA,et al. Analysis of pooled data from the randomised controlled trials of endarterectomy for symptomatic carotid stenosis. Lancet,2003,361(9352):107-116.

[25] Ferguson GG,Eliasziw M,Barr HW,et al. The North American Symptomatic Carotid Endarterectomy Trial:surgical results in 1415 patients. Stroke,1999,30(9):1751-1758.

[26] Lal BK,Beach KW,Roubin GS,et al. Restenosis after carotid artery stenting and endarterectomy:a secondary analysis of CREST,a randomised controlled trial. Lancet Neurol,2012,11 (9):755-763.

8. 中国颈动脉狭窄介入诊疗指导规范

组　长　李天晓

成　员（按姓氏笔画排序）

王　峰　帅　杰　杜　彬　张晓龙
范一木　洪　波　黄胜平　梁传声
焦力群

中国颈动脉狭窄介入诊疗指导规范目录

脑血管病是我国致死致残率最高的疾病,其中颈动脉狭窄是缺血性脑卒中的常见发病原因。已有多项随机试验证实颈动脉内膜剥脱术(carotid endarterectomy,CEA)能够有效降低颈动脉狭窄患者的卒中风险。近年来,随着介入治疗器械和技术的进步,颈动脉支架成形术(carotid artery stenting,CAS)正在成为可能替代 CEA 的一种微创、安全和有效的颈动脉狭窄血流重建手段。本规范依据国内外重要 CAS 指南内容和最新循证医学的证据编写,目的是为有关医师提供临床指导。

一、 颈动脉粥样硬化性疾病的自然病史

北美症状性颈动脉狭窄内膜剥脱术试验(North American symptomatic carotid endarterectomy trial,NASCET)对症状性颈动脉狭窄程度与卒中风险的关系有清晰的描述。在 18 个月的内科药物治疗期间,狭窄程度为 70%~79% 的患者卒中风险为 19%,狭窄程度为 80%~89% 的患者卒中风险为 28%,狭窄程度为 90%~99% 的患者卒中风险为 33%,对于近全闭塞的患者风险下降。

但对于无症状患者卒中风险与狭窄严重程度间的关系在其他研究中尚不明确。早期的研究显示≥75% 无症状狭窄患者累积的年卒中风险超过 5%,无症状颈动脉狭窄外科试验(asymptomatic carotid surgery trial,ACST)显示狭窄程度≥70% 药物治疗的患者中 5 年同侧卒中或死亡率仅为 4.7%。越来越多的研究显示在积极的药物治疗下,无症状中重度颈动脉狭窄患者神经系统事件发生率较低。

二、 颈动脉狭窄的病因及病理生理学

(一) 颈动脉狭窄病因学

颈动脉狭窄的主要病因有动脉粥样硬化、大动脉炎

及纤维肌肉结构不良等;其他病因如外伤、动脉扭转、先天性动脉闭锁、肿瘤、动脉或动脉周围炎、放疗后纤维化等较少见。在欧洲的一些国家和美国,约 90% 的颈动脉狭窄是由动脉粥样硬化所致;在我国中青年患者中,大动脉炎也是比较常见的病因。

(二)颈动脉狭窄病理生理学

动脉粥样硬化多发生在血流转向和分支的部位,这些都是湍流和剪应力改变的部位,因此在颈总动脉分为颈内和颈外动脉的部位特别容易形成斑块。卒中和短暂性脑缺血发作可以由多种机制所引起,包括:

1. 动脉粥样硬化部位血栓形成引起的动脉 - 动脉栓塞。

2. 胆固醇结晶或其他动脉粥样物质碎屑的栓塞。

3. 斑块破裂导致颅外动脉的急性血栓性闭塞。

4. 动脉壁结构破坏导致夹层或内膜下血肿而致血管重度狭窄或闭塞。

5. 重度狭窄或闭塞引起脑灌注降低。

三、 颈动脉狭窄程度及斑块性状的评估

对于怀疑由于颈动脉狭窄而导致一过性视网膜缺血或半球定位症状的患者及无症状筛查患者,建议首先选择无创性影像方法进行检查。如果不适合用超声检查或者结果不清楚难以确诊,可以应用磁共振血管成像(MRA)或 CT 血管成像(CTA)来评估颈动脉狭窄。经导管血管造影术对一些病例的确诊是必要的,尤其是当多种无创性影像检查结果不一致时。

1. 双功能超声 双功能超声将二维实时成像与多普勒流量分析结合起来评估靶血管,通过测量血流速度间接反映狭窄的程度,但在确定或排除 70% 以上颈动脉重度狭窄时其敏感性和特异性较低。双功能超声技术作为一

种无创、简易、廉价、相对准确的颈动脉狭窄评估手段,推荐在症状性颈动脉狭窄和无症状筛查患者中首先使用。

2. 磁共振血管成像 MRA 能够无创的生成颈动脉图像,是由于流动血液的射频信号有别于周围软组织,从而可以采用特殊的技术如 3D-TOF 对动脉管腔直接成像。由于平扫 MRA 图像质量容易受到一些因素的影响,常高估狭窄程度,现在还是越来越倾向于使用对比剂增强的 MRA,通过放大流动血液与周围组织之间的相对信号强度,从而对颈动脉管径做出更准确的评估;高品质对比剂增强 MRA 可以为主动脉弓、颈动脉和脑动脉提供清晰的解剖成像。MRA 对动脉钙化的不敏感是其相对于颈动脉超声和 CTA 的明显优势。MRA 评估颅外颈动脉狭窄的局限在于高估狭窄程度,以及不能将接近闭塞的狭窄和完全闭塞区分开来。此外部分患者因幽闭恐惧症、过度肥胖或植入过磁性不兼容设备如起搏器或除颤器等而不能进行 MRA 检查。

3. CT 血管成像 与 MRA 一样,CTA 可以显示从主动脉弓到 Willis 环的解剖形态,多维重建分析还可以对非常迂曲的血管进行评价。但管壁钙化会影响管腔狭窄评估的准确性,当严重狭窄剩余管腔直径接近 CT 系统的分辨率极限时,体积平均化也会影响检测的准确性。

目前研究表明,CTA 的效果可以与经导管血管造影相媲美,敏感度达到 100%,特异度为 63%(95%CI,25%~88%);对于 70% 以下的颈动脉狭窄,其阴性预测值达到 100%。需要指出的是要准确评估病变局部应多种重建技术联合应用。

4. 经导管血管造影术 常规数字减影血管造影(DSA)依然是评估颅外颈动脉狭窄的金标准,是其他血管成像方法的比较标准。有很多种方法用来测量颈动脉的狭窄程度,但是不同的方法间存在明显的差异,目前国际上多采用 NASCET 试验中的测量方法(图 8-1),并在多数临床试验中应用。血管造影因其成本和相关风险使其难以成为一种筛选方法,主要的并发症是卒中,但经验丰富的医生进行血管造影的卒中发生率<1%。当因为患者肥胖、肾功能不全或体内留置铁磁材料等而不能做MRA和CTA时，或者当无创性成像产生不一致结果时，应优先使用经导管选择性血管造影术来评估颈动脉狭窄。

5. 颈动脉狭窄斑块的评估　动脉粥样硬化斑块由脂质核心、外围的纤维帽和表面的内皮组成，斑块可分为稳定斑块和易损斑块两类。稳定斑块是指斑块脂质成分少，周围有大量的平滑肌细胞和胶原组织，这些均匀的纤维结构保持了

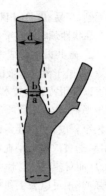

图8-1　应用血管造影确定颈动脉狭窄程度的方法
NASCET:(1-a/d)×100%
ECST:(1-a/b)×100%
ECST:欧洲颈动脉外科试验;NASCET:北美症状性颈动脉内膜切除术试验

斑块的稳定。易损或不稳定斑块则指斑块纤维帽很薄，脂质核心较大且松软，平滑肌细胞也极少，这种斑块很容易破裂而突然增大，也容易继发血栓形成。

斑块的形态学和易损性可由多种方法进行评估，如超声、CT和MRI。超声检查斑块的回声反射性和病理结构有关，低回声而不均匀说明斑块内出血和脂质成分多，而高回声和均匀性多认为是纤维性斑块。

高分辨MRI颈动脉管壁成像可提供更多的斑块细节，脂质成分和纤维帽可准确显示。造影剂增强的高分辨MRI可分辨斑块的炎症成分、微血栓和新生血管。但应用此项技术进一步指导临床治疗目前尚无明确的建议。

四、颈动脉狭窄血管内成形术技术规范

颈动脉狭窄血管内成形术的治疗方案应依据不同的

时间阶段进行组织和实施。首先进行术前评估,包括仔细记录神经功能状态和确定合并症,以决定是否为 CAS 治疗适应证;第二阶段是治疗过程,包括术前治疗、麻醉以及监测、手术过程和支持治疗;第三是术后即刻阶段,需要持续的院内支持治疗和监测,需要控制血压、预防出血和穿刺点的并发症,并进行神经功能的再评估;第四和最后阶段通常在门诊完成,主要是长期的术后随访,目的是保护健康的神经系统和对动脉粥样硬化全身并发症的二级预防。

(一) CAS 适应证

1. 症状性患者,曾在 6 个月内有过非致残性缺血性卒中或一过性脑缺血症状(TIA,包括大脑半球事件或一过性黑蒙)的低中危外科手术风险患者,通过无创性成像或血管造影发现同侧颈内动脉直径狭窄超过 50%,预期围术期卒中或死亡率 <6%。

2. 无症状患者,通过无创性成像或血管造影发现同侧颈内动脉直径狭窄超过 70%,预期围术期卒中或死亡率 <3%。

3. 对于颈部解剖不利于 CEA 外科手术的患者应选择 CAS,而不使用 CEA。

4. 对于 TIA 或轻微卒中患者,如果没有早期血管重建术的禁忌证,可以在事件出现 2 周内进行干预。对于大面积脑梗死保留部分神经功能患者,应在梗死至少 2 周后再进行 CAS 治疗。

5. CEA 术后再狭窄,症状性或无症状性狭窄 >70%。

6. CEA 高危患者:年龄 >80 岁;心排血量低(EF<30%);未治疗或控制不良的心律失常;心功能不全;近期心肌梗死病史;不稳定心绞痛;严重 COPD;对侧颈动脉闭塞;串联病变;颈动脉夹层;假性动脉瘤等。

7. 急诊患者,如假性动脉瘤;急性颈动脉夹层;外伤性颈动脉出血。

8. 颈动脉血管重建术不推荐应用于已有严重残疾的脑梗死患者中。

(二) CAS 禁忌证

随着器械材料和技术的进步,CAS 的适应证逐步扩大,既往的绝对禁忌证已经变为相对禁忌证。

1. 绝对禁忌证
(1) 无症状颈动脉慢性完全性闭塞。
(2) 已有严重残疾的脑梗死患者。
2. 相对禁忌证
(1) 3 个月内未经治疗的不明原因颅内出血。
(2) 2 周内曾发生心肌梗死或大面积脑梗死。
(3) 伴有颅内动脉瘤,不能提前、同期或限期处理者。
(4) 胃肠道疾病伴有活动性出血者。
(5) 难以控制的高血压。
(6) 对肝素和抗血小板类药物有禁忌证者。
(7) 对造影剂过敏者。
(8) 重要脏器如心、肺、肝和肾等严重功能不全者。

(三) CAS 围术期准备

1. 术前药物的应用 建议使用阿司匹林(100~300mg/d)加氯吡格雷(75mg/d)进行双抗血小板聚集治疗,CAS 术前至少 3~5 天。对于不能耐受或氯吡格雷抵抗的患者,可以使用其他药物替代。

2. 术前血压及心率的控制 在 CAS 术前和术后,建议使用抗高血压药物有效控制血压。但对术前 TIA 反复发作,收缩压在 180mmHg 以内的患者,术前不建议强烈降压,以防止低灌注诱发脑梗死。术前心率低于 50 次 / 分或有重度房室传导阻滞者,可考虑术中植入临时起搏器。

3. 麻醉方式选择 一般情况下,CAS 常规在局麻下进行,但以下情况可以全麻进行手术:

（1）患者意识状况较差，或者患者精神高度紧张，不能很好配合手术治疗。

（2）病变复杂、预计手术难度大及操作时间较长，患者身体难以耐受长时间卧床者。

（3）病变部位为孤立系统，侧支循环代偿较差，球囊扩张时可能诱发脑缺血发作者。

（4）双侧颈内动脉起始部重度狭窄，术后需要严格调控血压者。

4. 手术入路的选择　常规股动脉入路可以完成手术，但双侧股动脉闭塞或入路条件较差不能选择时，可以考虑上肢动脉入路完成手术。

5. 器械选择

（1）动脉鞘的选择：动脉鞘在引导和支撑 CAS 器械以顺利完成手术的过程中起着非常重要的作用。长动脉鞘可提供较大的支撑力，用于髂动脉、主动脉路径迂曲或存在狭窄、扩张病变时。单纯诊断性血管造影时动脉鞘直径多选用 5~6F，CAS 手术时多使用 8~9F 动脉鞘。

（2）导丝的选择：诊断性造影多使用 0.035″/180cm 亲水涂层加强导丝，具有通过性好、支撑力大和动脉内膜损伤风险小的优点。如果主动脉弓或颈总动脉迂曲明显，可以用 0.035″/260cm 亲水涂层加强导丝，先将导丝引入颈外动脉，再将套入内导管的指引导管引入颈总动脉。由于 CAS 技术所用的支架和球囊导管均使用 0.014″/180cm 导丝，所以应常规备用 0.014″/180cm 导丝，以在不使用远端保护伞进行球囊扩张情况下使用。

（3）导管的选择：多用途猪尾导管用于主动脉弓造影，选择性造影导管除用于诊断性造影外，也用于引导交换导丝。选择性造影导管直径常用 4 或 5F，长度有 100~125cm，125cm 长度的导管多用于引导指引导管的同轴技术。选择性造影导管形态有多种类型，应根据主动脉弓和颈动脉起源的解剖特征灵活选用。

（4）指引导管的选择：指引导管是 CAS 技术成败的关键器械之一，它的作用是提供稳定的通道，引导和支撑 CAS 各种器械的操作。指引导管长度多为 90cm,外径 7~9F,远端 3cm 较为柔软,易于通过迂曲血管且不易损伤血管内膜,近端其余部分较硬提供较强的支撑力。引入 8F 指引导管时,建议采用同轴导管技术。

(5) 保护装置的选择:使用保护装置的目的是避免 CAS 操作过程中脱落的栓子进入颅内引起栓塞事件。迄今临床使用的保护装置有三种:远端闭塞球囊,远端保护伞和近端保护装置。远端闭塞球囊应用最早,但 6%~10% 的患者不能耐受血流闭塞造成的缺血。目前最常用的远端保护装置是保护伞,具有不中断血流等优点,可用于大部分患者;但使用保护伞要求狭窄远端具备较好的血管条件,如果狭窄远端血管迂曲成角,保护伞释放的位置难以选择或可能造成回收困难,这时可考虑使用近端保护装置。近端保护装置主要是利用颅内 Willis 环的特点,在颈总动脉和颈外动脉闭塞后,颈内动脉有一逆向血流压力使操作造成的栓子不易进入颅内,在支架植入操作结束后回抽含碎屑的血液,再恢复正常血流;近端保护装置的缺点也是需要完全阻断血流,所以不能用于所有患者。

大量的研究已证实保护装置能够降低栓子脱落所导致的栓塞并发症,对有条件的患者应尽量使用。

(6) 扩张球囊导管的选择:球囊扩张是 CAS 术的关键步骤,包括重度狭窄的预扩张和减少残余狭窄的后扩张。

对于重度狭窄,侧支循环差,颅内缺血严重的患者,建议选择球囊直径不宜过大,以预防高灌注现象。当颈动脉迂曲成角,系统回撤困难时,可选择短球囊进行后扩张,以利于系统的回收。

(7) 支架的选择:颅外颈动脉支架均为自膨胀式,编织或激光切割制作而成,结构有开环和闭环两种类型,其网孔面积大小也不同。支架的选择应根据病变的解剖和病理形态特征确定。

一般根据颈总动脉的直径选择支架大小,支架直径应等于或略大于颈总动脉直径,长度应覆盖病变两端,对于颈内动脉与颈总动脉管腔直径差距显著者,可考虑选择锥形支架。对于迂曲、钙化严重的病变，建议选择开环支架，以增加支架的贴壁性及径向支撑力；对于伴有较大溃疡、斑块不稳定时建议选择低孔率或闭环支架。已有规格支架长度不够时，可以多支架套叠连接使用。

（四）CAS 术中监测

1. 肝素化和凝血功能监测　应该通过给予普通肝素达到适当的抗凝，并监测凝血功能状态。

2. 心电图和血压监测　CAS 可能导致许多围术期事件，包括低血压、血管迷走神经反射和血管降压反应。因此，持续的心电图和血压监测是常规必备的。

3. 神经功能状态监测　局麻手术时，患者的神经功能状态，尤其是意识水平、语言和运动功能，应当在 CAS 全过程中由医生或巡回护士给予监测。避免过度镇静以便于持续的评估。当出现神经功能障碍时，需根据可能的原因和不同的手术阶段选择处理方法。如果神经功能事件发生在手术的早期，例如在导丝放置时，可以小心地中止这次操作，并为以后的干预进行再评估；如果这一事件发生在手术接近完成阶段，最好是尽快完成手术，且立即评估患者的临床和血管造影情况以纠正原因。然后必须立即进行神经功能的抢救，或改变治疗方案。

（五）推荐的手术流程

以使用远端保护装置为例，推荐手术流程如下。

1. 术前确认服药准备情况，复习相关影像资料及实验室检查结果，与患者交流术中需要配合的有关事项，建立静脉通道，全身肝素化。预先准备好重要的心血管活性药物，包括阿托品、多巴胺和肾上腺素等。

2. 选择性插管造影，确定病变局部最佳投照角度以便微导丝和（或）保护装置通过；确定展示病变全程的投照角度以便支架准确释放；观察颅内血管有无潜在的出血病变和部分分支缺如或狭窄;特别留意局部有无血栓。必要时全脑血管造影判断狭窄远端血流代偿情况和潜在的风险病变。

3. 测量病变长度和远近端血管直径,选取保护伞、球囊和支架等介入器材。

4. 全身肝素化后引入 8F 指引导管,在路途导引下超选患侧颈总动脉,导管停留在血管相对平直、光滑的部位,距离病变下缘 2~3cm。

5. 将保护装置导引头根据病变情况预塑型,在预先确定的病变最佳投照角度留取路径图,轻柔的通过病变局部送抵岩骨下段后释放,透视确认保护伞张开良好。

6. 引入预先选择的球囊送抵病变下方,观测患者血压和心率并嘱护士准备静脉推注阿托品,轻柔推送球囊覆盖病变全程后加压至"标准压",完全膨胀后释放压力,后撤球囊并造影确认扩张效果。

7. 引入支架并缓慢推送到位,支架一定要覆盖病变全程。因患者体位变动或操作系统对血管的牵拉可能会导致病变的相对位置发生改变,建议调整到预先选取展示病变全程的体位造影调整支架的位置,路途状态下或透视监视下释放支架。

8. 撤出支架输送器后造影观测残余狭窄、支架位置、保护伞血流通畅情况、有无血栓和斑块、血管痉挛等,残余狭窄明显可以进行后扩张。如确认无异常即可引入保护伞回收鞘管轻柔通过支架后回收保护伞。

9. 经指引导管行颈总动脉和颅内血管造影,仔细观察有无支架内斑块及血栓、远端分支缺如、造影剂外溢或异常滞留、血管痉挛。无异常发现时撤出指引导管及动脉鞘,缝合或加压包扎穿刺点,结束手术。

10. 在整个操作过程中应密切评估神经功能状态,发现可疑或异常时及时明确原因并对应处置。指引导管和保护装置的头端时刻不要脱离监视,随时根据手术情况调整血压至合理水平。

(六) CAS 术后治疗

1. 术后即刻治疗 包括穿刺点的护理和神经功能及血流动力学功能的监测。介入术后 24 小时内应当记录正式的神经功能评估结果。从 CAS 患者的经验基础上,建议除了阿司匹林(100~300mg/d)外,还应常规使用氯吡格雷(75mg/d)至少 4 周。对于神经功能完好但有持续低血压的患者,需要更多的时间留院观察,肾上腺素口服制剂麻黄碱的使用(口服 25~50mg,每天 3~4 次)对于治疗持续性低血压可能会有所帮助。应当继续或开始进行戒烟和药物控制高血压、高脂血症及糖尿病。

2. 术后长期治疗及随访 包括抗血小板药物治疗,以及连续的无创性成像检查以评估支架通畅程度且排除新的或对侧病变的发展。一旦长时间病情稳定,复查的时间间隔可以适当延长。最常用的连续随访评估方法是多普勒超声成像,应当在 1 个月、6 个月和 12 个月和每年进行监测以评估再狭窄。CAS 后 CTA 也可能对于监测有所帮助,尤其是当解剖位置使多普勒监测变得很困难时。

(七) CAS 并发症

CAS 的危险性和潜在的并发症包括穿刺点的并发症,栓塞、血栓形成和脑出血造成的神经功能障碍,病变处血管、操作路径血管及远端血管的损伤,心血管事件及死亡,支架内再狭窄等。

根据发生时间,CAS 并发症可分为术中并发症如栓塞导致短暂性脑缺血发作或者脑梗死、心动过缓、血管损伤和支架内血栓形成;围术期并发症如短暂性低血压、短暂性脑缺血发作和梗死、高灌注相关症状、颅内出血、支架内血栓形成和死亡;以及晚期并发症如再狭窄和支架闭塞等。

根据严重程度,并发症能被分成严重并发症(大的或者小的脑卒中和颅内血肿)和轻微并发症(短暂性脑缺血发作和手术相关事件)。

1. 心血管并发症 颈动脉窦压力反射包括心动过缓、低血压和血管迷走神经反应,一般发生率为5%~10%,但据报道在CAS中可能有33%的病例会出现,大多数是术后一过性的且不需要后续治疗。在术前适当的治疗下,这一比率可以控制在较低的范围内。

在CAS过程中可以使用药物以纠正血流动力学紊乱,如在血管成形术或进行支架部分操作之前,可以预防性静脉给予0.5~1.0mg阿托品以避免或减少心动过缓,需要植入临时起搏器才能够纠正的持续性心动过缓较为罕见。

支架术后持续的低血压并不少见,术前确保足够的水化,以及术前即刻对抗高血压药物的细致调整很有必要。在持续的低血压事件中,静脉内给予去氧肾上腺素[1~10μg/(kg·min)]或多巴胺[5~15μg/(kg·min)]多有很好的效果。

在术前、术中或术后的即刻,偶尔会出现高血压,建议一般将收缩压持续保持在180mmHg以下;对颈动脉高度狭窄病变,狭窄远端侧支循环较差者,扩张后要适当控制血压,收缩压维持在基础血压的2/3,以降低颅内出血或高灌注综合征发生的可能性;若同时还伴有其他血管狭窄,在同期手术中不能处理或不适合血管内治疗者,血压不能控制过低。

心肌梗死的危险性一般报道大约为1%。

2. 神经系统并发症 CAS的TIA发生率在诸多报道中介于1%~2%之间。在ARCHeR试验中,所有的卒中发生率为5.5%,致残性卒中发生率为1.5%,而小卒中发生率为4.0%。在CREST试验中,CAS所有的卒中发生率为4.1%,致残性卒中发生率为0.9%。

缺血性卒中多由栓子脱落栓塞导致,也可由血栓形成等引起,症状严重者需及时处理。亚临床缺血性损伤可以通过MRI发现,据推测可能由微栓子所致。

CAS术后发生颅内出血归咎于脑高灌注综合征,支架植入后的抗凝及抗血小板治疗导致的出血体质,高血压脑出血(主要位于基底核部位),以及梗死后出血转化、合并颅内出血性疾患等。尽管目前不能有效预防患者颅内出血,但颅内出血发生率很低,据报道在0.3%~1.8%。

脑高灌注综合征发生率报道为1.1%~5.0%。临床表现有单侧头痛,呕吐,面部和眼痛,癫痫发作,血压急剧升高,脑水肿或脑出血导致的局部症状等。该并发症预后不一,可痊愈,也可导致死亡。发生的危险因素有长期高血压、管腔重度狭窄、侧支循环较差等,这些因素损害脑血流动力学储备能力和脑血管自动调节机制导致了过度灌注。为了减少或避免脑高灌注综合征的发生,在围术期应严格控制好血压。有研究通过术中TCD观察大脑中动脉的血流变化来预测高灌注的发生,若发现血流速度过度增加可以通过降低血压等措施进行预防。

癫痫发作主要与低血压有关且发生率<1%。

3. 其他并发症 一过性血管痉挛发生率为10%~15%,与导丝、导管或保护装置在血管中的操作有关,一般不做特殊处理,撤出导丝和保护装置后,痉挛会解除,有严重痉挛时,若远端血流受阻,可局部给予解痉挛药物。

动脉夹层或血栓形成的危险性在所有发表的此方面研究中不足1%。靶血管穿孔发生率不足1%,颈外动脉狭窄或闭塞的发生率为5%~10%,但是这一事件通常没有危险,不需要进一步干预。

支架释放失败、支架变形和释放后移位并发症很罕见,发生率不足1%。

在其他常规的风险中,穿刺部位损伤的发生率为5%,但这些损伤大多数表现为疼痛和血肿形成,且多为自限性。腹股沟感染的危险性不足1%,假性动脉瘤为1%~2%,穿刺点出血或腹膜后血肿而需要输血的比例为2%~3%。

由于严重肾功能不全的患者一般禁止行CAS,因此造影剂肾病的比例不足1%。

(八) CAS 术后再狭窄患者的治疗建议

据报道 CAS 再狭窄的发生率在 3%~5% 的范围内,在操作中避免多次或高压球囊扩张可以降低再狭窄风险,尤其在严重钙化的动脉中尤为重要。

1. 在由于内膜过度增生或动脉粥样硬化而出现颈动脉再狭窄的患者中,当出现症状性脑缺血时,使用初始血管重建术所建议的同一标准行单纯球囊扩张术、CAS 或 CEA 是可行的。

2. 初始血管重建术后,当彩色多普勒超声或另一种确定的影像方法证实快速进展性再狭窄有完全闭塞可能时,再次行单纯球囊扩张术、CAS 或 CEA 手术是必要的。

3. 由于内膜过度增生或动脉粥样硬化而出现颈动脉再狭窄但无症状性的患者,也可以考虑使用初始血管重建术所建议的同一标准重复行单纯球囊扩张术或 CAS 手术。

4. 在无症状性患者中,如果再狭窄程度 <70% 的颈动脉长期保持稳定,则不再行 CEA 或 CAS 亦是合理的。

参考文献

[1] 中华医学会神经病学分会脑血管病学组.缺血性脑血管病血管内介入诊疗指南撰写组.中国缺血性脑血管病血管内介入诊疗指南.中华神经科杂志,2015,48(10):830-837.

[2] 中华医学会放射学分会介入学组.颈动脉狭窄介入治疗操作规范(专家共识).中华放射学杂志,2010,44(9):995-998.

[3] 中华医学会外科学分会血管外科学组.颅外段颈动脉狭窄治疗指南.中国实用外科杂志,2008,28(11):913-915.

[4] North American Symptomatic Carotid Endarterectomy Trial Collaborators. Beneficial effect of carotid endarterectomy in symptomatic patients with high-grade carotid stenosis. N Engl J Med,1991,325(7):445-453.

[5] Barnett HJ,Taylor DW,Eliasziw M,et al.Benefit of carotid endarterectomy in patients with symptomatic moderate or severe

stenosis.N Engl J Med,1998,339(20):1415-1425.

[6] Brott TG,Halperin JL,Abbara S,et al. ASA/ACCF/AHA/ AANN/AANS/ACR/ASNR/CNS/SAIP/SCAI/SIR/SNIS/SVM/ SVS.Guideline on the management of patients with extracranial carotid and vertebral artery disease. A report of the American College of Cardiology Foundation/American Heart Association Task Force on Practice Guidelines,and the American Stroke Association,American Association of Neuroscience Nurses, American Association of Neurological Surgeons,American College of Radiology,American Society of Neuroradiology,Congress of Neurological Surgeons,Society of Atherosclerosis Imaging and Prevention,Society for Cardiovascular Angiography and Interventions,Society of Interventional Radiology,Society of NeuroInterventional Surgery,Society for Vascular Medicine, and Society for Vascular Surgery. Circulation,2011,124(4): e54-e130.

[7] Kernan WN,Ovbiagele B,Black HR,et al. American Heart Association Stroke Council,Council on Cardiovascular and Stroke Nursing,Council on Clinical Cardiology,and Council on Peripheral Vascular Disease. Guidelines for the prevention of stroke in patients with stroke and transient ischemic attack:a guideline for healthcare professionals from the American Heart Association/American Stroke Association. Stroke,2014,45(7): 2160-2236.

[8] Fanelli F.Carotid artery stenting:Technical handbook. Minerva Medica,2011:5.

[9] Ringleb PA,Allenberg J,Bruckmann H,et al. 30 day results from the SPACE trial of stent-protected angioplasty versus carotid endarterectomy in symptomatic patients:a randomised non-inferiority trial. Lancet,2006,368(9543):1239-1247.

[10] Mas JL,Chatellier G,Beyssen B,et al. Endarterectomy versus stenting in patients with symptomatic severe carotid stenosis. N Engl J Med,2006,355(16):1660-1671.

[11] CAVATAS investigators. Endovascular versus surgical treatment in patients with carotid stenosis in the Carotid and Vertebral Artery Transluminal Angioplasty Study(CAVATAS): a randomisedtrial. Lancet,2001,357(9270):1729-1737.

[12] Ederle J, Dobson J, Featherstone RL, et al. Carotid artery stenting compared with endarterectomy in patients with symptomatic carotid stenosis (International Carotid Stenting Study): an interim analysis of a randomised controlled trial. Lancet, 2010, 375 (9719): 985-997.

[13] Mantese VA, Timaran CH, Chiu D, et al. The Carotid Revascularization Endarterectomy versus Stenting Trial (CREST): stenting versus carotid endarterectomy for carotid disease. Stroke, 2010, 41 (10 Suppl): S31-S34.

[14] Silver FL, Mackey A, Clark WM, et al. Safety of stenting and endarterectomy by symptomatic status in the Carotid Revascularization Endarterectomy Versus Stenting Trial (CREST). Stroke, 2011, 42 (3): 675-680.

[15] Lal BK, Beach KW, Roubin GS, et al. Restenosis after carotid artery stenting and endarterectomy: a secondary analysis of CREST, a randomised controlled trial. Lancet Neurol, 2012, 11 (9): 755-763.

[16] Kim LK, Yang DC, Swaminathan RV, et al. Comparison of Trends and Outcomes of Carotid Artery Stenting and Endarterectomy in the United States, 2001 to 2010. Circ CardiovascInterv, 2014, 7 (5): 692-700.

[17] Rosenfield K, Matsumura JS, Chatuvedi S, et al. Randomized Trial of Stent versus Surgery for Asymptomatic Carotid Stenosis. N Engl J Med, 2016, 374 (11): 1011-1020.

[18] Brott TG, Howard G, Roubin GS, et al. Long-Term Results of Stenting versus Endarterectomy for Carotid-Artery Stenosis. N Engl J Med, 2016, 374 (11): 1021-1031.

9. 中国短暂性脑缺血发作早期诊治指导规范

组　长　王拥军　王伊龙

成　员（按姓氏笔画排序）

王春雪　毕　齐　吕佩源　朱　沂
刘丽萍　刘　鸣　刘春风　杜万良
李小刚　李继梅　李舜伟　李焰生
吴　江　狄　晴　张　苗　张杰文
张哲成　张晓君　张微微　陈海波
荆　京　胡文立　胡学强　贺茂林
耿　昱　徐江涛　徐安定　徐　运
徐格林　殷红兵　高　山　高旭光
曹秉振　彭　斌　董可辉　董　强
焦劲松　曾进胜　樊东升　潘小平
薛　爽　薛　蓉

中国短暂性脑缺血发作早期诊治指导规范

目录

短暂性脑缺血发作(transient ischemic attack,TIA)是脑、脊髓或视网膜局灶性缺血所致的、未发生急性脑梗死的短暂性神经功能障碍。TIA与缺血性卒中有着密不可分的联系。大量研究显示,TIA患者在近期有很高的卒中发生风险。相关荟萃分析指出,TIA患者发病后2天、7天、30天和90天内的卒中发生风险分别为3.5%、5.2%、8.0%和9.2%。上述数据证实TIA是急性缺血性脑血管病之一,是完全性缺血性卒中的危险信号。2010年我国TIA流行病学调查显示,我国成人TIA标化患病率为2.27%,知晓率仅为3.08%;在TIA人群中,有5.02%的人接受了治疗,仅4.07%接受了指南推荐的规范化治疗。据此估算,全国有2390万TIA患者,意味着TIA已成为中国沉重卒中负担的重要推手。根据国内外经验,对TIA患者进行早期干预和治疗,能够显著降低卒中复发风险,也是减轻卒中疾病负担的最佳方法。为进一步推动国家卫生计生委脑卒中防治工程的顺利进行,规范管理脑卒中高危人群,特编写《短暂性脑缺血发作早期诊治指导规范》。

一、短暂性脑缺血发作的定义及应用

【诊断】

1. 从本质上来说,TIA和脑梗死是缺血性脑损伤这一动态过程的不同阶段。建议在急诊时,对症状持续≥30分钟者,应按急性缺血性卒中流程开始紧急溶栓评估,在4.5小时内症状仍不恢复者应考虑溶栓治疗。

2. 在有条件的医院,尽可能采用弥散加权磁共振(diffusion weighted imaging,DWI)作为主要诊断技术手段。如DWI未发现急性脑梗死证据,诊断为影像学确诊TIA;如DWI有明确的急性脑梗死证据,则无论发作时间长短均不再诊断为TIA。对无急诊DWI诊断条件的医院,尽快、尽可能实施其他结构影像学检查。对于24小时内发现脑相应部位急性梗死证据者,诊断为脑梗死;未发现者诊断为临床确诊TIA。

3. 对于社区为基础的流行病学研究,鉴于常规采用组织学标准诊断不具有操作性,同时考虑到与国际上、既往流行病学研究数据的可比性和延续性,建议仍采用传统 24 小时定义,诊断为临床确诊 TIA。

【证据】

1. 经典的"时间‐症状"TIA 的概念源于 20 世纪 50~60 年代。1958 年,Miller Fisher 提出了 TIA 概念的雏形,首次总结了 TIA 的临床特征:症状可持续数分钟到数小时,但大多数发作 5~10 分钟。

2. 1965 年第四届普林斯顿会议以及 1975 年美国国立卫生研究院发布的《脑血管病分类大纲》确定了传统的基于"时间‐症状"的 TIA 定义:"突然出现的局灶性或全脑的神经功能障碍,持续时间不超过 24 小时,且除外非血管源性原因"。

3. 2002 年,美国 TIA 工作组提出了新的定义:"由于局部脑或视网膜缺血引起的短暂性神经功能缺损,典型临床症状持续不超过 1 小时,且在影像学上无急性脑梗死的证据"。

4. 2009 年,美国卒中协会(American Stroke Association, ASA)提出了新的 TIA 定义:"脑、脊髓或视网膜局灶性缺血所致的、不伴急性梗死的短暂性神经功能障碍"。

TIA 定义的演变过程,体现出人们对 TIA 这一疾病认识的逐步深入。在影像学检查尚不发达的 20 世纪 70 年代以前,人们更多的是依靠症状以及症状持续时间来定义 TIA。但随着神经影像学的发展,DWI 等磁共振检查技术的逐渐普及,对传统"时间‐症状"的 TIA 定义提出了挑战。研究显示,在根据传统"时间‐症状"定义诊断的 TIA 患者中,30%~50% 在 DWI 出现了新发脑梗死。鉴于此,2009 年 AHA 对 TIA 定义进行了更新。新 TIA 定义认为有无梗死病灶是鉴别 TIA 和脑梗死的唯一依据,而不考虑症状持续时间。新的定义淡化了"时间‐症状"的概念,强调"组织学损害"。此外,新定义还将脊髓缺血导致的急性短暂性神经功能缺损也归入 TIA 的范畴。传统定义与新定义的比较见表 9-1。

表 9-1　TIA 传统定义与新定义比较

	核心内容	时间限定	组织学界定	诊断	临床干预	预后	TIA 与脑梗死的关系
传统定义	症状持续时间	24 小时内	未提及	侧重症状持续时间	等待症状自行缓解，干预不够积极	良性过程	与心绞痛和心梗的关系不统一
新定义	是否有组织学损伤	无时间限定	脑、脊髓或视网膜未发生梗死	神经影像学观察有无组织学损伤	对急性缺血进行早期积极干预，如溶栓	可引起严重的神经功能缺损	类似心绞痛与心肌梗死的关系

二、 TIA 早期诊断与评价

【指导规范】

1. TIA 发病后 2~7 天内为卒中的高风险期。优化医疗资源配置,建立以影像学诊断以及 ABCD^2 评分分层为基础的急诊医疗模式,尽早启动 TIA 的评估与二级预防。

2. 新发 TIA 按急症处理。如果患者在症状发作 72 小时内并存在以下情况之一者,建议入院治疗:①ABCD^2 评分≥3 分;②ABCD^2 评分 0~2 分,但不能保证系统检查 2 天之内能在门诊完成的患者;③ABCD^2 评分 0~2 分,并有其他证据提示症状由局部缺血造成。

3. 对新发 TIA 患者进行全面的检查及评估(图 9-1)。检查及评估内容包括:

(1) 一般检查:评估包括心电图、全血细胞计数、血电解质、肾功能及快速血糖和血脂测定。

(2) 血管检查:应用血管成像技术(CTA)、磁共振血管成像(MRA)、血管超声可发现重要的颅内外血管病变。全脑血管造影(DSA)是颈动脉内膜剥脱术(CEA)和颈动脉支架植入术(CAS)术前评估的金标准。

(3) 侧支循环代偿及脑血流储备评估:应用 DSA、脑灌注成像和(或)经颅彩色多普勒超声(TCD)检查等评估侧支循环代偿及脑血流储备,对于鉴别血流动力学型 TIA 及指导治疗非常必要。

(4) 易损斑块的检查:易损斑块是动脉栓子的重要来源。颈部血管超声、血管内超声、MRI 及 TCD 微栓子监测有助于对动脉粥样硬化的易损性进行评价。

(5) 心脏评估:疑为心源性栓塞时,或 45 岁以下颈部和脑血管检查及血液学筛选未能明确病因者,推荐进行经胸超声心动图(TTE)和(或)经食管超声心动图(TEE)检查,可能发现心脏附壁血栓、房间隔异常(房室壁瘤、卵圆孔未闭、房间隔缺损)、二尖瓣赘生物以及主动脉弓粥样硬化等多种栓子来源。

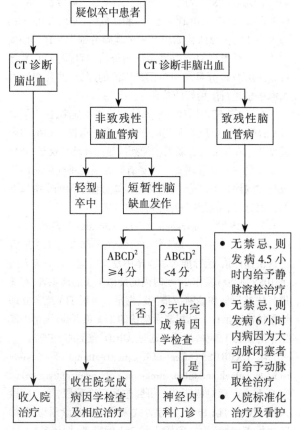

图 9-1　卒中患者分诊流程

注意:由于非致残性缺血性脑血管病溶栓治疗虽然可能获益,但证据不充分,可根据医生及患者实际情况个体化选择是否进行溶栓治疗。

(6) 根据病史做其他相关检查

【证据】

1. ABCD^2 评分发表于 2007 年。该评分用于预测 TIA 后 2 天内的卒中发生风险。其评分内容与 ABCD 评分相比,增加了糖尿病这一危险因素。ABCD^2 评分来自于

4组人群共计2893人的队列研究。结果显示高危组（ABCD^2 6~7分）、中危组（ABCD^2 4~5分）和低危组（ABCD^2 0~3分）患者在TIA后2天内发生卒中的风险分别为8.1%、4.1%和1.0%，有很高的卒中风险预测价值。目前，ABCD^{2}评分是ABCD评分系统中应用最广泛的评分，并且在我国人群中也进行了很好的验证。

2. 目前，随着影像学技术的日益普及推广，影像学对TIA后卒中发生风险预测的作用被逐渐重视。如果临床表现为TIA患者存在新发脑梗死或颅内外动脉狭窄，则卒中发生的风险显著增加。已经有研究质疑单纯依靠症状及病史的评分系统价值，而突出强调影像学预测卒中风险的价值，但仍需要更多的研究予以证实。

3. SOS-TIA（a transient ischemic attack clinic with round-the-clock access）研究的目的在于调查对TIA患者进行快速评估、治疗能否减少卒中复发风险。该研究入组了1085例症状发作24小时内的疑似TIA门诊患者，对其进行快速评估和诊断，对轻型、肯定或可疑TIA患者立即给予抗血栓治疗。结果显示确诊的TIA患者90天卒中发生率为仅为1.24%，远低于通过ABCD^{2}预测的5.96%。

4. EXPRESS（effect of urgent treatment of transient ischemic attack and minor stroke on early recurrent stroke）研究是一项前后对照研究。研究包括两个阶段，第一阶段入组310例TIA患者，治疗方式采取TIA门诊预约，首诊医生推荐治疗；第二阶段入组281例患者，取消预约，建立TIA门诊，确诊TIA后立即给予治疗。结果显示对TIA患者进行早期积极干预治疗，可降低90天卒中发生风险达80%，且未增加出血等不良事件，同时早期积极的强化干预可显著减少患者的住院天数、住院费用和6个月的残疾率。

SOS-TIA和EXPRESS研究结果显示，TIA患者的二级预防应从急性期就开始实施。通过分析英国2010~2012年TIA专病门诊的数据库结果显示在TIA专病门诊接受诊治的TIA或轻型卒中患者90天的卒中发生率仅为

1.3%。因此,TIA 门诊的建立是行之有效的措施。各国指南也均强调对 TIA 患者进行早期干预。

三、 TIA 的治疗

由于 TIA 在发病机制和临床表现方面与缺血性卒中非常类似,因此国际上通常将 TIA 和缺血性卒中列入相同的预防及治疗指南中。为简化操作流程,本 TIA 治疗的指导规范具体循证医学证据请见《中国缺血性脑卒中和短暂性脑缺血发作二级预防指南 2014》。最新循证医学证据将予以补充。

【指导规范】

(一)危险因素控制

1. 高血压

(1) 既往未接受降压治疗的 TIA 患者,发病数天后如果收缩压≥140mmHg 或舒张压≥90mmHg,应启动降压治疗;对于血压 <140/90mmHg 的患者,其降压获益并不明确。

(2) 既往有高血压病史且长期接受降压药物治疗的 TIA 患者,如果没有绝对禁忌,发病后数天应重新启动降压治疗。

(3) 由于颅内大动脉粥样硬化性狭窄(狭窄率 70%~99%) 导致的 TIA 患者,推荐收缩压降至 140mmHg 以下,舒张压降至 90mmHg 以下。由于低血流动力学原因导致的 TIA 患者,应权衡降压速度与幅度对患者耐受性及血流动力学影响。

(4) 降压药物种类和剂量的选择以及降压目标值应个体化,应全面考虑药物、脑卒中的特点和患者三方面因素。

2. 脂代谢异常

(1) 对于非心源性 TIA 患者,无论是否伴有其他动脉粥样硬化证据,推荐予高强度他汀类药物长期治疗以减少脑卒中和心血管事件的风险。有证据表明,当 LDL-C 下降≥50% 或 LDL≤70mg/dl(1.8mmol/L) 时,二级预防更为有效。

(2) 对于 LDL-C≥100mg/dl(2.6mmol/L) 的非心源性 TIA 患者,推荐强化他汀类药物治疗以降低脑卒中和心血管事件风险;对于 LDL-C<100mg/dl(2.6mmol/L) 的 TIA 患者,目前尚缺乏证据,推荐强化他汀类药物治疗。

(3) 由颅内大动脉粥样硬化性狭窄(狭窄率 70%~99%)导致的 TIA 患者,推荐高强度他汀类药物长期治疗以减少脑卒中和心血管事件风险,推荐目标值为 LDL-C≤70mg/dl(1.8mmol/L)。颅外大动脉狭窄导致的 TIA 患者,推荐高强度他汀类药物长期治疗以减少脑卒中和心血管事件。

(4) 长期使用他汀类药物治疗总体上是安全的。有脑出血病史的非心源性 TIA 患者应权衡风险和获益合理使用。

(5) 他汀类药物治疗期间,如果监测指标持续异常并排除其他影响因素,或出现指标异常相应的临床表现,应及时减药或停药观察(参考:肝酶超过 3 倍正常值上限,肌酶超过 5 倍正常值上限,应停药观察);老年人或合并严重脏器功能不全的患者,初始剂量不宜过大。

3. 糖代谢异常和糖尿病

(1) TIA 患者糖代谢异常的患病率高,糖尿病和糖尿病前期是缺血性脑卒中患者脑卒中复发或死亡的独立危险因素,临床医师应提高对 TIA 患者血糖管理的重视。

(2) TIA 患者发病后均应接受空腹血糖、糖化血红蛋白监测,无明确糖尿病病史的患者在急性期后应常规接受口服葡萄糖耐量试验来筛查糖代谢异常和糖尿病。

(3) 对糖尿病或糖尿病前期患者进行生活方式和(或)药物干预能减少缺血性卒中和 TIA 事件,推荐 HbA1c 治疗目标为 <7%。降糖方案应充分考虑患者的临床特点和药物的安全性,制订个体化的血糖控制目标,要警惕低血糖事件带来的危害。

(4) TIA 患者在控制血糖水平的同时,还应对患者的其他危险因素进行综合全面管理。

（5）伴有胰岛素抵抗 TIA 患者可以根据个体化情况给予口服吡格列酮治疗预防卒中发生，但要注意治疗带来的骨折等风险。新证据是：研究表明伴有胰岛素抵抗患者的卒中发生风险显著升高，且伴有胰岛素抵抗的急性缺血性卒中患者溶栓后预后不良。最新公布的 IRIS（insulin resistance intervention after stroke）研究表明，对于伴有胰岛素抵抗的非糖尿病缺血性卒中 /TIA 患者，糖尿病药物吡格列酮较安慰剂更有可能降低其卒中或心肌梗死（MI）风险。但该治疗会出现体重增加、水肿以及需要手术或住院治疗的骨折的风险，因此要个体化治疗。

4. 吸烟

（1）建议有吸烟史的缺血性脑卒中或 TIA 患者戒烟。

（2）建议缺血性脑卒中或 TIA 患者避免被动吸烟，远离吸烟场所。

（3）可能有效的戒烟手段包括劝告、尼古丁替代产品或口服戒烟药物。

5. 睡眠呼吸暂停

（1）鼓励有条件的医疗单位对 TIA 患者进行呼吸睡眠监测。

（2）使用持续正压通气（continuous positive airways pressure，CPAP）可以改善合并睡眠呼吸暂停的 TIA 患者的预后，可考虑对这些患者进行 CPAP 治疗。

6. 高同型半胱氨酸血症　对近期发生缺血性脑卒中或 TIA 且血同型半胱氨酸轻度到中度增高的患者，补充叶酸、维生素 B_6 以及维生素 B_{12} 可降低同型半胱氨酸水平。尚无足够证据支持降低同型半胱氨酸水平能够减少脑卒中复发风险。

（二）口服抗栓药物治疗

1. 非心源性 TIA 的抗栓治疗

（1）对于非心源性 TIA 患者，建议给予口服抗血小板药物而非抗凝药物,预防脑卒中复发及其他心血管事件的发生。

(2) 阿司匹林(50~325mg/d)或氯吡格雷(75mg/d)单药治疗均可以作为首选抗血小板药物。阿司匹林抗血小板治疗的最佳剂量为 75~150mg/d。阿司匹林(25mg)+ 缓释型双嘧达莫(200mg)2 次 / 天或西洛他唑(100mg)2 次 / 天,均可作为阿司匹林和氯吡格雷的替代治疗药物。抗血小板药应在患者危险因素、费用、耐受性和其他临床特性的基础上进行个体化选择。

(3) 发病在 24 小时内,具有脑卒中高复发风险(ABCD^2 评分≥4 分)的急性非心源性 TIA,应尽早给予阿司匹林联合氯吡格雷治疗 21 天。此后阿司匹林或氯吡格雷均可作为长期二级预防一线用药。

(4) 发病 30 天内伴有症状性颅内动脉严重狭窄(狭窄率 70%~99%)的 TIA 患者,应尽早给予阿司匹林联合氯吡格雷治疗 90 天。此后阿司匹林或氯吡格雷均可作为长期二级预防一线用药。

(5) 伴有主动脉弓动脉粥样硬化斑块证据的 TIA 患者,推荐抗血小板及他汀类药物治疗。口服抗凝药物与阿司匹林联合氯吡格雷药物治疗效果的比较尚无肯定结论。

(6) 非心源性 TIA 患者,不推荐常规长期应用阿司匹林联合氯吡格雷抗血小板治疗。

2. 心源性栓塞性 TIA 的抗栓治疗

(1) 对伴有心房颤动(包括阵发性)的 TIA 患者,推荐使用适当剂量的华法林口服抗凝治疗,预防再发的血栓栓塞事件。华法林的目标剂量是维持 INR 在 2.0~3.0。

(2) 新型口服抗凝剂可作为华法林的替代药物,新型口服抗凝剂包括达比加群、利伐沙班、阿哌沙班以及依度沙班,选择何种药物应考虑个体化因素。

(3) 伴有心房颤动的 TIA 患者,若不能接受口服抗凝药物治疗,推荐应用阿司匹林单药治疗。也可以选择阿司匹林联合氯吡格雷抗血小板治疗。

(4) 伴有心房颤动的 TIA 患者,应根据缺血的严重程度和出血转化的风险,选择抗凝时机。建议出现神经功能症状 14 天内给予抗凝治疗预防脑卒中复发,对于出血风险高的患者,应适当延长抗凝时机。

(5) TIA 患者,尽可能接受 24 小时的动态心电图检查。对于原因不明的患者,建议延长心电监测时间,以确定有无抗凝治疗指征。

(6) 伴有急性心肌梗死的 TIA 患者,影像学检查发现左室附壁血栓形成,推荐给予至少 3 个月的华法林口服抗凝治疗(目标 INR 值为 2.5;范围 2.0~3.0)。如无左室附壁血栓形成,但发现前壁无运动或异常运动,也应考虑给予 3 个月的华法林口服抗凝治疗(目标 INR 值为 2.5;范围 2.0~3.0)。

(7) 对于有风湿性二尖瓣病变但无心房颤动及其他危险因素(如颈动脉狭窄)的 TIA 患者,推荐给予华法林口服抗凝治疗(目标 INR 值为 2.5;范围 2.0~3.0)。

(8) 对于已使用华法林抗凝治疗的风湿性二尖瓣疾病患者,发生 TIA 后,不应常规联用抗血小板治疗。但在使用足量的华法林治疗过程中仍出现缺血性脑卒中或 TIA 时,可加用阿司匹林抗血小板治疗。

(9) 不伴有心房颤动的非风湿性二尖瓣病变或其他瓣膜病变(主动脉局部钙化、二尖瓣环钙化、二尖瓣脱垂等)的 TIA 患者,可以考虑抗血小板聚集治疗。

(10) 对于植入人工心脏瓣膜的 TIA 患者,推荐给予长期华法林口服抗凝治疗。

(11) 对于已经植入人工心脏瓣膜的既往有 TIA 病史的患者,若出血风险低,可在华法林抗凝的基础上加用阿司匹林。

(三) 症状性大动脉粥样硬化性 TIA 的非药物治疗

1. 颅外颈动脉狭窄

(1) 对于近期发生 TIA 合并同侧颈动脉颅外段严重狭窄(70%~99%)的患者,如果预计围术期死亡和卒中复

发 <6%，推荐进行 CEA 或 CAS 治疗。CEA 或 CAS 的选择应依据患者个体化情况。

(2) 对于近期发生 TIA 合并同侧颈动脉颅外段中度狭窄(50%~69%)的患者，如果预计围术期死亡和卒中复发 <6%，推荐进行 CEA 或 CAS 治疗。CEA 或 CAS 的选择应依据患者个体情况。

(3) 颈动脉颅外段狭窄程度 <50% 时，不推荐行 CEA 或 CAS 治疗。

(4) 当 TIA 患者有行 CEA 或 CAS 的治疗指征时，如果无早期再通禁忌证，应在 2 周内进行手术。

2. 颅外椎动脉狭窄　伴有症状性颅外椎动脉粥样硬化狭窄的 TIA 患者，内科药物治疗无效时，可选择支架植入术作为内科药物治疗辅助技术手段。

3. 锁骨下动脉狭窄和头臂干狭窄

(1) 锁骨下动脉狭窄或闭塞引起后循环缺血症状(锁骨下动脉窃血综合征)的 TIA 患者，如果标准内科药物治疗无效，且无手术禁忌，可行支架植入术或外科手术治疗。

(2) 颈总动脉或者头臂干病变导致的 TIA 患者，内科药物治疗无效，且无手术禁忌，可行支架植入术或外科手术治疗。

4. 颅内动脉狭窄　对于症状性颅内动脉粥样硬化性狭窄≥70% 的 TIA 患者，在标准内科药物治疗无效的情况下，可选择血管内介入治疗作为内科药物治疗的辅助技术手段，但患者的选择应严格和慎重。

(四)二级预防药物依从性

1. 缺血性脑卒中或 TIA 患者二级预防的药物依从性影响脑卒中患者的临床预后。

2. 医生因素、患者因素以及医疗体系因素均影响患者的二级预防药物依从性。

3. 规范的二级预防流程，可能会提高二级预防药物的使用率。

参考文献

[1] Easton JD, Saver JL, Albers GW, etal. Definition and evaluation of transient ischemic attack: a scientific statement for healthcare professionals from the American Heart Association/American Stroke Association Stroke Council; Council on Cardiovascular Surgery and Anesthesia; Council on Cardiovascular Radiology and Intervention; Council on Cardiovascular Nursing; and the Interdisciplinary Council on Peripheral Vascular Disease. The American Academy of Neurology affirms the value of this statement as an educational tool for neurologists. Stroke, 2009, 40 (6): 2276-2293.

[2] Wu CM, McLaughlin K, Lorenzetti DL, et al. Early risk of stroke after transient ischemic attack: A systematic review and meta-analysis. Arch Intern Med, 2007, 167 (22): 2417-2422.

[3] Giles MF, Rothwell PM. Risk of stroke early after transient ischaemic attack: A systematic review and meta-analysis. Lancet Neurol, 2007, 6 (12): 1063-1072.

[4] Wang Y, Zhao X, Jiang Y, et al. Prevalence, knowledge, and treatment of transient ischemic attacks in China. Neurology, 2015, 84 (23): 2354-2361.

[5] Lavallee PC, Meseguer E, Abboud H, et al. A transient ischaemic attack clinic with round-the-clock access (SOS-TIA): Feasibility and effects. Lancet Neurol, 2007, 6 (11): 953-960.

[6] Rothwell PM, Giles MF, Chandratheva A, et al. Effect of urgent treatment of transient ischaemic attack and minor stroke on early recurrent stroke (express study): A prospective population-based sequential comparison. Lancet, 2007, 370 (9596): 1432-1442.

[7] Cerebral vascular diseases: Fourth conference. New york: Grune& stratton, 1965.

[8] A classification and outline of cerebrovascular diseases. Ⅱ. Stroke, 1975, 6 (5): 564-616.

[9] Albers GW, Caplan LR, Easton JD, et al. Transient ischemic attack--proposal for a new definition. N Engl J Med, 2002, 347 (21): 1713-1716.

[10] Johnston SC, Rothwell PM, Nguyen-Huynh MN, et al. Validation and refinement of scores to predict very early stroke risk after transient ischaemic attack. Lancet, 2007, 369(9558): 283-292.

[11] Rothwell PM, Giles MF, Flossmann E, et al. A simple score (abcd) to identify individuals at high early risk of stroke after transient ischaemic attack. Lancet, 2005, 366(9479): 29-36.

[12] Engelter ST, Amort M, Jax F, et al. Optimizing the risk estimation after a transient ischaemic attack - the abcde plus sign in circle score. Eur J Neurol, 2012, 19(1): 55-61.

[13] Coutts SB, Eliasziw M, Hill MD, etc. An improved scoring system for identifying patients at high early risk of stroke and functional impairment after an acute transient ischemic attack or minor stroke. Int J Stroke, 2008, 3(1): 3-10.

[14] Merwick A, Albers GW, AmarencoP, et al. Addition of brain and carotid imaging to the abcd(2) score to identify patients at early risk of stroke after transient ischaemic attack: A multicentre observational study. Lancet Neurol, 2010, 9(11): 1060-1069.

[15] Giles MF, Albers GW, Amarenco P, et al. Addition of brain infarction to the abcd2 score (abcd2i): A collaborative analysis of unpublished data on 4574 patients. Stroke, 2010, 41(9): 1907-1913.

[16] Nasr DM, Brown RD Jr. The challenges of stroke prediction scores.JAMA Neurol, 2016, 73(5): 510-511.

[17] Yaghi S, Rostanski SK, Boehme AK, et al. Imaging parameters and recurrent cerebrovascular events in patients with minor stroke or transient ischemic attack. JAMA Neurol, 2016, 73(5): 572-578.

[18] Luengo-Fernandez R, Gray AM, Rothwell PM. Effect of urgent treatment for transient ischaemic attack and minor stroke on disability and hospital costs (express study): A prospective population-based sequential comparison. Lancet Neurol, 2009, 8(3): 235-243.

[19] Dutta D, Bowen E, Foy C. Four-year follow-up of transient ischemic attacks, strokes, and mimics: A retrospective transient ischemic attack clinic cohort study. Stroke, 2015, 46(5): 1227-1232.

[20] 中华医学会神经病学分会, 中华医学会神经病学分会脑血

管病学组. 中国缺血性脑卒中和短暂性脑缺血发作二级预防指南 2014. 中华神经科杂志, 2015, 48(4): 16.

[21] Kernan WN, Ovbiagele B, Black HR, et al. Guidelines for the prevention of stroke in patients with stroke and transient ischemic attack: A guideline for healthcare professionals from the american heart association/american stroke association. Stroke, 2014, 45(7): 2160-236.

[22] European Stroke Organisation Executive Committee, Committee ESO Writing. Guidelines for management of ischaemic stroke and transient ischaemic attack 2008. Cerebrovasc Dis, 2008, 25(5): 457-507.

[23] Bravata DM, Wells CK, Kernan WN, et al. Association between impaired insulin sensitivity and stroke. Neuroepidemiology, 2005, 25(2): 69-74.

[24] Hankey GJ, Feng TZ. Insulin resistance a possible causal and treatable risk factor for ischemic stroke. Arch Neurol, 2010, 67(10): 1177-1178.

[25] Rundek T, Gardener H, Xu Q, et al. Insulin resistance and risk of ischemic stroke among nondiabetic individuals from the northern manhattan study. Arch Neurol, 2010, 67(10): 1195-1200.

[26] Thacker EL, Psaty BM, McKnight B, et al. Fasting and postglucose load measures of insulin resistance and risk of ischemic stroke in older adults. Stroke, 2011, 42(12): 3347-3351.

[27] Kernan WN, Inzucchi SE, Viscoli CM, et al. Insulin resistance and risk for stroke. Neurology, 2002, 59(6): 809-815.

[28] Bas DF, Ozdemir AO, Colak E, et al. Higher insulin resistance level is associated with worse clinical response in acute ischemic stroke patients treated with intravenous thrombolysis. Transl Stroke Res, 2016, 7(3): 167-171.

[29] Calleja AI, Garcia-Bermejo P, Cortijo E, et al. Insulin resistance is associated with a poor response to intravenous thrombolysis in acute ischemic stroke. Diabetes Care, 2011, 34(11): 2413-2417.

10. 中国脑卒中血管影像检查指导规范

组　长　高培毅　李坤成　程敬亮

成　员（按姓氏笔画排序）

田　超　刘梅力　张开元　郭　军
隋滨滨　雷　静　薛　静

中国脑卒中血管影像检查指导规范目录

一、急性缺血性脑卒中影像检查

【CT检查】

(一)常规检查方法和适用人群

1. CT平扫(noncontrast CT,NCCT) 适用于发病4.5小时之内可以完成静脉溶栓治疗的患者;选择常规治疗的患者。

2. 一站式CT检查 包括CT平扫+CT灌注成像(CT perfusion,CTP)+CT血管成像(CT angiography,CTA)。适用于延长血管再通治疗时间窗的患者。

(二)影像学观察重点和术语规范

1. 缺血性核心(ischemic core) 指发生不可逆性损伤、即使立即再灌注也将进展为脑梗死的缺血脑组织。

2. 缺血半暗带(penumbra) 指功能性损伤的缺血脑组织,早期再灌注后可能恢复正常,但如果没有早期再灌注则高度可能进展为不可逆的脑损伤(梗死)。缺血半暗带不包括良性灌注不足。

3. 良性灌注不足(benign oligemia) 指轻度低灌注的脑组织,即使不发生再灌注也不可能进展为梗死的脑组织。

4. 恶性水肿(malignant edema) 指快速进展的水肿,伴占位效应、中线移位以及脑疝(导致中脑和脑干受压)。

5. 血管再通(revascularization) 包括三个独立的概念:①动脉开放(recanalization);②再灌注(reperfusion),顺行的微血管灌注;③侧支循环形成(collateralization),通过软膜动脉或其他吻合动脉通道到达闭塞血管的供血区域的微血管灌注。

注:CT和MR检查对缺血核心和缺血半暗带的定义

具有概率性，因此应注明检查方法、参数和使用阈值。

(三) CT 平扫 (noncontrast CT, NCCT)

1. **禁忌证** 无明确禁忌证。

2. **检查目的** 排除脑内出血以及其他病变。

3. **常规检查流程** 以听 - 眶上线之间的连线为基准平面扫描，避免晶状体直接照射。从后颅窝底部向上扫描，直至脑突面最高点。层厚：至少为 8~10mm 层厚，连续扫描；幕下结构建议采用 3~ 5mm 层厚连续扫描。

4. **图像解读**

(1) 读片技巧：临床怀疑前循环梗死时，CT 平扫重点观察两个层面：基底核层面和侧脑室体部层面。

观察的顺序是：先看双侧基底核区，再看周围的脑沟脑回。

读片的窗宽 / 窗位采用标准窗 (80Hu/20Hu) 和非标准窄窗 (8Hu/32Hu) 两种。

(2) **典型征象**：岛带征：岛带区 (包括岛叶、最外囊和屏状核) 灰白质界面消失、模糊，岛叶皮层密度与外囊一致。

大脑皮层脑沟 (包括侧裂) 消失或变窄。注：大范围脑沟变浅而无密度减低不是溶栓治疗禁忌证。

Willis 环血管表现为节段性高密度影。正常大脑中动脉 (MCA) 的 CT 值大概为 40Hu，当 MCA 出现条形高密度影 (80Hu 左右) 称为 "高密度大脑中动脉征" (hyperdenseMCA sign)；大脑中动脉侧裂段远端分支 (M2 或 M3) 出现点状高密度影则称为 "大脑中动脉点征" (MCA-dot sign)。高密度血管影与健侧正常血管影 CT 值之比 >1.2 高度提示血栓形成。血栓形成造成的血管高密度影需与血管壁钙化或高血球容积血症所致的高密度影相鉴别。

(3) NCCT 提示溶栓预后较差的表现：异常低密度区大于 MCA 分布区 1/3；ASPCTS 评分 <7。大范围脑沟变浅而无密度减低不是溶栓治疗禁忌证。

(4) NCCT 提示预后较差的表现:MCA 条形高密度影;早期异常低密度区大于 MCA 分布区 50%;ASPCTS 评分 <7。

(5) 病例读片,见图 10-1。

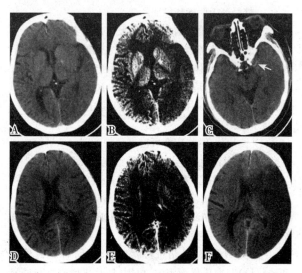

图 10-1　患者 37 岁,女性,右侧肢体无力,接受 CT 检查时发病 5 小时

A~E. 基线图像;F.3 天后复查图像. 临床怀疑前循环梗死,重点观察基底核层面(A、B)和侧脑室体部层面(D、E)。标准窗(A、D)显示左侧岛叶密度减低,与外囊分界不清,提示出现"岛带征";左侧颞顶枕部皮层明显肿胀,脑沟消失,皮层下的灰白质交界区显示不清;上述征象在窄窗上(B、E)显示更为明显。左侧大脑中动脉水平段密度增高(箭头所示),提示血栓形成,大脑中动脉致密征阳性(C)。3 天后 CT 平扫见上述区域大面积梗死灶(F)。

提示:本例患者左枕叶(大脑后动脉分布区)和左颞顶(大脑中动脉分布区)同时受累,提示左侧大脑后动脉起自同侧颈内动脉,血管闭塞发生在颈内动脉发出大脑后动脉之前。

(四) 一站式 CT 检查

1. **禁忌证**　有碘制剂过敏史；严重心、肾功能障碍者；患者躁动，无法配合检查者；糖尿病服用二甲双胍者。

2. **检查目的**　排除脑内出血以及其他病变；判断是否有新鲜梗死灶、部位、面积；判断责任血管闭塞和狭窄情况；判断缺血半暗带。

3. CT 平扫检查流程同上。

4. CTP 检查流程及图像处理

(1) 层面选择：根据所使用多层螺旋 CT 的实际情况，选择 1~4 层进行 CTP 扫描。根据平扫 CT 结果，在可疑病变区域选择感兴趣层面进行扫描。为了保证质量，幕上病变尽可能选择基底核层面和侧脑室体部层面进行 CTP 扫描。采用容积穿梭扫描技术和 320 排 CT 可以完成全脑灌注扫描。

(2) 对比剂：采用非离子型等渗碘对比剂，碘浓度为 300mgI/dl，用量 50ml。

(3) 高压注射器设置：流率设置为 5~8ml/s，注射总时间为 5~6 秒。

(4) 静脉穿刺针：建议至少采用 20GA×1.16in(1.1mm×30mm) 或 22GA×1.0in(0.9mm×25mm) 规格的密闭式静脉留置针，自右侧肘正中静脉穿刺。

(5) 扫描：启动高压注射器注入对比剂的同时进行 CTP 扫描。

(6) 图像处理

1) CTP：参照时间 - 密度曲线，分别得到 CT 灌注原始数据的动脉期图像(ACTP-SI)和静脉期图像(VCTP-SI)；使用图像后处理软件得到脑血流量(CBF)、脑血容量(CBV)、平均通过时间(MTT)、达峰时间(TTP)四个参数图，临床意义见表 10-1。

2) ACTP-SI 和 VCTP-SI 图像观察层面的选择：ACTP-SI 选择在时间 - 密度曲线上，动脉达峰值时对应时间点的

表 10-1　CTP 参数图意义

CBF [ml/ (100g·min)]	CBV (ml/100g)	MTT(秒)	TTP(秒)
脑血流量	脑血容量	平均通过时间	峰值时间
每100g脑组织每分钟的脑血流量	每100g脑组织的脑血容量	通过病灶的平均时间	从注射对比剂开始扫描到脑内最大峰值的时间

图像,VCTP-SI 选择在时间 - 密度曲线上,静脉达峰值时对应时间点的图像(图 10-2)。

　　提示:本例患者 ACTP-SI(B)异常区域包括左侧基底核区、左侧岛叶和左侧颞叶,VCTP-SI(C)显示的异常区域为左侧基底核区和左侧室旁白质(空心箭头所示),ACTP-SI 异常区域大于 VCTP-SI,两者不匹配。

　　5. CTA 检查流程及图像处理

　　(1)扫描范围:全脑。

　　(2)对比剂:采用非离子型等渗碘对比剂,碘浓度为300mgI/dl,用量 90ml。

　　(3)高压注射器设置:流率设置为 4ml/s 注入 30ml,然后以 3ml/s 注入 60ml。

　　(4)扫描:启动高压注射器的同时启动 CTA 扫描程序,在 bolus tracking 软件的监测下完成 CTA 扫描。

　　(5)图像处理

　　1)目的:显示 ICA 颅内段、MCA、ACA、基底动脉和PCA 血管狭窄或闭塞状况。

　　2)图像处理基本要求:①在急诊状态下,至少提供一个最大密度投影重建(MIP)的 CTA 参数图像。MIP 图的优点为图像处理速度快,血管狭窄或闭塞的显示受人为因素影响最少。②血管三维容积成像(VR)和三维 MIP 图像。③重视观察 CT 血管成像的原始数据,尤其是双侧颈内动脉。

　　3)CTA 原始图像:将 CTA 原始图像重建为 10~12mm/

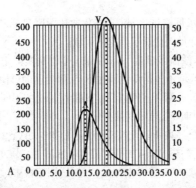

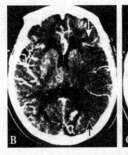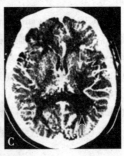

图 10-2

A. CTP 时间 - 密度曲线;B、C. CTP 不同时间点的原始数据图像。时间 - 密度曲线,横轴为时间(秒),纵轴为 CT(Hu)。左侧曲线代表选定动脉(一般选择没有病变非责任血管)的时间 - 密度曲线,曲线中 A 点(峰值)对应的时间点得到 ACTP-SI 图(B)。右侧曲线代表选定静脉窦(一般选择上矢状窦)的时间 - 密度曲线,曲线中 V 点(峰值)对应的时间点得到 VCTP-SI 图(C)。

层(与CTP扫描选择层面层厚一致),用于观察新鲜梗死区。

注:非躁动患者、难于判断前后循环病变患者可以采取容积穿梭扫描技术一次性完成 CTP 和 CTA 成像。

6. 图像解读

(1) 缺血核心(ischemic core):以下四种判别方法均可用于判别,①NCCA 显示低密度区域;②CTP 静脉期原始图像显示低密度区域;③CBV 参数图明显低 CBV 区域;④CTA 原始图像显示低密度区域。

(2) 缺血半暗带(penumbra):尽管从实际定义讲缺血半暗带区域不包括良性灌注不足,但目前的影像学检查方法难于区分两者。所以目前仍沿用传统的不匹配模型判断缺血半暗带,导致其被高估。

传统经典不匹配模型包括:①CBF-CBV;②MTT-CTA 原始图像;③MTT-CTP 静脉期原始图像;④CTP 动脉期原始图像 -CTP 静脉期原始图像(适用于检查过程中躁动患者)。

ASPECTS(alberta stroke program early CT score) 评分法:将正常大脑中动脉供血区的脑组织为 10 分,每增加一个异常区域则减 1 分。

(3) 责任血管评价:重点关注责任病灶供血血管有无闭塞、狭窄。

(4) 血脑屏障是否破坏:CT 平扫责任病灶区出现明显低密度影,CT 灌注微毛细血管参数图责任病灶区内显示异常。

(5) 病例读片见图 10-3。

提示:评价缺血半暗带可以选择 CBF 和 CBV 的不匹配区域,也可以选择 ACTP-SI 和 VCTP-SI 的不匹配区域,如果患者检查过程中不合作,头部移动明显,CTP 参数图将不准确,则选择后者评估。

【MRI 检查】

(一) 常规检查方法和适用人群

1. MR 常规平扫 包括 DWI、GRE/SWI、TOF MRA 序列。选择常规治疗的患者。注:发病 4.5 小时之内可以完成静脉溶栓治疗的患者首选 CT 平扫。

2. 一站式 MR 检查 包括 DWI、GRE/SWI、TOF MRA、MR 灌注成像(MR perfusion,MRP)。适用于:延长血管再通治疗时间窗的患者。

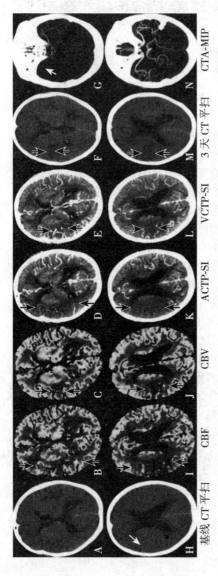

基线 CT 平扫　　CBF　　CBV　　ACTP-SI　　VCTP-SI　　3 天 CT 平扫　　CTA-MIP

图 10-3　患者 74 岁，女性，左侧肢体偏瘫，接受 CT 检查时发病 6 小时 40 分钟，该患者接受了急诊 rt-pA 溶栓治疗 A~E。基线图像；F、M、N.3 天后复查图像。基线 CT 平扫；重点观察基底核（A）和侧脑室体部（B）两个层面，右额部皮层显示肿胀，脑沟变浅（黑色箭头所示）。基线 CTP：CBF 参数图（B，I）显示异常灌注区域面积大于 CBV（C，J），两者不匹配区域代表缺血半暗带；ACTP-SI（D，K）显示异常密度区域面积大于 VCTP-SI（E，L），两者不匹配区域同样代表缺血半暗带。CBV 和 VCTP-SI 代表梗死核心区域。CTA-MIP：基线 CTA（G）显示右侧大脑中动脉近端狭窄中断，溶栓治疗后 CTA（N）显示血管再通。3 天后复查 CT 平扫显示出梗死灶，与 CBV 和 VCTP-SI 显示的异常区域基本一致。

由于一站式 MR 检查包括 MR 常规平扫和灌注成像，所以下面分别论述常规平扫和灌注成像的检查流程和图像解读。

(二) MR 常规平扫

1. **禁忌证**　体内安装心脏起搏器者；躁动，无法配合检查者。

2. **检查目的**　排除脑内出血以及其他病变，明确有无新鲜梗死灶。

3. **常规检查流程**　矢状面 T_1WI 定位后，以前后联合之间的连线为基准平面进行横断面扫描。从后颅窝底部向上扫描，直至脑突面最高点。层厚：5mm 层厚，连续扫描。

4. **图像处理要求**

(1) DWI：需有 B 值为 0、1000 的参数图。

(2) MRA：提供 3D TOF 血管图像；同时要重视观察原始数据，有助于判断责任血管病变。

5. **图像解读**

(1) 缺血核心区：DWI(b=1000) 和 ADC 参数图上分别表现为高信号区和低信号区；上述区域在 DWI(b=0)/T_2WI 图像显示正常 (图 10-4)。

(2) 责任血管评估：重点关注责任病灶供血血管有无闭塞、狭窄。

(3) 血脑屏障评估：DWI(b=0) 或 T_2WI 责任病灶区出现异常高信号影。

(三) MR 灌注成像

1. **禁忌证**　有钆制剂过敏史；严重心、肾功能障碍者；体内安装心脏起搏器者；患者躁动，无法配合检查者。

2. **检查目的**　显示缺血半暗带。

3. **检查流程**

(1) 感兴趣层面选择：根据所使用 MR 成像设备的实

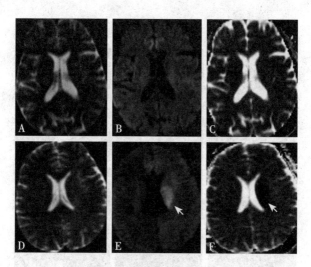

图 10-4　新鲜梗死核心的评价

A~C. 为正常脑组织；D~E. 显示左侧室旁新鲜梗死灶，DWI (b=0，D 图，相当于 T_2WI 正常，DWI (b=1000，E 图) 呈高信号影，ADC (F) 为低信号影

际情况，进行全脑覆盖的 MR 灌注扫描。

（2）MR 对比剂：根据患者体重采用钆对比剂。

（3）高压注射器：流率设置为 3ml/s，注射总时间为 5~6 秒。

（4）静脉穿刺针：建议至少采用 20GA×1.16in（1.1mm× 30mm）规格的密闭式静脉留置针，自右侧肘正中静脉穿刺。

（5）扫描：启动高压注射器注入对比剂的同时进行 MR 灌注扫描。

4. 图像处理要求　提供 CBF、CBV、MTT 和 TTP 参数图。

5. 图像解读　缺血半暗带：CBF 参数图异常区域（CBF 或 MTT 参数图）大于 DWI（b=1000）和 ADC 参数图中异常区域时称之为错配阳性，大于的异常区域为缺血半暗带。

6. 病例读片见图 10-5。

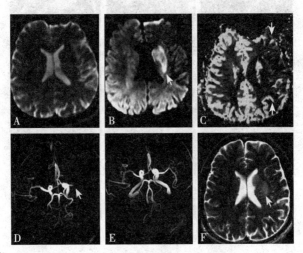

图 10-5 患者 58 岁,男性,右侧肢体瘫痪,接受 MR 检查时发病 4 小时 30 分钟,该患者接受了急诊 rt-PA 溶栓治疗 A~D. 基线图像;E、F.7 天后复查图像。基线 DWI(b=0, A 图):未见异常信号影。DWI(b=1000,B 图):左侧壳核和尾状核体部弥散减低区,结合 A 图考虑为新鲜梗死区。PWI-CBF 参数图(C 图):左侧 MCA 分布区大面积灌注减低区。CBF-DWI(b=1000)两者存在不匹配区,且缺血半暗带 >20%。基线 MRA(D):左侧 MCA 起始部闭塞,溶栓治疗后复查 MRA(e) 显示左侧 MCA 再通。7 天后复查 T_2WI(F 图):梗死区与基线 DWI(b=1000)显示的异常区域基本一致,无明显变化

备注:①急性缺血性脑卒中的影像学检查流程和检查目的见图 10-6。②一站式 CT/MR 检查指导溶栓治疗标准:北京天坛医院高培毅教授结合"十五"和"十一五"国家科技支撑计划制定以下分型用于指导临床对急性缺血性脑卒中的治疗(表 10-2)。

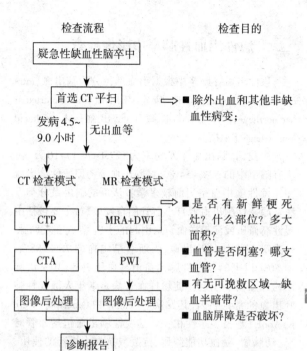

图 10-6　急性缺血性脑卒中的影像学检查流程和检查目的

表 10-2　北京天坛医院急性脑缺血 CT/MR
错配（mismatch）分型

良性型	恶性型	目标型
梗死核心（VCTP-SI 或 DWI）异常区 <10ml	梗死核心（VCTP-SI 或 DWI）异常区 >100ml；梗死核心在 CT 平扫显示异常低密度或 T_2WI 出现异常高信号影（血脑屏障破坏）	梗死核心（VCTP-SI 或 DWI）异常区 >10ml~<100ml；缺血半暗带（CBF >CBV、ACTP-SI>VCTP-SI、CBF 或 MTT>DWI）异常区 120%
不需要溶栓治疗	易出血，不溶栓治疗	如果 MCA 主干闭塞，则溶栓治疗；否则可以不溶栓治疗

二、 急性出血性脑卒中影像检查

急性出血性脑卒中根据出血部位分为脑出血（intra cerebral hemorrhage，ICH）、脑 室 内 出 血（intra ventricular haemorrhage，IVH）和蛛网膜下腔出血（sub arachnoid hemorrhage，SAH）。

在我国，脑出血年发病率为 (27.1~77.1) /10 万，占所有脑卒中的 17%~54%。将脑出血分为原发性脑出血和继发性脑出血是当前较多学者认可的脑出血分类方法。原发性脑出血源自小血管的自发破裂，主要包括由慢性高血压或淀粉样血管病引起的小血管（或穿支动脉）自发破裂导致的脑出血，占所有脑出血的 78%~88%。约 50% 以上的原发性脑出血由高血压引起，30% 由脑淀粉样血管病引起。淀粉样血管病是老年人散发性脑叶出血的常见病因，其发病与载脂蛋白（apolipoprotein E，ApoE）基因多态性相关。继发性脑出血包括血管畸形、动脉瘤、凝血功能障碍、抗凝或抗血小板药的使用、血液病、拟交感神经药物的使用、烟雾病、原发性或转移性肿瘤、静脉窦血栓形成、血管炎、妊娠以及其他明确病因导致的脑出血。

自发性蛛网膜下腔出血是指脑表面血管破裂后，血液直接流入蛛网膜下腔。年发病率为(5~20)/10 万，常见病因为颅内动脉瘤、血管畸形、高血压性动脉硬化、动脉炎、烟雾病、结缔组织病、血液病、抗凝治疗并发症等。

CT 和 MRI 都是用于初步评价急性出血性脑卒中的合理选择。CT 对于判断急性出血非常敏感，被认为是诊断 ICH 的金标准；梯度回波和 T_2^* 磁敏感加权 MRI 在检测急性出血方面与 CT 同样敏感，对于陈旧性出血的识别则更为敏感。

【CT检查】

(一) CT 扫描条件

1. CT 平扫

(1) 体位和范围:仰卧位,使头部两侧对称,两外耳孔与台面等距,下颌稍内收。自基线向上连续扫描100~120mm。

(2) 扫描基准线:常规听眦线(眼外眦与外耳孔连线)。此线大致与颅底平面平行,更有利于减少颅底骨结构造成的伪影和更好的显示后颅窝结构。

(3) 管电压:120kV。

(4) 管电流:200~300mA。

(5) 层厚和层距:常规层厚 5~8mm,层距 5~ 8mm。

(6) 窗宽和窗位:脑窗:窗位 L30~40Hu,窗宽 W70~100Hu。骨窗:窗位 L250~500Hu,窗宽 W1000~1600Hu。骨窗一般采用骨算法。

2. 增强扫描

(1) 对比剂:非离子型含碘对比剂,成人为 60~100ml,儿童按体重计算为 2ml/kg。

(2) 注射方式:高压注射器静脉内团注,速率 2.0~3.0ml/s。

(3) 扫描时间:开始注射对比剂后 1015 秒做动脉期扫描,60~70 秒做实质期扫描。

(4) 扫描程序:参数与平扫相同。

3. CT 血管造影

(1) 对比剂:非离子型含碘对比剂,成人为 60~100ml,儿童按体重计算为 2ml/kg。

(2) 注射方式:高压注射器静脉内团注,速率 4~5ml/s。

(3) 扫描延迟时间:采用以扫描范围内动脉为兴趣区,动态监测兴趣区内 CT 值,当 CT 值升高至预设阈值时自动触发扫描;或采用小剂量对比剂团注实验,即以 20ml 对比剂经静脉注射后,以鞍上池为监测平面,并以 1~2 秒时间间隔动态扫描,获得该平面颈内动脉末端及基底动脉远端的时间 - 密度曲线,根据 CT 值峰值时间计算扫描延迟时间。

(4) 扫描程序:扫描范围自主动脉弓至颅顶。管电压 120kV,管电流 150mA。层厚 0.5~1.5mm,重建间隔取层厚一半。

(5) 其他要求:工作站进行 2D、3D 血管图像重建并摄片。

4. CT 灌注

(1) 对比剂:非离子型含碘对比剂,成人为 40~60ml,儿童按体重计算为 2ml/kg。

(2) 注射方式:高压注射器静脉内团注,速率 5~6ml/s。

(3) 扫描程序:16 层螺旋 CT 能够扫描 12mm 层厚的脑组织,64 层螺旋 CT 扫描范围增加值 40mm,目前最新的 320 层螺旋 CT 扫描范围为 160mm。层厚 1~2mm,重建间隔取层厚一半。管电压 80~100kV、120mA,开始注射对比剂后 4~8 秒做动脉期连续扫描,扫描速度 1 秒 /360°,间隔时间为 1 秒,扫描时间 50 秒。如患者血流缓慢,脑循环时间延长需适当增加扫描时间。为了减少扫描时间延长导致的放射剂量增加,通常采取分 2~3 个阶段扫描的方式。比如第一阶段 40 秒,每 1 秒扫描 1 次;第二阶段 35~45 秒,每 2~3 秒扫描 1 次;如需要获得微血管通透性图,则要再进行第三阶段 2 分钟扫描,每 10~15 秒扫描 1 次。

(4) 需要评价的参数:脑血流量(cerebral blood flow,CBF)、脑血容量(cerebral volume,CBV)、达峰时间(time to peak,TTP)、平均通过时间(mean transfer time,MTT)及微血管通透性(permeability stifface,PS)。

(二) CT 平扫

1. 脑出血

(1) 脑出血急性期表现:当血管破裂,血液流至血管外,破坏局部脑组织并形成直径 >5mm 的血肿时,即可为

CT 平扫显示。表现为均匀一致、边界清晰的肾形、类圆形或不规则高密度影。当血肿密度不均匀(血肿主体内选取两个面积超过 10mm^2 的区域(脑室内部分除外),如 CT 值相差 20Hu 以上,定义为血肿密度不均匀)和"血肿生长线"[血肿高低密度区域之间存在明显边界定义为血肿生长线(hematoma enlargement border,CT-HEB)]是进展型脑出血的特征性 CT 表现。血肿体积较大时可形成明显的占位效应,并可破入相邻脑室和(或)蛛网膜下腔,当血肿压迫室间孔、中脑导水管、第四脑室或脑室内血块阻塞脑脊液通路时造成脑积水。

(2) 出血量的估算:根据 CT 平扫估算出血量,可采用多田公式,出血量 =0.5× 最大面积长轴(cm)× 最大面积短轴(cm)× 层面数(cm)。但该公式对于形态不规则血肿误差较大。

(3) 脑出血亚急性期及慢性期吸收过程:在血肿形成 3 小时内血红蛋白尚未分解,血红蛋白含量与血液基本一致,CT 值约为 50~60Hu。此后凝血系统激活,血肿内血液凝固形成血块,相应 CT 值明显升高,在 3~4 小时达到高峰,CT 值可达 80~90Hu。出血 6 小时后血肿周围形成狭窄环状低密度带,这是血块收缩析出的血清和反应性脑水肿及坏死的表现,并在 1~2 日后逐渐变宽。发病 3~7 日后,血肿边缘的血红蛋白开始破坏,纤维蛋白溶解,血肿边缘逐渐模糊,周边低密度带继续增宽,血肿直径以每日 0.65mm 的速度向心性缩小,CT 值以每日 1.4Hu 减低。通常约 3~4 周后血肿降为等密度,7~8 周后血肿被完全吸收而形成低密度囊腔。血肿吸收过程小血肿比大血肿快,脑室内积血比脑实质快。

2. 脑室内出血　脑室出血被视为 ICH 的一个亚型。孤立性脑室出血常见于早产儿,在成年人中罕见。很多时候,那些看似孤立性脑室出血的患者实际上在脑室附近存在小的实质血肿,通常位于尾状核头或内侧丘脑,并破裂入脑室。也可能发生单纯的脑室出血,由高血压、隐匿性血管畸形以及罕见的烟雾病和硬脑膜动静脉瘘引起。

脑室内脑脊液为浓血性或有血块时,CT上才可见其密度高于周围脑组织,但脑室内脑脊液血细胞比容低于12%时,CT上难以显示出血改变。当出血局限于室管膜下,未穿破室管膜进入脑室系统,脑实质内无血肿;少量出血可局限于脑室系统局部,常位于侧脑室额角、颞角或枕角,表现为上方低密度脑脊液与下方高密度出血形成的液-液平;出血量较大时表现为脑室系统完全被高密度出血充盈,即脑室铸型,阻碍脑脊液循环,因此常伴有脑积水。

3. 蛛网膜下腔出血(SAH) SAH多数由器质性病变引起,以颅内动脉瘤和血管畸形最为常见。CT平扫显示蛛网膜下腔内高密度影可以确诊SAH,表现为脑沟、脑池内高密度影。出血量较多时可呈铸型,并可合并脑实质及脑室内出血。利用新型螺旋CT在发病后3小时至3天内显示SAH的敏感度极高,为98%~100%。发病后5~7天,CT扫描敏感度急剧增高。有些专家推荐进行整个颅底部的薄层扫描(层厚3mm),因为层面太厚可能会遗漏少量出血。通过动态CT检查还有助于了解出血的吸收情况,有无再出血、继发脑梗死、脑积水及其程度等。CT无法显示血红蛋白水平较低(因为血液可能呈现为等密度)或出血3周后进行扫描(血液通常已被代谢)患者的SAH。

(三) CT增强、CT血管造影及CT灌注检查

CT增强、CT血管造影及CT灌注检查对预测血肿扩大、发现潜在器质性病变具有一定的价值。CTP还能够反映脑出血后脑组织的血流动力学变化,可了解血肿周边血流灌注情况。

在ICH发病后3~24小时内,有28%~38%的患者CT复查发现血肿增大超过初次CT时血肿体积的1/3,血肿增大是临床病情恶化以及致残率和致死率增高的风险因素。根据对比剂的外渗情况,CT增强扫描、CT血管造影和CT灌注的原始图像发现对比剂外溢至血肿内,出现异

常点状对比增强即"点征"（the spot sign）可以预测脑出血的急性期血肿扩大。与之相关的评分（spot sign score）是原发脑出血患者院内死亡及不良预后的独立预测因子，有望用于筛选危险人群及早进行相关止血治疗。

在脑出血亚急性期及慢性期一般不需要进行增强扫描，脑出血1周后的增强扫描可见血肿周围低密度区外出现环形强化区。

CT血管造影（computed tomographic angiography，CTA）是无创性的脑血管显影方法，主要用于筛查及随访可能存在的颅内动脉瘤、血管畸形、烟雾病等器质性病变的患者，以及急性期不能耐受DSA检查的患者。

CTA能够显示动脉瘤及其与载瘤动脉的关系，对于所有的动脉瘤其敏感度为77%~100%，对于直径≥5mm动脉瘤敏感度为95%~100%。但是，对于直径<3mm的动脉瘤，CTA诊断并不可靠，因此对CTA结果阴性的SAH患者一直存在争议。对于中脑周围性SAH病例，一些作者认为CTA结果阴性即可排除动脉瘤出血而不需要进一步行脑血管造影检查，但这一观点仍然存在争议。多层CTA结合匹配蒙片去骨法（multisection CTA combined with matched mask bone elimination，CTA-MMBE）可去除重叠的颅骨，在任何透射角度准确地检测到颅内动脉瘤。不过，CTA-MMBE对微小动脉瘤的敏感性仍然有限。另一种新技术双能量CTA能在放射剂量低于数字减影CTA的情况下获得清晰的图像，而且检测颅内动脉瘤的准确性与三维DSA相媲美。

CTA可以显示动静脉畸形的畸形血管团范围、供血动脉和引流静脉、伴发的血流相关性动脉瘤、静脉湖以及与周围组织的关系。对于动静脉畸形的敏感度为95%，特异度为99%。目前采用最新的320排螺旋CT血管造影检查，能够在一次检查中获得16cm范围内时间分辨率3帧/秒，空间分辨率1024×1024的4D动态影像，其诊断动静脉畸形和评价病变各项特征的能力与DSA相当。

（四）急性出血性脑卒中的病因鉴别

1. 高血压脑出血　主要表现为实质内出血，55% 主要累及壳核(外囊)区，15% 位于脑叶皮层下白质内，丘脑、脑干和小脑各占 10%，血肿扩大可破入脑室，一般不引起蛛网膜下腔出血。

2. 脑淀粉样血管病　脑淀粉样血管病引起的脑出血多局限于两侧半球的皮质及皮质下白质，表现为单发或多发脑叶出血，常合并蛛网膜下腔出血，甚至硬膜下血肿。CT 不能发现脑淀粉样血管病引起的皮层下直径≤5mm 的微出血。

3. 颅内动脉瘤　颅内动脉瘤主要表现为 SAH，如合并脑实质出血多位于颅底的额叶、颞叶、胼胝体及扣带回。动脉瘤引起的 SAH 在蛛网膜下腔的分布常不均匀，可根据密集的区域判断动脉瘤的位置。如位于颈内动脉段常是鞍上池不对称积血；大脑中动脉段多见外侧裂积血；前交通动脉段则是前纵裂基底部积血；而出血局限于脚间池和环池，一般无动脉瘤。

4. 血管畸形　血管畸形引起脑出血的主要有两型，脑动静脉畸形和海绵状血管瘤。脑动静脉畸形：在脑动静脉畸形未破裂出血前有较典型的 CT 表现。在平扫，可见局灶性高低或低等混杂密度影，呈斑点、团块或条索状，边缘不清。其中高密度影为局灶胶质增生、血栓、钙化、新出血或畸形内缓慢血流和含铁血黄素沉着所致，低密度影则为小梗死或陈旧出血，病灶周围有局限脑萎缩，没有明显占位效应，无周围脑水肿。部分患者平扫不能发现动静脉畸形，但注射造影剂，方能显示病灶。注射造影剂后，脑部动静脉畸形呈团块状强化，甚至可见迂曲血管影、供血动脉和引流静脉。脑动静脉畸形引起的脑内血肿以脑叶最为常见，常合并蛛网膜下腔及脑室系统出血，甚至硬膜下血肿。海绵状血管瘤：CT 表现为一边界清楚的圆形或类圆形高密度影，密度多不均匀，无或仅轻度占位效应。合并出血时,病灶可短时间内增大,出现明显占位效应,新鲜出血表现为灶内均匀一致的高密度。常伴钙化,严重者可全部钙化。增强扫描可有轻度至明显强化,强化程度与灶内血栓形成和钙化相关,血栓程度轻,钙化少则强化明显,反之依然。

5. 烟雾病及类烟雾病 Moyamoya 病脑出血多见于成人,出血部位常在脑室内及基底核周围,也有部分患者表现为蛛网膜下腔出血。35% 的出血型 Moyamoya 病患者会再出血,脑出血常并发脑梗死。CTA 检查可以发现双侧颈内动脉末端闭塞、颅底烟雾状异常血管及广泛的侧支循环等特征表现。

6. 瘤卒中 有颅内原发肿瘤或全身肿瘤脑转移的征象;有卒中发作的临床表现;CT 或 MRI 显示颅内肿瘤或转移瘤伴脑出血的影像学改变。

7. 缺血性脑卒中出血转化 出血继发于缺血性卒中,且出血灶常局限于梗死区域内。

8. 脑静脉窦血栓性脑出血 继发于脑静脉窦血栓形成,约 30%~40% 的静脉血栓形成患者表现为脑出血,出血灶多靠近脑表面。仅有 0.8% 的患者表现为 SAH。增强 CT 可显示典型的"空三角征"。

9. 抗凝治疗所致脑出血 常见脑叶出血,多有继续出血的倾向,并有近期应用抗凝剂治疗病史。

10. 血液病、药源性及血管炎性脑出血 脑出血往往没有特异性表现,需要根据病史、临床表现及实验室检查确诊。

【MRI 检查】

急性出血性脑卒中严重影响着人类的健康,具有较高的致残率及致死率。依据国际疾病分类(ICD-10)的分类方法将脑出血的部位分为深部半球出血(包括基底核、丘脑、内囊、胼胝体)、脑叶出血(包括额叶、颞叶、顶叶、枕叶及多个脑叶)、脑干、小脑及脑室(排除脑实质出血破入脑室)、多部位及其他部位出血。出血性卒中按其发病原因来分可分为高血压性脑出血、脑淀粉样血管病、动脉瘤破裂出血、脑血管畸形出血、瘤卒中、脑静脉窦血栓性脑出血、脑梗死或脑栓塞后再灌注所致的出血性脑梗死等。MRI 具有多参数、多方位成像的特点,能够更好地显示脑内血肿的直接征象、间接征象以及出血所累及的范围,从而判断脑出血的原因,推测脑出血的时间。对于优化脑出血的诊治和预防血肿进一步扩大具有十分重要的临床意义。

(一) 检查前准备

患者检查前应先清空随身携带的各种物品,告知受检者检查过程中保持静止不动,否则会影响检查结果的准确性,检查所需要的大概时间,检查过程中如有不适应怎样通知操作人员。如进行增强扫描应告知受检者提前 3 小时禁食、2 小时禁水,以免注入造影剂后发生反应对患者造成伤害。

检查前应询问患者相关病史、危险因素及既往相关诊疗信息。

1. 既往是否接受过此项检查及结果。

2. 高血压、糖尿病、高脂血症、吸烟或戒烟等病史或相关危险因素的时间及用药情况。

3. 患者的临床症状及体征。

4. 相关影像学检查结果,如 CT、CTA、MRI、MRA、DSA 等影像图片资料。

5. 是否进行过介入治疗及治疗后时间和相关用药、影像资料。

(二) 颅内出血 MRI 信号演变

颅内出血的 MR 演变形式多变复杂,其信号强度随出血的不同时期而异。

1. 超急性期血肿 发生在最初的数分钟至几小时内,血肿处于氧和血红蛋白,红细胞内主要含有氧合血红蛋白,是抗磁性的,T_1WI 显示等信号,T_2WI 显示稍高信号

（血肿内水分增加）。

2. **急性期血肿** 发生在数小时至几天内，血红蛋白演变为脱氧血红蛋白，由于铁离子具有顺磁性，T_1WI、T_2WI、DWI 显示低信号（磁敏感效应所致）。

3. **亚急性期血肿** 发生在最初的几天到数月。

（1）亚急性早期（细胞内期）：脱氧血红蛋白在红细胞内开始转变为正铁血红蛋白，正铁血红蛋白具有非常强的顺磁性，这一氧化过程从血肿周边向中心进行，T_1WI 显示高信号，T_2WI 显示低信号。

（2）亚急性晚期（细胞外期）：游离于细胞外的正铁血红蛋白，红细胞溶解使 T_2 弛豫时间延长，致 T_1WI、T_2WI 呈高信号改变，

4. **慢性期**几周至数月血肿周围的巨噬细胞内含有含铁血黄素和铁蛋白，在 T_2WI 血肿周围显示低信号环，为慢性期血肿的证据。由于血脑屏障的存在含铁血黄素很难被运转、吸收，血肿体积缩小，显示含铁血黄素沉积。

脑实质内出血 MR 信号取决于：磁场强度、脉冲序列、血红蛋白状态、血肿的大小和部位、血肿内含水量、凝血块的时间、氧合血红蛋白转变为脱氧血红蛋白的速度、红细胞状态等。

（三）脑内血肿 MRI 信号的几点说明

在临床工作中有些病例脑内出血的信号变化可能会与上述的 MRI 信号的演变规律不符，可能有以下几点原因：①出血确切时间不能认定；②病灶内反复出血；③不同场强的设备对血肿的 MRI 信号演变有差异；④病灶大小的差别；⑤不同患者的个体差异。

（四）MRI 扫描序列及参数

以西门子 3.0T Trio Tim 超导型磁共振成像系统，8 通道头部正交线圈为例。

1. 扫描基线平行于前后联合线。

2. 常规 MRI 检查　包括①横断面 SE T_1WI：层厚 5~8mm，层间距 1.0~2.5mm，层数 15~25 层，矩阵 256×192~512×256，FOV=220~250mm；②横断面 FSE T_2WI：层厚 5~8mm，层间距 1~2.5mm，层数 15~25 层，矩阵 256×192~512×256，FOV=220~ 250mm；③矢状面 SE T_1WI 或 FSE T_2WI：有助于显示中线结构；④冠状面 SE T_1WI 或 FSE T_2WI：有助于显示近颅底或颅顶部病变。

3. 多模式 MRI 检查　包括液体衰减反转恢复序列（FLAIR）、梯度回波序列（GRE）、磁敏感加权成像（SWI）、弥散加权成像（DWI）、MR 血管成像（MRA、MRV）、灌注加权成像（PWI）、脂肪抑制序列及增强扫描等。

（1）多模式 MRI 序列参数　1）FLAIR 序列：横断面，TR10000 毫秒，TE100 毫秒，反转时间（TI）2000 毫秒，FOV 230mm×230mm，矩阵 128×128，层厚 6mm，层间距 1.8mm。2）GRE 序列：横断面，TR566 毫秒，TE20 毫秒，FOV230mm×230mm，矩阵 128×128，层厚 6mm，层间距 1.8mm，反转角 20°，采集次数 1。3）SWI 扫描采用三维高分辨率磁敏感成像技术：TR40 毫秒，TE25 毫秒，FOV230mm×230mm，矩阵 320×320，层厚 2mm，间距 0mm，带宽 25kHz，反转角 30°，采集次数 1。4）DWI 序列：横断面，应用平面回波序列（EPI），b 值为 0 和 1000s/mm^2，TR 3100 毫秒，TE 99 毫秒，FOV 230mm×230mm，矩阵 128×128，层厚 6mm，层间距 1.8mm。5）MRA：采用时间飞跃法（TOF）：TR 22 毫秒，TE 3.86 毫秒，FOV 230mm×230mm，层厚 0.65mm，层间距 –0.15mm，层数 48，反转角 18°，采集次数 1，扫描范围自寰椎（C_1）下缘至侧脑室上缘。6）MRV 采用相位对比法（3D-PC）：TR 48.65 毫秒，TE 8.19 毫秒，FOV 220mm×220mm，层厚 1mm，层间距 0.2mm，层数 128，反转角 15°，采集次数 1，扫描范围自上矢状窦至颈内静脉。7）PWI 采用 GRE-EPI 行快速动态扫描：TR 2500 毫秒，TE80 毫秒，FOV 230mm×230mm，层厚 6.0mm，间隔 1.8mm，矩阵 128×128。PWI 所用对比剂为

国产钆喷酸葡胺注射液(Gd-DTPA),剂量为 0.1mmol/kg,注射速度为 5ml/s。8)增强 MRI:T_1WI 增强检查:于患者肘前静脉内插入一 18G 静脉留置针,用高压注射器团注对比剂。所用对比剂为 Gd-DTPA 注射液,剂量为 0.1mmol/kg。以同样的流率经静脉内留置针注入 20ml 0.9% 生理盐水。常规 SE 序列 T_1WI 增强检查,包括矢状位(TR 375 毫秒、TE 15 毫秒)、横轴位(TR484 毫秒、TE15 毫秒)及冠状位扫描(TR300 毫秒、TE10 毫秒),余各成像参数同平扫。

(2) 多模式 MRI 序列对出血性卒中诊断的意义:颅内出血可由多种原因造成,影像学检查的目的主要是要明确颅内出血的部位、累及的范围、出血量的多少、出血的时间以及由影像学表现结合临床症状和病史判断出血的原因。颅内血肿随着出血时间的推移其内成分会发生变化,从而导致其 MRI 信号在 T_1WI 和 T_2WI 上也随之变化,因此依据血肿的 MRI 信号特点结合病史可大致推测出血的时间。但也有些病例脑内出血的信号变化可能会与上述的 MRI 信号的演变规律不符(表 10-3、表 10-4)。不同原因的颅内出血除具有脑出血的一般共性以外还有其各自 MRI 特点,结合多模式的 MRI 检查可以对脑出血的原因提供一定的线索,同时也能显示脑出血对大脑造成的继发性损伤。另外 MRI 多方位成像的特点有助于医生更全面了解颅内出血累及的范围,部位(如硬膜下或硬膜外),血肿造成的继发性损伤(如是否有脑疝),血肿对相邻脑组织的压迫程度等。

表 10-3　颅内血肿病因的线索提示

诊断	MR 上血肿的特异表现
海绵状血管瘤	①T_1WI 呈高低混杂的爆米花样改变,T_2WI 呈病灶内部高信号,周边为环形低信号。GRE 序列显示为极低信号,SWI 序列可显示常规 T_1WI、T_2WI 不易显示的较小病灶,对多发海绵状血管瘤的诊断具有重要的价值;②病变毗邻柔脑膜或脑室表面,脑桥好发;③可伴静脉血管瘤,增强扫描可清楚显示

右上角：续表

诊断	MR 上血肿的特异表现
动静脉畸形	①T_1WI 和 T_2WI 呈一团流空、迂曲的血管团,有血栓形成或血管内血流速度较慢时呈高信号;②合并出血时,依出血时间不同表现各异,反复出血可使信号变得更为复杂;③MRA 多数可发现供血动脉及引流静脉;④脑实质内的 AVM 基底较宽,位于软脑膜下,尖端指向脑白质
动脉性梗死	①出血位于皮质;②病变的非出血部分位于动脉分布区;③T_1WI 呈脑回样高信号
静脉性梗死	①血肿位于白质或灰 - 白质交界区;②多位于颞叶、双侧丘脑区;③梗死区脑回肿胀,T_1WI 呈高低混杂信号;④ MRV 常可显示流空不良的静脉
高血压性脑出血	①多位于深部灰质和脑干;②T_1WI 和 T_2WI 符合颅内出血信号特点;③小的陈旧出血,无相应临床症状,T_2WI 和 GRE 序列呈环形低信号改变
淀粉样血管病	①多位于顶枕叶皮层及邻近白质,位置表浅;②多发性不同时期的出血;③SWI 序列可显示 GRE 序列及 T_2WI 不易显示的较小病灶
挫伤	①位于颅骨 - 脑(或脑 - 硬膜)交界区、以颞叶前部、后部及额叶下部多见;②可伴蛛网膜下腔出血,硬膜下或硬膜外血肿;③FLAIR 序列可清楚地显示蛛网膜下腔出血,多方位成像可更好地了解血肿累及的范围及继发的脑损伤
弥漫性轴索损伤	①典型部位(脑干背侧上部、胼胝体、白质和灰 - 白质交界处);②伴随非出血性病灶;③GRE 序列和 SWI 序列能更清楚的显示多发弥散的微小出血灶

诊断	MR 上血肿的特异表现
血栓化(或部分血栓化)巨大动脉瘤	①不同时期出血的层状分布;②血肿中心流空信号,腔内可以出现或不出现相位伪影;③特征性部位(如外侧裂);④MRA 可明确动脉瘤的位置及动脉瘤与载瘤动脉的关系
肿瘤性出血	①信号强度不均匀,出现不同时期的出血呈层状分布;②发现非出血性肿瘤;③脱氧血红蛋白持续存在,无含铁血黄素;④急性血肿出现化;⑤血肿周围水肿及占位效应持持续存在,即使在血肿的晚期
蛛网膜下腔出血	①外伤引起常伴随脑挫裂伤、硬膜下或硬膜外血肿;②动脉瘤破裂引起常可根据出血积聚的部位来推断动脉瘤破裂的可能位置(如大脑中动脉动脉瘤破裂,出血主要积聚于外侧裂及相邻的鞍上池),MRA 检查常可清楚显示动脉瘤

表 10-4 类似出血信号的改变

T_1WI 高信号	T_2WI 低信号
脂肪(生物性或脂性对比剂)	与出血无关的铁
非顺磁性高蛋白	非顺磁性高蛋白
钙化	钙化或骨
顺磁性离子(与肝脏疾病、营养过剩、钙化、坏死等因素有关)	开放静脉内的脱氧血红蛋白
顺磁性离子(与肝脏疾病、营养过剩、钙化、坏死等因素有关)	开放静脉内的脱氧血红蛋白
黏蛋白物质	黏蛋白物质
髓鞘增生	空气
慢流速血流	快速血流或湍流
铁磁性伪影	铁磁性伪影
肿瘤内黑色素	

①FLAIR 序列有助于显示被脑脊液掩盖的病变,如蛛网膜下腔出血脑沟及脑池内的血性成分,对脑室出血具有可靠的诊断价值,可清楚的显示脑室内出血与脑积液的液 - 液平面。②梯度回波序列,尤其是磁敏感加权成像(SWI)对出血十分敏感,可早期确诊急性脑出血,并且在发现缺血性卒中脑出血转化及微出血方面优于 CT 及常规的 GRE 序列,对脑淀粉样血管病造成的颅内多发小出血、静脉性血管畸形和海绵状血管瘤及其伴发的出血的检出有重要的价值,同时也对弥漫性轴索损伤造成的微出血的检查有重要价值。③高场强 DWI 序列对急性脑出血的诊断准确率也较高,DWI 序列结合 GRE 序列或 SWI 序列可更好地判断脑梗死后出血性转变。同时也有利于发现与脑出血相伴发的脑缺血性卒中的病灶,能够对患者的情况进行更全面的评估。④MRA 成像有助于对脑出血的原因进行进一步确诊,能够对颅内的动脉瘤、血管畸形、动脉粥样硬化等血管病变有较好的显示。MRV 成像可显示颅内静脉窦的流空情况,对脑静脉性梗死造成的出血提供诊断依据。⑤PWI 可提供脑的血流动力学状态,对血肿周围区血流灌注进行评价。⑥增强扫描,利用 SE-T_1WI 序列行横断面、矢状面及冠状面扫描,有助于对畸形血管团的显示,尤其能很好地显示静脉性血管畸形的全貌,另外增强扫描也有助于鉴别肿瘤卒中与其他类型的颅内出血。⑦脂肪抑制序列,对 SET$_1$WI 或 FSET$_2$WI 进行脂肪抑制扫描,尤其在 T_1WI 上有助于亚急性期出血的高信号与脂肪成分的鉴别。

三、 急性静脉窦血栓形成影像检查

静脉窦血栓是一种少见的静脉窦和(或)脑静脉卒中,常好发于年轻人。占所有卒中 0.5%~ 1.0%。虽然近年来已经有了较多认识,但由于存在较多致病危险因素,正确诊断仍较为困难。

【CT检查】

(一) 常规检查及适用人群

1. CT平扫(non-contrast CT) 根据临床症状怀疑静脉窦血栓,初步鉴别动脉系统或静脉系统卒中。

2. 强化CT扫描 应用较少,仅用于不具备磁共振检查适应证,例如患者需携带生命支持设备,且情况比较紧急的。

3. CT静脉成像(CT venography,CTV) CTV可快速、可靠地检出静脉窦血栓,显示效果较普通强化CT好。在静脉窦血栓诊断敏感性及特异性方面,CTV接近强化MR静脉成像,为有磁共振检查禁忌证的患者提供了另外一种选择。其缺点是易受邻近颅骨高密度伪影的干扰、有电离辐射、含碘对比剂不良反应的发生可能性、影响肾功能等。

(二) CT平扫

急性静脉窦血栓CT平扫只有约30%能够发现异常。

1. 禁忌证 儿童应考虑辐射剂量的影响,禁用于妊娠妇女。

2. 检查目的 用于初筛,排除脑内出血及其他病变。

3. 常规检查流程 以听-眶上线之间的连线为基准平面扫描,避免晶状体直接照射。从后颅窝底向上扫描,直至脑突面最高点。层厚:至少为8~10mm,连续扫描;幕下结构建议采用3~5mm层厚连续扫描。

4. 征象

(1) 表现为充填皮层静脉或静脉窦的高密度。在后部上矢状窦血栓可以表现为高密度三角。

(2) 同时可见因静脉回流受阻而导致的缺血性梗死灶,可伴有出血灶。这种缺血低密度影通常跨越常见的动脉性梗死区域,靠近梗死的静脉或静脉窦。

(3) 一般少见蛛网膜下腔出血,在有蛛网膜下腔出血发生时,仅见于大脑的凸面,与动脉瘤破裂而导致的出血范围显著不同。

(三) 强化 CT

1. 禁忌证　除常规平扫 CT 的禁忌证外,有碘制剂过敏史;严重心、肾功能障碍者;躁动,无法配合检查者;糖尿病服用二甲双胍者。

2. 检查目的　判断责任血管狭窄及闭塞情况;判断静脉性梗死灶的部位及范围;与动脉性梗死进行鉴别。

3. 常规检查流程　扫描范围及参数与 CT 平扫部分相同,平扫之后通过高压注射器注射非离子型碘对比剂,依据静脉窦充盈最高峰来计算扫描延迟时间。

4. 征象

(1) 静脉窦血栓显示为静脉或静脉窦内的充盈缺损——经典的"空心三角"征,发病早期不一定可见,如出现,则征象可持续数周。

(2) 与邻近脑组织密度比较,血栓表现为等密度、低密度或混合密度。

(四) CT 静脉成像

1. 禁忌证　同 CT 强化扫描。

2. 检查目的　检出发生血栓的静脉窦及静脉。

3. 常规检查流程　在普通平扫之后,采用少量对比剂注射测试目标静脉窦的对比剂密度达峰时间,然后根据结果计算恰当的扫描延迟时间,然后进行正式扫描。对源图像采用多平面重建,分别从轴位、矢状位、冠状位来观察。

4. 征象

(1) 静脉窦内的充盈缺损,管腔粗细不均,边缘不规整、毛糙。

（2）发生血栓周围侧支静脉迂曲走行、扩张改变。

【MRI 检查】

磁共振平扫显示静脉梗死而导致的实质病变要显著优于 CT。

（一）常规检查方法和适用人群

1. **MR 常规平扫** 包括 T_1WI、T_2WI、FLAIR、DWI 序列、磁敏感加权成像（susceptibility weighted imaging, SWI）或者梯度回波序列（gradient recalled echo, GRE）。

2. **特殊非强化静脉成像序列** 时间飞逝法静脉成像（TOF-MRV）、相位对比法 -MRV（PC-MRV）。

3. **强化 MRV**（contrast enhanced-MRV, CE-MRV） 采用三维小角度快速激发梯度回波序列（3D-fast imaging using low angle shot, 3D-FLASH）。

4. **适用人群** 适用范围广泛，能够配合完成磁共振扫描即可，特别适用于对于射线敏感的人群，如儿童、孕期妇女。

（二）MR 常规平扫

1. **禁忌证** 体内安装起搏器、有影响安全及造成严重伪影的铁磁性金属植入物患者，躁动，无法配合检查者。

2. **检查目的** 判断静脉性梗死的部位及范围，与动脉性梗死进行鉴别，了解脑实质情况，明确有无梗死后出血。

3. **常规检查流程** 以前后联合之间的连线为基准平面进行横断面扫描，从后颅窝底部向上扫描，直至脑突面最高点。扫描序列：轴位 T_2WI, T_1WI, FLAIR, DWI；矢状位及冠状位 T_2WI, T_1WI。

4. **图像处理要求** DWI 需有 B 值为 0、1000 的参考图，其余序列图像无特殊处理要求。

5. **直接征象**不同时期静脉窦血栓的信号特点不同。

(1) 发病 1 周内,因脱氧血红蛋白含量增高,T_1WI 表现为等信号,T_2WI 表现为低信号。急性静脉窦血栓的低信号容易与静脉正常流空信号混淆。

(2) 发病第 2 周开始,因高铁血红蛋白出现,T_1WI 及 T_2WI 信号均为高信号。随着顺磁性物质的出现,梯度回波及 SWI 图像上显示为更显著的低信号。

(3) 慢性血栓伴不全再通:可有多种信号特点。一般 T_2WI 上为等信号或高信号,T_1WI 上为等信号。

6. 间接征象与动脉梗死不同,许多脑内静脉窦栓塞所造成的脑实质改变是可逆的。

(1) 梗死信号:脑实质肿胀及水肿、出血信号,大多数情况下,静脉梗死区域对应于相应梗死的静脉,明显区别于动脉性梗死的受累脑区。例如,额叶、顶叶、枕叶边缘梗死提示上矢状窦梗死;颞叶实质改变提示横窦、乙状窦的梗死;双侧丘脑信号改变,提示大脑大静脉或直窦梗死。

(2) 约 1/3 静脉梗死伴有出血。出血灶为皮层出血蔓延至皮层下区域,有时可见孤立皮层下出血灶。上矢状窦血栓导致额叶或顶叶的特征性"火焰状"出血灶。

(3) DWI:水肿范围内 DWI 上可表现为高信号(细胞毒性水肿,代表细胞内能量破坏),或低、等信号(血管源性水肿,代表静脉性充血)。

(三) 常规 MRI 强化扫描

1. 禁忌证　除常规 MRI 禁忌证外,有钆剂过敏史,严重心、肾功能障碍者。

2. 检查目的　了解静脉窦血栓的部位,脑实质强化后异常变。

3. 检查流程　常规平扫之后进行轴位、矢状位、冠状位 T_1WI 扫描。

4. 图像处理要求　无特殊要求。

5. 征象

（1）静脉窦腔改变：充盈缺损，静脉窦内"空心三角"征为典型特征。常多发。

（2）脑实质改变：脑实质强化提示血脑屏障的破坏，异常强化区域常位于脑回，可延伸至白质，呈斑片状分布。

（四）非强化血管成像序列 MRV

1. **禁忌证** 同 MRI 平扫。

2. **检查目的** 初步了解发生血栓的静脉窦或静脉部位及侧支循环的情况。

3. **检查流程**

（1）扫描层面选择：2D TOF-MRV 根据定位相进行斜矢状位扫描，轴位上定位线向左或右侧倾斜 20°~30°，冠状位倾斜 20°~30°，以减少扫描平面与血流方向平行而造成的信号丢失。扫描范围为全脑。

（2）PC-MRV：定位与常规头平扫相同，需根据血流速度设定不同的相位阈值，根据不同的阈值显示不同流速范围的血管，不同扫描平面不会导致伪影。因有操作者依赖的特点及扫描时间较长，故引用较 TOF-MRV 少。

4. **图像处理要求** 需保留 MRV 的原始图像，并进行三维重建，结合源图像轴位、冠状位、矢状位观察静脉形态及结构。

5. **征象**

（1）静脉窦或静脉信号的中断、缺失、不规则狭窄、断续显示。

（2）周围侧支静脉形成：梗死静脉窦周围小静脉、头皮静脉、面静脉等扩张迂曲。

（3）因管腔内静脉血流流速不同而造成的层流现象，颈内静脉上段管腔中央常见纵行条状低信号，边缘高信号的特点，易误认为是血栓。

（4）因部分节段静脉血流方向与扫描平面平行，而造成信号明显减低或缺失，易误认为异常。

（五）头颈静脉联合 CE-MRV

因颅内静脉窦血栓常延续至病变同侧颈内静脉,根据多年临床实际经验,首都医科大学宣武医院放射科采用头颈联合强化 MRV 扫描技术。

1. **禁忌证**　包括常规平扫 MRI 禁忌证,有钆剂过敏史,严重心、肾功能障碍者。

2. **检查目的**　可靠显示脑内静脉、静脉窦及双侧颈内静脉血栓部位,显示细小的静脉窦及深静脉分支。

3. **检查流程**

（1）感兴趣层面选择:扫描范围为头顶至主动脉弓水平。

（2）MR 对比剂:钆喷酸葡胺或钆贝葡胺注射液,用量为 0.2ml/kg,肘静脉快速给药。

（3）高压注射器:流速为 2.5ml/s。

（4）扫描方法:首先进行头颈部 FLASH 序列平扫,接着进行冠状位 Test bolus 扫描,同时注射对比剂后实时观察双侧横窦远端信号,延迟约 30~32 秒在对比剂浓度在横窦内达最大浓度时启动 FLASH 序列,共扫描 3 次。

（5）图像后处理:利用扫描仪主操作界面 Evaluation 菜单下 Dynamiticanalysis 中的减影功能,选择注射对比剂后第一期源图数据减去注射对比剂前数据,得到减影后图像。利用工作站 3D 软件进行三维重建。

（6）图像观察顺序:先观察双侧横窦、乙状窦及上矢状窦,接着观察直窦、大脑大静脉、大脑内静脉主干,顺序对比观察双侧额叶、顶叶皮层浅静脉,上下吻合静脉。由上至下观察双侧颈内静脉结构。

4. **征象**

（1）静脉窦或静脉管腔信号中断,充盈缺损,管腔粗细不均。

（2）发生血栓静脉窦或静脉周围大量侧支静脉形成,走行迂曲扩张。

（3）发生于横窦及乙状窦的血栓常延续进入颈内静脉。

（4）狭窄段以后的静脉充盈速度减慢：双侧静脉窦及颈内静脉充盈信号强度左右对比，前后期对比。

（5）少见静脉窦的开放：例如枕窦、边缘窦此类平时较少见的静脉窦的开放。

（6）血栓后不完全再通：表现为管腔的粗细不均，管壁毛糙欠光滑。

四、 大血管动脉粥样硬化——斑块高分辨 MR 影像检查

（一）颈动脉分叉高分辨 MR 检查

颈动脉粥样硬化斑块是缺血性脑卒中的重要致病因素。早期识别斑块易损性，并对其进行有效干预，将有助于脑卒中的一级和二级预防。在识别易损斑块方面，高分辨磁共振（high-resolution magnetic resonance imaging，HR-MRI）成像能对斑块的形态学特征、斑块成分及表面形态等重要特征进行定性和定量评价，被认为是目前最为准确的无创性影像学手段。

1. 颈动脉高分辨 MR 成像方案

（1）MR 设备：1.5T 以上 MR 设备，推荐应用 3.0T MR。推荐应用颈动脉专用表面线圈以提高图像信噪比。

（2）检查体位及定位：受试者取仰卧位，颈部自然伸展。在患者双侧颈部放置颈动脉专用表面线圈。以颈动脉线圈中心（双侧下颌角）为中心定位，对准"+"字定位灯的横向连线。鼻尖至下颌下缘中点至胸骨上窝中点连线尽可能与线圈纵轴保持一致并垂直于床面，对准"+"字定位灯的纵向连线。头部两侧加海绵垫以固定头部防止运动。

（3）MR 成像范围：横轴位二维序列扫描包括颈动脉

分叉为中心上下各 20~25mm。三维序列尽量增大扫描范围，一般可包括以颈动脉分叉为中心上下各 50~55mm。检测动脉包括双侧颈总动脉末端、颈内动脉起始部，及颈外动脉起始部。

（4）MR 成像序列：应用黑血技术为基础，结合亮血技术的多对比成像序列，应包括 T_1WI、T_2WI、TOF 序列，PDWI 为可选序列，推荐应用三维磁化强度预备梯度回波序列（three dimensional magnetization prepared rapid acquisition GRE，3D MP-RAGE）以利于斑块内出血的检出。推荐至少应用一个三维序列扩大成像范围。如三维各向同性的高分辨力快速自旋回波技术（three-dimensional volumetric isotropic turbo spin echo acquisition，3D-VISTA）、三维流动散相准备的梯度回波成像序列（three dimensional flow-dephasing-prepared fast spoiled gradient recalled echo，3D FDP-FSPGR）、可变翻转角的三维快速自旋回波（3D sampling perfection with application optimized contrasts using different flip angle evolutions，3D-SPACE）、结合运动敏感驱动平衡准备的快速黑血梯度回波（rapid black-blood gradient echo sequence with motion-sensitized driven equilibrium （MSDE）preparation，3D-MERGE）等，根据所用机器不同进行选择。

（5）MR 检查流程

1）三平面定位扫描：采用快速序列进行标准三平面定位扫描，扫描定位中心位于下颌角。

2）血管定位像扫描：应用横轴位 2D TOF 成像，以 C_{3-4} 椎间盘或下颌骨下缘为中心进行定位：TR 14.4 毫秒；TE 3.9 毫秒；FOV 140mm×140mm；层厚 2mm；间隔 1.0mm；矩阵 256×192。获取包括双侧颈动脉分叉的横轴位图像。

3）双侧颈动脉斜矢状位成像：应用获得的 2D TOF 血管分叉平面的图像为基准图像进行扫描定位。在横轴位 2D TOF 图像上找到双侧颈动脉分叉，沿颈内及颈外动脉连线定位，每侧各三层。扫描序列应用 T_1W-DIR，扫描参数：TR 750ms；TE 12ms；FOV 140mm×140mm；层厚

2.0mm;间距 0mm;矩阵 256×256。

4）横轴位多对比序列成像:应用获取的颈动脉斜矢状位图像,以颈动脉分叉为中心进行扫描,一般采用标准横轴位检查。双侧颈动脉同时扫描时以责任侧血管分叉为基准进行扫描定位。常规包括 T_1W、T_2W、3D TOF 和 3D MP-RAGE 扫描。推荐至少一个序列(T_1WI)应用翻转恢复技术进行扫描。扫描层数:T_1WI 序列 16 层,T_2WI 序列 16~22 层,3D TOF 和 MP-RAGE 共扫描 40 层。参考成像参数如表 10-5。

表 10-5　高分辨多对比 MR 成像参考扫描参数

	T_1W	T_2W	TOF	MP-RAGE
TR/TE(毫秒)	750/12	3000/65	21/3.8	776.13/5.80
iPAT factor	2	2	2	2
ETL	9	7	NA	NA
反转角(°)	180	180	25	15
采集次数	2	2	1	1
FOV(mm)	160×120	160×120	160×120	140×140
Matrix	240×320	240×320	240×320	480×480
层数	16	22	52	
层厚(mm)	2	2	1	
体素(mm³)	0.5×0.5×2	0.5×0.5×2	0.5×0.5×2	
是否应用脂肪抑制	是	是	是	是

5）三维成像序列:根据所用机器不同选择不同的三维序列成像,通常选用冠状位成像,扫描范围包括双侧颈动脉分叉上下 50~55mm,自颈总动脉中远段至颈内动脉入颅段之前。

6）增强扫描:颈动脉斑块增强检查可使斑块纤维帽和脂质坏死核之间对比更加明显,有助于准确评估脂质坏死核的体积,及对纤维帽状态进行评价。另外,斑块强化被认为能够反映斑块的新生血管生成和炎性反应,动态增强扫描对斑块的易损性评估也存在重要意义。

动态增强扫描及增强扫描:应用高压注射器,经肘静脉团注磁共振对比剂,注药流率为 1~2ml/s,注射总量 0.1mmol/kg。随后以同样流率注射生理盐水 20ml 冲洗。以责任侧颈动脉血管分叉为中心进行定位,包括上下各 4 层(共 8 层)。扫描参数:TR100 毫秒;TE 6.2 毫秒;FOV 140mm×112mm;矩阵 256×192;层厚 2mm;共采集 12 个时间点,每两个时间点间隔 19 秒。

延迟强化扫描:动态增强扫描结束后,进行 T_1W-DIR 或 T_1W-QIR 延迟强化扫描,扫描参数及定位同平扫 T_1WI。如果不进行动态增强扫描,可在注入对比剂 5 分钟后直接进行增强扫描。

2. 颈动脉高分辨 MR 图像评估

(1) 颈动脉图像质量评估:颈动脉高分辨 MR 检查完成后,在对血管及斑块进行评价之前,应对所获取图像进行初步的质量评估。良好的颈动脉高分辨 MR 图像具有较高的信噪比,无或少许伪影,血管腔、管壁及血管周围结果显示清晰。

部分图像显示为中等度信噪比,血管腔、管壁及血管周围结构可见,但部分不清晰时,仍可对图像进行分析及判读。当图像信噪比非常差,管壁、管腔边界以及壁内的微细结构显示不清时,此图像被认定为不能判读,不能反映颈动脉分叉区域血管结构及斑块情况。

(2) 颈动脉高分辨磁共振分析内容

1) 颈动脉形态学分析:观察扫描范围内双侧颈总动脉、颈内动脉、颈外动脉起始部管壁是否有增厚,是否有斑块形成。正常人的管壁薄而连续,无明显增厚或不规则突起,在各序列上呈等信号。而动脉粥样硬化者的动脉管壁常表现为不同程度偏心性增厚。

● 测量斑块大小:斑块大小可以通过测量斑块最大面积(mm^2),乘以斑块累积长度(mm)表述。

● 管腔狭窄程度测量:常用的狭窄测量方法包括北

美颈动脉外科学会(NASCET)标准,欧洲颈动脉外科学会(ESET)标准及 CC 法。其中 NASCET 法最为常用。各方法计算公式如下所示。

➢ NASCET 法:狭窄率 =(狭窄远端正常直径 – 狭窄段最窄直径)/ 狭窄远端正常直径 ×100%。

➢ ECST 法:狭窄率 =(狭窄段估计的正常直径 – 狭窄段最窄直径)/ 狭窄段估计的正常直径 ×100%。

➢ CC 法:狭窄率 =(颈总动脉直径 – 狭窄段直径)/ 颈总动脉直径 ×100%。

参照北美颈动脉外科学会(NASCET)标准,狭窄程度分级方法如下:轻度狭窄(0~29%);中度狭窄(30%~69%);重度狭窄(70%~99%)。

2)颈动脉斑块成分识别:基于颈动脉的多项磁共振 - 病理对照研究证实,HR-MRI 能够清楚地显示斑块内出血、脂质坏死核、钙化等各种成分和纤维帽情况,MR 信号特征与组织病理学结果有很好的一致性。所用信号高低标准以肌肉信号作为参照。识别斑块内是否存在以下成分:钙化;富含脂质的坏死核;斑块内出血(表 10-6)。

表 10-6 颈动脉斑块不同成分信号特征 *

富含脂质的坏死核	TOF	T_1W	T_2W	MP-RAGE	CE-T_1W
	o	o/+	–/o	–	–
斑块内出血近期出血	+	+	+	+	–
新鲜出血					
钙化	–	–	–	–	–

注: * 判断斑块内成分主要以邻近肌肉组织信号为参考标准:+ 为高信号;o 为等信号;– 为低信号。

(3)斑块表面形态分析

1)斑块表面纤维帽状态:MR 多对比序列上纤维帽显示为等信号、稍低或稍高信号。在 TOF 像上,纤维帽表现为线状低信号影,位于高信号的管腔内血流与等信号斑块之间。增强扫描对纤维帽的显示更好,表现为低信号无强化的脂质坏死核表面完整或不完整的高信号强化影。根据纤维帽的厚薄及完整性,可分为完整的厚纤维帽,完整的薄纤维帽,破裂的纤维帽合并溃疡形成;破裂的纤维帽合并靠近管腔的出血/血栓发生。

根据冠状动脉粥样硬化斑块的病理学研究,薄纤维帽一般 <65μm。现有 MR 图像分辨率仅能达到 500μm 左右,无法分辨纤维帽的厚薄。如果纤维帽在 MR 图像上能够清楚显示并连续,则为完整的厚纤维帽,否则,则判定为薄或不完整的纤维帽。

2) 斑块表面溃疡:斑块表面溃疡与缺血性卒中存在密切相关性。3D TOF 图像上,可见自管腔伸向斑块内的高信号影。由于斑块附近的血流动力学因素,斑块近端肩部受血流冲击容易形成贯通型溃疡。MR 图像上表现为斑块表面不规则凹陷。部分层面可见血管呈双腔,其中一个为真正的血管腔,另一个为溃疡腔。TOF 像上呈高信号,其他序列呈低信号。

3) 斑块纤维帽破裂合并血栓形成:斑块纤维帽破裂后,由于局部血流状态不规则,局部容易形成血栓。血栓信号比较复杂。可表现为斑块局部管腔表面不规则突起,呈高信号或混杂信号影。

4) 斑块的易损性评估:斑块的易损性是通过对斑块的形态学、成分分析及表面纤维帽的完整性等信息进行综合分析判断得出的,临床研究证实斑块易损性与临床缺血事件密切相关。病理学研究提示,易损性斑块的特征包括:斑块表面溃疡形成;大的致栓性脂质核伴有薄或不连续的纤维帽;斑块内出血;新生血管形成、炎性反应等。

以上特征均能通过 MR 检查被准确检测及评估,如果在 MR 图像上观察到一项或多项上述特征,可将斑块归类为易损性斑块。影像医师在对斑块形态、成分及表面形态进行分析后,应对斑块易损性进行评价并给出相关信息,以便于患者的进一步治疗方法的选择。

3. 颈部动脉高分辨 MR 检查注意事项

(1) 注意颈动脉管壁增厚/斑块形成与局部血流伪影的区分:MR成像时,可能由于各种原因导致血流信号不能被完全抑制而显示血流伪影,表现为管腔内不规则的异常信号。这种血流伪影有时容易被误认为斑块病变。影像医生在对斑块病变进行评估时,首先应该排除血流伪影引起的异常信号。与翻转恢复序列相比较,血流饱和技术抑制血流的效果较差,容易产生血流伪影。因此,在MR成像时,至少一个序列要应用翻转恢复技术进行黑血法成像。一般而言,血流伪影较真正的斑块病变边界模糊。至少在两个以上序列中看到管壁异常增厚或异常信号才能确认存在斑块病变。

(2) 在扫描时应注意观察所获取图像的质量,如图像质量很差,不能分辨血管壁及管腔,无法对斑块进行显示和分析,如果患者可以配合,应针对图像质量不佳的序列进行重复采集。

(3) 在重复随访检查中,患者摆位及扫描定位尽量采用与第一次检查同一角度,以同一中心定位。保证在两次对比检查中,能够比较斑块病变的大小和成分变化。

(4) 注意斑块溃疡结构的观察和分析:贯通型溃疡在横轴位图像中,由于扫描层面关系,有时显示溃疡腔与血管腔不相通,表现为双腔。这时要注意观察邻近层面以确认斑块溃疡的存在。结合三维序列重建图像以及斜矢状位成像,对确认斑块溃疡有所帮助。

(5) 由于各狭窄率计算方法应用不同血管与病变血管进行比较,所得狭窄率不同。在书写诊断报告时,计算狭窄率后,应提示临床医生使用了哪种狭窄率计算方法。一般如不标明计算方法,默认使用NASCET方法。

4. 颈动脉高分辨MR检查报告内容和要求

(1) 高分辨MR结果描述:常规描述应包括①双侧颈动脉分叉区(包括颈总动脉末端、颈动脉分叉、颈内及颈外动脉起始部)形态及走行是否正常。②是否存在动脉粥样硬化斑块,斑块的位置、大小、数量。③斑块在不同序列上显示何种信号。④斑块表面形态,纤维帽是厚/完整还是薄／不完整，是否合并溃疡或血栓形成。⑤斑块局部狭窄率的测量，狭窄远端血管是正常还是渐进性狭窄，是否有管腔闭塞。⑥增强扫描斑块是否有强化。

（2）高分辨 MR 诊断提示

1）双侧颈动脉分叉区域斑块形成及斑块位置。

2）斑块内特殊成分，尤其是与斑块易损性相关的成分，如出血、钙化、大的脂质坏死成分，应于报告内提示。

3）斑块表面形态，如有纤维帽不连续、溃疡形成或血栓形成，应于报告内提示。

4）是否有管腔闭塞，是否有管腔严重狭窄，应于报告内提示。

（3）典型报告示例

1）正常颈动脉高分辨 MR 检查报告双侧颈动脉分叉区高分辨 MR 所见描述。双侧颈动脉分叉形态正常。双侧颈总动脉末端、双侧颈内、颈外动脉起始部血管壁未见明显增厚，未见明显斑块形成。双侧颈动脉分叉管壁于 T_1W、T_2W、TOF 序列上呈等信号，MR-RAGE 序列未见明显高信号影。

双侧颈动脉分叉未见明显狭窄征象，所见远端血管正常。

诊断提示：双侧颈动脉分叉区高分辨 MR 平扫未见明显异常。

2）颈动脉斑块高分辨 MR 检查报告：双侧颈动脉分叉区高分辨 MR 所见描述。双侧颈动脉分叉形态不规则。右侧颈总动脉末端至右侧颈内动脉起始部局部血管壁增厚，斑块形成。斑块大小约为？mm×？mm×？mm，斑块大部呈等 T_1 信号，T_2W 斑块呈稍低信号影，TOF 序列斑块大部呈等信号，可见斑块内点状低信号。MR-RAGE 序列未见明显高信号影。斑块局部管腔轻度狭窄，狭窄率约为 30%（NASCET）。

左侧颈总动脉末端至左侧颈内动脉起始部局部管壁不规则增厚，斑块形成。斑块大小约为？mm×？mm×？mm，T_1W 呈高信号，T_2W 呈低信号影，MR-RAGE 序列可见明显高信号影。TOF 序列斑块呈高信号,局部可见小条状高信号影自管腔伸向斑块内。斑块局部管腔明显狭窄,狭窄率约为 75%。左侧颈动脉窦上部局部管壁增厚伴斑块形成,斑块大小约为? mm×? mm×? mm,呈等 T_1 信号等 T_2 信号,TOF 序列呈等信号。MR-RAGE 序列未见明显高信号影。斑块局部管腔未见明显狭窄(NASCET)。

增强扫描示:右侧颈动脉分叉斑块呈不均匀强化,斑块内可见无强化区,表面纤维帽连续。左侧颈动脉分叉斑块不均匀强化,斑块内可见无强化区,表面纤维帽不连续。左侧颈动脉窦部斑块中度较均匀强化。

诊断提示:

1. 右侧颈总动脉末端至颈内动脉起始部斑块形成,斑块内脂质坏死核及钙化。

2. 左侧颈总动脉末端至颈内动脉起始部斑块形成,斑块内出血及脂质坏死核存在,斑块表面溃疡。

3. 左侧颈动脉窦部斑块形成。

(二) 颅内大动脉高分辨 MR 检查

颅内动脉粥样硬化性狭窄是缺血性脑卒中和短暂性脑缺血发作的重要原因。与西方人不同,亚洲人,特别是中国人,动脉粥样硬化更易累及颅内动脉。以往对颅内动脉的评价主要集中于对血管狭窄严重程度的评估,进一步对动脉管壁结构及斑块成分的显示及评价可为临床提供更多信息。

1. 颅内动脉粥样硬化高分辨 MR 成像方案

(1) MR 设备:颅内段动脉结构小,位置较深,对图像的空间分辨力要求更高。为了同时满足高图像分辨率和 SNR,颅内动脉高分辨成像通常在 3.0T 以上 MR 机器上完成。通常应用普通头线圈或头颈联合线圈扫描,现有临床常用线圈一般为 8 通道线圈,应用 32 通道线圈可得到更佳的图像效果。

(2) 检查体位及定位:受试者取仰卧位,双手置于身体两侧。人体长轴与床面长轴一致。头部置于头托架上,放置头线圈,以内外眦连线为中心定位,对准"+"字定位灯的横向连线。头颅正中矢状面尽可能与线圈纵轴保持一致并垂直于床面,对准"+"字定位灯的纵向连线。头部两侧加海绵垫以固定头部防止运动。

(3) MR 成像范围及扫描方位:MR 检查以基底动脉环为中心,主要检查动脉为:大脑中动脉水平段、基底动脉。大脑中动脉采用垂直于血管长轴的斜矢状位扫描,基底动脉采用轴位扫描。

(4) MR 成像序列:应用黑血技术为基础,结合亮血技术的多对比成像序列,基底动脉扫描包括 T_1WI、T_2WI、PDWI、TOF 多对比序列,3D-TOF MRA 基于流入效应成像,对于大脑中动脉无法提供有价值的信息,大脑中动脉扫描包括 T_1WI、T_2WI、PDWI 序列。推荐应用三维磁化强度预备梯度回波序列(three dimensional magnetization prepared rapid acquisition GRE, 3D MP-RAGE)以利于斑块内出血的检出。推荐至少应用一个三维序列扩大成像范围,并利于迂曲血管的重建显示。如三维各向同性的高分辨力快速自旋回波技术(three-dimensional volumetric isotropic turbo spin echo acquisition, 3D-VISTA)、三维流动散相准备的梯度回波成像序列(three dimensional flow-dephasing-prepared fast spoiled gradient recalled echo, 3D FDP-FSPGR)、可变翻转角的三维快速自旋回波(3D sampling perfection with application optimized contrasts using different flip angle evolutions, 3D-SPACE)、结合运动敏感驱动平衡准备的快速黑血梯度回波(rapid black-blood gradient echo sequence with motion-sensitized driven equilibrium (MSDE) preparation, 3D-MERGE)等,根据所用机器不同进行选择。

(5) 高分辨 MR 检查流程

1) 三平面定位扫描:采用快速序列进行标准三平面定位扫描,获取头部定位像。

2) 血管定位像扫描:应用横轴位 3D TOF MRA 成像,以脚间池为中心进行定位,TR 24 毫秒;TE 4.32 毫秒;FOV 140mm×140mm;层厚 0.9mm;矩阵 256×256。获取包括基底动脉环的横轴位图像及 MIP 图像。

3）大脑中动脉斜矢状位成像:应用获得的 3D TOF MRA 血管的 MIP 图像及原始图像为基准图像进行扫描定位,扫描层面垂直于大脑中动脉水平段长轴,扫描范围覆盖大脑中动脉水平段。在 MIP 和原始图像上找到责任侧大脑中动脉,垂直于血管定位。常规包括 T_1W、T_2W、PDW 扫描。推荐至少一个序列(T_1WI)应用翻转恢复技术进行扫描。扫描层数:T_1WI 序列 8~10 层,T_2WI 和 PDWI 序列 16~20 层,MP-RAGE 共扫描 40 层。

4）基底动脉轴位成像:应用获得的 3D TOF MRA 血管的 MIP 图像为基准图像进行扫描定位,扫描层面垂直于基底动脉长轴,扫描范围覆盖基底动脉。常规包括 T_1W、T_2W、PDW 扫描。推荐至少一个序列(T_1WI)应用翻转恢复技术进行扫描。扫描层数:T_1WI 序列 8~10 层,T_2WI 和 PDWI 序列 16~20 层,MP-RAGE 共扫描 40 层。

5）3D MP-RAGE 成像:矢状位成像,平行于基底动脉定位,成像范围包括双侧大脑中动脉水平段,在扫描时间允许情况下包括最大范围。

颅内高分辨 MR 参考成像参数如表 10-7。

表 10-7　颅内大动脉高分辨 MR 扫描参数

	T_1W	PDW	T_2W	MPRAGE
TR/TE(毫秒)	750/12	3400/12	3400/50	776.13/5.80
翻转角(°)	180	180	180	15
采集次数	2	2	2	1
FOV(mm)	140×140	140×140	140×140	140×140
矩阵	512×512	512×512	512×512	480×480
层厚(mm)	2.0	2.0	2.0	1.0
是否脂肪抑制	是	是	是	是

6）增强扫描:目前增强检查对大脑中动脉脂质坏死核和纤维帽的检出并无明确意义。有研究显示斑块及动

脉管壁强化可能提示斑块炎性反应或易损性斑块。

经肘静脉团注磁共振对比剂,注药流率为 1~2ml/s,注射总量 0.1mmol/kg。随后以同样流率注射生理盐水 20ml 冲洗。注入对比剂 5 分钟后进行增强扫描。

2. 颅内动脉斑块高分辨 MR 图像评估 由于颅内动脉位置较深,管径较细,影像上对于颅内动脉粥样硬化斑块的研究较少。随着磁共振成像技术的发展,其分辨率与信噪比均已获得较大的提高,高分辨 MR 成像在颅内动脉粥样硬化斑块评价中具有良好的应用前景。

(1) 图像质量评估:颅内动脉高分辨 MR 检查完成后,在对血管及斑块进行评价之前,应对所获取图像进行初步的质量评估。良好的动脉高分辨 MR 图像具有较高的信噪比,无或少许伪影,血管腔、管壁及血管周围结构显示清晰。对于颅内动脉有时血管外壁可能显示不清。当图像信噪比非常差,图像存在明显伪影,管壁、管腔均显示不清时,此图像被认定为不能判读,不能反映动脉结构及斑块情况。

(2) 颅内动脉斑块的 MR 信号特征及易损性评价:HR-MRI 可以清晰显示大脑中动脉和基底动脉断面的管壁结构。正常人的管壁薄、呈细线状或不显示,而动脉粥样硬化者的动脉管壁常有不同程度增厚。颅内动脉粥样硬化斑块呈管壁局部或偏心性增厚,信号均匀或不均匀。

颅内动脉斑块的成分通过以往颅外段颈动脉已经确定的 MR 信号特征进行推断。斑块内出血(intraplaque hemorrhage,IPH)是相对容易明确的颅内动脉斑块成分。斑块内出血被认为是颅内动脉易损性斑块的一个重要特征,而且已被证明与临床缺血症状密切相关。在 T_1WI 上为高信号,新鲜出血 T_2WI 及 PDWI 表现为低信号,近期出血 T_2WI 及 PDWI 也表现为高信号。MP-RAGE 序列对出血十分敏感,出血表现为明显高信号。增强扫描对基底动脉脂质坏死成分及纤维帽的显示可能有所帮助。另外 TOF 像对管壁钙化比较敏感,呈低信号。由于大脑中动脉管径及管壁细小,钙化及脂质坏死核成分在高分辨 MR 图像上难于确定。有研究认为,大脑中动脉斑块于 T_2WI 上可见毗邻管腔的高信号带,认为其代表纤维帽;而斑块强化可能提示斑块不稳定。

3. 颅内动脉高分辨 MR 检查注意事项

(1) 颅内动脉狭窄可由多种病因导致,虽然动脉粥样硬化性病变是最常见的一种,但在临床上,也必须要考虑到其他病变的可能。动脉粥样硬化性狭窄多为偏心性狭窄,增强扫描表现为不规则、局限性偏心强化,少数表现为圆形但偏心性强化;血管炎导致的颅内动脉狭窄多表现为动脉管壁环形增厚,表面光滑,增强后呈同心圆样均匀强化。动脉夹层呈偏心性狭窄,可见内膜瓣及逐渐变细的假腔伴腔内出血,增强后呈偏心性强化。

(2) 颅内动脉斑块的位置分布十分重要,靠近血管分支开口位置的斑块可能更容易引起远端血管分支阻塞及相关区域的缺血病变。在对颅内动脉斑块进行诊断描述时,必须描述血管横断面上斑块的相对位置。另外,斑块形态可以帮助鉴别颅内狭窄病因,因此,必须详细描述斑块形态。

(3) 在扫描时应注意观察所获取图像的质量,如图像质量很差,不能分辨血管壁及管腔,无法对斑块进行显示和分析,如果患者可以配合,应针对图像质量不佳的序列进行重复采集。

(4) 注意由于血管重构效应的影响,部分患者的颅内血管本身已存在斑块病变的情况下,MRA 成像可能表现为轻度狭窄或无狭窄。因此,不能根据 3D TOF MRA 的结果判定患者病变的严重程度。

4. 颅内动脉高分辨 MR 检查报告内容和要求

(1) 高分辨 MR 结果常规描述:应包括①动脉形态及走行是否正常;②是否存在动脉粥样硬化斑块,斑块的位置、大小、数量;③斑块在不同序列上显示何种信号;④大脑中动脉斑块内是否存在出血,基底动脉斑块内是否存在出血、脂质坏死核或钙化;⑤斑块局部狭窄率的测量,远端血管分支是否正常;⑥增强扫描斑块是否有强化。

(2) 高分辨 MR 诊断提示

1) 动脉斑块形成及斑块位置,斑块位置应予以详细描述,在血管横断面上描述斑块位于前、后、上、下(大脑中动脉)或前、后、左、右(基底动脉)。

2) 应详细描述斑块形态,管壁呈偏心性或环形或不规则增厚,多发或单发病变。

3) 斑块内特殊成分,尤其是与斑块易损性相关的成分,如出血、钙化、大的脂质坏死成分,应于报告内提示。斑块强化方式应于报告内提示。

4) 是否有管腔闭塞,是否有管腔严重狭窄,狭窄是单发或多发,远端血管分支是否正常,应于报告内提示。

(3) 典型报告示例

1) 正常大脑中动脉高分辨 MR 检查报告:左/右侧大脑中动脉高分辨 MR 所见描述。

左/右侧大脑中动脉水平段走行及形态正常。管壁未见明显增厚,未见明显斑块形成。大脑中动脉未见明显狭窄征象,所见远端分支正常。

诊断提示:左/右侧大脑中动脉水平段高分辨 MR 平扫未见明显异常。

2) 大脑中动脉斑块高分辨 MR 检查报告:左/右侧大脑中动脉高分辨 MR 所见描述。左/右侧大脑中动脉水平段形态不规则。斜矢状位显示血管前下壁局部血管壁呈偏心性增厚,局部斑块形成。斑块大小约为? mm×? mm×? mm,斑块大部呈等 T_1 信号,T_2W 斑块呈稍高信号影。MR-RAGE 序列未见明显高信号影。斑块局部管腔轻度狭窄,狭窄率约为 30%(NASCET)。

诊断提示:左/右侧大脑中动脉水平段前下壁斑块形成。

3) 正常基底动脉高分辨 MR 检查报告:基底动脉高分辨 MR 所见描述。基底动脉水平段走行及形态正常。管壁未见明显增厚,未见明显斑块形成。大脑中动脉未见明显狭窄征象,所见远端分支正常。

诊断提示:左/右侧大脑中动脉水平段高分辨 MR 平

扫未见明显异常。

4）基底动脉斑块高分辨 MR 检查报告：基底动脉高分辨 MR 所见描述。基底动脉段形态不规则，管壁右前壁局部血管壁偏心性增厚，可见斑块形成。斑块大小约为? mm×? mm×? mm，斑块大部呈等 T_1 信号，T_2W 斑块呈稍高信号影。MR-RAGE 序列未见明显高信号影。斑块局部管腔狭窄，狭窄率约为 50%（NASCET）。

诊断提示：基底动脉右前壁斑块形成。

五、 脑小血管病 MR 影像检查

脑小血管病（cerebral small vessel diseases，CSVD）泛指脑内直径 400μm 以下的小血管（包括小穿支动脉和小动脉、毛细血管和小静脉）病变导致的临床、认知、影像学及病理表现的综合征。由于病理学资料难以获得，习惯上多指小的穿支动脉和小动脉病变所导致的临床和影像学表现。

CSVD 主要以卒中（深部小梗死、脑出血）、认知和情感障碍及总体功能下降为突出的临床表现，影像学上则突出表现为腔隙性梗死（lacunar infarction，LI）、脑白质病变（white matter lesion，WML）、血管周围间隙扩大及脑微出血（cerebral microbleeds，CMB）等。

（一）脑小血管病的诊断

1. 脑小血管病导致的腔隙性脑梗死或出血导致的卒中应遵循我国的卒中诊断标准，在结合临床表现和影像学检查的基础上诊断。MRI 检查应是影像学检查的首选。

2. 脑小血管病导致的认知功能损害包括信息处理速度减慢、语言流畅程度下降、注意力减退等，其中执行功能受损为突出表现。诊断应遵循相关的血管性认知功能障碍（vascular cognitive impairment，VCI）的诊断标准进行诊断，同时注意排除其他疾病。推荐使用对皮质下损害敏感的蒙特利尔认知评估量表进行认知筛查。

3. 脑小血管病导致的抑郁症状应仔细问诊全面评估,按照规范的抑郁障碍诊断标准进行诊断,并使用相关量表进行严重程度的评估。

4. 脑小血管病导致的步态和排尿障碍及锥体外系症状要仔细分析,在有充分影像学证据支持且排除其他重要疾病后方可诊断。

(二)常规扫描序列

T_1WI、T_2WI、扩散加权成像(diffusion weighted imaging,DWI)、液体衰减反转恢复序列(fluid attenuated inversion recovery,FLAIR)、T_2^*WI 或磁敏感加权成像(susceptibility weighted imaging,SWI)。条件许可下可加扫扩散张量成像(diffusion tensor imaging,DTI)和扩散张量纤维束成像(diffusion tensor tractography,DTT)。

(三)常规检测参数

患者检查前均由患者或家属签署知情同意书,对患者讲解扫描过程中的注意事项如保持制动状态,体位保持,噪声感受等。患者仰卧位,头先进,双上肢置于身体两旁,颈部两旁酌情塞入软垫帮助患者保持头部制动状态,双耳塞入耳棉以减轻噪声影响。下以 SIEMENS Trio Tim 3.0T MR 扫描仪(Trio TimI-class)为例,介绍扫描时采用的序列参数。

1. FLASH T_1WI 重复时间(repetition time,TR)250 毫秒,回波时间(echo time,TE)2.5 毫秒,视野(field of view,FOV)220mm,矩阵(matrix)256×320,扫描层数 20 层,层厚 5mm,间距 1.5mm,带宽 330Hz/Px。

2. TSE T_2WI TR 4000 毫秒,TE 93.0 毫秒,扫描层数 20 层,层厚 5mm,间距 1.5mm,FOV220mm,矩阵 640×640,带宽 220Hz/Px,翻转角 120°。

3. DWI 采用单次激励自旋回波 - 平面回波技术(SE-EPI),分别在层面选择、相位编码和频率编码三个方向施加扩散敏感梯度,扩散敏感因子(b 值)为 0 和 $1000s/mm^2$,TR3100 毫秒,TE96 毫秒,矩阵 192×192,FOV10cm,翻转角 90°,扫描时间 56 秒。

4. FLARI

(1) T_2WI: 反转时间(inversion time,TI)2371.5 毫秒,TR8000 毫秒,TE93 毫秒,FOV199mm× 220mm,矩阵 464×512,扫描层数 20 层,层厚 5mm,间距 1.5mm,带宽 285Hz/Px。

(2) T_2^*WI:TR/TE=500/20 毫秒,层厚 5mm,翻转角 20°,矩阵 256×256。

(3) SWI:TR/TE=29/20 毫秒,层厚 5mm,空间分辨力 0.2mm×0.2mm×0.6mm,FOV 220mm,翻转角 15°,矩阵 256×256。

5. DTI 扫描采用横轴位单次激发自旋 - 平面回波成像(single shot spin echo-echo planar imaging,SS-SE-EPI) 序列,于 64 个方向施加扩散敏感梯度场,扩散敏感因子选择 b 等于 0 和 $1000s/mm^2$。TR5200 毫秒,TE 104 毫秒,层厚 5mm,层间距 1.5mm,FOV 230×230,矩阵 192×192,带宽 1396Hz/Px,激励次数 1 次。

6. DTT 在后处理工作站 Neur 3D 里,利用"种子法"示踪脑内主要白质纤维束,角阈值 350,在各向异性阈值 0.18,显示纤维束直径 0.30mm,双侧 CST 的选取尽量做到左右对称。

(四) 脑小血管病的 MR 影像诊断

1. 脑白质病变(white matter lesion,WML)

(1) 脑白质病变的界定:脑白质中的中枢神经细胞的髓鞘损害,则会引起脑白质病变。神经系统症状、体征多样,取决于病变部位及程度,临床可有视觉、运动、感觉、小脑、自主神经及认知功能障碍等。临床也常将脑白质高信号（white matter hyperintensity，WMH）或脑白质疏松（1eukoamiosis，LA）等同于脑白质病变。并可按照累及脑白质的范围大小，对脑白质病变予以程度分级。脑白质病变也见于正常老年人中，且随年龄而增加，在 50~75 岁无症状老年人中达 10% 以上。

（2）脑白质病变的形态学评估：深部白质或脑室旁两侧对称的边界模糊的异常信号病灶，呈斑点状或斑片状。

（3）脑白质病变的 MR 影像学特征评估：T_1WI 上为等或偏低信号、T_2WI 及 FLAIR 上为高信号。DWI 能显示脑白质的微细改变，并且能准确鉴别急性梗死灶与脑白质病变。脑白质病变在 DTI 上可表现为纤维束信号变淡以致缺失。DTT 可以在活体中研究大脑白质纤维通道的轨迹、形状、结构、位置、局部解剖和它们之间的相互联系。

2. 腔隙性梗死（lacunar infarction，LI）

（1）腔隙性梗死的界定：临床上 80% 的卒中是缺血性卒中，而其中约 25% 是表现为腔隙性脑梗死。腔隙性脑梗死指的是脑深部白质及脑干贯通动脉病变和闭塞，导致缺血性微梗死，缺血、坏死和液化脑组织由吞噬细胞移走行成腔隙。

（2）腔隙性梗死的形态学评估：好发于皮层或皮层下、基底核区、丘脑、脑干和小脑，直径多 <15mm。

（3）腔隙性梗死的 MR 影像学特征评估：表现为 T_1WI 低信号，T_2WI 高信号，早期梗死可表现为 DWI 高信号，后期可演变为脑脊液样信号的腔隙灶，要注意与扩大的血管周围间隙鉴别。

3. 脑微出血（cerebral microbleeds，CMBs）

（1）脑微出血的界定：脑微出血（cerebral microbleeds，CMBs）是一种亚临床的终末期微小血管病变导致的含铁血黄素（hemosiderin）沉积。常见于老年人，由脑内微小血管病变所致，与年龄，血压，以及心脏疾病等有关。

（2）脑微出血的形态学评估：圆形、卵圆形或斑点状，直径多 <10mm。目前认为，脑微出血好发部位以皮质 - 皮质下区域为主。

（3）脑微出血的 MR 影像学特征评估：在 T_2^*WI 或 SWI 上呈低信号，病灶周围无脑水肿。需要与软脑膜血管、铁或钙沉积、外伤性弥漫轴索损伤或其他类似信号结构相鉴别。磁敏感加权成像（susceptibility weighted imaging, SWI）对于显示静脉血管、血液成分（如出血后各期代谢产物）、钙化、铁沉积等非常敏感。已广泛应用于各种出血性病变、异常静脉血管性病变、肿瘤及变性类疾病的诊断和铁含量的定量分析。目前认为 SWI 是检测 CMBs 最敏感的方法。

4. 血管周围间隙扩大

（1）血管周围间隙扩大的界定：血管周围间隙，即 Virchow-Robin 腔（VRS），是神经系统内的正常解剖结构，具有一定的生理和免疫功能。血管周围间隙是在一个多世纪前由德国病理学家 R.Virchow 和法国生物学和组织学家 C.P.Robin 提出，后来命名为 Virchow-Robin 腔（VRS），也有称之为血管周围淋巴间隙。

VRS 是软脑膜随着贯通动脉和流出静脉进出脑实质延续而成。VRS 的外界是神经胶质界膜，内界是血管外层，随着血管树一直延伸至毛细血管水平，最后，胶质界膜与血管外层融合成盲端。在大脑半球，VRS 是由单层软膜构成，在纹状体动脉周围是由双层软膜构成。

VRS 与年龄明显相关，提示 VRS 扩大可能是脑老化的表现。在老年脑，血管增粗、扭曲，造成血管周围间隙的扩大；CSF 隔室的弥漫性增加也参与了血管周围间隙的扩大；脑实质的萎缩也可引起 VRS 扩大。

（2）血管周围间隙扩大的形态学评估：VRS 直径大于 2mm 即被认为扩大。VBS 扩大多位于穿支动脉供血区，且常与之伴行。表现为境界清楚、边缘锐利的圆形或卵圆形或线状的结构，与穿支血管的走行一致。扩张的 VRS 存于三个典型的位置。Ⅰ型是沿着豆纹动脉通过前穿质进入基底核。Ⅱ随着髓质动脉进入大脑半球灰质，延伸至白质。Ⅲ存在于中脑。

（3）血管周围间隙扩大的 MR 影像学特征评估：血管

周围间隙扩大在 MRI 各序列图像上与脑脊液信号类似，无对比剂增强效应，无占位效应。在 DWI 上呈低信号，ADC 图上为高信号。

（五）脑小血管病影像学诊断的注意事项

尽管脑白质病变、腔隙性脑梗死和（或）脑内微出血及血管周围间隙扩大被公认为脑小血管病的影像学标志，但在用于诊断时需注意以下几点。

1. 以上影像学表现并非脑小血管病的特异性征象，也可见于多种中枢神经系统疾病，如脱髓鞘病变导致的脑白质病变及动脉粥样硬化性深部小梗死等。

2. 仅单个以上影像表现诊断脑小血管病的特异性较低，但多个影像表现同时存在时则能极大提高诊断特异性。

3. 随患者年龄增长，以上四种影像学表现出现的几率明显增加，在正常老年人和有临床意义的脑小血管病患者间并无严格的绝对界限，因此诊断必须结合临床表现，避免过度泛化。

本章主要是向基地医院推广针对脑小血管病筛查的指导规范，不妥之处敬请指正。

参考文献

[1] Lees KR, Bluhmki E, Von Kummer R, et al. Time to treatment with intravenous alteplase and outcome in stroke: an updated pooled analysis of ECASS, ATLANTIS, NINDS, and EPITHET trials. Lancet, 2010, 375 (9727): 1695-1703.

[2] Gumbinger C, Reuter B, Stock C, et al. Time to treatment with recombinant tissue plasminogen activator and outcome of stroke in clinical practice: retrospective analysis of hospital quality assurance data with comparison with results from randomised clinical trials. BMJ, 2014, 348: g3429.

[3] 中华医学会神经病学分会脑血管病学组急性缺血性脑卒中

诊治指南撰写组. 中国急性缺血性脑卒中诊治指南 2010. 中华神经科杂志,2010,43(2):67-73.

[4] 徐安定,王拥军. 重组组织型纤溶酶原激活剂静脉溶栓治疗缺血性卒中中国专家共识(2012 版). 中华内科杂志,2012,51(12):1006-1010.

[5] Clark WM,Albers GW,Madden KP,et al. The rtPA(alteplase)0-to 6-hour acute stroke trial,part A(A0276g):results of a double-blind,placebo-controlled,multicenter study. Thromblytic therapy in acute ischemic stroke study investigators. Stroke,2000,31(4):811-816.

[6] Clark WM,Wissman S,Albers GW,et al. Recombinant tissue-type plasminogen activator(Alteplase)for ischemic stroke 3 to 5 hours after symptom onset. The ATLANTIS Study:a randomized controlled trial. Alteplase Thrombolysis for Acute Noninterventional Therapy in Ischemic Stroke. JAMA,1999,282(21):2019-2026.

[7] Davis SM,Donnan GA,Parsons MW,et al. Effects of alteplase beyond 3 h after stroke in the Echoplanar Imaging Thrombolytic Evaluation Trial(EPITHET):a placebo-controlled randomised trial. Lancet Neurol,2008,7(4):299-309.

[8] Dolinskas CA,Bilaniuk LT,Zimmerman RA,et al. Computed tomography of intracerebral hematomas. I. Transmission CT observations on hematoma resolution. AJR Am J Roentgenol,1977,129(4):681-688.

[9] Brott T,Broderick J,Kothari R,et al. Early hemorrhage growth in patients with intracerebral hemorrhage. Stroke,1997,28(1):1-5.

[10] Davis SM,Broderick J,hennerici M,et al. Hematoma growth is determinant of mortality and poor outcome after intracerebral hemorrhage. Neuorolgy,2006,66(8):1175-1181.

[11] Leira R,Davalos A,Silva Y,et al. Early neurologic deterioration in intracerebral hemorrhage:predictors and associated factors. Neurology,2004,63(3):461-467.

[12] Cucchiara B,Messe S,Sansing L,et al. Hematoma growth in oral anticoagulant related intracerebral hemorrhage. Stroke,2008,39(11):2993-2996.

[13] Stoll BJ,Hansen NI,Bell EF,et al. Eunice Kennedy Shriver National Institute of Child Health and Human Development.

Neonatal outcomes of extremely preterm infants from the NICHD Neonatal Research Network. Pedictrics,2010,126:443-456.

[14] Flint AC,Roebken A,Singh V. Primary intraventricular hemorrhage:yield of diagnostic angiography and clinical outcome. Neurocrit Care,2008,8(3):330-336.

[15] Bederson JB,Connolly ES Jr,Batjer HH,et al. Guidelines for the management of aneurysrnal subarachnoid hemorrhage statement for healthcare professionals from a special writing group of the Stroke Council,American Heart Association. Stroke,2009,40(3):994-1025.

[16] Edlow JA,Caplan LR. Avoiding pitfalls in the diagnosis of subarachnoid hemorrhage. N Engl J Med,2000,342(1):29-36.

[17] Kim J,Smith A,Hemphill JC,et al. Contrast extravasation on CT predicts mortality in primary intracerebral hemorrhage. Am J Neuroradiol,2008,29(3):520-525.

[18] Wada R,Aviv RI,Fox AJ,et al. CT angiography "spot sign" predicts hematoma expansion in acute intracerebral hemorrhage. Stroke,2007,38(4):1257-1262.

[19] 薛静,林燕,高培毅,等. CT灌注成像原始像点征预测急性自发性脑出血血肿扩大的初步研究. 中华老年心脑血管病杂志,2010,12(8):676-679.

[20] Ji N,Lu JJ,Zhao YL,et al. Imaging and clinical prognostic indicatorsfor early hematoma enlargement after spontaneous intracerebral hemorrhage. Neurol Res,2009,31(4):362-366.

[21] Barras CD,Tress BM,Christensen S,et al. Density and shape as CT predictors of intracerebral hemorrhage growth. Stroke,2009,40(4):1325-1331.

[22] Donmez H,Serifov E,Kahriman G,et al. Comparison of 16-row multislice CT angiography with conventional angiography for detection and evaluation of intracranial aneurysms. Eur J Radiol,2011,80(2):455-461.

[23] McKinney AM,Palmer CS,Truwit CL,et al. Detection of aneurysms by 64-section multidetector CT angiography in patients acutely suspected ofhaving an intracranial aneurysm and comparison with digital subtraction and3D rotational angiography. AJNR Am J Neuroradiol,2008,29(3):594-602.

[24] Binjikji W,Kallmes DF,White JB,et al. Inter-and intraobserver

agreement in CT characterization of nonaneurysmalperi-mesencephalic subarachnoid hemorrhage. AJNR Am J Neuroradiol,2010,31(6):1103-1105.

[25] Agid R,Andersson T,Almqvist H,et al. Negative CT angiography findings in patients with spontaneous subarachnoid hemorrhage:when is digital subtraction angiography still needed? AJNR Am J Neuroradiol,2010,31(4):696-705.

[26] Dupont SA,Lanzino G,Wijdicks EF,et al. The use of clinical and routine imaging data to differentiate between aneurysmal and nonaneurysmal subarachnoid hemorrhage prior to angiography: clinical article. J Neurosurg,2010,113(4):790-794.

[27] Pechlivanis I,Harders A,Tuttenberg J,et al. Computed tomographic angiography:diagnostic procedure of choice in the management of subarachnoid hemorrhage in the elderly patient? Cerebrovasc Dis,2009,28(5):481-489.

[28] Romijn M,Gratama van Andel HA,van Walderveen MA,et al. Diagnostic accuracy of CT angiography with matched mask bone elimination for detection of intracranial aneurysms:comparison with digital subtraction angiography and 3D rotational angiography. AJNR Am J Neuroradiol,2008,29(1):134-139.

[29] Zhang LJ,Wu SY,Niu JB,et al. Dual-energy CT angiography in the evaluation of intracranial aneurysms:image quality, radiation dose,and comparison with 3D rotational digital subtraction angiography. AJR Am J Roentgenol,2010,194(1): 23-30.

[30] Wong GK,Siu DY,Abrigo JM,et al.Computed tomographic angiography and venography for young or nonhypertensive patients with acute spontaneous intracerebral hemorrhage. Stroke,2011,42(1):211-213.

[31] Ma J,Hao L,You C,et al. Accuracy of computed tomography angiography in detecting the underlying vascular abnormalities for spontaneous intracerebral hemorrhage:a comparative study and metaanalysis. Neurology India,2012,60(3):299-303.

[32] Wang H,Ye X,Gao X,et al. The diagnosis of arteriovenous malformations by4D-CTA:A clinical study. J Neuroradiol,2013, 41(2):117-123.

[33] Nandigam RN,Viswanathan A,Delgado P,et al.MR imaging

detection:of cerebral microbleeds:effect of susceptibility-weighted imaging,section thickness,and field strength.AJNR Am J Neuroradiol,2009,30(2):338-343.

[34] BarnesSR,Haacke EM,Ayaz M,et al.Semiautomated detection of cerebral microbleeds in magnetic resonance images. MagnReson Imaging,2011,29(6):844-852.

[35] 李科,金真,张磊,等.DWI 及 SWI 序列对弥漫性轴索损伤的诊断价值.中华神经外科疾病研究杂志,2010,9(2):116-119.

[36] 徐武,路敬业,杨峰,等.静脉性脑梗死的临床和影像特点分析.中国实用神经疾病杂志,2014,3(17):8-11.

[37] 黄楠,曹代荣,张宇阳.3.0T 磁共振 SWI 序列对脑淀粉样血管病的诊断价值.临床放射学杂志,2014,33(6):828-832.

[38] 戴艳芳,卢洁,李坤成.磁敏感加权成像在脑血管疾病的研究进展.中华老年心脑血管病杂志,2013,15(7):776-777.

[39] MittalS,Wu Z,Neelavalli J,et al.Susceptibility-weighted imaging:technical aspects and clinical applications,part 2.Am J Neuroradiol,2009,30(2):232-252.

[40] 汪宁,张兆辉,张珊珊,等.GRE-T$_2$WI 在辅助诊断脑淀粉样血管病的应用研究.医学影像学杂志,2011,21(3):309-312.

[41] Prabhakaran S,Gupta R,Ouyang B,et al. Acute brain infarcts after spontaneous intracerebral hemorrhage:a diffusion-weighted imaging study. Stroke,2010,41(1):89-94.

[42] 吴介洪,胡波.脑出血后继发缺血性脑损伤研究进展.中国卒中杂志,2014,12(9):989-992.

[43] Adeoye O,Broderick JP. Advances in the management of intracerebral hemorrhage. Nat Rev Neurol,2010,6(11):593-601.

[44] Prabhakaran S,Gupta R,Ouyang B,et al. Acute brain infarcts afterspontaneous intracerebral hemorrhage:a diffusion-weighted imaging study.Stroke,2010,41(1):89-94.

[45] Gregoire SM,Charidimou A,Gadapa N,et al.Acute ischaemic brain lesions in intracerebralhaemorrhage:multicentre cross-sectional magneticresonance imaging study. Brain,2011,134(8):2376-2386.

[46] Saposnik G,Barinagarrementeria F,Brown RD,et al. Diagnosis and management of cerebral venous thrombosis:a statement for healthcare professionals from the American Heart Association/

American StrokeAssociation. Stroke,2011,42(4):1158-1192.

[47] Stam J. Thrombosis of the cerebral veins and sinuses. N Engl J Med,2005,352(17):1791-1798.

[48] Ferro JM,Canhao P,Stam J,et al. Prognosis of cerebral vein and dural sinus thrombosis:results of the International Study on Cerebral Vein and Dural Sinus Thrombosis(ISCVT). Stroke, 2004,35(3):664-670.

[49] Leach JL,Fortuna RB,Jones BV,et al. Imaging of cerebral venous thrombosis:current techniques,spectrum of findings,and diagnostic pitfalls. Radiographics,2006,26 Suppl 1:S19-41.

[50] Baumgartner RW,Studer A,Arnold M,et al. Recanalisation of cerebral venous thrombosis. J Neurol Neurosurg Psychiatry. 2003, 74(4):459-461.

[51] Bousser MG,Ferro JM. Cerebral venous thrombosis:an update. LancetNeurol. 2007,6(2):162-170.

[52] Rodallec MH,Krainik A,Feydy A,et al. Cerebral venous thrombosis and multidetector CT angiography:tips and tricks. Radiographics,2006,26 Suppl 1:S5-18.

[53] Keller E,Flacke S,Urbach H,et al. Diffusion- and perfusion-weighted magnetic resonance imaging in deep cerebral venous thrombosis. Stroke,1999,30(5):1144-1146.

[54] Farb RI,Scott JN,Willinsky RA,et al. Intracranial venous system:gadolinium-enhanced three-dimensional MR venography with auto-triggered elliptic centric-ordered sequence--initial experience. Radiology,2003,226(1):203-209.

[55] Agid R,Shelef I,Scott JN,et al. Imaging of the intracranial venous system. Neurologist,2008,14(1):12-22.

[56] Gupta A,Baradaran H,Schweitzer AD,et al. Carotid plaque MRI and stroke risk:a systematic review and meta-analysis. Stroke,2013,44(11):3071-3077.

[57] Cai JM,Hatsukami TS,Ferguson MS,et al.Classification of human carotid atherosclerotic lesions with in vivo multicontrast magnetic resonance imaging. Circulation,2002,106(11):1368-1373.

[58] Demarco JK,Ota H,Underhill HR,et al. MR carotid plaque imaging and contrast-enhanced MR angiography identifies lesions associated with recent ipsilateral thromboembolic symptoms:an in vivo study at 3T. AJNR Am J Neuroradiol,

2010,31(8):1395-1402.

[59] Kerwin WS,O'Brien KD,Ferguson MS,et al. Inflammation in carotid atherosclerotic plaque:a dynamic contrast-enhanced MR imaging study. Radiology,2006,241(2):459-468.

[60] Staikov IN,Arnold M,Mattle HP,et al. Comparison of the ECST,CC,and NASCET grading methods and ultrasound for assessing carotid stenosis. European Carotid Surgery Trial. North American Symptomatic Carotid Endarterectomy Trial. J Neurol,2000,247(9):681-686.

[61] Watanabe Y,Nagayama M. MR plaque imaging of the carotid artery. Neuroradiology,2010,52(4):253-274.

[62] Nighoghossian N,Derex L,Douek P. The vulnerable carotid artery plaque:current imaging methods and new perspectives. Stroke,2005,36(12):2764-2772.

[63] Virmani R,Kolodgie FD,Burke AP,et al. Lessons from sudden coronary death:a comprehensive morphological classification scheme for atherosclerotic lesions[J]. Arterioscler Thromb Vasc Biol,2000,20(5):1262-1275.

[64] Wityk RJ,Lehman D,Klag M,et al. Race and sex differences in the distribution of cerebral atherosclerosis. Stroke,1996,27(11):1974-1980.

[65] Wong KS,Huang YN,Gao S,et al. Intracranial stenosis in Chinese patients with acute stroke. Neurology,1998,50(3):812-813.

[66] Chen XY,Wong KS,Lam WW,et al. Middle cerebral arteryatherosclerosis:histological comparison between plaques associated with andnot associated with infarct in a postmortem study. Cerebrovasc Dis,2008,25(1-2):74-80.

[67] Swartz RH,Bhuta SS,Farb RI,et al. Intracranial arterial wall imaging using high-resolution 3-Tesla contrast enhanced MRI. Neurology,2009,72(7):627-634.

[68] Xu WH,Li ML,Gao S,et al. Plaque distribution of stenotic middle cerebral artery and its clinical relevance. Stroke,2011,42(10):2957-2959.

[69] Klein IF,Lavallée PC,Mazighi M,et al. Basilar artery atherosclerotic plaques in paramedian and lacunar pontine infarctions:a high-resolution MRI study. Stroke,2009,40(10):3211-3215.

[70] Sui B, Gao P, Lin Y, et al. Distribution and features of middle cerebral artery atherosclerotic plaques in symptomatic patients: a 3.0T high-resolution MRI study. Neurol Res, 2015, 37(5): 391-396.

[71] Wardlaw JM, Smith C, Dichgans M. Mechanisms of sporadic cerebral small vessel disease: insights from neuroimaging. Lancet Neurol, 2013, 12(5): 483-497.

[72] PantoniL. Cerebral small vessel disease: from pathogenesis and clinicalcharacteristics to therapeutic challenges. Lancet Neurol, 2010, 9(7): 689-701.

[73] 张在强. 脑小血管病的血管病理学改变及其结局. 中国卒中杂志, 2013, 8(6): 470-476.

[74] Armstrong D, Halliday W, Hawkins C, et al. Treatment of small vessel primary CNS vasculitis in children: an open-label cohort study. Lancet Neurol, 2010, 9(11): 1078-1084.

[75] Nonaka H, Akima M, Hatori T, et al. Microvasculature of the human cerebral white matter: Arteries of the deep white matter. Neuropathology, 2003, 23(2): 111-118.

[76] Moran C, Phan TG. Srikanth VK. Cerebral small vessel disease: a review ofclinical, radiological, and histopathological phenotypes. Int J Stroke, 2012, 7(1): 36-46.

[77] Brown WR, Moody DM, Challa VR, et al. Venous collagenosis and arteriolar tortuosity in leukoaraiosis. J Neurol Sci, 2002, 203-204: 159-163.

[78] Poirier J, Gray F, Gherardi R, et al. Cerebral lacunae. A new neuropathological classification. J Neuropathol Exp Neurol, 1985, 44(3): 312.

[79] Fisher CM. The arterial lesions underlying lacunes. Acta Neuropathol (Berl), 1969, 12(1): 1-15.

[80] Ogata J, Yamanishi H, Ishibashi-Ueda H. Role of cerebral vessels in ischaemic injury of the brain. Neuropathol Appl Neurobiol, 2011, 37(1): 40-55.

[81] 张在强, 王拥军. 脑小血管病基础研究的争议与启示. 中国卒中杂志, 2013, 8(6): 423-425.

[82] 脑小血管病诊治专家共识组. 脑小血管病的诊治专家共识. 中华内科杂志, 2013, 52(10): 893-896.

11. 中国脑卒中血管超声检查指导规范

组　长 华　扬

副组长 惠品晶　邢瑛琦

成　员（按姓氏笔画排序）
　　　　于德林　王金锐　吴　钢　孟　璇
　　　　彭小祥　彭　涛　潘旭东　穆玉明

中国脑卒中血管超声检查指导规范目录

颈部动脉粥样硬化病变是导致缺血性脑卒中的重要原因之一,早期筛查、早期诊断、早期治疗可以降低脑卒中的发病率。

一、颈部血管超声

(一)颈动脉超声检测

1. 常规检测动脉 双侧颈总动脉(CCA)、颈内动脉(ICA)、颈外动脉(ECA)、椎动脉(VA)、锁骨下动脉(SA)及无名动脉(INA)。

2. 常规检测参数 动脉管径、内 - 中膜厚度(intimal medial thickness, IMT)和血流动力学参数,包括收缩期峰值流速(peak systolic velocity, PSV)、舒张期末流速(end diastolic velocity, EDV)、血管阻力指数(resistance index, RI)。

3. 常规检查流程

(1) 二维灰阶显像:首先以横断切面,右侧自无名动脉起始、左侧从 CCA 自主动脉弓分支开始,连续观察 CCA 全程、ICA-ECA 分叉、ICA 起始段及分叉以远 4~6cm 范围、ECA 主干及其分支血管壁三层结构及血管腔内回声、有无动脉粥样硬化斑块。再以纵切面测量 CCA 远段(分叉水平下方 1.0~1.5cm 范围)、颈动脉球部(颈内动脉起始段管径相对膨大处)管径及 CCA 远段及颈动脉球部的 IMT。

测量 IMT 与管径应避开动脉粥样硬化斑块。管径测量是血管后壁内膜上缘至前壁内膜下缘之间的垂直距离。当出现血管狭窄时应测量血管的残余与原始内径。IMT 的测量是血管后壁内膜上缘与外膜上缘的垂直距离,即血管壁内膜与中膜的联合厚度。

观察动脉粥样硬化斑块的部位、形态、表面纤维帽的完整性及斑块内声学特征,测量斑块的大小,以长 × 厚(mm)表述大小,多发性斑块测量最大的责任斑块。

（2）彩色多普勒血流成像（CDFI）：通过 CDFI 模式观察检测动脉管腔的血流充盈状态，在二维超声基础上，对溃疡性斑块的进一步评估。对于极重度狭窄管腔的检查，通过 CDFI 血流成像调节可以提高病变检出率。

（3）脉冲多普勒超声（PW）：通过 PW 测量 CCA 远段、ICA 球部、ICA 近段、ECA 的 PSV、EDV。对于血管狭窄≥50% 者，应测量计算 PSV_{ICA}/PSV_{CCA} 比值，或狭窄段（PSV_{ICA1}）与狭窄以远段（PSV_{ICA2}）比值（PSV_{ICA1}/PSV_{ICA2}），记录 RI 值。

4. ICA 及 ECA 的检测鉴别　见表 11-1。

表 11-1　颈内、外动脉的检测鉴别

项目	颈内动脉	颈外动脉
血管内径	较粗	较细
解剖特征	无分支	有分支
检测位置	颈部后外侧	颈部前内侧
血流频谱形态	低阻力型	高阻力型
颞浅动脉叩击试验	无变化	传导震颤性血流波形

（二）椎动脉超声检测

椎动脉自锁骨下动脉分支后，在颈部穿行于横突孔上行，出寰枢椎经枕骨大孔进入颅内。

1. 椎动脉解剖　根据颈部椎动脉的走行分为入横突孔前段称颈段（V1 段）、走行于横突孔内段为椎间隙段（V2 段）、出横突孔入枕骨大孔前段为枕段（V3 段），进入枕骨大孔后为颅内段（V4 段）。

2. 常规检测流程

（1）二维灰阶显像：通过灰阶显像观察椎动脉血管壁、管腔内结构与回声，测量血管内径，于 V1~V2 段测量均可以，选择显示清晰的管腔与管壁结构测量。

(2) 彩色多普勒血流显像（CDFI）：以 CDFI 或能量多普勒显像模式观察椎动脉从 V1~V3 全程血流充盈状态及动脉走行，注意椎动脉管径对称性比较、血管走行、起源与起点异常等生理性变异的判断。

(3) 脉冲波多普勒超声：以脉冲多普勒超声测量记录 V1、V2 或 V3 的 PSV、EDV 及 RI。

(4) 探头的多选择性：由于椎动脉解剖位置较深，特别是体型肥胖颈部短粗的患者，单纯线阵探头检查深度达不到，椎动脉起始段检查困难时可以选择低频凸阵探头。

（三）锁骨下动脉超声检测

1. 锁骨下动脉解剖　右侧锁骨下动脉从无名动脉分支向右上肢及右椎动脉供血。左侧从主动脉弓分支向左上肢及左椎动脉供血。

2. 常规检查流程

(1) 二维灰阶显像：通过锁骨上窝分别检查双侧锁骨下动脉（SA）。右侧无名动脉、右锁骨下动脉及右颈总动脉形成典型的横向 Y 形结构。通过二维成像观察双侧锁骨下动脉（SA）血管结构，存在动脉粥样硬化斑块导致血管狭窄时，应测量记录斑块形态大小、声学特征、血管残余内径与原始内径、PSV 与 EDV，当评估重度血管狭窄时，应检测狭窄远端的 PSV 与 EDV，通过检测参数综合评估血管狭窄程度。

(2) 彩色多普勒血流显像（CDFI）：以 CDFI 进一步观察锁骨下动脉狭窄或闭塞性病变血流充盈成像，评估血流充盈情况。

(3) 脉冲波多普勒超声：以脉冲多普勒超声检测 SA 的 PSV、EDV，血管狭窄时要注意狭窄的位置与椎动脉起始段之间的距离。诊断 SA 狭窄≥70% 时，应测量狭窄远段 SA（VA 分支以远）的 PSV 与 EDV，计算并记录流速比值。

(4) 探头的多选择性：由于 SA 解剖位置较深，特别是左侧 SA 检查较右侧难度大，需要选择线阵与凸阵探头联合应用,提高病变检出率与准确性。

(四)无名动脉超声检测

1. **无名动脉解剖** 正常人无名动脉(也称头臂干)直接起自主动脉弓,与左侧 CCA 及 SA 组成三支重要的脑供血动脉,其长度约 5cm,分出右侧 CCA 与右侧 SA。

2. **常规检查流程**

(1)二维灰阶显像:以灰阶显像显示无名动脉血管壁、管腔结构。注意 SA 与 CCA 分支结构特征。

(2)彩色多普勒血流显像(CDFI):以 CDFI 观察无名动脉血流充盈情况。

(3)脉冲波多普勒超声:存在无名动脉狭窄病变时测量病变处原始与残余管径及 PSV 与 EDV。

(五)颈部动脉超声检测注意事项

1. 注意检测手法是病变诊断准确性的第一要素。

2. 注意仪器的调节,包括聚焦、灰阶及彩色多普勒增益、脉冲重复频率、滤波等。频谱多普勒超声检测血流动力学参数时一定要注意声束与血流束之间的角度≤60°。

3. 注意诊断狭窄≥70% 时,一定要获得远段 PSV 与 EDV,综合评估以提高诊断准确性。

4. 注意次全闭塞与完全性闭塞的鉴别,要通过仪器调节采用 CDFI 与能量多普勒超声联合以提高检测灵敏性。

二、颈部动脉粥样硬化病变的检测

(一)内膜病变检测

颈动脉粥样硬化病变早期表现分为局限性或弥漫

性颈动脉内 - 中膜融合,导致 IMT 增厚。二维灰阶超声检测显示内 - 中膜融合,伴不均质回声改变,当测量 IMT≥1.0mm 界定为颈动脉内 - 中膜增厚。

(二)粥样硬化性斑块检测

1. 斑块的界定 当 IMT≥1.5mm,凸出于血管腔内,或局限性内膜增厚高于周边 IMT 的 50%,可定义为动脉粥样硬化斑块形成。灰阶超声可以观察斑块表面纤维帽的完整性(连续性)。

2. 斑块的形态学评估

(1) 规则形斑块:灰阶超声显示斑块为扁平形,表面纤维帽完整。

(2) 不规则形斑块:灰阶超声显示斑块表面不光滑,纤维帽显示不完整。CDFI 显示斑块所在的管腔血流充盈不全。

(3) 溃疡性斑块:斑块表面纤维帽破裂不连续,形成"火山口"征,"火山口"长度及深度≥1.0mm。CDFI 显示血流向斑块内灌注。

3. 斑块声学特征评估由于斑块内组成结构不同,对声波的吸收及反射不同,斑块显像特征也不同。正常血管壁 3 层结构回声分别为中等回声(内膜层)、低回声(中膜层)、高回声(外膜层)。斑块回声评估以血管壁 3 层结构作为对照比较。

(1) 均质性回声:二维灰阶显像图显示斑块内回声均匀一致。根据斑块回声与血管壁回声强弱的差异分类:

1) 低回声斑块:斑块内回声低于内膜层。

2) 中等回声斑块:斑块内回声与内膜层相等。

3) 高回声斑块:斑块内回声等于或略高于外膜层。

(2) 不均质回声斑块:斑块内有 20% 以上面积的回声不一致即可确定为不均质回声斑块。

4. 斑块的易损性 斑块的易损性是通过对斑块的形态学、内部回声、表面纤维帽的完整性等信息进行综合分析判断。另外,与患者脑血管病变危险因素的治疗有效性密切相关。临床医务人员无论是超声专业或非超声专业人员应通过超声检查所见描述并结合患者的危险因素进行综合评估与治疗随访,客观评估斑块的易损性。单纯以"软斑块"或"硬斑块"提示为易损或非易损斑块是不客观的,并且斑块受血流剪切应力的影响,易损性不是一成不变的,检查结果的解释应科学客观,应告知患者针对危险因素的治疗控制与科学合理化超声检测随访周期。

5. 斑块检测评估注意事项

(1)注意不同角度纵横切面结合对斑块进行连续性检测观察评估。

(2)注意检测仪器的调节,使斑块的声像图显示最清晰。

(3)注意斑块表面纤维帽结构的连续性观察;对于不规则形斑块表面回声异常的鉴别、溃疡性斑块典型"火山口征"声像图的判断标准。

(三)颈动脉狭窄闭塞检测

1. 颈内动脉狭窄评估标准 根据 2003 年北美放射年会超声会议 16 个相关专业委员会发布的标准,颈内动脉狭窄闭塞性病变程度分类为四级:狭窄 <50%(0~49%,轻度);50%~69%(中度);70%~99%(重度);闭塞(表 11-2)。

表 11-2 颈内动脉狭窄诊断标准(2003)

狭窄 / 流速	PSV(cm/s)	EDV(cm/s)	PSV$_{ICA}$/PSV$_{CCA}$
正常或 <50%	<125	<40	<2.0
50%~69%	≥125,<230	≥40,<100	≥2.0,<4.0
70%~99%	≥230	≥100	≥4.0
闭塞	无血流信号	无血流信号	无血流信号

(1)<50% 狭窄(轻度狭窄):二维灰阶显像显示斑块形成,管径相对减小,CDFI 血流充盈不全,但血流速度正常

或相对升高(与对侧比较),通常 PSV<125cm/s,EDV<40cm/s,血流频谱正常。

(2) 50%~69% 狭窄(中度狭窄):血流速度相对升高,125cm/s≤PSV<230cm/s,40cm/s≤EDV<100cm/s,狭窄远段血流速度正常或相对减低,但狭窄段与狭窄以远段流速比值或狭窄段与狭窄以近段流速比值 >2.0 但 <4.0,无典型低搏动性血流动力学改变。

(3) 70%~99% 狭窄(重度狭窄):狭窄段流速 PSV≥230cm/s、EDV≥100cm/s,PSV_{ICA1}/PSV_{ICA2}≥4.0 或 PSV_{ICA}/PSV_{CCA}≥4.0。狭窄以近段动脉 RI 值升高,狭窄以远段动脉 RI 值明显减低,血流频谱呈低搏动性改变。

2. **颈内动脉闭塞** 动脉血管腔内充填均质或不均质回声(斑块或血栓),CDFI 或能量多普勒超声显像无血流信号。

(1) **完全闭塞**:颈内动脉颅外段、颈总动脉或颈总动脉至颈内动脉颅外段血管腔内从近段至远段均无血流信号。

(2) **次全闭塞**:颈内动脉颅外段(颈动脉超声可视范围内)血管腔内充填异常回声,但 CDFI 显示血流充盈"细线征"。多普勒频谱可检测到收缩期单峰型或低流速高阻力性特征。

(3) **远段闭塞**:闭塞病变位于颅内段,需要根据颈内动脉血流频谱特征改变进行初步判断。当血流频谱出现舒张期血流消失、单纯收缩期低速血流信号"单峰型"改变者,应考虑为颈内动脉于眼动脉分支前闭塞;若舒张期血流存在,但出现低流速高阻力型血流频谱特征者,应考虑为颈内动脉于眼动脉分支以远闭塞。

3. **颈总动脉狭窄或闭塞**

(1) **颈总动脉狭窄**:根据颈总动脉狭窄的位置可以分类为近段狭窄(起始端至甲状腺下极水平)、中段狭窄(甲状腺上下极之间)、远段狭窄(甲状腺上极至分叉水平)。CCA 狭窄 <50% 或 50~69% 狭窄者对于远端脑血流灌注无明显影响。但是,当 CCA 狭窄≥70% 时,不同阶段的

CCA 狭窄产生的血流动力学变化存在一定的差异性。

1）近段 CCA 狭窄≥70%：狭窄段 PSV ≥230cm/s，EDV≥100cm/s。狭窄以远段 CCA（中段、远段）、ICA 与 ECA 流速减低，血流频谱呈低阻力性改变。若近段 CCA 狭窄是缓慢进展者，可以检测到 ECA 与 ICA 血流方向不一致，ECA 向 ICA 逆向供血征（颅外段颈内 - 外动脉侧支循环形成）。

2）中段 CCA 狭窄≥70%：狭窄段 PSV ≥230cm/s，EDV≥100cm/s。狭窄以近（近段）流速减低，以 EDV 减低明显，CCA 的 RI 值升高。狭窄以远段（远段 CCA）PSV 与 EDV 均减低，以 PSV 为著，形成低阻力性血流频谱，RI 值低于健侧。

3）远段 CCA 狭窄≥70%：狭窄段 PSV ≥230cm/s，EDV≥100cm/s。狭窄以远段 ECA 与 ICA 血流灌注明显减低。通常 CCA 远段狭窄者可累及 ECA 及 ICA，CCA 与 ICA、ECA 同时存在重度狭窄病变，检查中应注意鉴别。狭窄病变以远段 ICA 与 ECA 血流均呈现低流速低阻力性改变。

（2）颈总动脉闭塞：CCA 闭塞有急性与慢性 2 种。前者往往累及 ICA 与 ECA，灰阶超声显示 CCA 管腔内以低回声为主，后者以不均质回声为特征，CCA 均无血流信号。但慢性 CCA 闭塞者，可以检测到 ECA 向 ICA 逆向供血，血流方向不一致。

（四）椎动脉狭窄、闭塞检测

根据正常椎动脉解剖的位置分颅外段和颅内段椎动脉狭窄或闭塞。颅外段椎动脉分类为颈段（V1 段，起始段）、椎间隙段（V2 段）、枕段（V3 段）。椎动脉通过枕骨大孔入颅后称颅内段（V4 段）。由于椎动脉在颈部位置较深，特别是左侧椎动脉 V1 段检测难度较大，应选择线阵与凸阵探头联合检测。

1. 椎动脉狭窄　由于椎动脉狭窄的超声评价目前尚

缺乏统一国际标准。本文介绍 2009 年宣武医院发表于 AJR(2009)的诊断标准(表 11-3)。

表 11-3 椎动脉狭窄血流参数标准(参考)

狭窄程度	PSV(cm/s)	EDV(cm/s)	PSV$_{OR}$/PSV$_{IV}$
<50%(轻度)	>85,<140	>27,<35	>1.3,<2.1
50%~69%(中度)	≥140,<220	≥35,<50	≥2.1,<4.0
70%~99%(重度)	≥220	≥50	≥4.0
闭塞	无血流信号	无血流信号	无血流信号

注:PSV$_{OR}$(起始段、V1 段);PSV$_{IV}$(椎间隙段、V2 段)(AJR,2009,193:1434-1438)

椎动脉不同位置的狭窄,灰阶超声显示基本相同,管腔内异常回声导致管径的减小,但 CDFI 血流动力学改变不同,特别是重度狭窄。

(1)椎动脉起始段(V1 段)70%~99% 狭窄:狭窄段(PSV$_{OR}$)PSV≥220cm/s,EDV≥50cm/s。狭窄以远段(PSV$_{IV}$)(V1~V3 段)血流速度明显减低,PSV$_{OR}$/PSV$_{IV}$≥4.0,出现低阻力性血流频谱改变,这是与中度狭窄(50%~69%)鉴别的重要特征。

(2)椎间隙段(V2 段)70%~99%狭窄:狭窄段 PSV≥220cm/s,EDV≥50cm/s。狭窄以远段(V3 段)血流速度明显减低,出现低阻力性血流频谱。狭窄以近段(V1 段)流速相对减低,血流频谱出现相对高阻力性改变。

(3)枕段(V3)段 70%~99%狭窄:狭窄段 PSV≥220cm/s,EDV≥50cm/s 狭窄以近段(V1~V2 段)流速相对减低,血流频谱出现高阻力性改变。狭窄以远段(V4 段)流速减低,伴低阻力性血流改变。

2. 椎动脉闭塞 椎动脉闭塞性病变的灰阶显像表现为管腔内异常回声充填,但是闭塞的阶段不同,CDFI 的血流影像特征不同。

(1)全程闭塞:椎动脉从 V1~V3 段全程管腔内充填均质或不均质回声,CDFI 检测无血流信号。

(2) V1 段(起始端)闭塞:椎动脉 V1 段管腔内充填均质或不均质回声,CDFI 检测无血流信号。V2~V3 段可检测到低速血流信号,沿椎动脉解剖走行可检测到侧支动脉向 V2 段及其以远段椎动脉供血,多普勒频谱出现低阻力性改变。

当 V1 段急性闭塞,无侧支循环建立,但对侧椎动脉血流逆向供血时,患侧 V2~V3 段出现低速单峰逆向(颅内向颅外)的血流信号。

(3) V4 段(颅内段)闭塞:由于 V4 段有小脑后下动脉分支,闭塞部位与分支供血密切相关。若闭塞于小脑后下动脉分支前,V1~V3 段可检测到低速单峰型(无舒张期)血流信号。若闭塞于小脑后下动脉之后,则可检测到低速高阻力性(舒张期流速低平)血流信号。

(五) 锁骨下动脉狭窄闭塞检测

锁骨下动脉狭窄(>50%)或闭塞患者的临床可能出现双上肢动脉血压、桡动脉搏动的不对称性。由于病变程度不同,血流动力学改变不同。

1. 锁骨下动脉狭窄

(1) 锁骨下动脉狭窄评估:锁骨下动脉狭窄的灰阶显像基本相同,病变处管腔内探测到异常回声。狭窄程度的超声评价尚无统一标准,既往临床评估锁骨下动脉狭窄程度通常根据锁骨下动脉窃血类型分级,我们介绍 2011 年宣武医院在 Ultrasound in Med & Biol 发表的超声评价锁骨下动脉重度狭窄的血流动力学参数标准,供大家参考(表11-4)。

表 11-4　锁骨下动脉重度狭窄标准(参考)

狭窄程度	PSV (cm/s)	EDV (cm/s)	PSV$_{OR}$/PSV$_{dis}$
70%~99%	≥343	≥60	≥4.0

注:PSV$_{OR}$(狭窄段),PSV$_{dis}$(狭窄远段)。(Ultrasound in Med & Biol.2011,37(3):358-363)

1) <50% 狭窄(轻度):血管内径减小 <50%,血流速度正常或稍高于健侧,血流频谱形态正常(三相或四相波)。

2) 50%~69% 狭窄(中度):狭窄段血流速度升高,血流频谱异常(二相波),患侧椎动脉流速正常,但血流频谱表现为收缩期达峰时间相对延长。当合并同侧椎动脉狭窄或生理性发育纤细者,患侧椎动脉血流频谱与收缩期出现"切迹"征(隐匿性窃血)。

3) 70%~99% 狭窄(重度):狭窄段 PSV≥343cm/s,EDV≥60cm/s,狭窄段与狭窄远段 SA 的流速比值≥4.0,血流频谱异常,舒张期与收缩期同相(均在基线上方),频窗消失。患侧椎动脉出现典型的"振荡形"血流频谱,称之为部分性窃血。当狭窄≥90% 时,窃血程度加重,患侧椎动脉收缩期血流方向完全性逆转,舒张期血流信号尚存在但接近基线水平或消失,称之为完全型窃血。

2. 锁骨下动脉闭塞 锁骨下动脉闭塞者,动脉管腔内充填异常回声,CDFI 检测无血流信号。由于病变与椎动脉分支的解剖位置关系,导致患者椎动脉血流动力学变化可能不同。

(1) 闭塞部位与椎动脉血流变化

1) 椎动脉血流异常:锁骨下动脉闭塞于椎动脉分支以近,可导致患侧椎动脉血流方向完全逆转(与同侧 CCA 方向不一致),出现收缩期逆向血流频谱,为典型的完全性窃血征。

2) 椎动脉血流无异常:闭塞于椎动脉分支以远,患侧椎动脉血流动力学不受影响。临床检查患侧上肢动脉血压低于健侧(相差 20mmHg 以上),患者无锁骨下动脉窃血的症状与体征。

3. 锁骨下动脉窃血 正常椎动脉的血流方向与同侧 CCA 是一致的。当锁骨下动脉出现严重狭窄或闭塞时,患侧上肢动脉和椎动脉的血供受阻,血流灌注来源于健侧椎动脉,经患侧椎动脉逆向供应患侧锁骨下动脉,即锁骨下动脉窃血。

(1) 锁骨下动脉窃血分类

1）隐匿型窃血（Ⅰ级）：患侧椎动脉血流频谱显示收缩期"切迹"征。

2）部分型窃血（Ⅱ级）：患侧椎动脉收缩期血流方向逆转，舒张期血液方向正常，呈现双向"震荡性"血流频谱。

3）完全型窃血（Ⅲ级）：患侧椎动脉收缩期血流方向完成逆转，与同侧 CCA 血流方向完全相反。

（2）锁骨下动脉窃血程度评估注意事项

1）上述典型锁骨下动脉窃血征是单纯一侧锁骨下动脉相关病变的客观体现。

2）存在双侧锁骨下动脉病变时，锁骨下动脉窃血程度并非与锁骨下动脉狭窄程度一致。

3）单侧锁骨下动脉病变合并同侧或对侧或双侧椎动脉重度狭窄或闭塞性病变时，锁骨下动脉窃血程度与锁骨下动脉病变程度同样存在不一致性。

（六）无名动脉狭窄和闭塞检测

无名动脉重度狭窄或闭塞直接影响右侧的 CCA、ICA、ECA、SA 及 VA 的供血。

1. 无名动脉重度狭窄或闭塞评估

（1）二维成像检查：灰阶显像检测到无名动脉管腔内异常回声。血管狭窄 <70% 者，通常不会影响远段动脉血流灌注。当血管狭窄 >70% 时，狭窄段血流速度相对升高，狭窄远端动脉血流速度减低。当血管腔内充填斑块或血栓导致血管闭塞时，血流信号消失。

（2）血流动力学检测评估特征

1）患侧 CCA、SA、ICA、ECA、VA 流速度减低。

2）上述动脉血流频谱异常，呈低阻力性特征。

3）患侧 CCA、SA、ICA、ECA 的 RI 值明显低于对侧。

4）患侧椎动脉血流方向部分逆转（无名动脉重度狭窄）或完全逆转（无名动脉闭塞）。

5）不同程度锁骨下动脉窃血形成（检查中应注意双

侧椎动脉、双侧锁骨下动脉病变的相关性）。

（七）颈动脉超声检测报告内容和要求

1. 超声检测结果描述　常规检测描述应包括：①双侧同名动脉管径的对称性、IMT、血流速度对称性；②动脉粥样硬化斑块的位置、大小［长×厚(mm)］、数量≥2个/个体(多发性斑块)、声波特征(均质与不均质回声)；③狭窄管腔的测量(残余管径与原始管径)、狭窄段最高流速与狭窄远段流速；④侧支循环的建立(颈内动脉与颈外动脉、椎动脉与颈外动脉或甲状颈干、甲状腺下动脉之间等)。

2. 超声诊断提示

(1) 超声所见：基本内容包括定位、定性、定量(狭窄程度)、病变诊断结论，不应拷贝超声检测描述。

(2) 典型报告示例

1) 正常颈动脉超声检测报告

超声所见描述：

双侧颈总动脉管径对称，内 - 中膜不厚，管腔内未探及异常，血流速度正常。

双侧颈内动脉管径对称，管腔内未探及异常，血流速度正常。

双侧椎动脉管径对称，血流速度正常。

双侧颈外动脉血流速度正常。

双侧锁骨下动脉血流速度正常。

超声诊断提示：

颈部动脉超声未见明显异常。

2) 颈内动脉狭窄超声报告

双侧颈总动脉管径基本对称，内 - 中膜不均匀性增厚。右侧远段前外侧壁探及?mm×?mm 不规则不均质回声斑块，血流速度正常。

双侧颈内动脉管径不对称，内 - 中膜不均匀性增厚。右侧颈动脉球窦部前外侧壁与后内侧壁分别探及?mm×?mm 和?mm×?mm 不规则不均质回声斑块致血管内径减小,残余管径? mm,原始管径? mm,CDFI 血流成像显示狭窄段血流影像出现"五彩混叠"征。狭窄处流速升高? cm/s,狭窄远段流速明显减低? cm/s,远段血流频谱呈低流速低搏动性改变。左侧颈内动脉管径、血流速度未见明显异常。

双侧颈外动脉血流速度不对称,右侧相对升高(代偿性)。

双侧椎动脉管径对称,各段流速正常。

无名动脉及双侧锁骨下动脉流速未见异常。

超声诊断提示:

双侧颈动脉内 - 中膜不均匀增厚伴斑块形成(多发)。

右侧颈内动脉狭窄(70%~99%)。

三、 颅内血管超声

(一)颅内动脉基本检查方法

经颅多普勒(TCD)与经颅彩色多普勒超声(TCCD)是检测颅内动脉狭窄闭塞性病变的重要方法。TCD 是单纯多普勒超声,以频谱多普勒为基础分析动脉的功能状态。TCCD 是通过彩色血流成像评估颅内动脉的血流充盈及血流动力学参数检测,但 TCCD 受颅骨的透声性影响,检测成功率相对低于 TCD,将 TCD 与 TCCD 联合应用可以明显提高颅内动脉病变的检出率。

1. 检查前准备

(1)记录病史与相关危险因素:TCD、TCCD 检查前一般不需要特殊准备,但要告知受检者(上午检查者)应注意正常进餐适量饮水,以减少血液黏度升高导致脑血流速度减低,影响检测结果的准确性。

1)检查前应询问患者相关病史、危险因素及既往相关诊疗信息。

2)既往是否接受过此项检查及结果。

3）高血压、糖尿病、高脂血症、吸烟或戒烟、脑卒中或TIA 等病史及相关危险因素的时间及用药情况。

4）脑缺血病变的相关症状及体征。

5）相关影像学检查结果,如 CT、CTA、MRI、MRA、DSA 等影像图片资料。

6）是否进行过介入治疗或颈动脉内膜剥脱术治疗及治疗后时间和相关用药。

2. 颅内动脉常规检测

（1）检测部位与检测动脉:TCD 与 TCCD 对于颅内动脉的检查部位(声窗)包括以下几点。

1）颞窗(前、中、后窗):通过颞窗可以检测大脑中动脉(MCA)、前动脉(ACA)、后动脉(PCA)和颈内动脉末段(TICA),评估前交通动脉(AcoA)与后交通动脉(PcoA)。

2）眼窗:探头置于闭合的眼睑上,TCD 声波发射功率降至 5%~10%,TCCD 检测前应降低超声的机械指数 <0.6(MIC)和热敏指数(TIC)<0.4。通过眼窗可以检测眼动脉(OA)、颈内动脉虹吸部(CS),包括海绵窦段(C_4 段)、膝段(C_3 段)和床突上段(C_2)。选择 TCCD 检测可以经颞窗检测到 CS。颞窗不透声或透声不良时可通过眼窗交叉检测 ACA、MCA 和 TICA。

3）枕窗:声束通过枕骨大孔检测双侧椎动脉(VA)、小脑后下动脉(PICA)和基底动脉(BA)。

（2）颅内动脉检测鉴别:在颞窗及枕窗透声良好的条件下,TCCD 检测可以清晰显示颅底动脉典型 Willis 环及椎 - 基底动脉 Y 字形血流影像,并在 CDFI 模式下易于检测获取颅内动脉血流动力学参数,但是 TCCD 不能取代 TCD,特别是国人颞骨鳞部较厚,透声较差的患者,TCCD 无法获得满意的血管超声影像。

1）颅内动脉 TCD 检查与鉴别

● 大脑中动脉(MCA):经颞窗检测深度 45~65mm(与患者双顶径相关),血流方向朝向探头。压迫同侧 CCA 时,血流速度明显减低,可以证实 MCA 检测准确性。

● 颈内动脉终末段(TICA):沿 MCA 主干连续加深检

测深度在 60~70mm（与患者双顶径相关），将声束从 MCA 略向水平方向调整，出现 ACA 血流信号时；获得正向血流频谱为 TICA。压迫同侧 CCA 时血流信号消失并出现短暂尖小的负向血流信号可以进一步证实 TICA 检查的准确性。

● 大脑前动脉（ACA）：在 TICA 检测深度 60~75mm 出现的负向血流信号即为 ACA。颞窗透声不良或不透声者，可通过眼窗交叉检查 ACA。压迫同侧 CCA 时，ACA 血流方向逆转，可以证实 ACA 检测的准确性，同时可证实前交通动脉的存在。

● 大脑后动脉（PCA）：经颞窗检测深度为 55~70mm，以 MCA/ACA 分叉处出现的双向血流信号为参考，将声束向枕部调整，在 MCA/ACA 血流信号消失时，随后出现的相对低流速、音频低于同侧 MCA 的血流频谱为 PCA。压迫同侧 CCA 时，PCA 血流信号不变，证实检测 PCA 的准确性，同时证实同侧 PcoA 不存在，PCA 血供单纯来源于椎 - 基底动脉系统。压迫同侧 CCA 时，PCA 血流速度升高，证实同侧 PcoA 存在，PCA 血供来源于椎 - 基底动脉系统。压迫同侧 CCA 时，PCA 血流消失，证实 PCA 血供来源于同侧颈内动脉系统。

● 眼动脉（OA）：经眼窗检测，探头发射功率为 5%~10%，声束基本与眼球轴线垂直或稍向内倾斜 10°~15°，检测深度为 40~50mm，血流频谱为正向，PI 值 >1.10。压迫同侧 CCA 时，OA 血流消失。

● 颈内动脉虹吸部（CS）：经眼窗首先获得 OA 血流信号，增加检测深度 60~75mm，声束向内下或内上，分别检测海绵窦段（C4 段，血流为正向）、膝部（C3 段，血流为双向）、床突上段（C2 段，为负向血流频谱）。

● 椎动脉（VA）、小脑后下动脉（PICA）和基底动脉（BA）：取坐位、侧卧位或颜面向下头伏于检查床，探头放置在枕骨大孔或旁枕骨大孔，检测深度 55~90mm，通过调整检测角度，分别获得左右侧椎动脉（负向）及小脑后下动脉（正向）血流频谱。沿椎动脉血流信号逐渐增加检测深度，在 80~110mm 负向、相对 VA 升高的血流信号即基底动脉。

2) 颅内动脉的 TCCD 检查

● 二维灰阶显像:经双侧颞窗沿冠状切面与轴位调整检测显示清晰的中线结构及"蝴蝶"形低回声之丘脑水平成像。双侧脑实质结构显示清晰者为颞窗透声良好。

● CDFI 显像:在清晰的二维显像基础上,增加 CDFI 检测模式,调整声束方向,获得颅底动脉血流充盈显像,尽可能显示完整的 Willis 环血流影像。常规 Willis 环结构的显示可采用 CDFI 模式,也可采用能量多普勒模式。

● 脉冲波多普勒超声(PW):在 CDFI 模式的引导下,对颅内动脉血流动力学参数检测,获得相关动脉的 PSV、EDV、PI 值及检测深度。

3. 颅内动脉功能评估 TCD 或 TCCD 对脑动脉功能检测评价主要通过以下几方面完成。

1) 检测深度:双侧半球同名动脉检测深度基本对称。

2) 血流速度:计量单位是 cm/s,包括峰值流速(peak systolic velocity,PSV)、平均血流速度(mean velocity,MV)、舒张期末流速(end of diastolic velocity,EDV)。TCD 与 TCCD 血流速度正常参考标准见表 11-5。其中 MV 可以是检测仪自动计算,也可以公式计算:MV=(PSV–EDV)/3+EDV。

表 11-5 颅内动脉 TCD 检测正常值(Aaslid,1982)

检测动脉	声窗	深度(mm)	血流方向	平均血流速度 (MV,cm/s)
MCA	颞窗	30~60	正向	55±12
ACA	颞窗	60~85	负向	50±11
PCA	颞窗	60~70	正向、负向	40±10
TICA	颞窗	55~65	正向	39±9
CS	眼窗	60~80	正向、双向、负向	45±15
OA	眼窗	40~60	正向	20±10
VA	枕窗	60~80	负向	38±10
BA	枕窗	80~110	负向	41±10

3）血流方向：血流朝向探头为正向，血流背离探头为负向。当多普勒取样门位于动脉分支处或血管走向弯曲时，可以检测到双向血流。

4）血管搏动指数(PI)和血管阻力指数(RI)：PI和RI是评价颅内动脉血管阻力的指标，其计算公式为 $PI=(PSV-EDV)/MV$，$RI=(PSV-EDV)/PSV$；常规 TCD 或 TCCD 检测分析以 PI 指数更为准确，正常颅内动脉的 PI 值为 0.65~1.10。

4. TCD 与 TCCD 操作注意事项

1）根据患者头围大小调整检测深度和探头声束方向。

2）动脉血流信号的连续性是观察血流动力学变化的重要因素。

3）颅内动脉的解剖位置关系是评估动脉功能的基础。

4）检测动脉血流方向的改变是评价侧支循环建立的重要依据。

5）比较双侧半球同名动脉血流速度和血管搏动指数的对称性。

6）正确利用颈总动脉压迫试验，进行检测动脉鉴别与侧支循环的建立的评估。

7）注意不同生理因素对脑血流速度的影响。

8）注意眼窗检测功率的限制与安全性。

（二）颅内外动脉狭窄闭塞性病变检测评估

根据脑卒中发病的原因主要分为缺血性与出血性卒中两大类，其中缺血性脑卒中的发生率占 70%~80%，还有少一部分(5% 左右)患者是混合性卒中(缺血与出血共存)。颅内动脉狭窄闭塞性病变是导致缺血性卒中的主要原因，TCD 或 TCCD 主要针对缺血性卒中的血管源性病变进行初步筛查，对于出血性卒中的检查主要针对蛛网膜下腔出血后血管痉挛的动态监测，预测血管痉挛导致的迟发性缺血性神经功能障碍。

1. 颅内动脉狭窄血流动力学常规评估

（1）血流充盈成像异常：TCCD检测显示狭窄动脉血流呈阶段性充盈不全，出现典型"束腰征"。狭窄以远段管腔内出现"五彩镶嵌"的紊乱血流显像。

（2）血流速度异常：狭窄动脉内径减小≥50%但<70%时，无论TCD或TCCD均可以检测到血流速度的节段性升高，但狭窄近段流速可正常或相对减低，狭窄远段流速减低不明显。狭窄段/狭窄远段流速比值<3.0。当血管内径减小≥70%时，狭窄段流速明显升高，狭窄远段血流速度明显减低，狭窄段/狭窄远段流速比值≥3.0。相邻供血动脉的血流速度出现代偿性升高。

（3）血流频谱异常：TCD或TCCD检查血流频谱形态的变化随血管内径的减小程度而改变。当狭窄程度≥50%但<70%时，可出现涡流血流信号。当狭窄程度≥70%时，可检测到湍流血流信号，频谱内部分布索条状对称性高频率血流信号。

（4）血流音频异常：随狭窄程度增加，血流音频出现粗糙或"乐性"或"机械样"血流音频。血流音频的变化与血管内径减小程度相关。

（5）血管搏动指数异常：正常颅内动脉的PI值为0.65~1.10。非重度血管狭窄者，PI无明显异常。当狭窄程度达到重度狭窄时，狭窄近段、狭窄段及狭窄远段的PI值出现不对称性改变，狭窄以远段PI值明显减低。

2. 颅内动脉重度狭窄　大脑中动脉（MCA）、椎动脉（VA）、基底动脉（BA）重度狭窄是缺血性卒中常见的原因，TCD或TCCD检测可以早期发现病变的部位与程度，减少缺血性脑卒中的发病率。

（1）大脑中动脉（MCA）狭窄：MCA狭窄的诊断包括MCA主干（M1段）及M1-M2分支水平，通过血流速度将狭窄程度分类为轻度、中度和重度。表11-6推荐的是2010年首都医科大学宣武医院以DSA为金标准评估MCA狭窄诊断标准（表11-6）。

表 11-6　大脑中动脉狭窄诊断标准
（北京宣武医院，2010）

狭窄分类	PSV(Vs)	MV(Vm)	PSV$_1$/PSV$_2$
轻度（<50%）	≥140，<180	≥90，<120	—
中度（50%~69%）	≥180，<220	≥120，<140	≥2.0，<3.0
重度（70%~99%）	≥220	≥140	≥3.0

注：PSV$_1$/PSV$_2$ 为狭窄段峰值流速与狭窄远段峰值流速比值

当 MCA 重度狭窄时，除狭窄段血流速度升高外，狭窄远段流速减低，相邻 ACA 与 PCA 血流速度也升高（血流代偿征）。TCCD 通过 CDFI 模式可以观察到狭窄段血管腔血流充盈不全，出现典型"束腰征"。

(2) 椎动脉（VA）狭窄：椎动脉狭窄的诊断目前国际上尚无统一标准。针对重度 VA 狭窄的诊断规范是综合评估原则。①血流速度阶段性升高，狭窄段高流速，狭窄以远段流速明显减低，两者比值 >4.0。②狭窄以远段血流频谱异常，收缩期达峰时间延迟。③狭窄以近段动脉 PI 值升高，狭窄以远动脉 PI 值明显低于对侧 VA。④狭窄段音频异常。⑤双侧 VA 重度狭窄者，其汇合以远处基底动脉及大脑后动脉（后循环供血者）流速、PI 值明显降低。

(3) 基底动脉（BA）狭窄：基底动脉狭窄的诊断目前国际上尚无统一标准。针对重度 BA 狭窄的诊断规范仍然是综合评估原则。①血流速度阶段性升高，狭窄段高流速，狭窄以远段流速明显减低，两者比值 >4.0。②狭窄以远段血流频谱异常，收缩期达峰时间延迟。③狭窄以近段椎动脉 PI 值升高，狭窄以远段大脑后动脉的 PI 值明显减低。④狭窄段音频异常。

3. 颅内动脉闭塞

(1) 大脑中动脉（MCA）闭塞：MCA 闭塞可以分类为急性闭塞与慢性闭塞。

1) MCA 急性闭塞：TCD 检查沿 MCA 主干至远段 M2 段分支水平无血流信号，TCCD 显示无血流成像，相邻动脉 ACA 与 PCA 显像正常。

2）MCA 慢性闭塞:TCD 沿 MCA 主干检测到不连续性、不同方向的低流速、低搏动性血流频谱。TCCD 检查无 MCA 主干血流显像,于 MCA 供血区域出现多支低速动脉血流信号。病变同侧 ACA 和(或)PCA 血流充盈良好,血流速度代偿性增快(与健侧比较)。

(2) 椎动脉(VA)闭塞:一侧 VA 血流信号消失,另一侧 VA 血流速度明显升高(代偿),BA 流速与健侧 VA 流速一致。但是,对于椎动脉闭塞病变的诊断应结合颈动脉超声及 TCCD 检查综合判断,避免误诊或漏诊。

双侧椎动脉慢性闭塞性病变,通过 TCCD 与颈动脉超声联合评估(单纯 TCD 不能诊断评估),并注意颅内外侧支动脉供血征。

(3) 基底动脉(BA)闭塞:TCCD 或 TCD 通常不作为 BA 急性闭塞患者常规评估手段。对于 BA 慢性闭塞性病变的检查主要是初步检测确定闭塞的位置及 VA 及 PCA 血流动力学变化的评估。①闭塞以远段 PCA 的血流方向异常。②后交通动脉开放,经 PCA 向 BA 远端供血(BA 近段)。③VA 的血流速度相对减低,PI 相对升高(与前循环动脉比较)。④TCCD 检测无双侧 VA 与 BA 形成的典型 Y 字形结构,或小脑前下动脉与小脑上动脉之间侧支动脉形成。

4. 颅内 - 外动脉侧支循环检测 选择 TCD 或 TCCD 检测颅内外动脉侧支循环的建立,是针对颅外段颈内动脉、颈总动脉重度狭窄(70%~99%)和闭塞病变评估的重要内容,规范化评估颅内外侧支循环开放的标准包括:

(1) 前交通支开放:患侧半球 MCA、ACA 流速与 PI 减低,健侧 ACA 流速相对升高;双侧 ACA 血流方向不一致,患侧 ACA 血流方向逆转;压迫健侧 CCA 时患侧 MCA、ACA 流速均减低。

(2) 后交通支开放:患侧 PCA 流速升高,PI 值高于同侧 MCA、ACA 但低于对侧 PCA。若在前交通支开放的条件下,压迫健侧 CCA 时,患侧 PCA 相对升高。若无前交通支开放,上述压迫试验无效。若无前交通支开放,但同侧颈内 - 外动脉侧支开放者,压迫同侧 CCA 时,PCA 血流相对升高。

(3) 颈内 - 外动脉侧支开放：患侧眼动脉血流速度减低、正常或升高均可能，但血流方向逆转（负向或双向），PI值低于对侧。

5. **锁骨下动脉窃血** TCD 与 TCCD 对锁骨下动脉窃血评估，是针对锁骨下动脉狭窄或闭塞病变导致的椎动脉血流异常的检测，其主要的血流动力学异常包括：

(1) 双侧椎动脉血流速度不对称，患侧流速低于健侧。

(2) 健侧椎动脉血流速度相对升高（代偿），基底动脉血流速度与健侧椎动脉流速一致。

(3) 患侧上肢动脉血流速度及血管搏动性减低，无典型周围动脉血流频谱特征。

(4) 锁骨下动脉窃血分类：①隐匿型：患侧椎动脉血流频谱显示收缩期"切迹"。②部分型：患侧 VA 血流方向部分逆转，收缩期与舒张期血流方向相反，呈现双向"振荡性"血流频谱。③完全型：患侧 VA 血流方向完全逆转，呈现单向性血流频谱。

锁骨下动脉窃血的相关分析注意事项请参照颈动脉超声相关章节内容。

（三）TCD 与 TCCD 报告基本内容和要求

TCD 报告的基本内容包括前后循环同名动脉的血流速度、血流频谱、血管搏动指数、血流声频的对比分析，对于血管狭窄性病变的诊断应进行狭窄程度的分级，对于颅外段颈内动脉、颈总动脉重度狭窄或闭塞性病变的检查评估应提示侧支循环建立的类型。

TCCD 报告的内容包括大脑半球 Willis 环结构的完整性、血流充盈与血管分布走向，血流方向性。后循环 VA-BA 典型 Y 字形结构特征、血管狭窄闭塞病变的血流成像特征描述等。

1. **正常颅内动脉** TCD 或 TCCD 检测报告检测结果描述：

TCCD 检查显示 WILLIS 环成像完整,血流充盈正常。

双侧大脑中动脉、大脑前动脉、大脑后动脉及颈内动脉终末段血流速度正常对称,频谱无异常,血管搏动指数正常。

TCCD 显示基底动脉及双侧椎动脉成像典型 Y 字征。基底动脉及双侧椎动脉血流速度正常对称,频谱无异常,血管搏动指数正常。

超声诊断提示:

脑血管超声未见明显异常。

2. 颈内动脉颅外段病变 TCD 或 TCCD 检测报告。

TCCD 检查显示 WILLIS 环成像完整。

双侧大脑中动脉血流充盈及血流速度不对称,左侧流速及血流充盈相对减低(左侧? cm/s,右侧? cm/s),血流频谱形态改变,峰钝、峰时延迟,血管搏动指数减低(左侧 PI? ,右侧 PI?)。

双侧大脑前动脉血流速度不对称,左侧流速相对减低(? cm/s),右侧代偿性升高(? cm/s),血管搏动指数减低(左侧? ,右侧?)。双侧血流方向不一致,左侧逆转(TCCD 显示 ACA 为正向血流),压迫右侧颈总动脉时,左侧大脑前动脉流速进一步减低(前交通支开放征)。

双侧大脑后动脉峰值流速不对称,左侧血流速度明显升高(左侧? cm/s,右侧? cm/s),血管搏动指数明显减低,压迫右侧颈总动脉时,左侧大脑后动脉流速进一步升高(后交通支开放征)。

双侧眼动脉血流速度不对称,左侧流速明显升高(左侧? cm/s,右侧? cm/s),血管搏动指数减低(?),血流方向逆转(左侧颈内外动脉侧支开放征)。右侧眼动脉流速、频谱及血管搏动指数正常(?)。

超声诊断提示:

左侧颈内动脉颅外段病变。

前交通支开放。

左侧后交通支开放。

左侧颈内 - 外动脉侧支开放。

四、 颈动脉内膜剥脱术的超声检测

颈动脉内膜剥脱术（carotid endarterectomy，CEA）的血管超声检测包括术前、术中与术后的系统检测评估。评估的手段是 TCD 与颈动脉超声的联合应用。

（一）CEA 术前血管超声评估

1. CEA 术前 TCD 检测

（1）为 CEA 术中脑血流的监测确定监测动脉与声窗位置。

（2）评估侧支循环开放与否，确定 CEA 术中分流实施的可能性。

（3）记录双侧半球动脉及椎 - 基底动脉血流动力学参数测值，特别是患侧 MCA 基础血流参数测值是评估术中、术后过度灌注的重要依据。

2. CEA 术前颈动脉超声检测

（1）检测评估病变血管狭窄程度与斑块累及的范围，斑块上肩部距颈动脉分叉的距离，与 CEA 对动脉粥样硬化斑块剥离切除的完全性密切相关。

（2）检测病变血管的残余管径、原始管径及血流动力学参数，对于 CEA 术后成功率的评估提供重要的基础信息。评估记录血管狭窄程度。

（3）检测评估斑块的声波特征，观察纤维帽结构的完整性，溃疡性斑块的检测，预防 CEA 术中 CCA 与 ICA 夹闭前后微栓子的发生。

（二）CEA 术中血管超声评估

1. CEA 术中 TCD 监测

（1）选择具有双通道、双深度（或多深度）监测功能探头，频率为 1.6~2.0MHz，选择固定监护探头头架。

（2）根据术前 TCD 检测结果，选择双侧 MCA 为监测血管，固定监测探头后，记录患者麻醉后双侧 MCA 基础血流速度测值，并注意与术前测值比较。若患者存在后循环椎动脉或基底动脉重度狭窄时，监测血管选择应注意前后循环兼顾模式，即 MCA 与 PCA 同步监测。

（3）术中实时监测麻醉深度、血压、心率及心律变化、血液氧分压、二氧化碳分压等因素对双侧 MCA 血流速度的影响，减少术中脑缺血的发生率。

（4）在颈动脉夹闭、分流实施、颈动脉血流开放等阶段注意微栓子信号的发生、累积数量并存储以进一步分析。

（5）监测参数：TCD 监测脑血流动力学相关参数包括 Vs、Vd、Vm、PI、平均血流速度（Vm）变化率（Mean%）、BP、HR、P_{CO_2} 等。当 ICA、CCA 和 ECA 重新开放后密切注意 MCA 的平均流速变化率即 Mean% 的动态值的变化，当 Mean% 较麻醉后基础测值升高 150%，提示有过度灌注的危险性，应提示术者部分夹闭 CCA 及麻醉医师适当降低动脉血压，逐步开放，密切注意患侧 MCA 的 Mean% 变化，提高 CEA 术中安全性及成功率。

2. CEA 术中颈动脉超声检测

（1）测量记录血管内径与血流速度，与术前比较血管内径的改善，评估血流的通畅性。

（2）检测是否存在残留斑块、内膜，发现动脉夹层，测量残余狭窄（斑块剥脱不全或血管壁缝合狭窄）等。

（三）CEA 术后血管超声评估

1. CEA 术后 TCD 检测

（1）CEA 术后脑血流的检测，比较双侧半球同名动脉血流速度的对称性，侧支循环的关闭。

（2）检测记录血管搏动指数的对称性，注意流速升高伴低搏动性血流动力学改变与过度灌注的相关性。

（3）术后 TCD 检测的同时要注意患者血压、心率与二氧化碳分压的变化对脑血流速度的影响。

（4）CEA 远期随访评估，可以按照术后 3 个月、6 个月、12 个月定期，此后 1 次 /1~2 年随诊脑血流动力学的变化。

2. CEA 术后颈动脉超声检测　CEA 术后颈动脉的通畅性及周边软组织的结构变化是 CDFI 于 CEA 术后常规检测的重要内容，通常是在术后 1 周内，局部伤口不影响检测时进行。当临床可疑患者出现软组织血肿等情况时，CDFI 检测没有时间的限制。

（1）CEA 术后 1 周内 CDFI 检测评估血管内径、血流速度的改善。

（2）及时发现周围软组织血肿，预防血肿造成患者呼吸困难或窒息。

（3）及时发现急性颈动脉闭塞。

（4）CEA 远期疗效的随访评估。

五、　颈部动脉支架介入治疗的超声检测

支架介入治疗是针对颈部动脉狭窄或闭塞性病变的微创治疗方法。血管超声对于支架介入治疗主要包括术前与术后的评估，术中监测不推荐为常规手段。

（一）颈动脉支架检测评估

1. 术前评估

（1）术前 TCD 检测

1）检测记录颈动脉病变侧的颅内动脉血流速度、血管搏动指数。

2）评估侧支循环开放与否，结合血流速度测值提供临床支架术后脑血流过度灌注的风险性。

（2）术前 CDFI 检测

1）检测记录颈动脉狭窄段残余与原始管径，评估狭窄段与狭窄以远段血流速度，判断血管狭窄程度。

2）评估责任斑块的回声性质，特别要注意基底部钙化斑块的提示，减少残余狭窄及支架内血栓形成的风险度。

2. 术后评估

(1) 术后 TCD 检测

1) 术后检查患侧颅内脑动脉血流动力学参数的变化,与健侧比较,评估支架术后患侧脑血流的改善情况,注意脑血流过度灌注的评估。

2) 侧支循环的再次评估,原开放的侧支循环关闭,是支架置入治疗成功的重要标志。

3) 支架术后 3 个月、6 个月、12 个月,以后每 12 个月复检 1 次,评估再狭窄率和远期疗效。

(2) 术后颈动脉超声检测

1) 检测记录颈动脉支架的位置、长度、类型。

2) 检测记录颈动脉支架近、中、远段内径及对应的血流速度,存在残余狭窄时计算残余狭窄率。

3) 支架术后 3 个月、6 个月、12 个月,以后每 12 个月复检 1 次,评估支架的通畅性、再狭窄率和远期疗效。

(二)椎动脉支架检测评估

1. 术前评估　支架介入治疗是椎动脉重度狭窄的主要手段。

(1) 术前 TCD 检测

1) 对双侧椎动脉、基底动脉血流速度、血管搏动指数及血流频谱进行全面评估并记录检测数值。

2) 双侧椎动脉重度狭窄者,术前要注意记录基底动脉及大脑后动脉血流速度及血管搏动指数。

(2) 术前 CDFI 检测

1) 检测血管狭窄位置、长度,评估狭窄程度。

2) 颅外段椎动脉狭窄术前评估应包括残余管径、原始管径、狭窄段与狭窄远段血流速度比值。

2. 术后评估

(1) 术后 TCD 检测

1) 支架术后患侧椎动脉颅内段血流速度、血管搏动指数及血流频谱的变化,与术前患侧及术后健侧椎动脉血

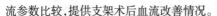

流参数比较,提供支架术后血流改善情况。

2) 血流频谱与血管搏动指数恢复正常,说明支架的成功性。

3) 支架术后 3 个月、6 个月、12 个月,以后每 12 个月复检 1 次,检测评估患侧椎动脉的血流动力学参数,及时诊断支架术后再狭窄。

(2) 术后 CDFI 检测

1) 检测椎动脉支架的位置、长度、类型。

2) 检测椎动脉支架内径及血流速度,存在残余狭窄者应计算残余狭窄率。

3) 支架术后 3 个月、6 个月、12 个月,以后每 12 个月复检 1 次,检测评估支架的通畅性,发现再狭窄者应评估再狭窄率。

(三) 锁骨下动脉支架术前后血管超声检测

1. 锁骨下动脉支架术前检测

(1) 术前 TCD 检测

1) 检测评估患侧椎动脉血流速度及血流方向的异常。

2) 检测评估锁骨下动脉窃血的程度、类型。

(2) 术前 CDFI 检测

1) 评估血管狭窄位置(与椎动脉分支的距离)、长度及程度。

2) 检测记录狭窄段与狭窄远段(椎动脉分支以远)血流速度及比值。

3) 检测评估锁骨下动脉窃血的程度、类型。

2. 锁骨下动脉支架术后检测

(1) 术后 TCD 检测

1) 检测记录支架术后患侧椎动脉颅内段血流速度、血管搏动指数与血流方向的改变,与术前患侧及健侧 VA 比较,观察锁骨下动脉支架术后对 VA 血流速度及血流方向的改善。

2) 评估患侧椎动脉异常血流信号的消失。

3）支架术后 3 个月、6 个月、12 个月、以后每 12 个月复检 1 次，评估再狭窄的发生和远期疗效。

（2）术后 CDFI 检测

1）检测支架位置（与椎动脉分支的距离）、长度及类型。

2）检测支架内、支架以远段及患侧椎动脉血流速度的改善。

3）检测患侧椎动脉血流方向及锁骨下动脉血流频谱形态的恢复。

4）锁骨下动脉窃血消失。

参考文献

［1］中国医师协会超声医师分会．血管超声规范化操作指南．中华超声影像学杂志，2009，18（10）：911-920.

［2］温朝阳，童一砂主译．血管超声经典教程．第 6 版．北京：人民军医出版社，，2015，134-146.

［3］唐杰，温朝阳．腹部和外周血管彩色多普勒诊断学．第 3 版．北京：人民卫生出版社，2007，123-180.

［4］郑宇，华扬译著．血管超声入门．北京：中国医药科技出版社，2005，73-142.

［5］华扬．实用颈动脉和颅脑血管超声诊断学．北京：科学出版社，2002，3-168.

［6］华扬，高山，吴钢，等．经颅多普勒超声操作规范及标准指南．中华医学超声杂志（电子版），2008，5（2）：197-222.

［7］凌锋．脑血管病理论与实践．北京：人民卫生出版社，2006.

［8］华扬，刘蓓蓓，凌晨，等．超声检查对颈动脉狭窄 50%~69% 和 70%~99% 诊断准确性的评估．中国脑血管病杂志，2006，3（5）：211-218.

［9］华扬．缺血性脑血管病的超声检测与治疗评价．中华老年心脑血管病杂志，2009，11（9）655-658.

［10］刘玉梅，华扬．术中超声监测在颈动脉内膜切除术中的应用．国际脑血管病杂志，2010，18（8）：607-610.

［11］刘玉梅，华扬，刘蓓蓓，等．血管超声对颈动脉内膜剥脱术中血管结构变化及血流动力学的评估．中国超声医学杂志，2010，26（11）1001-1004.

［12］张朝佑．人体解剖学．北京：人民卫生出版社，1998：115-917.

12. 中国缺血性脑卒中急性期诊疗指导规范

组　长　彭　斌　刘　鸣

成　员（按姓氏笔画排序）

王文志	王　伟	王拥军	田成林
吕传真	朱遂强	朱榆红	刘运海
刘新峰	许予明	李正仪	李继梅
李　新	杨　弋	肖　波	吴　江
吴　钢	汪谋岳	宋水江	张苏明
张祥建	张　通	张微微	张黎明
陆正齐	陈海波	武　剑	周华东
周盛年	赵性泉	赵　钢	胡　波
饶明俐	贺茂林	秦　超	贾建平
徐安定	徐　运	徐　恩	高　山
郭　毅	焉传祝	黄一宁	黄如训
龚　涛	崔丽英	宿英英	董　强
韩　钊	曾进胜	蒲传强	楼　敏

中国缺血性脑卒中急性期诊疗指导规范

目录

缺血性卒中是最常见的卒中类型,近年研究显示我国住院急性脑梗死患者发病后 1 个月时病死率约为 3.3%~5.2%,3 个月时病死率 9.6%,死亡 / 残疾率为 37.1%,1 年病死率 11.4%~15.4%,死亡 / 残疾率 33.4%~44.6%。急性缺血性脑卒中的处理应强调早期诊断、早期治疗、早期康复和早期预防再发。缺血性卒中急性期诊疗对减少残疾、死亡及降低复发率具有至关重要的作用。国家卫生计生委员会脑卒中防治工程委员会在全国范围内开展了多项卒中预防及诊疗活动。为规范缺血性脑卒中急性期诊疗行为,中华医学会神经病学分会制定了一系列脑血管病诊治指南。近年来,多项大型临床研究推动了缺血性脑卒中急性期诊治指南的更新,中华医学会神经病学分会先后发布了《中国急性缺血性脑卒中诊治指南2014》《中国急性缺血性脑卒中早期血管内介入诊疗指南》《中国缺血性脑卒中和短暂性脑缺血发作二级预防指南 2014》和《中国重症脑血管病管理共识 2015》等多项指南与共识,国家卫生计生委脑卒中防治工程委员会在现行指南 / 共识的基础上,结合最新研究进展与我国国情,特制定本规范,指导开展缺血性脑卒中急性期诊疗活动。本规范更侧重于对临床实际操作的规范化指导,欲了解临床研究进展和证据请参考中华医学会神经病学分会及其脑血管病学组发表的指南。

基于我国国情及开展诊治技术的基本要求,国家卫生计生委脑卒中防治工程委员会致力于改进脑卒中诊疗组织管理体系,优化急性缺血性卒中院前转运及院内诊治流程,推广以脑卒中诊治中心为主导的诊治体系,建立脑卒中诊治绿色通道,遵循指南,分层分级开展工作。

一、院前处理

尽早识别疑似脑卒中患者,现场进行简要评估和必要急救处理,尽快将患者送到附近有条件的医院进一步诊治。

二、急诊处理

(一) 建立脑卒中诊治快速通道

由于急性缺血性脑卒中治疗时间窗窄,及时评估病情和做出诊断至关重要,目前美国心脏协会/美国卒中协会指南倡导从急诊就诊到开始溶栓应争取在60分钟内完成,我国急性缺血性脑卒中诊治指南也推荐对疑似脑卒中患者进行快速诊断,尽可能在到达急诊室后60分钟内完成脑CT等基本评估并做出治疗决定。医院应建立脑卒中诊治快速通道,尽可能优先处理和收治脑卒中患者。

(二) 病情评估

1. 病史和体征

(1) 病史采集:询问症状出现的时间最为重要,若于睡眠中起病,应以最后表现正常的时间作为起病时间。其他包括神经症状发生及进展特征;血管及心脏病危险因素(如高血压、糖尿病、高脂血症、吸烟及嗜酒等);用药史,药物滥用、偏头痛、痫性发作、感染、创伤及妊娠史等。

(2) 体格检查:评估意识状态、气道、呼吸和循环功能后,立即进行一般体格检查和神经系统检查。

(3) 量表评估疾病严重程度:常用量表有:①中国脑卒中患者临床神经功能缺损程度评分量表(1995)。②美国国立卫生研究院卒中量表(the national institutes of health stroke scale, NIHSS),是目前国际上最常用量表。③斯堪的纳维亚卒中量表(Scandinavian stroke scale, SSS)。

2. 脑及其血管检查
在选择有关检查时,应根据患者病情、医院条件及治疗方案选择合适的方法。注意勿因检查而延误治疗时机。

(1) 脑部检查:常用检查方法包括计算机断层扫描

（CT）及磁共振成像（MRI），脑病变检查是所有疑似脑卒中患者必须完成的检查项目。

1）平扫CT：急诊平扫CT可准确识别绝大多数颅内出血，并帮助鉴别非血管性病变（如脑肿瘤），是疑似脑卒中患者首选的影像学检查方法。

2）多模式CT：灌注CT可区别可逆性与不可逆性缺血，因此可识别缺血半暗带。对指导急性脑梗死溶栓治疗有一定参考价值。

3）磁共振成像（MRI）：常用序列包括 T_1 加权、T_2 加权及质子相、弥散加权成像（DWI）、灌注加权成像（PWI）、水抑制成像和梯度回波、磁敏感加权成像（SWI）等。弥散加权成像（DWI）在症状出现数分钟内就可发现缺血灶并可早期确定大小、部位与时间，对早期发现小梗死灶较标准MRI更敏感；MRI在识别急性小梗死灶及后颅窝梗死方面明显优于平扫CT。可识别亚临床缺血灶，无电离辐射，不需要碘造影剂。但有费用较高、检查时间长及患者本身的禁忌证（如有心脏起搏器、金属植入物或幽闭恐怖症）等局限。

（2）脑血管检查：常用检查包括颈动脉超声、经颅多普勒（TCD）、磁共振脑血管成像（MRA）、CT血管造影（CTA）和数字减影血管造影（DSA）等。

1）颈动脉超声对发现颅外颈部血管病变，特别是狭窄和斑块很有帮助。

2）TCD：可检查颅内血流、微栓子及监测治疗效果，但其局限性是受操作技术水平和骨窗影响较大。

3）MRA和CTA：都可提供有关颅内外血管闭塞或狭窄的信息。MRA发现椎动脉及颅外动脉狭窄的敏感度和特异度约为70%~100%。MRA和CTA可显示颅内大血管近端闭塞或狭窄，但对远端或分支显示不清。相对于CTA，MRA可在显示血管病变的同时清楚显示脑病变是其优点。

4）DSA：准确性最高，是脑血管病变诊断的金标准，但缺点是有创性和有一定风险。

3. 实验室检查　对疑似卒中患者应进行常规实验室

检查,以便排除类卒中或其他病因。

(1) 所有患者都应做的检查:①血糖、肝肾功能和电解质;②心电图和心肌缺血标志物;③全血计数,包括血小板计数;④凝血酶原时间(PT)/国际标准化比率(INR)和活化部分凝血活酶时间(APTT);⑤氧饱和度。

(2) 部分患者必要时可选择的检查:①毒理学筛查;②血液酒精水平;③妊娠试验;④动脉血气分析(若怀疑缺氧);⑤腰椎穿刺(怀疑蛛网膜下腔出血而CT未显示或怀疑卒中继发于感染性疾病);⑥脑电图(怀疑痫性发作);⑦胸部X线检查。

(三)诊断及病因分型

1. 诊断　根据《中国急性缺血性脑卒中诊治指南2014》的定义,急性缺血性脑卒中(急性脑梗死)诊断需符合如下标准:急性起病;局灶神经功能缺损(一侧面部或肢体无力或麻木,语言障碍等),少数为全面神经功能缺损;症状或体征持续时间不限(当影像学显示有责任缺血性病灶时),或持续24小时以上(当缺乏影像学责任病灶时);排除非血管性病因;脑CT/MRI排除脑出血。

2. 病因分型　对急性缺血性脑卒中患者进行病因/发病机制分型有助于指导治疗、判断预后和选择二级预防措施。当前国际广泛使用急性卒中Org10172治疗试验(TOAST)病因/发病机制分型,将缺血性脑卒中分为:大动脉粥样硬化型、心源性栓塞型、小动脉闭塞型、其他明确病因型和不明原因型等五型。

三、救治原则

(一)一般处理

1. 气道与呼吸功能维持　应维持氧饱和度>94%。

气道功能严重障碍者应给予气道支持(气管插管或切开)及辅助呼吸。

2. **心脏监测** 应常规进行心电图检查,根据病情,有条件时进行持续心电监护24小时或以上,以便早期发现阵发性心房纤颤或严重心律失常等心脏病变;避免或慎用增加心脏负担的药物。

3. **体温控制** 对体温升高的患者应寻找和处理发热原因,如存在感染应给予抗生素治疗。对体温 >38℃的患者应给予退热措施。

4. **血压管理** 目前关于卒中后早期是否应该立即降压、降压目标值、卒中后何时开始恢复原用降压药及降压药物的选择等问题尚缺乏充分可靠的研究证据,遵循我国现行指南:

(1) 准备溶栓者,血压应控制在收缩压 <180mmHg、舒张压 <100mmHg。

(2) 缺血性脑卒中后 24 小时内血压升高的患者应谨慎处理。应先处理紧张焦虑、疼痛、恶心呕吐及颅内压增高等情况。血压持续升高,收缩压 ≥200mmHg 或舒张压 ≥110mmHg,或伴有严重心功能不全、主动脉夹层、高血压脑病的患者,可予降压治疗,并严密观察血压变化。可选用拉贝洛尔、尼卡地平等静脉药物,避免使用引起血压急剧下降的药物。

(3) 卒中后若病情稳定,血压持续 ≥140mmHg/90mmHg,无禁忌证,可于起病数天后恢复使用发病前服用的降压药物或开始启动降压治疗。

(4) 卒中后低血压的患者应积极寻找和处理原因,必要时可采用扩容升压措施。可静脉输注 0.9% 氯化钠溶液纠正低血容量,处理可能引起心排血量减少的心脏问题。

5. **血糖管理**

(1) 血糖超过 10mmol/L 时可给予胰岛素治疗。应加强血糖监测,血糖值可控制在 7.8~10.0mmol/L。

(2) 血糖低于 3.3mmol/L 时,可给予 10%~20% 葡萄糖口服或注射治疗,目标是达到正常血糖。

6. 营养支持

(1) 建议对患者进行定期营养风险评估。

(2) 有呛咳吞咽困难者,行饮水试验以评估吞咽功能。

(3) 吞咽困难短期内不能恢复者可早期安置鼻胃管进食。

(二) 专科处理

1. 溶栓　溶栓治疗是目前最重要的恢复血流措施,重组组织型纤溶酶原激活剂(rt-PA)和尿激酶是我国目前使用的主要溶栓药,现有指南推荐"时间就是大脑"的原则,在时间窗内开展溶栓治疗。

(1) 静脉溶栓:包括应用 rt-PA 和尿激酶。目前指南推荐 rt-PA 静脉溶栓治疗前循环缺血性梗死的时间为发病后 4.5 小时内(≤4.5 小时),尿激酶为 6 小时内(≤6 小时)。有关椎基底动脉所致的脑梗死溶栓治疗的时间窗、安全性与有效性研究不多,遵循现行指南的基础上,根据患者具体情况个体化处理。

1) 静脉溶栓的适应证与禁忌证:由于溶栓治疗有出血等风险,因此使用不同药物、在不同时间窗静脉溶栓具有较严格的适应证和禁忌证,具体标准详见表 12-1~表 12-3。

表 12-1　发病 3 小时内 rt-PA 静脉溶栓的
适应证、禁忌证及相对禁忌证

适应证
1. 缺血性卒中导致的神经功能缺损症状
2. 症状出现 <3 小时
3. 年龄 ≥18 岁
4. 患者或家属签署知情同意书
禁忌证
1. 近 3 个月有严重头颅外伤史或卒中史
2. 可疑蛛网膜下腔出血
3. 近 1 周内有在不易压迫止血部位的动脉穿刺

续表

4. 既往有颅内出血

5. 颅内肿瘤,动静脉畸形,动脉瘤

6. 3 个月内有颅内或椎管内手术

7. 血压升高:收缩压≥180mmHg,或舒张压≥100mmHg

8. 活动性内出血

9. 急性出血倾向,包括血小板计数低于 $100×10^9$/L 或其他情况

10. 48 小时内接受过肝素治疗(APTT 超出正常范围上限)

11. 已口服抗凝剂者 INR>1.7 或 PT>15 秒

12. 目前正在使用凝血酶抑制剂或 Xa 因子抑制剂,各种敏感的实验室检查异常(如 APTT、INR、血小板计数、ECT;TT 或恰当的 Xa 因子活性测定等)

13. 血糖 <2.8mmol/L

14. CT 提示多脑叶梗死(低密度影 >1/3 大脑半球范围)

相对禁忌证

下列情况需谨慎考虑和权衡溶栓的风险与获益(即虽然存在一项或多项相对禁忌证,但并非绝对不能溶栓):

1. 轻型卒中或症状快速改善的卒中

2. 妊娠

3. 痫性发作后出现的神经功能损害症状

4. 近 2 周内有大型外科手术或严重外伤

5. 近 3 周内有胃肠或泌尿系统出血

6. 近 3 个月内有心肌梗死史

注:rt-PA:重组组织型纤溶酶原激活剂,表 12-2~12-3 同;INR:国际标准化比率;APTT:活化部分凝血酶时间;ECT:蛇静脉酶凝结时间;TT:凝血酶时间

表 12-2　发病 3.0~4.5 小时内 rt-PA 静脉溶栓的
适应证、禁忌证和相对禁忌证

适应证
1. 缺血性卒中导致的神经功能缺损
2. 症状持续 3.0~4.5 小时
3. 患者或家属签署知情同意书

禁忌证
同表 12-1

相对禁忌证
在表 12-1 基础上另行补充如下:
1. 年龄 >80 岁
2. 严重卒中(NIHSS 评分 >25 分)
3. 口服抗凝药(不考虑 INR 水平)
4. 有糖尿病和缺血性卒中病史

　　注:NIHSS:美国国立卫生研究院卒中量表;INR:国际标准化比率

表 12-3　发病 6 小时内尿激酶静脉溶栓的
适应证及禁忌证[1]

适应证
1. 缺血性卒中导致的神经功能缺损症状
2. 症状出现 <6 小时
3. 年龄 18~80 岁
4. 意识清楚或嗜睡
5. 脑 CT 无明显早期脑梗死低密度改变
6. 患者或家属签署知情同意书

禁忌证
同表 12-1

　　2) 静脉溶栓的使用方法

　　• rtPA:0.9mg/kg(最大剂量为 90mg)静脉滴注,其中 10% 在最初 1 分钟内静脉推注,其余持续滴注 1 小时,用药期间及用药 24 小时内应严密监护患者(表 12-4);

- 尿激酶:100~150 万 IU,溶于生理盐水 100~200ml,持续静脉滴注 30 分钟,用药期间应严密监护患者(表12-4)。

3) 静脉溶栓的监护及处理

- 患者收入重症监护病房或卒中单元进行监护。

- 定期进行血压和神经功能检查,静脉溶栓治疗中及结束后 2 小时内,每 15 分钟进行一次血压测量和神经功能评估;然后每 30 分钟 1 次,持续 6 小时;以后每小时 1 次直至治疗后 24 小时。

- 如出现严重头痛、高血压、恶心或呕吐,或神经症状体征恶化,应立即停用溶栓药物并行脑 CT 检查。

- 如收缩压≥180mmHg 或舒张压≥100mmHg,应增加血压监测次数,并给予降压药物。

- 鼻饲管、导尿管及动脉内测压管在病情许可的情况下应延迟安置。

- 溶栓 24 小时后,给予抗凝药或抗血小板药物前应复查颅脑 CT/MRI。

(2) 动脉溶栓:目前尚缺乏动脉溶栓治疗急性缺血性卒中有效性的循证研究结果,动脉溶栓可提高再通率和改善结局,但增加颅内出血发生率,并不减少死亡率。动脉溶栓越早,效果越好,应尽早实施治疗;动脉溶栓要求在有条件的医院进行。

1) 适应证、禁忌证、相对禁忌证:可参考静脉溶栓相关内容,需特别指出动脉溶栓有益于经过严格选择的急性缺血性脑卒中患者:发病 6 小时内由大脑中动脉闭塞导致的严重卒中且不适合静脉溶栓的患者,经过严格选择后可在有条件的医院进行动脉溶栓;发病 24 小时内、后循环大血管闭塞的重症脑卒中患者,经过严格评估可行动脉溶栓;部分静脉溶栓禁忌证的患者评估后可选择动脉溶栓。

2) 用法:动脉溶栓 rt-PA 剂量一般为静脉溶栓的1/3,一般剂量不超过 22mg,注射速度通常为 1mg/min,或采用脉冲注射的方法;尿激酶的最高剂量一般不超过 60

万单位。

3）静脉 - 动脉序贯溶栓是一种可供选择的方法。

2. 血管内介入治疗包括动脉溶栓（详见前述）、机械取栓、血管成形术和支架置入术。近年来国际大型临床研究证实血管内取栓治疗急性大动脉闭塞的有效性与安全性。国内外指南仍强调静脉溶栓的重要性，推荐静脉溶栓桥接血管内取栓治疗，血管内介入治疗需在有条件且围术期并发症低的医院进行。

（1）血管内取栓治疗：

1）对于符合 IV-rtPA 的患者尽可能选择静脉溶栓治疗（同静脉溶栓）；

2）符合以下标准患者可选择血管内治疗：本次卒中前 mRS 为 0~1 分；4.5 小时内接受了静脉溶栓治疗；怀疑 ICA 和 MCA-M1 段闭塞；年龄≥18 岁；NIHSS≥6 分，ASPECTS≥6 分，起病 6 小时内可以开始治疗（股动脉穿刺）；

对距最后正常时间 6~24 小时的前循环大血管闭塞患者，遵循有关标准进行严格评估遴选后，可推荐和考虑进行机械取栓治疗。

3）部分静脉溶栓禁忌证患者评估后可选择血管内治疗；

4）禁忌证、相对禁忌证参照静脉溶栓有关内容。

（2）血管成形术及支架置入术：颅外段颈动脉或椎动脉血管成形术和（或）支架置入术可用于急性缺血性脑卒中的血流重建，如治疗颈部动脉粥样硬化重度狭窄或夹层导致的急性缺血性脑卒中，急性颅内动脉球囊成形术 / 支架置入术的有效性尚不确定，应根据患者个体情况选择使用。

3. 抗血小板治疗

（1）不符合溶栓适应证且无禁忌证的缺血性脑卒中患者应在发病后尽早给予口服阿司匹林 150~300mg/d。急性期后可改为预防剂量（50~ 300mg/d）。

（2）发病在 24 小时内的轻型缺血性脑卒中患者

(NIHSS 评分≤3),应尽早给予阿司匹林联合氯吡格雷治疗21 天,但应严格观察出血风险。

(3) 溶栓治疗者,阿司匹林等抗血小板药物应在溶栓24 小时后开始使用。

(4) 对不能耐受阿司匹林者,可考虑选用氯吡格雷等抗血小板治疗。

4. 抗凝治疗

(1) 对大多数急性缺血性脑卒中患者,不推荐无选择地早期进行抗凝治疗。

(2) 关于少数特殊患者的抗凝治疗,可在谨慎评估风险 / 效益比后慎重选择。

(3) 特殊情况下溶栓后还需抗凝治疗的患者,应在 24 小时后使用抗凝剂。

(4) 对缺血性卒中同侧颈内动脉有严重狭窄者,使用急性抗凝的疗效尚待进一步研究证实。

(5) 凝血酶抑制剂治疗急性缺血性卒中的有效性尚待更多研究进一步证实。只在临床研究环境中或根据具体情况个体化使用。

5. 降纤治疗 对不适合溶栓并经过严格筛选的脑梗死患者,特别是高纤维蛋白血症者可选用降纤治疗,目前国内使用的降纤药物有降纤酶和巴曲酶,其他降纤制剂如蚓激酶、蕲蛇酶等临床也有应用,但有待研究。

6. 扩容治疗 对一般缺血性脑卒中患者,不推荐扩容;对于低血压或脑血流低灌注所致的急性脑梗死如分水岭梗死可考虑扩容治疗,但应注意可能加重脑水肿、心力衰竭等并发症,此类患者不推荐使用扩容治疗。

7. 扩张血管 对一般缺血性脑卒中患者,不推荐扩张血管治疗。

8. 其他改善脑血液循环药物

(1) 丁基苯酞:近年我国开发的丁基苯酞是 I 类新药。几项评价急性脑梗死患者口服丁基苯酞的多中心随机、双盲、安慰剂对照试验显示:丁基苯酞治疗组神经功能缺损和生活能力评分均较对照组显著改善,安全性好。一项双盲、双模拟、随机、对照试验对丁基苯酞注射液和其胶囊序贯治疗组与奥扎格雷和阿司匹林序贯治疗组进行比较，结果提示丁基苯酞组功能结局优于对照组，无严重不良反应。

（2）人尿激肽原酶：是近年国内开发的另一个I类新药。一项评价急性脑梗死患者静脉使用人尿激肽原酶的多中心随机、双盲、安慰剂对照试验显示：人尿激肽原酶治疗组的功能结局较安慰剂组明显改善并安全。

在临床工作中，依据随机对照试验研究结果，个体化应用丁基苯酞或人尿激肽原酶。

9. 神经保护

（1）神经保护剂的疗效与安全尚需开展更多高质量临床试验进一步证实。

（2）缺血性脑卒中起病前已服用他汀的患者，可继续使用他汀治疗。

（3）依达拉奉、胞磷胆碱、吡拉西坦等药物开展了随机临床研究，在临床实践中可根据具体情况个体化使用。

10. 其他疗法　高压氧和亚低温的疗效和安全性还需开展高质量的随机对照试验证实。

11. 中医中药　中成药和针刺治疗急性脑梗死的疗效尚需要更多高质量随机对照试验进一步证实。建议根据具体情况结合患者意愿决定是否选用针刺或中成药治疗。

（三）急性期并发症的处理

1. 脑水肿与颅内压增高

（1）避免和处理引起颅内压增高的因素，如头颈部过度扭曲、激动、用力、发热、癫痫、呼吸道不通畅、咳嗽、便秘等。

（2）抬高患者头位可以改善脑静脉回流及颅内压升高，建议对颅内压升高患者采用抬高头位的方式，通常抬高床头 >30°。

（3）可使用甘露醇和高张盐水静脉滴注减轻脑水肿，

降低颅内压,必要时也可用甘油果糖、呋塞米或白蛋白等。需注意药物副作用,使用甘露醇时应监测肾功能,急性肾功能不全时慎用甘露醇;使用高张盐水应监测血清渗透压和血钠浓度,评估患者的容量负荷状况,心功能不全、肝硬化等患者慎用。

(4) 对积极药物治疗后病情仍恶化的患者可请神经外科会诊,根据患者的年龄、病情,与家属充分沟通权衡利弊后决定是否手术,可选择去骨瓣减压术和(或)脑室引流术。

2. 梗死后出血(出血转化)

(1) 症状性出血转化:停用抗栓(抗血小板、抗凝)治疗等致出血药物。对于口服抗凝药物(华法林)相关脑出血,静脉应用维生素 K、新鲜冻干血浆和(或)凝血酶原复合物;对普通肝素相关脑出血,推荐使用硫酸鱼精蛋白治疗;对溶栓药物相关脑出血,可选择输注凝血因子和血小板治疗。目前尚无有效药物治疗抗血小板相关的脑出血。

(2) 梗死性出血后开始抗凝和抗血小板治疗的时间:对需要抗栓治疗的患者,可于症状性出血转化病情稳定后 10 天至数周后开始抗栓治疗,应权衡利弊;对于再发血栓风险较低或全身情况较差者,可用抗血小板药物代替华法林。

3. 癫痫

(1) 不推荐预防性应用抗癫痫药物。

(2) 孤立发作一次或急性期痫性发作控制后,不建议长期使用抗癫痫药物。

(3) 卒中后 2~3 个月再发的癫痫,建议按癫痫常规治疗进行长期药物治疗。

4. 肺炎

(1) 早期评估和处理吞咽困难和误吸问题,对意识障碍患者应特别注意预防肺炎。

(2) 疑有肺炎的发热患者应给予抗生素治疗,但不推荐预防性使用抗生素。

5. 排尿障碍与尿路感染

（1）建议对排尿障碍进行早期评估和康复治疗。

（2）尿失禁者应尽量避免留置尿管，可定时使用便盆或便壶。

（3）尿潴留者应测定膀胱残余尿，排尿时可在耻骨上施压加强排尿，必要时可间歇性导尿或留置导尿管。

（4）有尿路感染者应给予抗生素治疗，但不推荐预防性使用抗生素。

6. 深静脉血栓形成和肺栓塞

（1）鼓励患者尽早活动、抬高下肢；尽量避免下肢（尤其是瘫痪侧）静脉输液。

（2）对于发生 DVT 及肺栓塞高风险且无禁忌者，可给予低分子肝素或普通肝素，有抗凝禁忌者给予阿司匹林治疗。

（3）可联合加压治疗（交替式压迫装置）和药物预防卧床患者的 DVT，但对有抗栓禁忌的缺血性卒中患者，推荐单独应用加压治疗预防 DVT 和肺栓塞。

（4）对于无抗凝和溶栓禁忌的 DVT 或肺栓塞患者，首先建议肝素抗凝治疗，症状无缓解的近端 DVT 或肺栓塞患者可给予溶栓治疗。

（四）早期康复

卒中后在病情稳定的情况下应尽早开始坐、站、走等活动。卧床者病情允许时应注意良姿位摆放。应重视语言、运动和心理等多方面的康复训练，目的是尽量恢复日常生活自理能力。

（五）早期开始二级预防

急性期卒中复发的风险很高，卒中后应尽早开始二级预防，应遵循目前指南。

参考文献

［1］中华医学会神经病学分会,中华医学会神经病学分会脑血管病学组.中国急性缺血性脑卒中诊治指南 2014.中华神经科杂志,2015,48(4):246-257.

［2］中华医学会神经病学分会,中华医学会神经病学分会神经血管介入协作组.中国急性缺血性脑卒中早期血管内介入诊疗指南.中华神经科杂志,2015,48(5):356-361.

［3］中华医学会神经病学分会,中华医学会神经病学分会脑血管病学组.中国缺血性脑卒中和短暂性脑缺血发作二级预防指南 2014.中华神经科杂志,2015,48(4):258-273.

［4］中华医学会神经病学分会中华医学会神经病学分会脑血管病学组.中国重症脑血管病管理共识2015.中华神经科杂志,2016,49(3):192-202.

［5］中华医学会神经病学分会编.2016 版中国脑血管病诊治指南与共识(手册版).第一版.北京:人民卫生出版社,2016.

［6］Powers WJ,Derdeyn CP,Biller J,et al. 2015 American Heart Association/American Stroke Association Focused Update of the 2013 Guideline for the Early Management of Patients With AcuteIschemic Stroke Regarding Endovascular Treatment. Stroke,2016,46(10):3024-3039.

［7］Coyal M,Menon BK,Zwam W,et al. Endovascular thrombectomy after large-vessel ischaemic stroke:a meta-analysis of individual patient data from five randomized trials.Lancet,2016,387(10029):1723-1731.

13. 中国急性缺血性脑卒中静脉溶栓指导规范

组　长　刘　鸣

成　员（按姓氏笔画排序）
　　　　刘峻峰　畅雪丽　贺茂林　徐　运
　　　　崔丽英　曾进胜

中国急性缺血性脑卒中静脉溶栓指导规范

目录

13

急性缺血性脑卒中的发病率、致残率和病死率均高，严重影响人类健康和生活。目前超早期采用重组组织型纤溶酶原激活剂（recombinant tissue plasminogen activator, rt-PA）静脉溶栓是改善急性缺血性脑卒中结局最有效的药物治疗手段，已被我国和许多国家指南推荐，但目前急性缺血性脑卒中溶栓治疗的比例仍然很低。近期研究显示，约 20% 的患者于发病 3 小时之内到达急诊室，12.6% 的患者适合溶栓治疗，只有 2.4% 的患者进行了溶栓治疗，其中使用 rt-PA 静脉溶栓治疗为 1.6%。开展急性缺血性脑卒中超早期溶栓治疗的一个主要难点是，大多数患者没有及时送达医院或各种原因的院内延迟。为使更多急性缺血性脑卒中患者获得溶栓治疗并从中受益，美国等西方发达国家已普遍进行相应的医疗救治体系改革，包括完善院外医疗急救转运网络，组建院内卒中快速抢救小组，开通急诊"绿色通道"，建立卒中中心和卒中中心的认证体系等措施，其核心就是要让公众都知道卒中是急症，卒中发生后应尽快送达有能力进行卒中溶栓治疗的医院，并获得规范性溶栓治疗。为使溶栓这一有效疗法能更好、更广泛地在我国使用，提高缺血性脑卒中急性期的救治率，国家卫生计生委脑卒中防治工程委员会特组织全国脑血管病权威专家制定静脉溶栓指导规范如下，其中的推荐强度和证据等级采用《中国急性缺血性脑卒中诊治指南 2014》的标准。

一、溶栓相关公众教育

为使急性缺血性脑卒中患者获得及时救治，首先应能够识别脑卒中的发生。研究显示公众对脑卒中临床表现的相关知识仍然十分匮乏。根据加利福尼亚州急性卒中登记（California acute stroke pilot registry, CASPR）报告，若所有患者能在发病后早期就诊，则 3 小时内溶栓治疗的总体比例可由 4.3% 上升至 28.6%，因此开展更多的以教育卒中患者更早寻求治疗的宣传活动是必要的。

有效的社区教育工具包括印刷材料、视听节目、网络在线宣传、社区宣讲、板报以及电视广告。卒中教育不应仅针对潜在的患者,也应包括他们的亲属、公共服务部门比如警察以及医护人员,使他们能够在必要时启动急救医疗服务系统。公众教育的关键是当可疑卒中发生时应立即拨打 120 等急救电话。

推荐:应积极开展针对大众的科普宣传和对医生进行脑卒中规范化诊治的相关培训,加强全社会脑卒中应尽早救治的意识,减少脑卒中就医的时间延误,尽可能提高急性缺血性脑卒中患者的静脉溶栓使用率。

二、院前处理

院前处理范围包括 120 等急救电话系统的启动与派遣、急救医疗应答、现场分诊、安置以及转运。

院前处理的关键是迅速识别疑似脑卒中患者并尽快送到医院,目的是避免脑卒中患者在到达医院前不必要的时间延误,从而尽快对适合溶栓的急性缺血性脑卒中患者进行溶栓治疗。

(一) 院前脑卒中的识别

若患者突然出现以下任一症状时应考虑脑卒中的可能:①一侧肢体(伴或不伴面部)无力或麻木;②一侧面部麻木或口角歪斜;③说话不清或理解语言困难;④双眼向一侧凝视;⑤一侧或双眼视力丧失或模糊;⑥眩晕伴呕吐;⑦既往少见的严重头痛、呕吐;⑧意识障碍或抽搐。

(二) 现场处理及运送

1. 现场急救人员应尽快进行简要评估和必要的急救处理,主要包括:①处理气道、呼吸和循环问题;②心脏监护;③建立静脉通道;④吸氧;⑤评估有无低血糖;⑥有条件时可进行院前卒中评分,比如 FAST 评分、卒中分级转运现场评估量表(FAST-ED)辛辛那提院前卒中评分或洛杉矶院前卒中评估。

2. 应避免①非低血糖患者输含糖液体;②过度降低血压;③大量静脉输液。

3. 应迅速获取简要病史,包括:①症状开始时间,若于睡眠中起病,应以最后表现正常的时间作为起病时间;②近期患病史;③既往病史;④近期用药史。应尽快将患者送至附近有条件的医院(应包括能在 24 小时内行头颅 CT 检查和具备溶栓条件)。

三、 急诊室诊断及处理

由于急性缺血性脑卒中治疗时间窗窄,及时评估病情和做出诊断至关重要,医院应建立脑卒中诊治快速通道,尽可能优先处理和收治脑卒中患者。表 13-1 是美国指南关于急诊室处理时间期望达到的目标,国内可作为今后努力方向的参考。

表 13-1 美国指南急诊室处理时间目标

行动	时间
到院至急诊医师接诊	≤10 分钟
到院至卒中团队接诊	≤15 分钟
到院至初始 CT 检查	≤25 分钟
到院至 CT 判读	≤45 分钟
到院至应用静脉溶栓药物	≤60 分钟
到院至入住卒中单元	≤3 小时

(一) 诊断

急性缺血性脑卒中的诊断可根据《中国急性缺血性脑卒中诊治指南 2014》的诊断标准:①急性起病;②局灶神经功能缺损(一侧面部或肢体无力或麻木,语言障碍等),少数为全面神经功能缺损;③症状或体征持续时间不限(当影像学显示有责任缺血性病灶时),或持续24小时以上(当缺乏影像学责任病灶时);④排除非血管性病因;⑤脑CT/MRI排除脑出血。溶栓患者的选择应参考后面(静脉溶栓部分)适应证和禁忌证。

1. 尽快进行病史采集和体格检查

(1) 病史采集:询问症状出现的时间最为重要。特别注意睡眠中起病的患者,应以最后表现正常的时间作为起病时间。其他病史包括神经症状发生及进展特征,血管及心脏病危险因素,用药史、药物滥用、痫性发作、感染、创伤及妊娠史等。

(2) 一般体格检查与神经系统体检:评估气道、呼吸和循环功能后,立即进行一般体格检查和神经系统体检。

(3) 用卒中量表评估病情严重程度。常用量表有:①中国脑卒中患者临床神经功能缺损程度评分量表(1995)。②美国国立卫生院卒中量表(national institutes of health stroke scale, NIHSS),是目前国际上最常用量表(见附表)。③斯堪的纳维亚卒中量表(Scandinavian stroke scale, SSS)。

2. 诊断和评估步骤

(1) 是否为脑卒中? 根据起病形式、发病时间,辅助检查等排除脑外伤、中毒、瘤卒中、高血压脑病、血糖异常、脑炎及躯体重要脏器功能严重障碍等引起的脑部病变。对疑似脑卒中患者应进行常规实验室检查,以便排除类脑卒中或其他病因。

所有患者都应做的检查:①平扫头颅CT(尽可能在到达急诊室后30~60分钟内完成)或MRI;②血糖、血脂、肝肾功能和电解质;③心电图和心肌缺血标志物;④全血计数;⑤凝血酶原时间(PT)、国际标准化比率(INR)和活化部分凝血活酶时间(APTT);⑥动脉血气分析。

部分患者必要时可选择的检查:①毒理学筛查;②血液酒精水平;③妊娠试验;④胸部X线检查(若怀疑肺部疾病);⑤腰椎穿刺(怀疑蛛网膜下腔出血,颅内感染性疾病);⑥脑电图(怀疑痫性发作)。

（2）是缺血性还是出血性脑卒中？所有疑为脑卒中者都应尽快进行头颅影像学（CT/MRI）检查，以明确是出血性脑卒中还是缺血性脑卒中。

（3）是否适合溶栓治疗？发病时间是否在 3 小时、4.5小时或 6 小时内，有无溶栓适应证（见下静脉溶栓部分）。

（二）溶栓相关处理

应密切监护基本生命功能（包括 T、P、R、BP 和意识状态），需紧急处理的情况有颅内压增高、严重血压异常、血糖异常和体温异常、癫痫等。

1. 呼吸与吸氧

（1）必要时吸氧，应维持氧饱和度 >94%。气道功能严重障碍者应给予气道支持（气管插管或切开）及辅助呼吸。

（2）无低氧血症的患者不需常规吸氧。

2. 心电监测与心脏病变处理　脑梗死后 24 小时内应常规进行心电图检查，根据病情，有条件时进行持续心电监护 24 小时或以上，以便早期发现阵发性心房颤动或严重心律失常等心脏病变；避免或慎用增加心脏负担的药物。

3. 体温控制

（1）对体温升高的患者应寻找和处理发热原因，如存在感染应给予抗生素治疗。

（2）对体温 >38℃的患者应给予退热措施。

4. 血压控制　准备溶栓者，血压应控制在收缩压<180mmHg、舒张压 <100mmHg。约 70% 的缺血性脑卒中患者急性期血压升高，多数患者在脑卒中后 24 小时内血压自发降低。

5. 血糖控制

（1）高血糖：约 40% 的患者存在脑卒中后高血糖，对预后不利。血糖超过 10mmol/L 时给予胰岛素治疗。应加强血糖监测，血糖值可控制在 7.8~10.0mmol/L。

（2）低血糖：血糖低于 3.3mmol/L 时，可给予 10%~20% 葡萄糖口服或注射治疗。目标是达到正常血糖。

四、 静脉溶栓

溶栓治疗是目前最重要的恢复血流措施之一，重组组织型纤溶酶原激活剂（rt-PA）和尿激酶（UK）是我国目前使用的主要溶栓药，目前认为有效抢救半暗带组织的时间窗为 4.5 小时内或 6 小时内。本指导规范主要涉及静脉溶栓。

（一）现有证据

目前国内外关于使用 rt-PA 和尿激酶静脉溶栓的研究证据较多，以下仅简单介绍，详细内容可见《中国急性缺血性脑卒中诊治指南 2014》。

1. rt-PA 已有多个临床试验对急性缺血性脑卒中 rt-PA 静脉溶栓疗效和安全性进行了评价。研究的治疗时间窗包括发病后 3 小时内、3.0~4.5 小时及 6 小时内。NINDS 试验提示 3 小时内 rt-PA 静脉溶栓组 3 个月完全或接近完全神经功能恢复者显著高于安慰剂组，两组病死率相似，症状性颅内出血发生率治疗组高于对照组；ECASS Ⅲ 试验提示发病后 3.0~4.5 小时静脉使用 rt-PA 仍然有效；2012 年发表的 IST-3 试验提示发病 6 小时内静脉溶栓治疗急性缺血性脑卒中可能是安全有效的，80 岁以上患者发病 3 小时内溶栓的疗效和安全性与 80 岁以下患者相似，但 80 岁以上患者发病 3~6 小时溶栓的疗效欠佳。最新发表的包括 IST-3 试验的荟萃分析表明，发病 6 小时内静脉溶栓治疗急性缺血性脑卒中是安全有效的，其中发病 3 小时内 rt-PA 治疗的患者获益最大。

2. 尿激酶 我国九五攻关课题"急性缺血性脑卒中 6h 内的尿激酶静脉溶栓治疗"试验显示 6h 内采用尿激酶

溶栓相对安全、有效。

(二) 推荐意见

根据《中国急性缺血性脑卒中诊治指南 2014》提出静脉溶栓推荐意见如下：

1. 对缺血性脑卒中发病 3 小时内（Ⅰ级推荐，A 级证据）和 3.0~4.5 小时（Ⅰ级推荐，B 级证据）的患者，应按照适应证和禁忌证（表 13-2、表 13-3）严格筛选患者，尽快静脉给予 rt-PA 溶栓治疗。用药期间及用药 24 小时内应严密监护患者（详见静脉溶栓的监护及处理）（Ⅰ级推荐，A 级证据）。

表 13-2 3 小时内 rt-PA 静脉溶栓的
适应证、禁忌证及相对禁忌证

适应证
1. 有缺血性卒中导致的神经功能缺损症状
2. 症状出现 <3 小时
3. 年龄 ≥18 岁
4. 患者或家属签署知情同意书

禁忌证
1. 近 3 个月有重大头颅外伤史或卒中史
2. 可疑蛛网膜下腔出血
3. 近 1 周内有在不易压迫止血部位的动脉穿刺
4. 既往有颅内出血
5. 颅内肿瘤，动静脉畸形，动脉瘤
6. 近 3 个月内有颅内或椎管内手术
7. 血压升高：收缩压 ≥180mmHg，或舒张压 ≥100mmHg
8. 活动性内出血
9. 急性出血倾向，包括血小板计数低于 100×10^9/L 或其他情况
10. 48 小时内接受过肝素治疗（APTT 超出正常范围上限）
11. 已口服抗凝药者 INR>1.7 或 PT>15 秒

续表

12. 目前正在使用凝血酶抑制剂或 Xa 因子抑制剂,各种敏感的实验室检查异常(如 APTT,INR,血小板计数、ECT;TT 或恰当的 Xa 因子活性测定等)

13. 血糖 <2.7mmol/L

14. CT 提示多脑叶梗死(低密度影 >1/3 大脑半球)

相对禁忌证

下列情况需谨慎考虑和权衡溶栓的风险与获益(即虽然存在一项或多项相对禁忌证,但并非绝对不能溶栓):

1. 轻型卒中或症状快速改善的卒中

2. 妊娠

3. 痫性发作后出现的神经功能损害症状

4. 近 2 周内有大型外科手术或严重外伤

5. 近 3 周内有胃肠或泌尿系统出血

6. 近 3 个月内有心肌梗死史

注:rt-PA:重组组织型纤溶酶原激活剂,表 13-3 同;INR:国际标准化比值;APTT:活化部分凝血酶时间;ECT:蛇静脉酶凝结时间;TT:凝血酶时间

表 13-3 3.0~4.5 小时内 rt-PA 静脉溶栓的
适应证、禁忌证和相对禁忌证

适应证

1. 缺血性卒中导致的神经功能缺损

2. 症状持续 3.0~4.5h

3. 年龄 ≥18 岁

4. 患者或家属签署知情同意书

禁忌证

同表 13-2

相对禁忌证(在表 13-2 基础上另行补充如下)

1. 年龄 >80 岁

2. 严重卒中(NIHSS 评分 >25 分)

3. 口服抗凝药(不考虑 INR 水平)

4. 有糖尿病和缺血性卒中病史

注:NIHSS:美国国立卫生研究院卒中量表;INR:国际标准化比率

2. 如没有条件使用 rt-PA,且发病在 6 小时内,可参照表 13-4 适应证和禁忌证严格选择患者考虑静脉给予尿激酶。用药期间应按"静脉溶栓的监护及处理"部分所述严密监护患者(Ⅱ级推荐,B 级证据)。

表 13-4　6 小时内尿激酶静脉溶栓的
适应证及禁忌证

适应证
1. 有缺血性卒中导致的神经功能缺损症状
2. 症状出现 <6 小时
3. 年龄 18~80 岁
4. 意识清楚或嗜睡
5. 脑 CT 无明显早期脑梗死低密度改变
6. 患者或家属签署知情同意书
禁忌证
同表 13-2

3. 不推荐在临床试验以外使用其他溶栓药物(Ⅰ级推荐,C 级证据)。

4. 溶栓患者的抗血小板或特殊情况下溶栓后还需抗凝治疗者,应推迟到溶栓 24 小时后复查头 CT 或 MRI 后再开始(Ⅰ级推荐,B 级证据)。

(三) rt-PA 的使用方法

1. 3 小时内静脉溶栓的适应证、禁忌证、相对禁忌证见表 13-2。3.0~4.5 小时内静脉溶栓的适应证、禁忌证、相对禁忌证及补充内容见表 13-3。

2. 剂量与给药方法　rt-PA 0.9mg/kg(最大剂量为 90mg)静脉滴注,其中 10% 在最初 1 分钟内静脉推注,其余 90% 药物溶于 100ml 的生理盐水,持续静脉滴注 1 小时,用药期间及用药 24 小时内应严密监护患者(详见静脉溶栓的监护及处理)。

（四）尿激酶的使用方法

1. 6 小时内尿激酶静脉溶栓的适应证、禁忌证见表 13-4。

2. 给药方法　尿激酶 100 万~150 万 IU，溶于生理盐水 100~200ml，持续静脉滴注 30 分钟，用药期间应按"静脉溶栓的监护及处理部分所述"严密监护患者。

（五）静脉溶栓的监护及处理

1. 患者收入重症监护病房或卒中单元进行监护。

2. 定期进行血压和神经功能检查，静脉溶栓治疗中及结束后 2 小时内，每 15 分钟进行一次血压测量和神经功能评估；然后每 30 分钟一次，持续 6 小时；以后每小时一次直至治疗后 24 小时。

3. 如出现严重头痛、高血压、恶心或呕吐，或神经症状体征恶化，应立即停用溶栓药物并行脑 CT 检查。

4. 如收缩压≥180mmHg 或舒张压≥100mmHg，应增加血压监测次数，并给予降压药物。

5. 鼻饲管、导尿管及动脉内测压管在病情许可的情况下应延迟安置。

6. 溶栓 24 小时后，给予抗凝药或抗血小板药物前应复查颅脑 CT/MRI。

五、 关于怎样更精准选择溶栓患者研究的新动向（参考资料）

此部分是美国共识。根据有关静脉溶栓后出血及其他问题的当前研究现状，美国 AHA/ASA 近期发布了静脉溶栓专家共识性声明，现介绍如下，因研究证据尚不充分，仅供参考，临床应根据我国国情个体化处理，建议关注和使用今后中华医学会神经病学分会及其脑血管病学组的指南更新和修订文件。

以下为美国共识对静脉溶栓的特殊问题提出的参考意见。

(一) 儿童卒中

对儿童(新生儿、儿童,以及年龄<18岁的青春期人群)卒中患者静脉使用 rt-PA 的效果和风险尚不明确(Ⅱb级推荐,B级证据)。

(二) 轻型卒中

1. 对发病3小时内轻型卒中,伴有致残性症状的患者,静脉使用 rt-PA 可能获益,故不应排除这些患者(Ⅰ级推荐,B-R级证据)。

2. 对发病3小时内的轻型卒中,不伴致残性症状的患者,静脉使用 rt-PA 治疗必须权衡收益和风险。目前尚需要更多的研究来确定风险收益比(Ⅱb级推荐,C级证据)。

(三) 妊娠和产后卒中

1. 妊娠期中重度卒中患者,若患者静脉溶栓获益大于子宫出血风险,可以考虑静脉使用 rt-PA(Ⅱb级推荐,C级证据)。

2. 产后早期(分娩后<14天)的卒中患者,其静脉使用 rt-PA 的安全性及有效性尚不明确(Ⅱb级推荐,C级证据);推荐联系妇产科医生会诊,并协助母亲及胎儿的长期管理(Ⅰ级推荐,C级证据)。

(四) 月经期卒中

1. 月经期卒中患者,若既往无月经过多史,静脉使用

rt-PA 可能获益,同时告知患者静脉溶栓治疗期间月经量可能增加(Ⅱa 级推荐,C 级证据)。

2. 对于既往有月经过多史,但无贫血和低血压的月经期卒中患者,静脉使用 rt-PA 收益大于严重出血的风险(Ⅱb 级推荐,C 级证据)。

3. 若患者有近期或活动性阴道流血,且致严重贫血,在静脉使用 rt-PA 之前需联系妇产科医师会诊(Ⅱa 级推荐,C 级证据)。

4. 对于月经期或阴道流血的卒中患者,静脉使用 rt-PA 后,至少应该监测阴道的流血程度 24 小时以上(Ⅰ级推荐,C 级证据)。

(五) 伴急性心肌梗死或近期(3个月内)有心肌梗死病史的卒中

1. 对于并发卒中和急性心肌梗死的患者,静脉使用 rt-PA 溶栓后,行经皮冠状动脉血管成形术,若有适应证,可植入支架(Ⅱa 级推荐,C 级证据)。

2. 对近 3 个月内发生心肌梗死的卒中患者,若既往为非 ST 段抬高心肌梗死或 ST 段抬高心肌梗死且累及右壁或下壁,静脉使用 rt-PA 治疗卒中是合理的(Ⅱa 级推荐,C 级证据);若既往 ST 段抬高心肌梗死累及左前壁时静脉使用 rt-PA 治疗卒中可能合理(Ⅱb 级推荐,C 级证据)。

(六) 伴心包炎的卒中

1. 对伴急性心包炎的重度卒中患者,需与心血管医师进行磋商,静脉使用 rt-PA 治疗卒中可能合理(Ⅱb 级推荐,C 级证据)。

2. 对伴急性心包炎的中度卒中可能轻度残疾的患者,静脉使用 rt-PA 治疗卒中获益尚不明确(Ⅱb 级推荐,C 级证据)。

(七) 伴左室血栓的卒中

1. 对伴左心室 / 左心房血栓的致残性重度卒中患者，静脉使用 rt-PA 治疗卒中可能合理（Ⅱb 级推荐，C 级证据）。

2. 对伴左心室 / 左心房血栓的中度卒中可能轻度残疾的患者，静脉使用 rt-PA 治疗卒中获益尚不明确（Ⅱb 级推荐，C 级证据）。

(八) 伴心内膜炎的卒中

心内膜炎引起的卒中，静脉使用 rt-PA 会增加颅内出血风险，因此不推荐使用（Ⅲ级推荐，C 级证据）。

(九) 伴心内占位的卒中

伴心脏黏液瘤或者乳头状弹力纤维瘤的重度卒中患者，若可能致严重残疾，静脉使用 rt-PA 治疗卒中可能是合理的（Ⅱb 级推荐，C 级证据）。

(十) 伴颅内微出血的卒中

伴颅内微出血的卒中患者，静脉使用 rt-PA 不增加症状性脑出血的发生率，静脉使用 rt-PA 是合理的（Ⅱa 级推荐，B 级证据）。

(十一) 伴未破颅内动脉瘤和颅内血管畸形的卒中

1. 体内存在小或者中等程度大小（<10mm）的未破裂颅内动脉瘤的卒中患者，静脉使用 rt-PA 是合理的，可以推荐使用（Ⅱa 级推荐，C 级证据）。

2. 体内存在巨大的未破裂颅内动脉瘤的卒中患者，

静脉使用 rt-PA 的获益和风险尚不确定（Ⅱa 级推荐，C 级证据）。

3. 体内存在未破裂和未干预的颅内血管畸形的卒中患者，静脉使用 rt-PA 的获益和风险尚不确定（Ⅱb 级推荐，C 级证据）。

4. 伴有颅内血管畸形的卒中患者，若其存在严重神经功能缺损或其死亡风险超过其继发性脑出血的风险，可以考虑静脉使用 rt-PA 治疗卒中（Ⅱb 级推荐，C 级证据）。

（十二） 伴颅内肿瘤或者系统性恶性肿瘤的卒中

1. 伴轴外颅内肿瘤的卒中患者，静脉使用 rt-PA 治疗卒中可能获益（Ⅱa 级推荐，C 级证据）。

2. 伴轴内颅内肿瘤的卒中患者，静脉使用 rt-PA 可能有害（Ⅲ 级推荐，C 级证据）。

3. 患系统性恶性肿瘤的卒中患者，静脉使用 rt-PA 治疗卒中安全性和有效性尚不确定（Ⅱb 级推荐，C 级证据）；若患者预期寿命 >6 个月，且无如凝血功能异常，近期手术，系统性出血等禁忌证并存的情况，静脉使用 rt-PA 可能会获益。

（十三） 确诊或怀疑主动脉弓夹层或头颈部动脉夹层的卒中

1. 若确诊或怀疑主动脉弓夹层的卒中患者，不推荐静脉使用 rt-PA，且可能是有害的（Ⅲ 级推荐，C 级证据）。

2. 若确诊或怀疑颅外颈部动脉夹层的卒中患者，静脉使用 rt-PA 治疗卒中是安全的，可以推荐使用（Ⅱa 级推荐，C 级证据）。

3. 若确诊或怀疑颅内动脉夹层的卒中患者，静脉使用 rt-PA 治疗卒中获益和出血风险尚不清楚（Ⅱb 级推荐，C 级证据）。

(十四) 正在服用抗血小板药物的卒中

1. 除非是临床试验,不推荐同时使用静脉 rt-PA 溶栓和静脉注射抑制糖蛋白Ⅱb/Ⅲα受体的抗血小板药物(Ⅲ级推荐,B 级证据)。

2. 正在服用单一抗血小板药物的卒中患者,静脉使用 rt-PA 治疗卒中的获益大于症状性脑出血的风险,可以推荐使用(Ⅰ级推荐,A 级证据)。

3. 正在服用双联抗血小板药物的卒中患者,静脉使用 rt-PA 治疗卒中的获益大于症状性脑出血的风险,可以推荐使用(Ⅰ级推荐,B 级证据)。

六、 2018 美国急性缺血性卒中诊疗指南部分推荐意见

2018 美国心脏协会 / 美国卒中协会主持编写的最新急性缺血性卒中诊疗指南部分推荐意见如下,仅供参考。(我国相应指南正由中华医学会神经病学分会及其脑血管学组更新中,将于近期发表,请关注)

1. 应纠正低血压及低血容量,保障正常灌注以维持脏器功能(Ⅰ级推荐,C-EO 级证据)。

2. 不应对 24 小时内应用过治疗剂量低分子量肝素的患者进行阿替普酶静脉溶栓。(Ⅲ级无益,B-NR 级证据)。

3. 对于既往在 MRI 上显示少数(1~10 个)脑微出血,而其他方面符合资格的患者,静脉注射阿替普酶是合理的。(Ⅱa 级推荐,B-NR 级证据)。

4. 对于既往已经证实有脑微出血高负担(>10 个)而其他方面符合资格的患者,静脉注射阿替普酶可能与症状性颅内出血风险增加有关,治疗的获益不确定。如果有潜在的实质性获益,治疗可能是合理的。(Ⅱb 级推荐,B-NR级证据)。

5. 如果患者症状符合感染性心内膜炎,不应当静脉使用阿替普酶,因为颅内出血风险增高。(Ⅲ级有害,C-LD证据)。

6. 有小或中等大小(<10mm)未破裂且未处理颅内动脉瘤者,静脉使用阿替普酶是合理的,很可能建议使用。(Ⅱa级推荐,C-LD证据)。

有巨大未破裂且未处理颅内动脉瘤者,静脉阿替普酶的有用性和风险性未经证实。(Ⅱb级推荐,C-LD证据)。

参考文献

[1] 中华医学会神经病学分会,中华医学会神经病学分会脑血管病学组.中国急性缺血性脑卒中诊治指南2014.中华神经科杂志,2015,48(4):246-257.

[2] Jaueh EC,Saver JL,Adams HP,et al. Guidelines for the early management of patients with acute ischemie stroke:a guideline for healthcare professionals from the american heart association/american stroke association. Stroke,2013,44(3):870-947.

[3] 重组组织型纤溶酶原激活剂治疗缺血性卒中共识专家组.临床应用重组组织型纤溶酶原激活剂静脉溶栓治疗缺血性卒中专家共识.中华内科杂志,2006,45(7):613-614.

[4] Wang Y,Liao X,Zhao X,et al. Using recombinant tissue plasminogen activator to treat acute ischemic stroke in China:analysis of the results from the Chinese National Stroke Registry (CNSR). Stroke,2011,42(6):1658-1664.

[5] California Acute Stroke Pilot Registry(CASPR)Investigators. Prioritizing interventions to improve rates of thrombolysis for ischemic stroke. Neurology,2005,64(4):654-659.

[6] 中华神经科学会中华神经外科学会.各类脑血管病诊断要点.中华神经科杂志,1996,29(6):379-380.

[7] WHO Special Report. Stroke:recommendations on stroke prevention,diagnosis and therapy. Stroke,1989,20(10):1407-1431.

[8] Tikhonof V,Zhang H,Richart T,et al. Blood pressure as a prognostic factor after acute stroke. Lancet Neurol,2009,8(10):938-948.

[9] 杨琦,丁宏岩,韩翔,等.脑梗死患者急性期血压监测与预后

的初步研究. 中华老年心脑血管病杂志,2007,9(2):101-104.

[10] 叶祖森,韩钊,郑荣远,等. 三种不同病因缺血性脑卒中急性期血压与预后的关系. 中华神经科杂志,2010,43(1):51-55.

[11] 谭燕,刘鸣,王清芳,等. 脑卒中急性期血压与预后的关系. 中华神经科杂志,2006,39(1):10-15.

[12] Yong M,Kaste M. Dynamic of hyperglycemia as a predictor of stroke outcome in the ECASS-II trial. Stroke,2008,39(10):2749-2755.

[13] Tissue plasminogen activator for acute ischemic stroke. The National Institute of Neurological Disorders and Stroke rt-PA Stroke Study Group. N Engl J Med,1995,333(24):1581-1587.

[14] Hacke W,Kaste M,Bluhmki E,et al. Thrombolysis with alteplase 3 to 4.5 hours after acute ischemic stroke. N Engl J Med,2008,359(13):1317-1329.

[15] IST-3 collaborative group. The benefits and harms of intravenous thrombolysis with recombinant tissue plasminogen activator within 6 h of acute ischaemic stroke (the third international stroke trial [IST-3]):a randomised controlled trial. Lancet,2012,379(9834):2352-2363.

[16] Wardlaw JM,Murray V,Berge E,et al. Recombinant tissue plasminogen activator for acute ischaemic stroke:an updated systematic review and meta-analysis. Lancet,2012,379(9834):2364-2372.

[17] 国家"九五"攻关课题协作组. 急性脑梗死(6h 以内) 静脉溶栓治疗. 中风与神经疾病杂志,2001,18(5):259-261.

[18] 国家"九五"攻关课题协作组. 急性脑梗死六小时以内的静脉溶栓治疗. 中华神经科杂志,2002,35(4):210-213.

[19] Demaerschalk BM,Kleindorfer DO,Adeoye OM,et al. Scientific Rationale for the Inclusion and Exclusion Criteria for Intravenous Alteplase in Acute Ischemic Stroke:A Statement for Healthcare Professionals From the American Heart. Stroke,2016,47(2):581-641.

[20] Powers WJ,Rabinstein AA,Ackerson T,et al. 2018 Guidelines for the Early Management of Patients With Acute Ischemic Stroke:A Guideline for Healthcare Professionals From the American Heart Association/American Stroke Association. Stroke. 2018 Mar;49(3):e46-e110.

13

14. 中国急性缺血性卒中早期血管内治疗指导规范

组 长 吉训明

成 员（按姓氏笔画排序）

毛 颖　史怀璋　刘建民　刘新峰
李天晓　李宝明　吴中杰　范一木
耿晓坤　彭 亚　缪中荣

中国急性缺血性卒中早期血管内治疗指导规范目录

据《2016 中国卫生和计划生育统计年鉴》显示,2015年我国城市卒中死亡率为 128.23/10 万,农村卒中死亡率为 153.63/10 万,分别位居我国城市和农村死亡病因的第三位和第二位。卒中对我国国民的危害极大。卒中患者中约 70% 以上为缺血性卒中。

缺血性卒中的静脉溶栓治疗具有严格的时间窗限制,致使超过时间窗的病人不能静脉应用溶栓药物治疗。对于大血管闭塞及心源性栓塞所致卒中,静脉溶栓的血管再通率较低,治疗效果欠佳。如颈内动脉闭塞的再通率<10%,大脑中动脉 M1 段的再通率 <30%。

近年来随着介入材料和技术的发展,血管内治疗显著提高了闭塞血管的再通率,延长了治疗时间窗,显示了良好的应用前景。血管内治疗包括:动脉溶栓、机械取栓和急诊血管成形术。动脉溶栓通过微导管在血栓附近或穿过血栓直接给予溶栓药物,提高局部药物浓度,减少药物用量,可降低颅内及全身出血风险。但该方法耗费时间长,有些栓子药物难以溶解。机械取栓和急诊血管成形技术的优点包括:避免或减少溶栓药物的使用,对于大血管闭塞及栓塞性卒中具有更高的血管再通率,成为急性缺血性卒中的重要治疗手段。近年来,多项大型随机对照研究表明,对大动脉闭塞所致急性缺血性卒中患者早期实施血管内治疗可以显著改善患者的预后。目前,各国急性缺血性卒中的早期血管内治疗临床实践发生了巨大变化。

我国目前急性缺血性卒中血管内治疗技术各地区仍存在较大差异,尚有相当一部分地区未开展血管内治疗。为了进一步规范急性缺血性卒中早期血管内治疗,在循证医学指导原则下,参考国际规范并结合我国国情,依据近几年急性缺血性卒中血管内治疗新的研究证据和临床经验编写了该指导规范。

一、 急诊血管内治疗的适应证与禁忌证

根据美国心脏协会 / 美国卒中协会卒中委员会 2015

年制定的急性缺血性卒中早期管理指南血管内治疗更新版指南，以及 2016 年更新的欧洲急性缺血性卒中血管内治疗专家共识，结合我国国情，现制定如下适应证与禁忌证。

(一) 适应证

1. 年龄≥18 岁。

2. 临床诊断急性缺血性卒中，临床症状或体征考虑由颅内外大动脉闭塞导致，有条件的医院建议行无创影像学检查明确责任大血管闭塞的诊断。

3. 美国国立卫生院神经功能缺损评分(national institutes of health stroke scale, NIHSS)≥6 分；ASPECT 评分≥6 分。

4. 前循环发病到完成股动脉穿刺时间在 6 小时以内。如果结合临床症状和头颅多模式影像学检查提示梗死核心体积小且有明显缺血半暗带，可根据患者情况酌情将取栓时间窗扩展至 6~24 小时。

5. 尽管机械取栓对后循环疗效尚不明确，目前参考前循环的证据进行后循环机械取栓治疗是合理的。

6. CT 或 MR 检查排除颅内出血和大面积脑梗死。前循环大面积脑梗死定义为 CT 或 DWI 影像的 ASPECTS 评分 <6 分，或梗死体积≥70ml，或梗死体积 >1/3 大脑中动脉供血区；后循环大面积脑梗死定义为梗死体积 >1/3 脑干体积。

7. 患者或法定代理人签署知情同意书。

(二) 禁忌证

1. 出血体质或正在接受抗凝治疗，包括患有凝血因子缺陷病、国际标准化比值(INR)>1.7。

2. 活动性出血或过去 2 周内进行过大型手术，有过显著创伤或出血疾病。

3. 此次卒中发生前患者改良 Rankin 量表评分（mRS）>3 分。

4. 对造影剂严重过敏。

5. 药物无法控制的顽固性高血压（收缩压持续≥185mmHg，或舒张压持续≥110mmHg）。

6. 血糖 <2.8mmol/L 或 >22.0mmmol/L。

7. 血小板计数 <100×10^9/L。

8. 严重的心、肝、肾功能异常。

9. 妊娠。

10. 可疑感染性栓子，如脓毒性栓子或细菌性心内膜炎。

11. 终末期疾病导致患者预期生存寿命 <3 个月。

二、 术前准备

(一) 影像学评估

影像学检查可用于排除急性出血性卒中、评估脑损伤的程度以及确定引起缺血性损伤的血管病变。一些基于计算机断层扫描（computed tomography, CT）和磁共振成像（Magnetic Resonance Imaging, MRI）多模影像学技术能更好地筛选出可能从治疗中获益的患者。

1. CT CT 的优势是其设备普及率高及检查速度快。在患者病情稳定的前提下，就应该尽快行非增强 CT（non-contrast CT, NCCT）扫描，对所有疑似卒中患者这也是最经济的检查措施。与 NCCT 评估相比，多模式 CT 评估对于急性缺血性卒中的检测能力大大提高。CT 血管成像（CTA）和 CT 灌注成像（CTP）的多模式评估可以对血管闭塞的部位、梗死范围、可挽救的脑组织以及侧支循环状况进行评估。ASPECT 评分提供了一个评估梗死程度简单可靠的方法，可用于甄别那些不可能从溶栓治疗中获益的患者。尽管应用 NCCT 进行 ASPECT 评估可能导致误差，但在一项纳入 100 例急性缺血性卒中患者的前瞻性研究中,采用 NCCT 和弥散加权成像(diffusion-weighted imaging,DWI) 与应用 ASPECT 评分检测早期缺血性改变的能力相似。

2. MRI　MRI 成像技术能进一步鉴别出那些可能从血管再通治疗中获益的人群。此外,高磁敏感方法[如梯度回波(gradient echo,GRE)脉冲序列]的 MRI 序列在检测急性颅内出血方面能力与 CT 相当,而在检测慢性出血方面的能力则显著优于 CT。采用 DWI、灌注加权成像(perfusion-weighted imaging,PWI)和 GRE 联合传统的 T_1 和 T_2 加权成像的脑 MRI 方案,能够可靠地诊断和鉴别急性缺血性卒中和急性出血性卒中。MR 血管造影(MR angiography,MRA) 可用于快速检测责任动脉状况,此外研究发现联合使用 DWI 与 MRA,有利于卒中亚型的早期诊断。

3. 颅外动脉超声和经颅多普勒(transcranial Doppler,TCD)超声　能够对颅内外大血管进行无创性评估,但这两种检查手段在急诊评估中很少应用。目前越来越多的证据表明颅外动脉超声和 TCD 都可用于急性缺血性卒中患者溶栓治疗或血管内治疗的床旁筛查。小样本研究发现,与数字减影血管造影(digital subtraction angiography,DSA)相比,联合颅外动脉超声和 TCD 检测对需行血管内治疗的动脉病变的敏感性和特异性均为 100%。

4. DSA　仍是目前诊断大血管狭窄或闭塞的金标准,此外还能提供侧支代偿和血流灌注状态的相关信息。对卒中程度较重的患者,在静脉溶栓的同时直接进行急诊 DSA 检查能最大限度减少院内时间的延误,但可能使部分患者承担不必要的操作风险和经济代价。对不具备无创影像学检查条件的卒中中心或由于客观原因导致无创检查可能大幅延误治疗时,越过无创检查步骤直接进行 DSA 操作也是可行的。

(二)缩短流程

"时间就是大脑",最大限度地缩短发病至血管再通时间,才能使患者最大获益。在对疑似急性缺血性卒中患者进行评估时,应争取在最短的时间内完成必要的检查、做出准确的判断。关于如何优化和缩短治疗流程,国内很多研究中心根据其地域特征和实际情况进行了院内和院前流程的优化,并取得突出成效。国内外经验提示,建立神经内外科、急诊、影像、检验、介入团队为基础的卒中绿色通道,全天候24小时待命,能够大大缩短发病至血管再通时间。

院前和院内救治无缝衔接可能是未来进一步减少耗时的关键所在。院前急救团队接诊后,对可疑大血管闭塞引起的急性缺血性卒中,选择最佳高级卒中中心或初级卒中中心,电话预通知卒中中心,并选择最佳转运路线前往卒中中心。卒中中心接到急救电话后,立即启动院内救治流程。患者到达后立即接诊评估,完成必要的检查和检验,对相关结果迅速判读,结合具体情况果断决定是进行静脉溶栓还是机械取栓或静-动脉桥接治疗。

为了缩短救治时间,在患者进行院内转运或其他必要操作时,介绍患者病情、可能的治疗措施及相应措施可能的风险。可在院前和院内应用媒体设备,以视频等形式对可能的治疗措施向患者及家属进行介绍,以利于对合适的患者不因家属的犹豫而延误救治时间。

(三)术前用药

在对患者进行评估的同时,要关注患者血压控制、液体管理、血糖控制等可能影响患者病情的因素。

急性缺血性卒中血管内治疗前难以预测所需治疗技术,因此是否需要提前给予抗血小板治疗尚无定论。对于桥接治疗患者,目前多不推荐血管内治疗前应用抗血小板治疗。

许多神经保护药物在动物实验中显示具有良好的研究和应用前景,遗憾的是迄今为止,尚缺乏临床试验证实有效的神经保护药物。有条件的中心可开展临床试验,探索血管内治疗前给予神经保护药物对患者的保护作用。

(四) 血压控制

血压过高的患者,术前应控制在 180/105mmHg 以下,但也要避免过度降压。目前,没有明确证据支持使用何种特定的降压药。可逆且可调整剂量的静脉用药物可能最适合用于精确降压。推荐将静脉用乌拉地尔、尼卡地平作为一线降压药物,调整剂量可快速安全地使血压达到目标值。静脉用硝普钠虽然也能起到快速降压的作用,但其可能会增高颅内压或影响血小板功能。

三、 麻醉选择

患者在接受血管内治疗期间保持静止不动对造影成像及手术安全而言至关重要。目前,急性缺血性卒中患者血管内治疗过程中麻醉方式的选择主要包括清醒镇静与全身麻醉。全身麻醉可更好地实现制动以保证手术的安全,全身麻醉联合气管插管也有利于患者的气道管理。然而,清醒镇静相比全身麻醉而言可节省时间并减少血流动力学波动,同时不存在机械通气相关并发症的风险。因此,上述两种麻醉方式各有优势,在血管内治疗期间到底选用全身麻醉还是清醒镇静,目前仍然存在争议。MR CLEAN 研究的事后分析表明,血管内治疗期间行全身麻醉的患者与未接受血管内治疗的对照组患者相比预后无统计学差异,然而,非全身麻醉的患者则可以获得更好的预后。另有一项 Meta 分析结果表明,全身麻醉与清醒镇静相比死亡率高、呼吸系统并发症多、良好预后比例低、血管再通情况差。此外,一些回顾性研究的结论同样支持清醒镇静优于全身麻醉的观点。然而,上述研究大都存在不同程度的选择偏倚,如接受全身麻醉的患者往往基线 NIHSS 评分更高,提示病情更加严重;此外,某些研究缺乏对血管再通情况及血压管理等可影响患者预后的因素的描述,因此,这些回顾性研究结论的价值仍值得商榷。SIESTA 研究是一项前瞻性随机对照临床研究,其结果表明对于接受血管内治疗的急性缺血性卒中患者,全身麻醉或清醒镇静并不影响患者 24 小时及 3 个月时的神经功能预后。AnStroke 研究同样得出接受上述两种麻醉方式的患者 3 个月时神经功能预后无差异的结论。另有一项 GOLIATH 研究意在比较全身麻醉与清醒镇静对梗死面积及预后的影响,研究目前仍在进行中。

【推荐意见】

充分评估患者病情、手术配合程度及发病时间等因素后,选择清醒镇静、或全身麻醉、或作为血管内治疗期间的麻醉方式。

四、 桥接治疗

在 MR CLEAN 为代表的应用可回收支架取栓的研究中,几乎所有的患者都首先接受了 rt-PA 静脉溶栓治疗。只有 REVASCAT 依据特定指南决定是否进行 rt-PA 静脉溶栓(欧洲卒中组织的指南)。EXTEND-IA 采用"标准化准则",而其他 3 项研究采用"国家级指南"进行 rt-PA 静脉溶栓。在这些研究中没有应用 rt-PA 静脉溶栓的患者数据太少,因此无法确定哪些指征提示这部分患者可能从血管内治疗获益。两项研究(MR CLEAN 和 REVASCAT)规定了在 rt-PA 静脉溶栓后和血管内治疗前应等待一段时间,而另外的三项研究(ESCAPE、SWIFT PRIME 和 EXTEND-IA)没有这样做。

【推荐意见】

符合静脉溶栓指征的患者应接受 rt-PA 静脉溶栓,不能因为静脉溶栓耽误血管内治疗。

五、 动脉溶栓

尽管发病 3.0~4.5 小时内给予 rt-PA 静脉溶栓治疗有

效改善了部分卒中患者的临床结局,但静脉溶栓治疗大血管闭塞再通率低(13%~18%),静脉溶栓后仍有较高的死亡率和致残率。再者,由于静脉溶栓治疗时间窗窄,从中获益的患者非常有限。因此,如何提高血管再通率,扩大治疗时间窗,增加接受溶栓治疗的患者比例,进一步提高溶栓治疗效果,成为当前溶栓治疗研究的主要方向之一。动脉溶栓相对于静脉溶栓或其他药物治疗方法的优势在于血栓局部药物浓度高,具有更高的血管再通率,并因此减少了全身溶栓药物的剂量,降低了身体其他部位的出血风险,还可以同时实施血管内的机械治疗方法。

当前动脉溶栓治疗急性缺血性卒中的循证医学证据主要来自于两项随机对照试验:急性脑栓塞 Prolyse 溶栓试验(Prolyse in acute cerebral thromboembolism II,PROACT-II)和 MCA 栓塞局部溶栓干预试验(MELT)。PROACT-II 是多中心前瞻性随机对照试验,旨在验证有症状起病 6 小时内 MCA(M1 或 M2)闭塞的患者使用重组尿激酶原动脉溶栓的有效性和安全性。结果显示,动脉溶栓组在主要终点事件 3 个月时神经功能良好(mRS 评分为 0~2 分)的比例显著高于对照组(40% vs. 25%,$P=0.04$);动脉溶栓组 MCA 再通的比例也明显高于对照组(66% vs. 18%,$P<0.001$);症状性脑出血发生率动脉溶栓组略高于对照组,但无统计学意义(10% vs. 2%,$P=0.06$);病死率两组相当。MELT 试验旨在比较 6 小时内尿激酶动脉溶栓与药物保守治疗之间的差异,动脉溶栓组主要终点 3 个月神经功能预后(mRS 评分为 0~2 分)的良好率较对照组高(49.1% vs. 36.8%,$P=0.35$),总体治疗效果及症状性脑出血发生率与 PROACT-II 试验一致。

上述试验均为前循环急性脑梗死的动脉溶栓治疗试验。目前尚缺乏针对后循环的动脉溶栓治疗的临床大规模随机试验。Lindsberg 等回顾了 420 例基底动脉闭塞患者接受动脉溶栓或静脉溶栓的疗效,结果显示再通率方面动脉溶栓组高于静脉溶栓组(65% vs. 53%,$P=0.05$),死亡率和致残率二者无差异。基底动脉国际合作研究(basilar artery international cooperation study，BASICS）是一项样本量较大的回顾性研究，共计 619 例急性起病的基底动脉闭塞患者，其中 592 例患者资料被最终纳入分析，治疗方法包含抗栓治疗（183 例）、静脉溶栓治疗（121 例）或动脉溶栓治疗（288 例），三种治疗方案的效果比较无显著差异。

后循环梗死溶栓治疗的时间窗文献报道具有较大的差异性，但总体而言，较前循环时间长。目前认为，脑干可能对缺血具有更大的耐受性。再者，由于急性后循环大血管闭塞导致的严重卒中预后非常差，总体死亡率高达 70%~80%。因此，对于后循环大血管闭塞的患者，适当放宽动脉溶栓的时间窗是合理的。超过 6 小时的后循环严重卒中是否采取积极的溶栓治疗关键取决于患者当时的临床状况。一般认为，后循环大血管闭塞伴进行性脑干功能损害则可以进行动脉溶栓，而脑干功能严重损害呈去脑强直状态，则不适合动脉溶栓。Becker 等报道了 13 例接受动脉溶栓的椎基底动脉血栓形成的患者，其中 4 例在 24 小时内接受溶栓，9 例在 24~48 小时内因病情进展而接受溶栓，平均时间为 24 小时。结果显示，10 例患者血管再通并存活，血管再通与溶栓时间没有明确的相关性，而未获得再通的 3 例全部死亡。

【推荐意见】

1. 发病 6 小时内由大脑中动脉闭塞导致的严重卒中不适合静脉溶栓的患者，或静脉溶栓无效且无法实施机械取栓时，经过严格筛选后可在有条件的医院进行动脉溶栓。

2. 由后循环动脉闭塞导致的严重卒中患者，需要根据具体情况充分权衡利弊后实施动脉溶栓，一般不超过 24 小时。

3. 由于溶栓效果与血管再通时间具有明确的相关性，故应尽可能减少溶栓治疗前的时间延误。

4. 动脉溶栓需要在有多学科协作的急诊绿色通道及具备神经介入条件的医院实施。

六、 机械取栓

对于某些类型的动脉闭塞(如颈动脉的 T 型闭塞、大脑中动脉 M1 段闭塞、后循环常见的动脉粥样硬化斑块导致的血管重度狭窄基础上的急性闭塞),单纯药物溶栓的血管再通率较低。机械取栓作为急性缺血性卒中血管再通的一个重要手段,可以单独使用,也可与动脉溶栓药物联合应用来增加血管再通率。机械取栓有以下优点:①可减少甚至不用溶栓药物,从而降低颅内出血的风险;②治疗时间窗可能延长;③使血栓破裂,增加溶栓药物接触面积,加速血栓自溶;④直接清除血栓,加速血管再通。但机械取栓需要专用取栓设备和有经验的神经介入医生。同时,机械取栓会带来一些副损伤,如血管夹层、血管痉挛、颅内出血等。除此之外,还有可能造成远端的小血管或者其他血管区域的血栓栓塞事件的发生。目前,美国 FDA 已批准 Merci 取栓器(2004 年)、Penumbra 系统(2008 年)、solitaire 血流重建设备(2012)和 Trevo 取栓装置(2012)用于急性缺血性卒中的机械取栓治疗。

(一) Merci 取栓器

Merci 取栓系统包括 Merci 取栓装置、Merci 球囊导管和 Merci 微导管。该取栓装置采用了记忆镍钛合金丝材料,其螺旋环远端直径逐渐减小以利于靠近血凝块,它在压缩状态下通过微导管到达闭塞远端,撤离微导管后该设备恢复为预先设计的螺旋形状,捕获血栓后再被撤出。通常与球囊导管联合使用,球囊充气,暂时阻断前向血流。自从美国 FDA 批准,取栓装置设计不断更新,从最初的 X 系列具有螺旋钻似的外观和镍钛合金的核心,发展到第二代 L 系列包括拱形细丝结合到捏钛合金核心上,且成 90°。最新的 V 系列是一种非成角的、没有锥型尖端的螺旋型细丝的杂交结构,有软硬两种类型,其中一系列的线圈参与捕捉血块。

MERCI 试验是一项非随机对照、前瞻性、多中心临床研究,它评价了 Merci 取栓系统对于不适合静脉 rtPA 治疗及卒中症状发病时间在 8 小时之内的动脉闭塞中重度神经功能缺损(NIHSS 评分≥8 分)患者的有效性和安全性。意向性治疗分析:151 例患者中再通率 46%(n=69);应用取栓设备的 141 例患者中,48%(n=68)再通。临床手术并发症和 SICH 分别为 7% 和 8%。成功再通的患者比那些未成功再通的患者具有更良好的神经功能结局(90 天时 mRS 评分 0~2 分)(46% vs.10%,P<0.0001)。Multi MERCI 试验的研究对象主要为缺血性卒中和大血管闭塞症状发病 8 小时内接受新一代取栓设备治疗的患者,静脉注射 r-tPA 治疗后持续性闭塞的患者也包括在内。164 例患者被纳入取栓治疗,131 例患者接受了新一代的取栓装置治疗。新一代取栓装置治疗后血管再通率为 57%,辅助动脉内纤维蛋白溶解或其他机械设备后再通率达到 70%。总体而言,36% 的患者获得良好的临床结果(mRS 评分 0~2 分),34% 的患者死亡。临床手术并发症和 SICH 分别为 6% 和 10%。Josephson 等对 MERCI 试验与动脉溶栓试验进行比较认为,Merci 取栓器与尿激酶原动脉溶栓治疗之间的良好转归率和病死率均无显著差异,两者均为急性缺血性卒中的合理治疗选择。

(二) Penumbra 系统

Penumbra 系统由不同规格的抽吸微导管、近头端梭形膨大的分离器及抽吸泵构成,不同规格分别适用于不同部位的血栓。2009 年的 Penumbra 试验是一项前瞻性、多中心、单组临床研究,共纳入发病时间在 8 小时内、NIHSS 评分≥8 分的患者 125 例,他们均接受 Penumbra 系统治疗。症状发作 3 小时内不适合静脉 r-tPA 治疗或静脉 r-tPA 治疗未取得再通的患者也纳入研究组。经治疗的血管部分或完全再通率达 81.6%(TIMI 分级 2~3 级),手术并发症发生率是 12.8%,24 小时颅内出血发生率是 28%,其中症状性出血发生率 11.2%。90 天时 25% 的患者临床结果良好(mRS 评分 0~2 分),全因死亡率是 33%。随后,Tarr 等对 157 例连续入组的患者进行了 Penumbra 系统治疗的多中心回顾性研究,治疗前的平均 NIHSS 评分是 16 分,治疗后有 87% 的患者获得部分或完全的治疗靶血管再通(TIMI 分级 2 级:54%;TIMI 分级 3 级:33%)。6.4% 的患者 24 小时内出现有 CT 证实的 NIHSS 评分恶化 >4 分的症状性颅内出血。具有更良好的神经功能结局(90 天时 mRS 评分 0~2 分)的占 41%,全因死亡率为 20%(32/157)。显著高于非 Penumbra 系统治疗组。

(三) 可回收支架取栓装置

IMS Ⅲ、MR RESCUE 和 SYNTHESIS 扩展研究是 2013 年发布的关于 AIS 血管内治疗的三项大型前瞻性、多中心、随机、对照临床试验。无论是作为 r-tPA 静脉溶栓的替代疗法(SYNTHESIS)或 r-tPA 静脉溶栓的序贯疗法(IMS Ⅲ 和 MR RESCUE),采用动脉溶栓和(或)第一代机械血栓切除装置治疗的这 3 项研究均未得出血管内治疗优于 r-tPA 静脉溶栓的结论。这三项研究发表后立即受到了大量关注,许多神经介入学者提出了不同的意见和看法。

首先,这三项研究中仅有 MR RESCUE 研究常规应用 CTA 或 MRA 检测患者是否存在大动脉闭塞。在 IMS Ⅲ 研究中,仅有 47% 的患者进行了 CTA 的检查,且大约 20% 的患者最终被证实不存在大动脉闭塞。在 SYNTHESIS 扩展研究中的血管内治疗组,大约 10% 的患者不存在大动脉闭塞。其次,这三项研究基本上采用的是第一代的血栓切除装置,仅有少数患者使用了新一代的血栓切除装置如:可回收支架和 Penumbra 系统。TREVO2 和 SWIFT 试验已经表明,可回收支架系统(Solitaire FR 和 TREVO)在血管再通率、再灌注时间以及临床预后方面要明显优于

Merci 等第一代血栓切除装置。IMS Ⅲ、MR RESCUE 和
SYNTHESIS 扩展研究中的血管内治疗组中应用新一代可
回收支架血栓切除装置的比例分别是 22%、39% 和 19%。
大量应用第一代的血栓切除装置明显地降低了血管内治
疗的再通成功率。这些研究中通常定义血管再通为 TICI
分级达到 2b 或 3 级,IMS Ⅲ 中达到 TICI 分级 2b 或 3 级血
管再通的比例为 40%,MR RESCUE 为 27%,SYNTHESIS
扩展研究中没有报告血管再通的比例。最后,SYNTHESIS
扩展研究的设计为直接对比血管内治疗和 r-tPA 静脉溶
栓的临床疗效,血管内治疗组操作之前没有应用指南 Ⅰ 级
推荐 A 级证据的 r-tPA 静脉溶栓,且血管内治疗组平均治
疗开始时间要显著晚于静脉溶栓组。

尽管有诸多的辩论和不同意见,IMS Ⅲ、MR RESCUE
和 SYNTHESIS 扩展研究的发表对 AIS 血管内治疗造成了
巨大影响,相关指南对血管内治疗的推荐级别降低,2013
年后 AIS 血管内治疗逐渐走向低谷。2014 年 10 月国际
卒中大会在土耳其的伊斯坦布尔举行,该会议上公布了
来自荷兰研究人员的 MR CLEAN 研究数据。MR CLEAN
是一项三期随机、对照临床研究,评价了卒中发生 6 小时
内血管内治疗与标准治疗的疗效对比。MR CLEAN 研究
在国际上首次证明了 AIS 发病 6 小时内,血管内治疗是
一种安全有效的方法。随后多项类似的研究进行了中期
分析,均因血管内治疗组的绝对优势而提前终止。2015
年 2 月在美国纳什维尔举行的国际卒中大会上,公布了
ESCAPE、EXTEND-IA 和 SWIFT PRIME 这三项随机对照
研究数据。2015 年 4 月在英国格拉斯哥举行的欧洲卒中
组织大会上,公布了 REVASCAT、THERAPY 和 THRACE
研究的数据。

这 7 项研究中,MR CLEAN 研究纳入标准的限制最
少。ESCAPE、SWIFT PRIME 和 REVASCAT 研究应用了
Alberta 卒中项目早期 CT 评分(alberta stroke program early
computed tomography score,ASPECTS),EXTEND-IA 应 用
了灌注成像来排除大面积脑梗死。THERAPY 研究是唯

——项限制了血管闭塞长度的研究,该研究的纳入标准要求最小闭塞长度为8mm。这些研究对血管内治疗的时间窗规定也不相同,THERAPY研究的时间窗最短,为4.5小时;ESCAPE研究的时间窗最长,为12小时。在MR CLEAN、ESCAPE和REVASCAT中,因超过4.5小时静脉溶栓时间窗而没有进行静脉溶栓的患者也符合纳入标准,而EXTEND-IA、SWIFT PRIME、THERAPY和THRACE研究要求患者在血管内治疗前需要按照指南标准接受rt-PA静脉溶栓治疗。所有这些研究均强调了血管内治疗应该尽快开始,并且采用了不同的方法和流程来尽量缩短自发病至腹股沟穿刺的时间间隔。MR CLEAN和ESCAPE研究中,血管内治疗组患者应用可回收支架血栓切除装置的比例分别为82%和86%,而EXTEND-IA、SWIFT PRIME和REVASCAT研究中血管内治疗组患者100%应用了可回收支架血栓切除装置治疗。大量应用新一代血栓切除装置使这些研究中达到TICI 2b或3级血管再通的比例明显高于IMS Ⅲ、MR RESCUE和SYNTHESIS研究。这些研究中MR CLEAN的血管再通率最低(只有59%),虽然低于其他研究中的再通率,但仍然明显高于应用第一代血栓切除装置的再通率。

除THERAPY研究外,其他6项研究均显示血管内治疗显著改善了90天时患者的功能预后(mRS评分为0~2分)。THERAPY研究在取得90天时功能独立阳性结果前被提前终止($P=0.52$),但对相关数据分析表明血管内治疗组治疗后mRS评分较治疗前显著改善($P=0.038$)。除REVASCAT研究外,血管内治疗组的死亡率均不同程度的低于对照组,但只有ESCAPE研究达到了统计学意义(血管内治疗组死亡率减低8.6%)。

在2017年欧洲卒中大会上公布了Dawn研究的结果,该研究的目的是判断临床症状和梗死体积大小"不匹配时"是否可以在较长的时间窗内进行取栓治疗。研究纳入500例病人,当纳入200例病人,初步分析结果后,效果明显好于对照组,提前终止研究。在Dawn研究中,大血管闭塞性卒中患者在症状出现6~24小时(平均13个小时)行CT灌注或磁共振弥散加权成像。如果患者梗死核心较小且有美国国立卫生研究院卒中量表(NIHSS)得分数据(请见本书末折页附表),则被筛选出来纳入到研究中,并随机分配至机械取栓组或对照组。结果表明在症状发作后24小时行血栓切除术仍有获益,90天时机械取栓组mRS 0~2分比例为48.6%,而对照组仅为13.1%。

【推荐意见】

1. 无创影像学证实为急性大血管闭塞、静脉溶栓无效及DSA证实为前循环急性大动脉闭塞的患者,建议进行机械取栓。

2. 不能因为机械取栓延误原本符合静脉溶栓条件的患者,也不能因为静脉溶栓延误机械取栓。

3. 选择机械取栓时,支架取栓系统(如Solitaire和Trevo)与Penumbra抽吸系统可联合使用。除Solitaire、Trevo和Penumbra之外的机械取栓系统的作用尚不肯定。

4. 对于急性大动脉闭塞,动脉药物溶栓仅限于无法开展机械取栓或作为机械取栓的补救措施来应用

5. 发病6小时后的急性前循环大动脉闭塞患者可以考虑在多模影像指导下进行机械取栓。距最后正常时间为6~16小时的前循环大血管闭塞患者,如果符合DAWN或DEFUSE-3的其他筛选标准,建议机械取栓;距最后正常时间为6~24小时的前循环大血管闭塞患者,如果符合DAWN研究的其他标准,进行机械取栓是合理的。

6. 机械取栓后,如残余狭窄明显,建议术中造影观察(>30分钟),如发现血管闭塞,建议一期行血管内成形术。

七、 急诊血管内成形术

急诊血管成形术包括单纯球囊扩张和支架植入术。以下情况时可以考虑行急诊血管成形术:①卒中原因是由于血管重度狭窄导致,且已被血管造影所证实;②机械取栓后仍存在重度狭窄(前向血流不稳定)或造影发现动

脉夹层者;③血管近端的严重狭窄阻碍了导管到达责任病变,为治疗更远端颅内闭塞需要血管成形术。但是对于无法长期应用抗血小板药物者,以及血管造影显示为串联性血管病变且远端病变无法再通者,则不适合行血管成形术。

尽管急诊血管成形术正越来越多地被用于临床实践,用于治疗急性缺血性卒中,但目前国内外尚缺乏大样本、多中心的随机对照研究证明急性脑血管成形术的可行性、有效性及安全性。一些小样本、单中心、非随机研究发现急性卒中患者可能受益于支架置入后的迅速再灌注。例如 SARIS 及其他关于急诊颅外支架植入术的研究,证明了急诊颅内支架植入的有效性。因此,进一步开展大宗临床随机对照研究,明确急性缺血性卒中早期血管成形和支架置入术的作用很有必要。

【推荐意见】

1. 急诊颅内外血管成形术有效性尚不肯定。

2. 在某些情况下,可以考虑行单纯球囊扩张术和(或)支架植入术,如治疗动脉粥样硬化性重度狭窄或夹层导致的急性缺血性卒中。

3. 机械取栓后如存在重度狭窄且前向血流不稳定时,可考虑血管成形术,包括球囊扩张及支架植入术。

八、 围术期处理

(一)绿色通道质控管理

国家卫生健康委员会脑卒中防治工程委员会推荐的理想卒中中心应具备卒中急救团队直接植入急诊,可以尽量缩短入院到完成动脉穿刺(door to puncture,DTP)的时间。期间包括卒中急救团队评估并做出治疗决策;与患者(家属)交代病情并签署知情同意书;多模影像学检查;静脉溶栓及静 - 动脉桥接治疗;送达导管室;导管室完成术前准备。参考中国卒中中心建设草案及目前国际上关于卒中绿色通道流程推荐的时间管理目标为：就诊到完成CT 检查 <25 分钟；就诊到开始静脉溶栓 <60 分钟；就诊到动脉置鞘 <2 小时；动脉置鞘到开始取栓 <45 分钟；动脉置鞘到闭塞血管再通 <90 分钟。要求有完整的时间节点记录及持续流程改进方案。

（二）围术期药物管理

1. **溶栓药物** 动脉溶栓可采用 rt-PA 或尿激酶。rt-PA 的最佳剂量尚不确定，一般为静脉溶栓的 1/3。可经微导管给药，注射速度通常为 1mg/min。尿激酶总剂量一般不超过 80 万 U，注射速度为 1~2 万 U/min。推荐每 10 分钟造影观察血管再通情况，以最小剂量达到血管再通。

2. **抗血小板药物** 机械取栓术后应常规给予抗血小板药物治疗。若是行急诊支架置入术，术前应予负荷剂量抗血小板药物（阿司匹林 300mg 及氯吡格雷 300mg）；术后每天联合服用阿司匹林 100mg 及氯吡格雷 75mg，至少 1 个月；之后改用阿司匹林或氯吡格雷长期口服。对于静脉溶栓后联合急诊支架成形治疗，术后的抗栓药物使用尚缺乏循证医学数据，需要开展进一步临床研究。

3. **血压管理** 对于考虑行血管内治疗的患者，要求术前血压控制在 180/105mmHg（1mmHg=0.133kPa）以下；血管开通后对于高血压患者控制血压低于基础血压 20~30mmHg 水平，但不应低于 90/60mmHg。

4. **他汀类药物** 急性期他汀类药物的使用尚缺乏高级别的证据。若急性缺血性卒中患者病前服用他汀类药物，围术期需继续服用；若发生缺血性卒中之前未服用过他汀类药物，可以即刻启动他汀类药物治疗。对于严重动脉粥样硬化或拟行急诊支架置入术的患者，可以给予强化他汀类药物或联合治疗。

参考文献

[1] Demaerschalk BM, Kleindorfer DO, Adeoye OM, et al. Scientific Rationale for the Inclusion and Exclusion Criteria for Intravenous Alteplase in Acute Ischemic Stroke: A Statement for Healthcare Professionals From the American Heart Association/American Stroke Association. Stroke, 2016, 47 (2): 581-641.

[2] Saqqur M, Uchino K, Demchuk AM, et al. Site of arterial occlusion identified by transcranial Doppler predicts the response to intravenous thrombolysis for stroke. Stroke, 2007, 38 (3): 948-954.

[3] Berkhemer OA, Fransen PS, Beumer D, et al. A randomized trial of intraarterial treatment for acute ischemic stroke. N Engl J Med, 2015, 372 (1): 11-20.

[4] Campbell BC, Mitchell PJ, Kleinig TJ, et al. Endovascular therapy for ischemic stroke with perfusion-imaging selection. N Engl J Med, 2015, 372 (11): 1009-1018.

[5] Goyal M, Demchuk AM, Menon BK, et al. Randomized assessment of rapid endovascular treatment of ischemic stroke. N Engl J Med, 2015, 372 (11): 1019-1030.

[6] Jovin TG, Chamorro A, Cobo E, et al. Thrombectomy within 8 hours after symptom onset in ischemic stroke. N Engl J Med, 2015, 372 (24): 2296-2306.

[7] Saver JL, Goyal M, Bonafe A, et al. Stent-retriever thrombectomy after intravenous t-PA vs. t-PA alone in stroke. N Engl J Med, 2015, 372 (24): 2285-2295.

[8] Bracard S, Ducrocq X, Mas JL, et al. Mechanical thrombectomy after intravenous alteplase versus alteplase alone after stroke (THRACE): a randomised controlled trial. Lancet Neurol, 2016, 15 (11): 1138-1147.

[9] Mocco J, Zaidat OO, von Kummer R, et al. Aspiration Thrombectomy After Intravenous Alteplase Versus Intravenous Alteplase Alone. Stroke, 2016, 47 (9): 2331-2338.

[10] Powers WJ, Derdeyn CP, Biller J, et al. 2015 American Heart Association/American Stroke Association Focused Update of

the 2013 Guidelines for the Early Management of Patients With Acute Ischemic Stroke Regarding Endovascular Treatment: A Guideline for Healthcare Professionals From the American Heart Association/American Stroke Association. Stroke, 2015, 46(10):3020-3035.

[11] Wahlgren N, Moreira T, Michel P, et al. Mechanical thrombectomy in acute ischemic stroke: Consensus statement by ESO-Karolinska Stroke Update 2014/2015, supported by ESO, ESMINT, ESNR and EAN. Int J Stroke, 2016, 11(1):134-147.

[12] Wardlaw JM, Seymour J, Cairns J, et al. Immediate computed tomography scanning of acute stroke is cost-effective and improves quality of life. Stroke, 2004, 35(11):2477-2483.

[13] Kloska SP, Nabavi DG, Gaus C, et al. Acute stroke assessment with CT: do we need multimodal evaluation? Radiology, 2004, 233(1):79-86.

[14] Hopyan J, Ciarallo A, Dowlatshahi D, et al. Certainty of stroke diagnosis: incremental benefit with CT perfusion over noncontrast CT and CT angiography. Radiology, 2010, 255(1):142-153.

[15] Ezzeddine MA, Lev MH, McDonald CT, et al. CT angiography with whole brain perfused blood volume imaging: added clinical value in the assessment of acute stroke. Stroke, 2002, 33(4):959-966.

[16] Wintermark M, Rowley HA, Lev MH. Acute stroke triage to intravenous thrombolysis and other therapies with advanced CT or MR imaging: pro CT. Radiology, 2009, 251(3):619-626.

[17] Tan JC, Dillon WP, Liu S, et al. Systematic comparison of perfusion-CT and CT-angiography in acute stroke patients. Ann Neurol, 2007, 61(6):533-543.

[18] Barber PA, Demchuk AM, Zhang J, et al. Validity and reliability of a quantitative computed tomography score in predicting outcome of hyperacute stroke before thrombolytic therapy. ASPECTS Study Group. Alberta Stroke Programme Early CT Score. Lancet, 2000, 355(9216):1670-1674.

[19] Barber PA, Hill MD, Eliasziw M, et al. Imaging of the brain in acute ischaemic stroke: comparison of computed tomography and magnetic resonance diffusion-weighted imaging. J Neurol

Neurosurg Psychiatry,2005,76(11):1528-1533.

[20] Kohrmann M,Schellinger PD. Acute stroke triage to intravenous thrombolysis and other therapies with advanced CT or MR imaging:pro MR imaging. Radiology,2009,251(3):627-633.

[21] Patel MR,Edelman RR,Warach S. Detection of hyperacute primary intraparenchymal hemorrhage by magnetic resonance imaging. Stroke,1996,27(12):2321-2324.

[22] Fiebach JB,Schellinger PD,Gass A,et al. Stroke magnetic resonance imaging is accurate in hyperacute intracerebral hemorrhage:a multicenter study on the validity of stroke imaging. Stroke,2004,35(2):502-506.

[23] Kidwell CS,Chalela JA,Saver JL,et al. Comparison of MRI and CT for detection of acute intracerebral hemorrhage]. JAMA, 2004,292(15):1823-1830.

[24] Lee LJ,Kidwell CS,Alger J,et al. Impact on stroke subtype diagnosis of early diffusion-weighted magnetic resonance imaging and magnetic resonance angiography. Stroke,2000,31 (5):1081-1089.

[25] Grolimund P,Seiler RW,Aaslid R,et al. Evaluation of cerebrovascular disease by combined extracranial and transcranial Doppler sonography. Experience in 1039 patients. Stroke,1987, 18(6):1018-1024.

[26] Camerlingo M,Casto L,Censori B,et al. Transcranial Doppler in acute ischemic stroke of the middle cerebral artery territories. Acta Neurol Scand ,1993,88(2):108-111.

[27] Iannuzzi A,Wilcosky T,Mercuri M,et al. Ultrasonographic correlates of carotid atherosclerosis in transient ischemic attack and stroke. Stroke,1995,26(4):614-619.

[28] Razumovsky AY,Gillard JH,Bryan RN,et al. TCD,MRA and MRI in acute cerebral ischemia. Acta Neurol Scand,1999,99 (1):65-76.

[29] Chernyshev OY,Garami Z,Calleja S,et al. Yield and accuracy of urgent combined carotid/transcranial ultrasound testing in acute cerebral ischemia. Stroke,2005,36(1):32-37.

[30] 黄镪,宋海庆,吉训明,等. 院前预通知对急性缺血性卒中患者静脉溶栓治疗院内延误的影响. 中国脑血管病杂志, 2016,13(04):182-186.

14

[31] 邱佩琪,张小曦,刘建民,等. 急性缺血性脑卒中急诊取栓流程优化. 解放军医院管理杂志,2016,23(08):712-714.

[32] Jauch EC,Saver JL,Adams HP Jr,et al. Guidelines for the early management of patients with acute ischemic stroke:a guideline for healthcare professionals from the American Heart Association/American Stroke Association. Stroke,2013,44(3):870-947.

[33] Hassan AE,Ossowski SE,Malik AA,et al. Does Hospitalist Directed Care for Acute Ischemic Stroke Patients Improve Adherence to "Get with the Guidelines"?. J Vasc Interv Neurol,2016,9(2):30-33.

[34] Takahashi C,Liang CW,Liebeskind DS,et al. To Tube or Not to Tube? The Role of Intubation during Stroke Thrombectomy. Front Neurol,2014,5:170.

[35] Berkhemer OA,van den Berg LA,Fransen PS,et al. The effect of anesthetic management during intra-arterial therapy for acute stroke in MR CLEAN. Neurology,2016,87(7):656-664.

[36] Brinjikji W,Murad MH,Rabinstein AA,et al. Conscious sedation versus general anesthesia during endovascular acute ischemic stroke treatment:a systematic review and meta-analysis. AJNR Am J Neuroradiol,2015,36(3):525-529.

[37] Abou-Chebl A,Lin R,Hussain MS,et al. Conscious sedation versus general anesthesia during endovascular therapy for acute anterior circulation stroke:preliminary results from a retrospective,multicenter study. Stroke,2010,41(6):1175-1179.

[38] Abou-Chebl A,Yeatts SD,Yan B,et al. Impact of General Anesthesia on Safety and Outcomes in the Endovascular Arm of Interventional Management of Stroke (IMS) Ⅲ Trial. Stroke,2015,46(8):2142-2148.

[39] Abou-Chebl A,Zaidat OO,Castonguay AC,et al. North American SOLITAIRE Stent-Retriever Acute Stroke Registry:choice of anesthesia and outcomes. Stroke,2014,45(5):1396-1401.

[40] Davis MJ,Menon BK,Baghirzada LB,et al. Anesthetic management and outcome in patients during endovascular therapy for acute stroke. Anesthesiology,2012,116(2):396-405.

[41] Hassan AE,Chaudhry SA,Zacharatos H,et al. Increased rate of aspiration pneumonia and poor discharge outcome among acute

ischemic stroke patients following intubation for endovascular treatment. Neurocrit care,2012,16(2):246-250.

[42] Jagani M,Brinjikji W,Rabinstein AA,et al. Hemodynamics during anesthesia for intra-arterial therapy of acute ischemic stroke. J Neurointerv Surg,2016,8(9):883-888.

[43] John S,Thebo U,Gomes J,et al. Intra-arterial therapy for acute ischemic stroke under general anesthesia versus monitored anesthesia care. Cerebrovasc Dis,2014,38(4):262-267.

[44] Jumaa MA,Zhang F,Ruiz-Ares G,et al. Comparison of safety and clinical and radiographic outcomes in endovascular acute stroke therapy for proximal middle cerebral artery occlusion with intubation and general anesthesia versus the nonintubated state. Stroke,2010,41(6):1180-1184.

[45] Just C,Rizek P,Tryphonopoulos P,et al. Outcomes of General Anesthesia and Conscious Sedation in Endovascular Treatment for Stroke. Can J Neurol Sci,2016,43(5):655-658.

[46] Langner S,Khaw AV,Fretwurst T,et al.[Endovascular treatment of acute ischemic stroke under conscious sedation compared to general anesthesia - safety,feasibility and clinical and radiological outcome]. RoFo,2013,185(4):320-327.

[47] Li F,Deshaies EM,Singla A,et al. Impact of anesthesia on mortality during endovascular clot removal for acute ischemic stroke. J Neurosurg Anesthesiol,2014,26(4):286-290.

[48] McDonald JS,Brinjikji W,Rabinstein AA,et al. Conscious sedation versus general anaesthesia during mechanical thrombectomy for stroke:a propensity score analysis. J Neurointerv Surg,2015,7(11):789-794.

[49] Nichols C,Carrozzella J,Yeatts S,et al. Is periprocedural sedation during acute stroke therapy associated with poorer functional outcomes?. J Neurointerv Surg,2010,2(1):67-70.

[50] Sugg RM,Jackson AS,Holloway W,et al. Is mechanical embolectomy performed in nonanesthetized patients effective? AJNR Am J Neuroradiol,2010,31(8):1533-1535.

[51] van den Berg LA,Roos YB. Type of anesthesia and differences in clinical outcome after intra-arterial treatment for ischemic stroke. Stroke,2015,46(5):1257-1262.

[52] Whalin MK,Lopian S,Wyatt K,et al. Dexmedetomidine:a

14

safe alternative to general anesthesia for endovascular stroke treatment. J Neurointerv Surg,2014,6(4):270-275.

[53] Bekelis K,Missios S,MacKenzie TA,et al. Anesthesia Technique and Outcomes of Mechanical Thrombectomy in Patients With Acute Ischemic Stroke. Stroke,2017,48(2):361-366.

[54] Schonenberger S,Uhlmann L,Hacke W,et al. Effect of Conscious Sedation vs General Anesthesia on Early Neurological Improvement Among Patients With Ischemic Stroke Undergoing Endovascular Thrombectomy:A Randomized Clinical Trial. Jama,2016,316(19):1986-1996.

[55] Lowhagen Henden P,Rentzos A,Karlsson JE,et al. General Anesthesia Versus Conscious Sedation for Endovascular Treatment of Acute Ischemic Stroke:The AnStroke Trial (Anesthesia During Stroke). Stroke,2017,48(6):1601-1607.

[56] Simonsen CZ,Sorensen LH,Juul N,et al. Anesthetic strategy during endovascular therapy:General anesthesia or conscious sedation? (GOLIATH - General or Local Anesthesia in Intra Arterial Therapy)A single-center randomized trial. Int J Stroke, 2016,11(9):1045-1052.

[57] Bhatia R,Hill MD,Shobha N,et al. Low rates of acute recanalization with intravenous recombinant tissue plasminogen activator in ischemic stroke:real-world experience and a call for action. Stroke,2010,41(10):2254-2258.

[58] Rha JH,Saver JL. The impact of recanalization on ischemic stroke outcome:a meta-analysis. Stroke,2007,38(3):967-973.

[59] Furlan A,Higashida R,Wechsler L,et al. Intra-arterial prourokinase for acute ischemic stroke. The PROACT II study:a randomized controlled trial. Prolyse in Acute Cerebral Thromboembolism. Jama,1999,282(21):2003-2011.

[60] Ogawa A,Mori E,Minematsu K,et al. Randomized trial of intraarterial infusion of urokinase within 6 hours of middle cerebral artery stroke:the middle cerebral artery embolism local fibrinolytic intervention trial (MELT)Japan. Stroke,2007,38 (10):2633-2639.

[61] Lindsberg PJ,Mattle HP. Therapy of basilar artery occlusion: a systematic analysis comparing intra-arterial and intravenous

thrombolysis. Stroke,2006,37(3):922-928.

[62] Schonewille WJ,Wijman CA,Michel P,et al. Treatment and outcomes of acute basilar artery occlusion in the Basilar Artery International Cooperation Study (BASICS):a prospective registry study. Lancet Neurol,2009,8(8):724-730.

[63] Becker KJ,Monsein LH,Ulatowski J,et al. Intraarterial thrombolysis in vertebrobasilar occlusion. AJNR Am J Neuroradiol,1996,17(2):255-262.

[64] Smith WS,Sung G,Starkman S,et al. Safety and efficacy of mechanical embolectomy in acute ischemic stroke:results of the MERCI trial. Stroke,2005,36(7):1432-1438.

[65] Smith WS,Sung G,Saver J,et al. Mechanical thrombectomy for acute ischemic stroke:final results of the Multi MERCI trial. Stroke,2008,39(4):1205-1212.

[66] Josephson SA,Saver JL,Smith WS,et al. Comparison of mechanical embolectomy and intraarterial thrombolysis in acute ischemic stroke within the MCA:MERCI and Multi MERCI compared to PROACT Ⅱ. Neurocrit care,2009,10(1):43-49.

[67] Penumbra Pivotal Stroke Trial I. The penumbra pivotal stroke trial:safety and effectiveness of a new generation of mechanical devices for clot removal in intracranial large vessel occlusive disease. Stroke,2009,40(8):2761-2768.

[68] Tarr R,Hsu D,Kulcsar Z,et al. The POST trial:initial post-market experience of the Penumbra system:revascularization of large vessel occlusion in acute ischemic stroke in the United States and Europe. J Neurointerv Surg,2010,2(4):341-344.

[69] Broderick JP,Palesch YY,Demchuk AM,et al. Endovascular therapy after intravenous t-PA versus t-PA alone for stroke. N Engl J Med,2013,368(10):893-903.

[70] Kidwell CS,Jahan R,Gornbein J,et al. A trial of imaging selection and endovascular treatment for ischemic stroke. N Engl J Med,2013,368(10):914-923.

[71] Ciccone A,Valvassori L,Nichelatti M,et al. Endovascular treatment for acute ischemic stroke. N Engl J Med,2013,368(10):904-913.

[72] Nogueira RG,Lutsep HL,Gupta R,et al. Trevo versus Merci retrievers for thrombectomy revascularisation of large vessel

occlusions in acute ischaemic stroke (TREVO 2): a randomised trial. Lancet, 2012, 380 (9849): 1231-1240.

[73] Saver JL, Jahan R, Levy EI, et al. Solitaire flow restoration device versus the Merci Retriever in patients with acute ischaemic stroke (SWIFT): a randomised, parallel-group, non-inferiority trial. Lancet, 2012, 380 (9849): 1241-1249.

[74] Levy EI, Siddiqui AH, Crumlish A, et al. First Food and Drug Administration-approved prospective trial of primary intracranial stenting for acute stroke: SARIS (stent-assisted recanalization in acute ischemic stroke). Stroke, 2009, 40 (11): 3552-3556.

[75] Nikas D, Reimers B, Elisabetta M, et al. Percutaneous interventions in patients with acute ischemic stroke related to obstructive atherosclerotic disease or dissection of the extracranial carotid artery. J Endovasc Ther, 2007, 14 (3): 279-288.

[76] Hayashi K, Kitagawa N, Takahata H, et al. Endovascular treatment for cervical carotid artery stenosis presenting with progressing stroke: three case reports. Surg Neurol, 2002, 58(2): 148-154; discussion 154.

[77] Imai K, Mori T, Izumoto H, et al. Emergency carotid artery stent placement in patients with acute ischemic stroke. AJNR Am J Neuroradiol, 2005, 26 (5): 1249-1258.

[78] Jovin TG, Gupta R, Uchino K, et al. Emergent stenting of extracranial internal carotid artery occlusion in acute stroke has a high revascularization rate. Stroke, 2005, 36 (11): 2426-2430.

[79] van Mastrigt E, Kakar E, Ciet P, et al. Structural and functional ventilatory impairment in infants with severe bronchopulmonary dysplasia. Pediatr Pulmonol, 2017, 52 (8): 1029-1037.

[80] Wang H, Wang D, Fraser K, et al. Emergent combined intracranial thrombolysis and carotid stenting in the hyperacute management of stroke patients with severe cervical carotid stenosis. AJNR Am J Neuroradiol, 2007, 28 (6): 1162-1166.

[81] Dabitz R, Triebe S, Leppmeier U, et al. Percutaneous recanalization of acute internal carotid artery occlusions in patients with severe stroke. Cardiovasc Intervent Radiol, 2007, 30 (1): 34-41.

[82] Lin DD, Gailloud P, Beauchamp NJ, et al. Combined stent placement and thrombolysis in acute vertebrobasilar ischemic stroke. AJNR Am J Neuroradiol, 2003, 24 (9): 1827-1833.

15. 中国缺血性中风中成药合理使用指导规范

组　长　张允岭

成　员（按姓氏笔画排序）
　　　　沈　英　张小宁　张微微　武　剑
　　　　胡风云　俞晓飞　高　颖　郭蓉娟
　　　　黄小波　彭　斌

中国缺血性中风中成药合理使用指导规范

目录

中医治疗缺血性中风是以整体观念和辨证论治为原则,以未病先防、既病防变为特色,以中药、针灸、推拿、心理、导引为主要治疗措施。中成药作为中药之一是指在中医理论指导下,以中药材为原料,将临床长期使用且安全有效方剂采取合理工艺制备成质量稳定可控的经批准依法生产的成方中药制剂,包括丸、散、膏、丹、冲剂、口服液、针剂等剂型。因其方便安全有效等优点,已成为我国临床医生防治缺血性中风经常使用的药物,尤其是不少西医医生临床中也经常使用。为了规范中成药的合理使用,在 2010 年 WHO 西太区资助项目《中医循证临床实践指南·脑梗死中医临床实践指南》及 2012 年中华中医药学会内科分会撰写的《缺血性中风中医诊治指南》的基础上,以吸收最新研究证据、结合中国国情、发挥中医特色、提高临床可操作性为原则,制定本规范。

本规范适用于国内不同类别和等级医院临床使用,主要针对缺血性中风先兆、缺血性中风急性期、恢复期和后遗症期,提供以中成药为主要内容的治疗建议,供中医科、急诊科、神经科、内科、预防保健科及其他相关科室医生参考使用,尤其适用于西医医生使用。主要目的是在中医辨证论治理论指导下,规范临床医生合理使用中成药进行实践活动。

本规范依据目前中成药防治缺血性中风的研究成果和专家共识形成示范推荐,以便医生举一反三,灵活掌握和运用,不属于医疗行为的标准。采用规范推荐并不能保证所有人都能获得理想的临床结局,且并不包括所有有效的中成药,也并不排斥其他有效的疗法。最终临床治疗措施的抉择需要卫生从业者根据临床的具体情况,结合自身的经验及患者的意愿做出。

一、缺血性中风先兆

(一) 诊断标准

缺血性中风先兆是与缺血性中风有密切联系的临床综合征,多见于中年以上人群,以眩晕、肢麻、短暂性瘫软、语涩、晕厥发作等为主要临床表现,多相当于西医的短暂性脑缺血发作(transient ischemic attack,TIA)。目前没有统一的诊断标准,其诊断可参考短暂性脑缺血发作中国专家共识组制定的《短暂性脑缺血发作的中国专家共识更新版(2011 年)》。

(二) 辨证论治

缺血性中风先兆的辨证参考 2012 年由中华中医药学会内科分会撰写的《缺血性中风中医诊治指南》。

1. 肝阳上亢证

【临床表现】 阵发性眩晕,发作性偏身麻木,短暂性言语謇涩,一过性偏身瘫软,一过性黑矇,且面色发红,头部胀痛,目赤口苦,急躁易怒,舌质红,苔薄黄或黄干。治则治法:镇肝熄风、滋阴潜阳。

【代表方药】 镇肝熄风汤。方中生赭石、生龙骨、生牡蛎镇肝熄风;龟板、白芍、玄参、天冬、川楝子滋阴潜阳。

【用药指导】 具有镇肝熄风、滋阴潜阳或镇肝熄风滋阴潜阳作用的中成药可应用于此证型。

【临床研究】 松龄血脉康胶囊的功效为平肝潜阳,镇心安神。现代研究证明其具有扩张血管,改善机体循环,增加血流量,抑制血小板黏附功能,临床应用于中风先兆期、高血压、高脂血症属于肝阳上亢证的治疗。松龄血脉康胶囊联合厄贝沙坦片治疗原发性高血压,联合左旋氨氯地平治疗女性更年期高血压,联合辛伐他汀治

15

疗高脂血症,其疗效均优于单用松龄血脉康胶囊。

【中成药示范推荐】 松龄血脉康胶囊。

【临证备要】 部分患者有可能发展为缺血性中风,但经积极治疗可防止或延缓缺血性中风的发生。因此,若患者出现中风先兆,应严密观察,积极诊治,避免发展为中风病。

2. 肾虚血瘀证

【临床表现】 阵发性眩晕,发作性偏身麻木,短暂性言语謇涩,一过性偏身瘫软,一过性黑蒙,且腰酸腿软,耳鸣乏力,舌质暗红舌苔少或剥脱。

【治则治法】 滋阴补肾,活血化瘀。

【代表方药】 六味地黄丸合血府逐瘀汤。方中地黄、山萸肉、山药、牛膝等滋阴补肾,桃仁、红花、当归、川芎、丹皮等活血化瘀。

【用药指导】 具有滋阴补肾、活血化瘀或补肾活血作用的中成药可应用于此证型。

【临证备要】 此证型亦可见于缺血性中风恢复期及后遗症期。

二、缺血性中风

(一)诊断标准

1. 疾病诊断 中医中风可分为缺血性中风和出血性中风。缺血性中风相当于西医的缺血性中风,急性缺血性中风的诊断可根据《中国急性缺血性中风诊治指南 2014》的诊断标准。

2. 病期 诊断急性期:发病 2 周以内,神志不清者可延长至发病 4 周;恢复期:发病 2 周至 6 个月;后遗症期:发病 6 个月以后。

3. 病类诊断

1)中经络:神志清楚。

2) 中脏腑:神志不清(嗜睡、昏睡、浅昏迷、深昏迷)。

4. 证候要素　诊断证候是对疾病病理生理变化的整体反应状态的概括,证候要素是指组成证候的主要元素。依据证候要素的组合既有助于把握辨证论治的特点,又能体现辨证论治圆机活法的优势。中风急性期多以风、火、痰、瘀证候要素为主,恢复期和后遗症期多逐渐转为痰、瘀、气虚、阴虚证候要素为主,血瘀证候要素贯穿该病全程。证候演变具有动态时空特征,根据病程进展的不同时点,辨别出相应的证候要素及其组合特征,指导临床用药,判断预后。该病证候要素的判断可依据《缺血性中风证候要素诊断量表》进行,每一证候要素的得分是将诊断这一证候要素的各项得分相加而成,证候要素诊断得分≥10分为该证候要素诊断成立,诊断量表见附件1。

（二）辨证论治

缺血性中风的辨证参考中华中医药学会编写的《中医内科常见病诊疗指南中医病证部分·中风病》2008年版。

1. 中脏腑

(1) 痰热内闭证(阳闭)

【临床表现】　符合缺血性中风中脏腑的诊断,多见鼻鼾痰鸣、面红身热,气喘口臭,躁动不安,舌质红,舌苔黄腻,且满足火证证候要素评分≥10分,痰湿证证候要素评分≥10分。

【治则治法】　清热化痰,醒神开窍。

【代表方药】　羚羊角汤合安宫牛黄丸。方中主药牛黄(天然为佳)、黄连、黄芩等清热解毒,羚羊角、犀角等清热凉血;麝香、冰片芳香开窍。

【用药指导】　具有清热化痰、醒神开窍或清热化痰开窍作用的中成药可应用于此证型。

【临床研究】　安宫牛黄丸的功效为清热解毒,豁痰开窍。在西药常规治疗的基础上,安宫牛黄丸用于急性脑梗死昏迷患者能促使患者觉醒,减轻脑水肿,改善神经功能。在西药常规治疗的基础上,安宫牛黄丸治疗缺血性中风急性期痰热证及高热疗效好,安全性高。

苦碟子注射液的功效为清热活血。现代研究证明其具有抗血小板聚集、增强纤维蛋白酶的活性、改善脑部微循环的作用,且联合常规疗法治疗急性脑梗死的疗效优于单用常规治疗。

【中成药示范推荐】 安宫牛黄丸、苦碟子注射液。

【临证备要】 该证候多见于急性期,当以醒神开窍为其要,神志转清后可按中经络辨证论治。安宫牛黄丸因含朱砂、雄黄,主要成分为硫化汞和硫化砷,现代药理实验表明,硫化汞、砷等在体内有不同程度的蓄积,主要分布于肝、肾、脑等组织,因此不宜大量长期使用,以神志转清即可减量或停止;禁用于中风阴闭证、脱证。

(2) 痰蒙神窍证(阴闭)

【临床表现】 符合缺血性中风中脏腑的诊断,多见痰多色白,面色苍白,手足不温,静卧不烦,肢体软瘫,舌色暗紫,舌苔白腻,且痰湿证证候要素评分≥10分,内火证证候要素评分<10分。

【治则治法】 温阳涤痰,醒神开窍。

【代表方药】 涤痰汤合苏合香丸。方中陈皮、胆星、半夏、竹茹、石菖蒲等均具有涤痰功效;苏合香、安息香、麝香、檀香、冰片等具有开窍作用。

【用药指导】 具有温阳涤痰、醒神开窍或涤痰开窍作用的中成药可应用于此证型。

【临床研究】 苏合香丸的功效为芳香开窍、散寒化浊。现代研究证明其能显著扩张冠状动脉,增加冠脉流量,能减慢心率,降低心肌耗氧量,具有显著的抗血栓和抗血小板聚集能力。

【中成药示范推荐】 苏合香丸。

【临证备要】 该证候多见于急性期,当以醒神开窍为其要,防止转成脱证,神志转清后可按中经络辨证论治。

(3) 元气败脱证(脱证)

15

【临床表现】 符合缺血性中风中脏腑的诊断,多见气息微弱,目合口开,大汗淋漓,二便失禁,脉微欲绝。

【治则治法】 扶助正气,回阳固脱。

【代表方药】 参附汤。方中人参益气固脱;附子回阳。

【用药指导】 具有扶助正气、回阳固脱或益气固脱作用的中成药可应用于此证型。

【临床研究】 参附注射液的功效为回阳救逆,益气固脱。现代研究证明其对中枢神经系统有保护作用,可使肾上腺皮质系统达到稳态平衡及保护细胞线粒体功能,稳定血管内皮细胞,改善心脑等重要器官的供血,并能抑制外周血管痉挛,增加冠脉血供,提高机体抗缺氧能力,提升脑灌注,且安全性较高。临床试验研究表明其与依达拉奉、奥扎格雷联用对进展性脑梗死效果优于单用西药。

【中成药示范推荐】 参附注射液。

【临证备要】 该证候多见于危重阶段,需积极综合抢救。

2. 中经络

(1) 痰瘀阻络证

【临床表现】 符合缺血性中风中经络的诊断,多见头重昏沉,痰多而黏,舌质暗,舌苔白腻,且痰湿证证候要素评分≥10分,血瘀证证候要素评分≥10分。

【治则治法】 化痰活血通络。

【代表方药】 化痰通络汤。方中半夏、陈皮等具有化痰作用,川芎、红花、丹参等具有活血化瘀通络作用。

用药指导:具有化痰通络、活血通络或化痰活血通络作用的中成药可应用于此证型。

【临床研究】 脉血康胶囊的功效为破血,逐瘀,通脉止痛。临床研究证明其能够有效改善脑梗死恢复期患者血脂水平、血浆黏度和血小板聚集率,抑制凝血酶原活性,改善神经功能,临床疗效显著。联合应用抗血小板凝集药物、抗凝药物时不良反应较少,与阿司匹林联用可同时改善阿司匹林抵抗作用。

丹红注射液的功效为活血化瘀、通脉舒络。现代研究证明其具有调脂、抗脂质过氧化、抑制平滑肌细胞增殖、保护内皮功能、抑制血小板凝聚、改善微循环等药理作用。多项临床研究表明丹红注射液联合奥扎格雷注射液、氯吡格雷使用可提高疗效,效果优于单纯使用西药。

丹参川芎嗪注射液的功效为活血化瘀。现代研究证明其具有抗血小板聚集、扩张脑动脉血管、降低血液黏度、加速红细胞流速、改善脑组织微循环的效果,并具有增强脑组织抗缺氧缺血作用。临床研究证明早期选择性动脉溶栓与丹参川芎嗪注射液联合应用具有协同作用,且安全有效。多项临床研究证明丹参川芎嗪注射液与依达拉奉、曲克芦丁脑蛋白水解物注射液、长春西汀、低分子肝素联用,疗效优于单用西药,均未见严重不良反应。

注射用血栓通的功效为活血化瘀。现代研究证明其有抗血栓形成,保护脑神经,改善心脑血管,改善血流变指标的作用。多项临床研究证明血栓通注射液与奥扎格雷钠联用可显著提高疗效,不良反应较少。与依达拉奉、长春西汀、丁苯酞联用,优于单用西药,且不良反应少。联合低分子肝素无明显不良反应,能明显改善进展性缺血性中风的近期预后。

【中成药示范推荐】 脉血康胶囊,丹红注射液,丹参川芎嗪注射液,注射用血栓通。

【临证备要】 该证候临床最常见,可见于中风先兆、急性期、恢复期和后遗症期。而中风先兆、急性期多使用中药注射剂,恢复期和后遗症期多使用口服药。

(2) 痰热腑实证

【临床表现】 符合缺血性中风中经络的诊断,多见腹胀便秘,甚则大便几日不解,痰多而黏,舌质红,舌苔黄腻,且痰湿证候要素评分≥10分,内火证证候要素评分≥10分。

【治则治法】 化痰泄热通腑。

【代表方药】 星蒌承气汤。方中主药全瓜蒌、胆南星化痰泄热;大黄、芒硝泄热通腑。

【用药指导】 具有化痰通腑或通腑泄热或化痰通腑泄热作用的中成药可应用于此证型。

【临证备要】 临床发现缺血性中风患者急性期便秘现象高达一半以上,中医认为六腑以通为顺,腑气的通畅与否对中风的发生发展及预后转归具有重大影响。中风急性期患者及时恰当地运用化痰通腑法,使糟粕浊毒之气从下焦排出,一定程度上降低颅内压,减轻脑水肿。该证候多见于急性期,中经络、中脏腑均可见到,可与其他证候兼见,药物亦可间断使用,以大便每日 1~2 次为度。

(3) 气虚血瘀证

【临床表现】 符合缺血性中风中经络的诊断,多见气短乏力,心悸汗出,手足肿胀,面色晦暗,口唇色暗,大便溏泄,舌色紫暗或瘀点瘀斑,边有齿痕,舌苔薄白,且气虚证证候要素评分≥10分,血瘀证证候要素评分≥10分。

【治则治法】 益气活血。

【代表方药】 补阳还五汤。方中重用黄芪益气;川芎、桃仁、红花、赤芍、当归活血。

【用药指导】 具有益气、活血或益气活血作用的中成药可应用于此证型。

【临床研究】 脑心通胶囊的功效为益气活血、化瘀通络。现代研究证明其具有抗炎、抗血小板聚集、保护血管内皮功能、抗动脉粥样硬化、抗氧化应激、抗脑缺血再灌注损伤、改善学习记忆功能等作用,可用于缺血性中风急性期、恢复期及后遗症期符合气虚血瘀证中风的治疗。临床研究证明脑心通胶囊与阿托伐他汀联合使用可增强疗效,改善血脂水平,优于单用阿托伐他汀,且未见明显不良反应。

【中成药示范推荐】 脑心通胶囊。

【临证备要】 该证候多见于恢复期及后遗症期。脑心通胶囊内均含有水蛭、全蝎、地龙等虫类药,不宜大量长期服用,不良反应与服用方法有关,空腹用药易导致胃部不适,避免空腹给药可以减少或防止不良反应的发生。

（三）主要并发症

1. 中风后痴呆

【治则治法】 在缺血性中风辨证论治基础上加强补肾填精、健脑益智的作用。

【用药指导】 可联合使用具有补肾填精、健脑益智或补肾健脑作用的中成药。

【临床研究】 复方苁蓉益智胶囊的功效为益肾养肝、活血化浊、健脑增智，现代研究证明其具有改善脑血流及血管内皮功能，降低海马 MACKS mRNA 的表达，抑制脑组织内氧化应激，保护线粒体的作用。临床研究证明其与奥拉西坦、尼莫地平联用效果优于单用西药。

【中成药示范推荐】 复方苁蓉益智胶囊。

【临证备要】 复方苁蓉益智胶囊适用于轻、中度痴呆患者，其内含有制何首乌，长期、大量使用时需定期复查肝肾功，地龙等虫类药可能引起胃肠道反应，避免空腹用药。

2. 中风后抑郁

【治则治法】 在缺血性中风辨证论治基础上加强疏肝解郁、健脾益气、养血安神的作用。

【用药指导】 可联合使用具有疏肝解郁、健脾益气、养血安神或疏肝健脾安神作用的中成药。

【临床研究】 舒肝解郁胶囊的功效为疏肝解郁，健脾安神，现代研究证明其可改善脑部血液循环，增加脑血流量，通过调节神经递质、神经营养因子等多途径、多靶点发挥抗抑郁作用，临床研究表明其治疗卒中后抑郁与氟西汀相当，起效较黛力新缓慢，治疗2周后患者汉密尔顿抑郁量表评分明显下降，疗效稳定，不良反应较轻，与西酞普兰联用效果优于单用西药，且不增加不良反应。

乌灵胶囊的功效为补肾健脑，养心安神，现代研究证明其有中枢镇静、调节和脑保护作用，具有增强机体免疫功能、耐缺氧和抗疲劳作用。临床研究表明其与黛力新、帕罗西汀、西酞普兰等联用可以增加疗效,且安全性较高。

【中成药示范推荐】 舒肝解郁胶囊、乌灵胶囊。

【临证备要】 舒肝解郁胶囊、乌灵胶囊适用于轻、中度焦虑、抑郁患者。焦虑、抑郁、失眠等情绪障碍不仅是缺血性中风的危险因素,同时也是加重和诱发因素,故情绪管理在疾病的不同阶段发挥着重要作用,应贯穿于该病防治的始终,从而达到患者以积极的情绪,主动参与到疾病的防治工作之中。

三、中成药使用注意事项

1. 单纯应用中成药治疗时,须结合合理生活方式。

2. 使用中成药时应根据病情选择适合剂型,如针剂主要用在急性期、恢复期,吞咽困难者一般不用胶囊剂型。

3. 瘀血是缺血性中风的基本证候要素,活血化瘀法是各证型的基础治疗,可贯穿于缺血性中风先兆、急性期、恢复期、后遗症期治疗始终。

4. 功效不同的中成药,可在辨证论治理论指导下联合配伍应用。同类中成药应避免同时应用,可分阶段交替使用。

5. 中成药与西药合理联合应用,可起到协同增效的作用。

6. 中西药针剂联合应用时,应避免直接混合使用;中西药口服制剂联合应用时,应间隔半小时以上。

7. 使用中成药针剂应密切观察,积极防治过敏反应;凡需要长期服用中成药者一般都需要 3~6 个月复查疗效及安全性指标,评估病情,调整方案。

附件1 缺血性中风证候
要素诊断量表

缺血性中风证候要素诊断量表——内火

症状	评分标准
满面通红	□4分:有□0分:无此症状
两颧潮红	□2分:有□0分:无此症状
目赤	□7分:有□0分:无此症状
口干	□3分:有□0分:无此症状
渴喜冷饮	□4分:有□0分:无此症状
舌干	□2分:有□0分:无此症状
口唇焦裂	□6分:有□0分:无此症状
口苦	□2分:有□0分:无此症状
口臭	□4分:有□0分:无此症状
痰色黄	□1分:有□0分:无此症状
心烦	□1分:有□0分:无此症状
躁扰不宁	□3分:有□0分:无此症状
吞酸	□2分:有□0分:无此症状
小便黄赤	□4分:有□0分:无此症状
大便干	□1分:有□0分:无此症状
红舌或绛舌	□2分:有□0分:无此症状
黄苔	□10分:有□0分:无此症状
燥苔	□2分:有□0分:无此症状
数脉	□5分:有□0分:无此症状
弦脉	□2分:有□0分:无此症状
滑脉	□1分:有□0分:无此症状
内火总积分	

缺血性中风证候要素诊断量表——痰湿

症状	评分标准
表情淡漠或寡言少语	□ 1分：有 □ 0分：无此症状
神情呆滞	□ 2分：有 □ 0分：无此症状
肥胖	□ 1分：有 □ 0分：无此症状
头闷痛	□ 6分：有 □ 0分：无此症状
头重	□ 3分：有 □ 0分：无此症状
头昏或头晕	□ 1分：有 □ 0分：无此症状
口黏腻	□ 2分：有 □ 0分：无此症状
渴不欲饮	□ 2分：有 □ 0分：无此症状
咳痰或喉中痰鸣	□ 10分：有 □ 0分：无此症状
纳呆	□ 2分：有 □ 0分：无此症状
便溏	□ 4分：有 □ 0分：无此症状
胖大舌	□ 3分：有 □ 0分：无此症状
齿痕舌	□ 2分：有 □ 0分：无此症状
厚苔	□ 3分：有 □ 0分：无此症状
腻苔	□ 8分：有 □ 0分：无此症状
滑苔	□ 9分：有 □ 0分：无此症状
滑脉	□ 6分：有 □ 0分：无此症状
	痰湿总积分：

缺血性中风证候要素诊断量表——气虚

症状	评分标准
神疲	□2分:有□0分:无此症状
乏力	□5分:有□0分:无此症状
面色白	□9分:有□0分:无此症状
面色萎黄	□3分:有□0分:无此症状
口唇淡白	□9分:有□0分:无此症状
气短	□8分:有□0分:无此症状
语声低微	□9分:有□0分:无此症状
手或足肿胀	□3分:有□0分:无此症状
自汗	□2分:有□0分:无此症状
大便初硬后溏	□3分:有□0分:无此症状
大便或小便失禁	□5分:有□0分:无此症状
淡舌	□3分:有□0分:无此症状
胖大舌或齿痕舌	□1分:有□0分:无此症状
缓脉	□5分:有□0分:无此症状
细脉	□5分:有□0分:无此症状
沉脉	□4分:有□0分:无此症状
弱脉	□4分:有□0分:无此症状
结脉或代脉	□1分:有□0分:无此症状
	气虚总积分:

15

缺血性中风证候要素诊断量表——血瘀

症状	评分标准
面色晦暗或黧黑	□9分:有 □0分:无此症状
口唇紫暗或暗红	□8分:有 □0分:无此症状
皮肤粗糙	□4分:有 □0分:无此症状
痛有定处	□5分:有 □0分:无此症状
紫舌或暗舌	□10分:有 □0分:无此症状
舌有瘀斑瘀点	□10分:有 □0分:无此症状
舌下脉络青紫	□10分:有 □0分:无此症状
舌下脉络曲张	□8分:有 □0分:无此症状
涩脉	□8分:有 □0分:无此症状
结脉或代脉	□1分:有 □0分:无此症状
	血瘀总积分:

附件2 中医名词术语解释

1. 辨证论治:根据病史、四诊所收集到的资料,通过比较、分析辨清病因、病性、病位、病势以及正邪之间的关系,根据辨证的结果,确定相应的治则治法。

2. 中经络:中经络病位浅、病情轻,无神志改变,仅表现口眼歪斜、半身不遂、语言不利。

3. 中脏腑:中脏腑病位深、病情重,主要表现神志不清,猝然昏仆,半身不遂,口舌歪斜。

4. 闭证:闭证属实,因邪气内闭清窍所致,其主要症状是突然昏仆,不省人事,牙关紧闭,口噤不开,两手握固,大小便闭,肢体强痉。根据有无热象,又有阳闭和阴闭之分。

5. 脱证:脱证属虚,乃为五脏真阳散脱、阴阳即将离决之候,临床可见神志昏聩无知、目合口开、四肢松懈瘫软、手撒肢冷汗多、二便自遗、鼻息低微等。

6. 两颧潮红:又称"颧赤"。面部仅两颧部位皮肤发红的表现。

7. 目赤:又称"白睛红赤"。双眼或单眼白睛部发红的表现。

8. 口干:自觉口中津液不足,但没有饮水要求,或饮水很少的表现。

9. 舌干:舌体干燥,扪之燥涩的舌象。

10. 口唇焦裂:口唇黏膜严重干燥,脱屑、开裂的表现。

11. 口苦:自觉口中有苦味的表现。

12. 口臭:口中出气臭秽的表现。

13. 心烦:心中烦热郁闷之状。

14. 躁扰不宁:身体躁动、躁急或手足扰动不宁。

15. 吞酸:酸水自胃中上至咽喉,不及吐出而下咽,并可感觉到酸味刺激性的表现。

16. 小便黄赤:尿液的颜色呈深黄、黄红或黄褐色,甚至尿如浓茶的表现。

17. 大便干:便质干燥。

18. 红舌:舌体颜色鲜红的舌象。

19. 绛舌:舌质颜色深红的舌象。

20. 黄苔:舌苔呈黄色的舌象。

21. 燥苔:苔面缺乏津液,苔质干燥,扪之燥涩的舌象。

22. 数脉:脉来急速,一息五至以上(相当于每分钟90次以上)的脉象。

23. 弦脉:端直而长,指下挺然,如按琴弦的脉象。

24. 滑脉:往来流利,应指圆滑,如珠走盘的脉象。

25. 表情淡漠:对外界任何刺激均缺乏相应的情感反应。

26. 寡言少语:默默少言。

27. 神情呆滞:表情、目光呆板,无神采。

28. 肥胖:形体发胖臃肿,超乎常人的表现。

29. 头闷痛:头部疼痛伴有郁闷不舒感。

30. 头重:感觉头部沉重。

31. 头昏:头部昏沉不适,头脑不清爽,严重则走路不稳,甚至有失平衡。

32. 口黏腻:自觉口舌黏腻,涩滞不爽,甚至食不知味的表现。

33. 渴不欲饮:自觉口中干燥但不想饮水的表现。

34. 咳痰:痰液由咳嗽而吐出。

35. 喉中痰鸣:痰涎壅盛,聚于喉间,气为痰阻,呼吸时喉中鸣响的表现。

36. 纳呆:不思饮食,食量减少的表现。

37. 便溏:粪便稀薄而不成形的表现。

38. 胖大舌:舌体虚浮胖大,常伴有齿痕,色淡而嫩的舌象。

39. 齿痕舌:舌体边缘凹凸不齐,留有被牙齿压迫的印迹的舌象。

40. 厚苔:舌苔增厚,不能见到舌质颜色的舌象。

41. 腻苔:苔质颗粒细小致密,紧贴舌面,不易刮脱,并在舌的中根部较厚,边尖部较薄的舌象。

42. 滑苔:舌面水液过多,甚至伸舌涎流欲滴,扪之湿而滑利的舌象。

43. 面色晦暗:面色或白、或青、或黄、或黑而色黯,缺少光泽的表现。

44. 面色黧黑:面部均匀显露晦黑色,缺少光泽的表现。

45. 痛有定处:疼痛部位固定不移。

46. 紫舌:舌体呈深紫色或青紫色的舌象。

47. 舌有瘀斑瘀点:舌上出现青色、紫色或紫黑色斑点的舌象。

48. 舌下脉络青紫:舌下络脉呈青紫色。

49. 舌下脉络曲张:舌下络脉粗张。

50. 涩脉:脉来不流利,往来艰涩,如轻刀刮竹的脉象。

51. 结脉:脉来迟缓而有不规律的间歇的脉象。

52. 代脉:脉来缓弱而出现有规律的间歇的脉象。

53. 神疲：自觉精神困倦的表现。

54. 乏力：自觉肢体懈怠，软弱无力的表现。

55. 面色白：面部缺乏含蓄的红色而白于正常人的表现。

56. 面色萎黄：面色黄而没有光泽的表现。

57. 口唇淡白：嘴唇缺乏血色而发白的表现。

58. 气短：安静时或日常活动时呼吸短促，自觉气息不能接续的表现。

59. 语声低微：言语慢而声音低微，难以听清，甚至欲言而无力发声的表现。

60. 手或足肿胀：手或足浮肿发胀。

61. 自汗：不因劳累活动，不因天热及穿衣过暖和服用发散药物等因素而自然汗出的表现。

62. 小便失禁：在神志清醒或昏迷的情况下，小便不能随意控制而自行溺出的表现。

63. 大便失禁：大便不能随意控制而自遗。

64. 淡舌：舌色比正常舌色浅淡，白色偏多红色偏少的舌象。

65. 缓脉：一息四至，来去怠缓的脉象。若脉来和缓均匀为平脉；若脉来弛缓无力为病脉。

66. 细脉：脉细如线，但应指清晰的脉象。

67. 沉脉：脉位深，轻取不能应指，重按才显于指下的脉象。

68. 弱脉：沉细无力的脉象。

69. 手足心热：医生察知患者手心、足心发热，或患者自觉手、足心发热的表现。

70. 五心烦热：自觉两手心、两足心发热及心胸发热的表现，可伴有心烦不宁，体温升高。

71. 盗汗：入睡后出汗，醒来即止的表现。

72. 瘦薄舌：舌体瘦小而薄的舌象。

73. 剥脱苔：舌苔全部或部分剥脱，剥落处光滑无苔，暴露出舌质颜色的舌象。

74. 舌光红无苔：舌面剥落殆尽，光红如镜者。

附件 3　经典方药出处

	名称	出自	主要药物组成
1	镇肝熄风汤	《医学衷中参西录》	怀牛膝、生赭石、生龙骨、生牡蛎、生龟板、玄参、天冬、生杭芍、川楝子、生麦芽、茵陈、甘草
2	松龄血脉康胶囊		鲜松叶、葛根、珍珠层粉
3	六味地黄丸	《小儿药证直诀》	熟地、山萸肉、丹皮、山药、茯苓、泽泻
4	血府逐瘀汤	《医林改错》	桃仁、红花、当归、生地、牛膝、川芎、赤芍、桔梗、甘草、柴胡
5	培元通脑胶囊		制何首乌、熟地黄、天冬、龟甲（醋制）、鹿茸、肉苁蓉（酒制）、肉桂、赤芍、水蛭（烫）、地龙、桑根白皮、木通、茯苓、炙甘草
6	羚羊角汤	《圣济总录》	羚羊角、郁李仁、山楂（炒）、茯苓、旋覆、葳蕤、升麻、茯神
7	安宫牛黄丸	《温病条辨》	牛黄、郁金、犀角、黄连、黄芩、雄黄、栀子、朱砂、冰片、麝香、珍珠

续表

名称	出自	主要药物组成
8	苦碟子注射液		苦碟子
9	涤痰汤	《奇效良方》	制半夏、制南星、陈皮(橘红)、枳实、茯苓、人参、石菖蒲、甘草、竹茹
10	苏合香丸	《太平惠民和剂局方》	苏合香、安息香、冰片、水牛角浓缩粉、人工麝香、檀香、沉香、丁香、香附、木香、乳香(制)、荜茇、白术、诃子肉、朱砂
11	参附汤	《重订严氏济生方》	人参、附子
12	化痰通络汤		法半夏、橘红、枳壳、川芎、红花、远志、石菖蒲、茯神、党参、丹参、炙甘草
13	脉血康胶囊		水蛭
14	丹红注射液		丹参、红花
15	丹参川芎嗪注射液		丹参、盐酸川芎嗪

15

续表

	名称	出自	主要药物组成
16	注射用血栓通	三七	
17	星蒌承气汤	王永炎院士经验方	全瓜蒌、胆南星、大黄、芒硝
18	补阳还五汤	《医林改错》	生黄芪、当归尾、赤芍、地龙、川芎、红花、桃仁
19	脑心通胶囊		黄芪、赤芍、丹参、当归、川芎、桃仁、红花、乳香（制）、没药（制）、鸡血藤、牛膝、桂枝、桑枝、地龙、全蝎、水蛭
20	复方苁蓉益智胶囊	王永炎院士经验方	制何首乌、荷叶、肉苁蓉、地龙、漏芦
21	疏肝解郁胶囊		贯叶金丝桃、刺五加
22	乌灵胶囊		乌灵菌粉

15

参考文献

［1］张廷模.临床中药学.北京:中国中医药出版社,2004:5.

［2］苏琼华,郭海鸥.我院 2004-2006 年心脑血管类中成药应用分析.中国药房,2007,18(36):2855.

［3］储秋萍,冯琳,戴惠珍,等.2007 年长江流域 157 家医院心脑血管类中成药的利用分析.中国新药与临床杂志,2008,27(10):775.

［4］齐鸣,李胜涛,任佳辉,等.中风先兆中医药研究进展.湖南中医杂志,2015,31(12):178-181.

［5］短暂性脑缺血发作中国专家共识组.短暂性脑缺血发作的中国专家共识更新版(2011 年).中华内科杂志,2011,50(6):530-533.

［6］杨绪栋.松龄血脉康胶囊联合阿司匹林片对脑梗死患者脑动脉血流速度、血小板活化功能的影响.现代中西医结合杂志,2017,26(9):987-989.

［7］王保和,张广明.松龄血脉康胶囊治疗高脂血症(肝阳上亢证)临床有效性和安全性双盲双模拟、阳性药平行对照Ⅱ期临床试验.天津中医药,2003,20(1):58-61.

［8］胡文利,唐榕,陈路佳,等.松龄血脉康胶囊联合血管紧张素Ⅱ受体拮抗剂治疗高血压的系统评价.中国药业,2014,23(4):22-25.

［9］张碧辉.松龄血脉康胶囊联合厄贝沙坦片治疗高血压患者临床疗效分析.现代实用医学,2015,7(3):310-311.

［10］郑卫武.松龄血脉康胶囊联合左旋氨氯地平治疗女性更年期高血压的疗效分析.中国实用医药,2012,7(33):29-30.

［11］蔡周权,袁浩宇,俞瑜.松龄血脉康胶囊联合辛伐他汀治疗心绞痛伴高脂血症 48 例临床评价.中国药业,2015,24(17):29-30.

［12］中华医学会神经病学分会,中华医学会神经病学分会脑血管病学组.中国急性缺血性中风诊治指南 2014.中华神经科杂志,2015,48(4):246-257.

［13］高颖，马斌，刘强，等. 缺血性中风证候要素诊断量表编制及方法学探讨. 中医杂志，2011，52（24）：2097-2101.

［14］胡华白，马俊杰. 安宫牛黄丸治疗急性脑血管病临床及药理机制研究进展. 世界科学技术 - 中医药现代化，2015，17（7）：1510-1513.

［15］沈宁. 安宫牛黄丸治疗缺血性中风病急性期痰热证的疗效分析. 当代医学. 2014，20（19）：79-80.

［16］王建峰. 安宫牛黄丸治疗大面积脑梗死合并高热 30 例. 陕西中医，2011，32（3）：290-291.

［17］叶晓勤，魏戍，谢雁鸣，等. 苦碟子注射液治疗缺血性中风急性期上市后再评价. 中国中药杂志，2011，36（20）：2793-2795.

［18］王巍巍，胡晶，王晶，等. 苦碟子注射液配合常规西药治疗急性脑梗死的系统评价. 中华中医药杂志，2014，29（04）：1105-1108.

［19］安慧艳，高峰丽. 安宫牛黄丸的临床疗效文献分析. 中国药业，2012，21（8）：63-64.

［20］边晶，张洪义. 苏合香丸古今应用初探. 中医药临床杂志，2016，28（6）：875-878.

［21］孙乐羽，姜炎，贺刚锐. 参附注射液治疗急性脑梗死后脑心综合征临床观察. 中国实用神经疾病杂志，2015，18（14）：118-119.

［22］付莹坤，谢雁鸣. 参附注射液临床应用及其不良反应文献分析. 中国中药杂志，2012，37（18）：2796-2799.

［23］柳文科，张书艳，陈忠义，等. 探讨参附注射液联合依达拉奉治疗进展性脑梗塞的临床疗效. 中外医疗，2015，34（17）：107-108.

［24］穆婧，刘承玄，李云逸. 参附注射液联合奥扎格雷钠注射液治疗进展性脑梗死临床观察. 中国药业，2017，26（08）：52-54.

［25］郑文旭. 脉血康胶囊对脑梗死恢复期患者的临床效果研究. 中药药理与临床，2015，31（4）：247-249.

［26］李振东，纪艾玲，李法强，等. 脉血康胶囊联合阿司匹林治疗急性脑梗死疗效观察. 中西医结合心脑血管病杂志，2013，11（9）：1082-1083.

［27］吴珍霞，李鹏. 脉血康胶囊联合氯吡格雷治疗急性脑梗死的临床观察. 中国中医药科技，2013，20（4）：404.

[28] 颜洋,汪应瑞.脉血康胶囊对治疗78例脑梗死患者阿司匹林抵抗临床观察.内蒙古中医药,2013(10):48-50.

[29] 马丽虹,王健,李可建.丹红注射液治疗缺血性中风急性期临床疗效的系统评价.中国中医急症,2012,21(10):1609-1610,1620.

[30] 李建红.丹红注射液联合奥扎格雷注射液治疗脑梗死的效果观察.实用医药杂志,2015,32(9):820-821.

[31] 戚柳杰,裘益仁.丹红注射液联合氯吡格雷对急性缺血性中风患者血浆大内皮素1,D-二聚体及血清脂蛋白(a)的影响.浙江中医杂志,2016,51(6):464.

[32] 段笑娇,吴嘉瑞,刘施,等.基于Meta分析的丹参川芎嗪注射液治疗急性脑梗死临床评价研究.药物流行病学杂志,2017,26(1):27-32.

[33] 劳一,韩景光,张占伟.早期动脉溶栓联合丹参川芎嗪注射液治疗急性脑梗死的临床观察.湖南中医药大学学报,2010,30(5):61-63.

[34] 任志学.依达拉奉注射液联合丹参川芎嗪注射液治疗急性脑梗死的临床疗效观察.实用心脑肺血管病杂志,2016,24(9):91-93.

[35] 陆维君,郭晨龙.曲克芦丁脑蛋白水解物注射液联合丹参川芎嗪注射液对急性脑梗死患者神经功能及血液流变学的影响.实用心脑肺血管病杂志,2015,23(3):59-61.

[36] 左霞,雷尚芳,李贤玉,等.丹参川芎嗪注射液联合长春西汀治疗急性脑梗死的疗效观察.现代药物与临床,2015,30(4):445-449.

[37] 李震亮,姚冬梅,幺桂兰.丹参川芎嗪注射液联合低分子肝素治疗急性脑梗死的疗效观察.现代药物与临床,2016,31(8):1184-1187.

[38] 师冉,马丽虹,李可建.血栓通注射液治疗缺血性中风急性期临床疗效的系统评价.山东中医药大学学报,2012,36(06):469-471.

[39] 郑财济,吴逢波,毛棉,等.奥扎格雷钠联合血栓通注射液治疗急性脑梗死疗效的系统评价.中国药房,2014,25(4):322-326.

[40] 刘晓村.联合应用依达拉奉和血栓通治疗大面积缺血性中风的临床研究.求医问药(下半月),2012,10(5):653.

[41] 袁国良,金鹏.长春西汀联合血栓通治疗急性脑梗死的临

床疗效观察.吉林医学,2011,32(5):880-881.

[42]李琦,吕静,杨妹琴,等.丁苯酞联合血栓通治疗缺血性中风患者神经功能的效果.中国生化药物杂志,2014,34(6):107-109.

[43]孙雷焕,张超,颜虹,等.脑心通治疗脑梗死的疗效及安全性 Meta 分析.中西医结合心脑血管病杂志,2012,10(10):1182-1186.

[44]李可建.对脑心通胶囊治疗缺血性中风急性随机对照研究的系统评价.山东医药,2006,46(14):35-37.

[45]梁君.步长脑心通胶囊治疗脑中风恢复期的临床疗效观察.深圳中西医结合杂志,2014,24(9):50-51.

[46]姚立群,姚丹丹,王玉秀.步长脑心痛胶囊治疗中风后遗症的临床研究.中国中医药现代远程教育,2008,6(12):1498.

[47]叶博文,李丽萍,王利静,等.脑心通胶囊联合阿托伐他汀治疗脑梗死的临床疗效观察.临床合理用药,2016,9(4A):52-53.

[48]李凯歌.步长脑心通胶囊不良反应的临床观察.中外医学研究,2011,9(28):68.

[49]张宪忠,高磊,焦静,等.复方苁蓉益智胶囊对中风后轻度认知障碍患者脑血流及血管内皮功能的影响研究.世界中西医结合杂志,2015,10(4):533-536.

[50]陈国超,张根明,陈璐,等.复方苁蓉益智胶囊的临床应用及实验研究进展.中西医结合心脑血管病杂志,2016,14(5):510-512.

[51]宋秀娟,林永坚,王丽娜,等.奥拉西坦联合复方苁蓉益智胶囊治疗脑白质疏松认知障碍的临床效果观察.中国临床药理学与治疗学,2017,22(2):184-189.

[52]周琪,吉智,李毓新,等.复方苁蓉益智胶囊对治疗血管性认知功能障碍的增效作用.陕西中医,2015,36(5):548-549.

[53]陈伟.疏肝解郁胶囊治疗中风后抑郁 58 例疗效观察.医学理论与实践,2014,27(15):2005-2006.

[54]张春荣,王帅.舒肝解郁胶囊对中风后抑郁患者血浆去甲肾上腺素及多巴胺水平的影响.医药导报,2014,33(2):197-199.

[55]方建,李晓晖,陈文武.舒肝解郁胶囊对中风后抑郁患者血清脑源性神经营养因子和 5-羟色胺水平的影响.世界临床药物,2015,36(5):331-333,344.

[56] 毛森林,罗莎.舒肝解郁胶囊治疗卒中后抑郁的临床研究.临床药物治疗杂志,2016,14(1):54-56.

[57] 高桂丽.疏肝解郁胶囊联合短程黛力新治疗老年中风后抑郁.医药论坛杂志,2016,37(10):155-156.

[58] 邢香然.舒肝解郁胶囊联合西酞普兰治疗中风后抑郁的对照观察.中西医结合心脑血管病杂志,2011,9(1):40-41.

[59] 尹东辉,张晶,刘纯莉.乌灵胶囊的临床应用进展.中国新药杂志,2011,20(16):1530-1533,1562.

[60] 阮淑琼,陈剑.乌灵胶囊联合黛力新治疗中风后抑郁临床疗效及对神经功能和日常生活能力的影响.新中医,2016,48(1):17-19.

[61] 向莉,李书剑,胡亚梅.乌灵胶囊联合帕罗西汀治疗卒中后抑郁疗效观察.中国实用神经疾病杂志,2011,14(15):36-38.

[62] 冉守连,晏昆,林涛,等.西酞普兰联合乌灵胶囊治疗卒中后抑郁的临床研究.齐齐哈尔医学院学报,2012,33(14):1885-1887.

16. 中国脑卒中护理指导规范

组 长 杨 莘

成 员（按姓氏笔画排序）

王 军　刚婷婷　刘 芳　林蕾蕾
袁巧玲　徐 敏　唐云红　常 红
梁建姝　谢家兴

中国脑卒中护理指导规范目录

一、前言

美国心脏病协会 2015 年公布的心脏病和脑卒中的统计数据显示,脑卒中已成为全球第二大死亡原因。根据 2013 年《中国医学科技发展报告》,每年死于脑卒中超过 150 万,新发病例约 250 万,幸存者 600 万~700 万,残疾率高达 75%,具有发病率高、死亡率高、致残率高、复发率高的特点。目前我国脑卒中的发病率正以每年 8.7% 的速度上升,每年用于治疗脑血管病的费用在 100 亿元以上,加之间接经济损失花费近 200 亿元,对个人、家庭和社会造成沉重负担。脑卒中的临床诊疗策略中,护理贯穿在预防、救护、诊治和康复的每一个环节之中,尤其对患者及家属的健康教育起着至关重要的作用。然而至今还没有发表关于脑卒中护理指导规范。为了总结和推荐脑卒中护理干预的临床循证依据,在国内建立脑卒中的护理规范,国家卫生计生委脑卒中防治工程办公室组建脑卒中护理指南编写小组,由首都医科大学宣武医院杨莘教授组织多家医院护理专家团队,基于国内外脑卒中相关研究进展和指南,对脑卒中护理内容进行收集和整理,共同编写了《中国脑卒中护理指导规范 2015》,文献检索至 2015 年 2 月,文中推荐级别和证据级别及证据类型如表 16-1。

表 16-1 推荐级别及证据类型

推荐级别	证据类型
A 级:推荐给所有医院	Ⅰa:多个随机对照试验的 Meta 分析或系统评价,设计严谨的大规模随机对照试验
	Ⅰb:较低偏倚风险的随机对照
	Ⅰc:较高偏倚风险的随机对照
B 级:推荐给大多数医院	Ⅱa:高质量的病例对照研究或队列研究的系统分析
	Ⅱb:高质量的病例对照研究或队列研究
	Ⅱc:设计良好的病例对照研究或队列研究

续表

推荐级别	证据类型
C级:推荐给符合条件的医院	Ⅲ:非试验性描述研究、病例报告、案例系列
D级:供医院参考	Ⅳ:没有任何前述证据支持的专家意见或看法

推荐强度(分4级,Ⅰ级最强,Ⅳ级最弱)

Ⅰ级	基于A级证据或专家高度一致的共识
Ⅱ级	基于B级证据或专家共识
Ⅲ级	基于C级证据或专家共识
Ⅳ级	基于D级证据或专家共识

治疗措施的证据级别(分4级,A级最高,D级最低)

A级	A级:基于多个随机对照试验的荟萃分析或系统评价;多个随机对照试验或1个样本量足够的随机对照试验(高质量)
B级	基于至少1个较高质量的随机对照试验
C级	基于未随机分组但设计良好的对照试验,或设计良好的队列研究或病例对照研究
D级	基于无同期对照的系列病例分析或专家意见

诊断措施的证据等级(分4级,A级最高,D级最低)

A级	基于多个或1个样本量足够、采用了参考(金)标准、盲法评价的前瞻性队列研究(高质量)
B级	基于至少1个前瞻性队列研究或设计良好的回顾性病例对照研究,采用了金标准和盲法评价(较高质量)
C级	基于回顾性、非盲法评价的对照研究
D级	基于无同期对照的系列病例分析或专家意见

16

二、脑卒中的预防

(一) 生活方式的管理

1. **超重和肥胖** 研究显示,肥胖人群易患心脑血管病。国内对 10 个人群的前瞻性研究发现,肥胖者缺血性脑卒中发病的相对危险度为 2.0。国外有研究显示男性腹部肥胖和女性体质指数(body mass index,BMI)增高是脑卒中的独立危险因素。目前,减轻体重对于降低脑卒中风险有用性还不确定,但体重减轻可以引起血压的下降。

2. **体育运动** 保持适度运动可使脑卒中发病率降低20%,增加活动量可使脑卒中发病率降低 27%。尽管积极运动的生活方式确定有益,但是目前全国范围内的行为趋势依旧是久坐。一些研究支持进行有氧运动及体力训练来提高卒中后心血管的适应性。结构化治疗性训练可以提高活动性、平衡及耐力,这些有利作用已经在不同种群及年龄组中得到了证实。研究表明鼓励体力活动及锻炼能使身体状况、功能及卒中后生活质量达到最佳化。

3. **饮食与营养** 大量研究显示,饮食中的一些营养素与脑卒中的危险性相关。减少饮食中盐和饱和脂肪的摄入,建议食用水果、蔬菜和富含纤维的食物,可减少脑卒中风险。世界卫生组织 2013 年 1 月 31 日发布一份新的食盐摄取指南,建议成年人每日钠元素摄取量应低于2000mg,即食盐摄取量应低于 5g,而钾元素摄取量应至少3510mg。钠的高摄入量伴随脑卒中危险性增加,同时钾的摄入增多可能伴随脑卒中风险性降低。而补充维生素E 和 β 胡萝卜素不能降低脑卒中风险,且过量摄入维生素E(≥400IU/d)可能会增加致病率,β 胡萝卜素能够增加心血管致死性疾病的风险。每月至少进食一次鱼类的人群中,缺血性脑卒中风险降低 31%。

4. **饮酒** 大多数研究表明,酒精消耗和卒中发生的危险度之间有一种 J 型关系,即轻、中度饮酒有保护作用,过量饮酒则会使卒中风险升高。男性每天较适宜的饮酒量为高度数白酒不超过 50ml(1 两,酒精含量 <25g),啤酒不超过 640ml,葡萄酒不超过 200ml(女性饮酒量需减半),可能会减少心脑血管病的发生。

5. **吸烟** 吸烟是缺血性脑卒中确定独立危险因素,其中被动吸烟也是脑卒中的一个重要因素。吸烟可使出血性卒中的风险增高 2~4 倍。最有效的预防措施是不吸烟并且避免被动吸烟,戒烟也同样可以降低卒中的风险。

【推荐意见】

● 肥胖和超重者应减轻体重,以降低脑卒中风险(A级推荐)。

● 应采用适合自己的体力活动来降低脑卒中的风险(A级推荐)。

● 成年人(部分高龄和身体因病不适运动者除外)每周至少有 5 天,每天 30~45 分钟的体力活动(如快走、慢跑、骑自行车或其他有氧代谢运动等形式为主。(A级推荐)

● 每日饮食种类多样化,使营养和能量的摄入趋于合理;采用包括水果、蔬菜、低脂奶制品以及总脂肪和饱和脂肪含量低的均衡食谱(A级推荐)。

● 建议降低钠摄入量和增加钾摄入量,推荐食盐摄入量≤5g/d,钾摄入量≥3510mg/d(A级推荐)。

● 每日总脂肪摄入量应 < 总热量的 30%,饱和脂肪酸 <10%;每日摄入新鲜蔬菜 400~500g,水果 100g,肉类50g,鱼虾类 50g,蛋类每周 3~4 个;奶类每日 250g,食油每日 20~25g;少吃糖类和甜食(A级推荐)。

● 建议杜绝或减少酗酒者的饮酒量(B级推荐)。

● 饮酒者要适度,不要酗酒,饮酒者男性每日饮酒的酒精含量不应超过 25g,女性减半(A级推荐)。

● 不吸烟者远离吸烟环境、吸烟者戒烟(A级推荐)。

● 在社区人群中采用综合性控烟措施对吸烟者进行干预,包括:心理辅导、尼古丁替代疗法、口服戒烟药物等(A级推荐)。

16

(二)血压的管理

高血压的主要并发症是脑卒中,控制高血压是预防脑卒中的关键。不论采用哪种测量方法,诊室血压、动态血压或家庭血压,血压水平与脑卒中、冠心病事件的风险均呈连续、独立、直接的正相关关系。《中国高血压防治指南》指出,在控制了其他危险因素之后,收缩压平均每升高 20mmHg(1mmHg=0.133kPa),舒张压每增加 10mmHg,心脑血管并发症的发生率翻倍。国内外几乎所有的研究均证实,脑卒中发病率、死亡率的上升与血压升高有着十分密切的关系。此外,体重的变化与血压的高低有关,大量研究显示,无论是否有高血压病史,体重减轻都可以引起血压水平的下降。高血压和低血压都与急性脑卒中的不良预后相关。美国心脏协会/美国脑卒中协会脑卒中一级预防指南明确指出,抗高血压治疗对脑卒中一级预防的益处非常明确。

【推荐意见】

• 各级医院应尽快建立成年人首诊测量血压制度;各地积极创造条件建立一定规模的示范社区,定期筛查人群中的高血压患者并给予恰当的治疗和随诊(A级推荐);采用正确的血压测量方法监测血压(A级推荐)。

• 强调改变生活方式对控制血压的重要性,建议减轻体重、增加活动、限制饮酒和合理饮食(B级推荐)。

• 早期或轻度高血压患者首先采用改变生活方式治疗,3个月效果仍不佳者,应加用抗高血压药物治疗。中度以上高血压患者除应改进饮食习惯和不良生活方式外,应进行持续性的、合理的药物治疗(A级推荐)。

• 降压目标:不伴有并发症的高血压患者应将血压降至 <140/90mmHg;伴有糖尿病或肾病患者依据其危险分层及耐受性还可进一步降低。正常血压高值者(120~139/80~89mmHg),如伴有充血性心力衰竭、心肌梗死、糖尿病或慢性肾衰者,应给予抗高血压药物治疗(A级推荐)。

(三) 血糖的管理

大量研究表明,糖尿病是缺血性脑卒中的独立危险因素,糖尿病患者发生急性脑卒中的危险性是非糖尿病患者的3倍,约占2型糖尿病患者死亡原因的10%~15%。Framingham研究显示,糖尿病患者各年龄段缺血性脑卒中发病率均高于非糖尿病者,针对糖尿病患者多种危险因素进行有效的干预治疗后,脑卒中风险是可以降低的。

【推荐意见】

● 糖尿病合并高血压患者应严格控制血压在140/90mmHg以下,可依据其危险分层及耐受性进一步降低。血管紧张素转化酶抑制剂(angiotensin converting enzyme inhibitors,ACEI)或血管紧张素Ⅱ受体阻滞剂(angiotensin Ⅱ receptor blocker,ARB)在降低心脑血管事件方面可能效果更明显(A级推荐);

● 糖尿病患者在严格控制血糖、血压的基础上,联合他汀类调脂药可有效降低脑卒中的风险(A级推荐)。

(四) 血脂的管理

血脂包括血清总胆固醇(total cholesterol,TC),脂蛋白(lipoprotein,LCL)及甘油三酯(triglyceride,TG)。大量研究已经证实血清总胆固醇(TC)、低密度脂蛋白(low-density lipoprotein,LDL)升高、高密度脂蛋白(high-density lipoprotein,HDL)降低与脑卒中的发生存在明显相关性。我国的队列研究表明,血清总胆固醇或低密度脂蛋白胆固醇(low-density lipoprotein cholesterol,LDL-C)升高是冠心病和缺血性脑卒中的独立危险因素之一。流行病学调查显示,总胆固醇水平上升,增加缺血性脑卒中的发生率。亚太组织合作研究项目研究发现,总胆固醇每升高1mmol/L,脑卒中发生率就会增加25%。长期控制胆固醇

16

于合适的水平,可以防止动脉粥样硬化。哥本哈根市在进行心脏病研究中发现高密度脂蛋白胆固醇每升高 1mmol/L,缺血性脑卒中事件的发生率可以减少 47%。

许多研究表明,他汀类药物能够降低包括脑卒中在内的血管事件风险性,显著减少脑卒中的发生率和再发率。患者的治疗性生活方式改变是治疗血脂异常的首要步骤,必须贯穿治疗的全过程。包括减少饱和脂肪酸(< 总量的7%)和胆固醇(<200mg/d)的摄入、选择能加强降低低密度脂蛋白胆固醇(LDL-C)效果的食物,如植物甾醇(2g/d)和可溶性黏性纤维(10~25g/d)、戒烟、减轻体重、增加有规律的体力活动等。药物选择根据血脂水平以及血脂异常的分型决定,治疗过程严格检测药物的不良反应,包括肝肾功能,必要时测试肌酶,避免发生肌纤维溶解的副作用。

【推荐意见】

● 缺血性卒中或 TIA 患者,如胆固醇高,或者同时患有冠状动脉硬化性心脏病(coronary heart disease,CHD),应根据全美胆固醇教育计划(national cholesterol education program,NCEP)Ⅲ指南用其他方式处理,包括生活方式改变、饮食指南和用药建议(A 类推荐)。

● 冠心病患者及高血压高危患者即使 LDL—C 水平正常,也应改变生活方式和给予他汀类药物治疗(A 级推荐)。

三、脑卒中的识别

(一)院前急救

1. 快速识别　一项研究表明,接到患者、家属或旁观者在家中或公共场所呼叫 120、999 或其他紧急救护人员、报诊者提及某些具体词汇,如卒中、面部下垂、无力 / 跌倒或交流困难,则分诊员可正确地识别出 80% 的卒中。调度员与医护人员对卒中的诊断一致,则到场的时间与救治时间均会缩短。询问脑卒中 5 个主要警告症状和体征:

①身体一侧或双侧,上肢、下肢或面部出现无力、麻木或瘫痪;②单眼或双眼突发视物模糊,或视力下降或视物成双;③言语表达困难或理解困难;④头晕目眩、失去平衡,或任何意外摔倒,或步态不稳;⑤头痛(通常是严重且突然发作)或头痛的方式意外改变。初步判断为脑卒中启动紧急医疗救护系统(emergency medical service,EMS)。在院前应进行最初的气道、呼吸和循环评估,并在抵达急诊室时再次评估。要求不断地进行气道、呼吸和循环评估以识别氧饱和度降低、呼吸危害和低血压。

2. 现场处理 对于疑似卒中患者做好处理(表16-2);现场对于卒中危险评估工具包括:改良早期预警评分量表(modified early warning score,MEWS)及格拉斯哥昏迷评分量表(Glasgow coma scale,GCS)。MEWS 有 7 个测试项目,见表16-3。因其评分方法简单易行,对预后的判

表 16-2 疑似卒中患者的院前评估与管理

推荐	不推荐
进行 ABCs 评估与管理	除非医疗总部指示否则不要对高血压进行初始干预
启动心脏监测	
给予补充吸氧,维持氧饱和度 >94%	
依据当地规程建立静脉通道 检测血糖水平,依据病情给予相应治疗	不要静脉应用过量液体 非低血糖患者不要应用含有葡萄糖的液体,不要口服用药,维持进食(nothing-bymouth,NPO)
判断症状出现的时间或最后看起来正常的时间,获取家属的联系方式,最好是电话号码 分诊后将患者迅速转运至最近的合适的卒中医院 通知医院即将有卒中患者到达	不要因院前干预延误转运

表 16-3　改良早期预警评分工具(英国 Freeman 医院)

项目	3分	2分	1分	0分	1分	2分	3分
脉搏(次/分钟)	<40	—	41~50	51~100	101~110	111~130	>130
收缩压(mmHg)	<70	70~80	81~100	101~180	181~200	201~220	>220
呼吸频率(次/分钟)	<8	—	—	8~20	21~30	—	>30
体温(℃)	<34.0	34.0~35.0	—	35.1~37.5	37.6~38.5	38.6~40.0	>40.0
意识	模糊/烦躁	—	—	警觉	对声音	—	—
有反应	对疼痛无反应	—	—	—	—	—	—
氧饱和度(有充足氧气下)	<90%	91%~93%	—	94%~100%	—	—	—
尿量(ml/h)	<30	—	—	—	—	—	—

断准确率高，近年来在国内较广泛应用。MEWS≤5分，GCS>8分无明显颅内高压者立即转运。MEWS>5分，GCS≤8分昏迷或生命体征不平稳者，在有效开放气道（可使用口咽通气道）的基础上，立即给氧，开放静脉通路（生理盐水、甘露醇、降压药）。

【推荐意见】

● 为了提高救治患者的数量与医疗质量，推荐开展医师、医务工作者与EMS工作人员的卒中教育项目（A类推荐）。

● 院前医疗人员应使用院前卒中评估工具，如院前卒中筛查或辛辛那提院前卒中量表（A类推荐）。

● 医疗救护转运人员应向接诊医院发出启动适当医疗资源的通知（A类推荐）。

(二) 转运途中

一旦怀疑脑卒中要尽可能快速、安全地转运到最近的脑卒中治疗医院或脑卒中中心，运送途中通知医院。转运途中做到：①患者在急救后生命指征基本平稳；患者及家属理解合作；不中断心电监护，密切观察病情，持续治疗条件下送往医院；②救护车要求：流动监护车（mobile coronary care unit，MCCU）中具有心电显示器、除颤急救设备和条件，随时可再次急救；尽可能快速、安全地转运到最近的专科医院救治，急救人员必须将脑部急症当做分秒必争的急迫情况处理，如同对待心肌梗死和外伤一样；③现场搬送患者方法正确，急救转运既要快速又要平稳安全，为避免紧急刹车可能造成的损伤，患者体位和担架均应很好地固定，保持患者的身体平衡，严防跌落；④转送时昏迷、呕吐患者应保持头偏向一侧，禁止来回转动头部。

【推荐意见】

● 患者应尽快转运至最近的得到认证的初级卒中中心（primary stroke centers，PSC）或综合卒中中心（comprehensive stroke centers，CSC），就近没有这样的中心，就转运到能提供符合指南要求的急诊卒中医疗的最合适的机构（A 类推荐）。

● 医疗救护人员运送途中告知接诊医院疑似卒中患者正在送往途中，并立即开始初始的卒中管理。

四、 患者与家属的教育

国内外研究均表明，脑卒中是可预防、可干预的疾病，针对高危人群开展筛查，及早进行一级预防干预能够有效地遏制脑卒中的发生和发展。同时部分脑卒中患者在院外治疗依从性差，不遵从医疗方案及护理人员的健康行为指导，通过脑卒中患者二级预防干预，传授疾病控制知识和强调遵医行为，提高自我管理疾病的能力，可控制疾病的复发。康复护理介入得越早，患者的功能恢复和整体疗效就越好。所有卒中患者一旦达到医疗情况稳定应尽早开始康复治疗。有研究表明，90% 神经功能的恢复出现在脑卒中 3 个月内。早期的肢体康复训练在预防脑卒中后的肢体挛缩、关节畸形、深静脉血栓形成等并发症方面作用明显，因此脑卒中患者宜在患病早期开始三级预防康复训练。

（一）健康教育提高患者依从性

脑卒中患者健康教育应该是一个涵盖生理功能锻炼并兼顾心理、生理康复等在内的系列指导。卒中幸存者离开医院后应继续接受专门的卒中护理和康复[急性和(或)住院康复]。通过加强护理工作中的健康教育，使患者掌握脑卒中知识，提高依从性，改善不良行为，预防脑卒中的发生，改善其不良结局。但因多种因素影响，患者的依从性存在较大差异。主要因素有：①社会人口学特征：如年龄、性别和社会经济状况等。②态度和信念：有关资料表明患者依从性与健康信念呈正相关。③知识：依从性差可能与知识缺乏以及对治疗方案的不理解有关。④治疗方案:如治疗方案的复杂性、治疗方案药物的种类、治疗时间的长短、药物的副作用等。⑤求医的条件。⑥家庭支持:研究表明依从性与家庭支持呈正相关。因此,应建立多样化的应对策略以提高患者的依从性。包括:①建立全面的健康教育体系:使患者充分认识到治疗的意义和目的以及遵守医嘱的重要性,调动患者健康保健的积极性,充分发挥其主动性。方式有书面教育、小组谈论、计划指导和个别咨询等,以及视频、录像带、广播、科普书、壁报、手册等形式。内容包括疾病知识、治疗方案及药物的副作用等。时间安排上强调全程教育,包括门诊时、入院时、住院期间、出院时指导和出院后督导。②纠正态度和信念。③利用技巧强化记忆:如交代简明,措词通俗易懂;强调遵从建议的重要性;让患者重复主要的内容以及书面指导等。④应用提醒物:文献报道应用提醒物会增加患者的依从性。提醒物包括电子钟、用药日记以及定时发放药物等。⑤坚持持续督导:研究表明,有助于依从性的措施一旦撤除,患者的依从性很快降至未干预前的水平。

(二)健康教育信息途径

向患者和照顾者提供健康教育时应注意保持信息内容的积极性以及信息传递的效率;提供的健康教育内容应当符合患者的个性需求,综合应用确认、重复、澄清等沟通技巧,并向患者和照顾者提供脑卒中疾病管理及康复训练的健康教育资料。

为患者提供积极的健康教育信息能够丰富患者的卒中知识,常规来说,提供增加患者的满意度和减少患者抑郁的信息对患者和照顾者来说是必要的,应提供积极的信息策略,包括教育和咨询技术的整合;健康教育信息应根据个别患者和照顾者的信息需求定制,其次是检查了解患者掌握程度,确保清晰度,并做适当的重复;信息应根据个别患者和照顾者的沟通需求和视觉需求定制,失语患者应提供易于理解和阅读的材料,并给予充分的时间以供同化;应在恢复过程中适当的时间点监测健康教育信息的需求和内容,因为信息需要随时间变化。

患者路径是为患者和(或)家庭设计的健康教育护理路径,以供阅读和保持。患者路径主要有 2 种类型,其中较常见的类型是一般的患者路径,针对所有卒中患者,通常包含卒中和管理的主要策略的教育信息。另外一种比较有用的健康教育路径是针对患者的个体化路径,例如,如果调查显示高胆固醇水平和显著的颈动脉狭窄,然后给患者的教育信息可以具体到这些内容(如建议低脂肪饮食,建议使用他汀类药物和有关颈动脉内膜切除术)。

实施个体化路径使患者和家庭成员可以花时间来阅读和理解健康教育信息,并反馈进一步的问题。希望通过增强医护人员与患者(和家庭)之间的沟通,达到提高满意度和减少投诉的目的。而且,这种类型的患者健康教育路径可以用信息来指导患者,患者需要承担对自己的护理、康复以及出院计划的责任。电子护理路径可以定期自动生成这些患者的个体路径,确保患者和家庭在任何时候都保持着充分的教育信息。像所有的护理路径,患者个体化路径的健康教育内容应根据最新的证据和指南。

【推荐意见】

• 推荐对患者及家属尽早开展健康教育,强调全程教育,包括门诊时、入院时、住院期间、出院时指导和出院后延续督导(A 级推荐)。

• 推荐向患者和家属提供健康教育时应注意保持内容的全面性,包括疾病知识、治疗方案及药物的副作用等(A 级推荐)。

• 建议健康教育方式的多样性及个体化,并利用沟通技巧通过案例教学有效讲解(A 级推荐)。

• 建议进行以自我管理为主的健康教育(B 级推荐)。

• 建议对健康教育进行效果评价(B 级推荐)。

• 信息和健康教育在持续护理的各个阶段应该提供给卒中患者和其家人及家政护理人员(预防,急性护理,康复,重返社区)(B 级推荐)。

• 信息和健康教育应该是互动的、及时的、最新的，能够提供多种语言和形式（B 级推荐）。

五、 脑卒中护理干预

（一）基础监测与护理

1. 体温　体温是影响脑卒中患者预后的主要因素之一，脑卒中患者应保持体温正常（Ⅱa 级证据）。在脑梗死急性期，体温的控制可改善患者的预后已达成共识，重症脑梗死在发病 72 小时至 7 天之间，体温波动范围控制在 36.0~37.2℃，可提高患者的远期存活率和生存质量。因此，对体温 >38℃的卒中患者应立即降低体温，但急性卒中时，可谨慎使用对乙酰氨基酚降低体温。体温监测包括体表温度和核心温度，体表温度测量时，首选腋温进行测量（Ⅰa 级证据），患侧与健侧腋温无明显差异（Ⅱc 级证据）。但应关注到腋下冰袋降温后，对腋温的影响可达 50 分钟，药物降温 1 小时后体温降幅比较明显，因此建议高热患者腋温测量最好在降温 1 小时后进行复测。脑卒中伴有精神障碍患者，可使用电子体温计进行体温测量（Ⅱc 级证据）。针对核心温度的监测，带有体温监测探头的测温结果准确可靠（Ⅰa 级证据），虽然核心温度监测的"金标准"是肺动脉导管的温度测量，但护士操作困难，因此可推荐使用不受室温影响、又来自动脉的丰富血供的直肠温度，为临床核心体温测量的标准。

【推荐意见】

• 脑卒中患者住院期间应保持体温正常，护士测量体温的部位首选腋温（A 级推荐）。

• 偏瘫患者健侧和患侧均可测温（B 级推荐）。

• 伴有精神障碍患者中，可使用电子体温计进行体温测量（B 级推荐）。

• 重症脑卒中患者可选择带有体温监测探头的核心

温度（A 级推荐）。

- 对体温 >38℃的卒中患者应给予降温措施，温度应控制在 36.0~37.2℃（B 级推荐）。

2. 脉搏与心率监测　急性脑卒中患者常合并心脏疾患，且多发生在距脑卒中发病 3~5 天或发病≤7 天的患者。心律失常发生率为急性脑卒中患者的 72.4%，其中重症患者（GCS≤12 分）高达 85.7%。据报道，脑卒中后心源性猝死的发生率约为 2%~6%，其与严重心律失常密切相关，因此急性脑卒中患者的心率、脉搏的动态监测最为重要，推荐在患者新入院 24 小时内，应给予心电图的检查，重症卒中患者 24 小时内进行心电监护（Ⅰa 证据）。心房颤动是脑卒中患者主要、普遍、独立的危险因素，检测脉搏时首选桡动脉进行测量，心率可通过听诊，要求双人同时测量 1 分钟，可间接了解心脏的情况（Ⅰa 级证据），对于重症脑卒中患者，24 小时动态心电监护显得更为重要，它可通过心电实时监测，有效进行检测与分析心率变异（Ⅰb 级证据）。因此，护士需掌握心电监护知识并熟练连接，从而为医生的早期诊断和治疗提供准确信息。

【推荐意见】

- 卒中后房颤患者，护士需进行两人同时监测脉搏与心率（A 级推荐）。

- 脑卒中发病 24 小时内应常规进行心电图检查（A 级推荐）。

- 重症脑卒中患者建议给予床边心电监护（A 级推荐）。

- 加强护士对心电监护仪应用的培训（A 级推荐）。

3. 呼吸监测脑卒中患者不同平面的脑结构损害，可产生不同类型的呼吸节律的异常，在脑疝前会伴有 Cushing 征的出现，表现为呼吸频率减慢，对于伴有 $PaCO_2$ 增高（≥60mmHg）的重症患者，可能会造成呼吸的抑制，因此重症卒中患者需要动态监测 $ETCO_2$ 及血气分析（Ⅰb 级证据）。当患者血氧饱和度 <95% 时，需要给予患者吸氧（Ⅰb 级证据），无低氧血症患者不需要给氧。其次为了

保持卒中患者的气道通畅,达到有效呼吸形态,侧卧位及口咽通气道的使用,有助于重症脑卒中伴舌后坠患者有效排痰、改善肺通气功能(Ⅱb级证据)。睡眠呼吸障碍在脑卒中患者中有很高的并发率,可达70%~95%。尤其新发的脑梗死呼吸紊乱较为严重,而且呼吸频率明显降低。所以,轻度睡眠呼吸障碍患者夜间可采用侧卧位,低流量吸氧改善通气状况;中、重度睡眠呼吸障碍患者夜间可予气道正压通气改善通气状况(Ⅰb级证据)。

【推荐意见】

● 合并低氧血症患者应给予吸氧(A级推荐)。

● 伴有$PaCO_2$变化的重症患者,可监测$ETCO_2$(A级推荐)。

● 重症脑卒中伴舌后坠患者,可使用口咽通气道或改变体位来保持气道通畅(B级推荐)。

● 轻度睡眠呼吸障碍患者夜间可采用侧卧位,低流量吸氧改善通气状况;中、重度睡眠呼吸障碍患者夜间可予气道正压通气改善呼吸通气状况(A级推荐)。

4. 血压监测 高血压是脑卒中的独立危险因素,对脑卒中急性患者进行准确的血压测量非常关键。建议对收缩压>220mmHg或舒张压>120mmHg的患者,平均动脉压>130mmHg时,可谨慎降压。新版指南强调,诊室血压测量仍是高血压筛查、诊断及管理的"金标准"。目前欧美已经不再使用水银血压计评估血压,而是改用听诊或者使用示波式半自动血压计。对于血压偏低或血压波动较大者,无创自动血压连续监测的前提下,定时手动测量,有创动脉测压却能更准确地反映患者的低血压状态(Ⅰb级证据)。如果双上臂血压差持续>10mmHg,意味着心血管风险增加(Ⅰb级证据)。因此血压监测时应给予相应的护理:①血压的监测要求选择合适的血压计、测压环境以及正确测压方式,同时需要定血压计、定部位、定体位、定时间来保证对患者进行准确的血压测量。②应根据患者的臂围选择适合的袖带。③测压的高度与心脏同水平。④固定给予适合的体位进行测血压:侧卧位、平卧位与俯卧位均可作为测量下肢血压的体位,而避免用屈膝仰卧位测下肢血压(Ⅱb级证据)。⑤血压测量的部位:上肢肱动脉血压测量值被临床普遍视为标准血压,但在无法或者不宜监测上肢血压时,可采用肱动脉收缩压(mmHg)=44.81+0.635× 足背动脉收缩压(mmHg),其舒张压与肱动脉呈显著正相关(Ⅱc级证据);急性偏瘫患者健侧血压与患侧血压无显著差异性。⑥更换测量血压的部位,减少压力性紫癜的发生:血压测量间隔时间≤5分钟者,需每小时更换监测部位;测量间隔时间15~30分钟者,每2小时更换监测部位;测量间隔时间31~60分钟者,每4小时更换监测部位;测量间隔时间>1小时者,每班更换监测部位(Ⅱc级证据)。

【推荐意见】

● 对于血压正常或偏高者,可采用无创自动血压连续监测,血压偏低或血压波动较大者应在无创自动血压连续监测的前提下,定时手动测量(A级推荐)。

● 入院首次测血压时,需监测对侧肢体血压值,当压差>10mmHg,密切监测血压的同时需要监测心率的变化(A级推荐)。

● 急性偏瘫患者侧卧位、平卧位与俯卧位均可作为测量下肢血压的体位(B级推荐)。

● 在无法或者不宜监测上肢血压情况下,足背动脉推荐为较好的测量血压的部位(B级推荐)。

● 血压测量频繁时,需更换监测部位,防止皮肤出现压力性紫癜(B级推荐)。

5. 瞳孔监测 瞳孔的改变是卒中患者重要的神经系统体征,正常瞳孔的直径2~5mm,平均3.5mm,圆形,边缘整齐,对光反射灵敏,双侧等大等圆,位于眼球中央,双侧对称。临床上观察瞳孔时首先看双侧瞳孔是否等大、等圆,即在自然光线下让患者睁眼同时对比瞳孔的大小,嘱患者注视前方,用聚光手电筒垂直照射瞳孔,检查左眼时要遮挡右眼,反转亦然。正常时直接感光瞳孔缩小称直接光反射灵敏;未直接感光的瞳孔也缩小称间接光反射灵敏。当患者出现颅内压增高时,瞳孔的改变可以提示患者的病情变化。颅内压增高可伴有瞳孔缩小、对光反应迟钝或忽大忽小、边缘不整等症状。

观察瞳孔的频次以及间隔时限,可结合 GCS 评分来确定,GCS 评分是意识水平障碍的评估量表,即轻度意识障碍(13~14 分),中度意识障碍(9~12 分),重度意识障碍(3~8 分),脑死亡时 3 分(Ⅱb 级证据)。因此,对于重度意识障碍患者可每 15 分钟、中度意识障碍患者每 30 分钟、轻度意识障碍患者每 60~120 分钟观察一次瞳孔的变化(Ⅲ级证据),瞳孔的大小可通过图片参照法进行观察,从而避免护士因主观判断而出现观察者个体的差异(Ⅲ级证据)。瞳孔变化曲线图可以直观了解早期脑疝的形成,评估病情、分析预后,并选择最佳手术时机。

【推荐意见】

* 护士应使用聚光手电筒适时为重症脑卒中患者进行瞳孔的观察(专家共识)。

* 护士可以根据患者 GCS 评分来确认观察瞳孔的间隔时间(B 级推荐)。

* 图片参照法可用于瞳孔大小的判定(B 级推荐)。

6. 意识障碍的评估　急性卒中患者意识障碍的加重会导致患者出现呼吸衰竭、脑水肿甚至脑疝,因此对大面积脑梗死需要进行密切监护和综合治疗的患者,推荐转入重症监护中心或卒中单元救治(C 级证据)。此时意识障碍的评估技术非常重要。目前,应用 GCS 进行意识水平障碍的评估,简捷有效,但临床医生与护士评估结果存在较大差异(Ⅱb 级证据),因此,在进行评估前务必排除干扰因素,保证生命体征、生化检查、水电解质代谢、颅内压正常;排除镇静剂、抗癫痫、抗惊厥药物等对意识的影响。

GCS 是目前临床使用最广的意识障碍评定量表,但其有局限性,即评估者的有限经验和缺乏训练等使得分偏低;患者气管切开或插管辅助通气、失语时言语评估受限;眼部损伤、眼周水肿等对睁眼的评估影响较大。因此评估时,尤其首次进行查体评估时,需要与医生共同进行,并以患者健侧或病变较轻一侧肢体进行计分。

【推荐意见】

● 重症卒中患者需要密切监护和综合治疗,须进入重症监护病房或卒中单元(A 级推荐)。

● 急性脑卒中伴意识水平障碍患者可应用 GCS 评估。(A 级推荐)。

7. 颅内压监测 颅内压(Intracranial pressure,ICP)是指颅腔内容物对颅腔壁所产生的压力。ICP 的增高,是卒中患者最为危险的综合征。正常成人在身体松弛状态下侧卧时的腰穿或平卧测脑室内压力为 6.0~13.5mmHg (81.6~183.6cmH$_2$O)。平卧时成人 ICP 正常为 5~15mmHg,持续超过 15mmHg 即为颅内高压,>20mmHg 为 ICP 增高的临界值,并作为降颅压的指标(Ⅰb 证据)。国际上比较公认的 ICP 分级标准:轻度增高 16~20mmHg,中度增高 21~40mmHg,重度增高 >40mmHg。ICP 监测的方法较多,护士进行监测时一般采用脑室内导管法,监测时间 7~14 天,是 ICP 监测的金标准(Ⅱb 级证据)。此方法是通过传感器将压力转换为电信号,即可在监护仪上动态显示 ICP 数值,监测时患者为平卧位或头抬高 30°,以外耳道水平为"0"进行校正。

当颅内压增高时,及时分析原因,排除干扰,对症处理。护理监测尤其重要,需要给予以下措施:①抬高床头 15°~30°(Ⅰa 级证据),保持头正中位;②保持呼吸道通畅,及时清除口鼻腔分泌物,必要时气管插管机械通气,翻身叩背吸痰时避免过度刺激;③遵医嘱给予脱水降颅压,应用 20% 甘露醇后需观察颅内压变化,记录脱水剂使用后尿量,记录 24 小时出入量。防止甘露醇应用后引起肾功能损害,心功能不全,电解质紊乱等。因此,近年来有使用 15% 高渗盐水脱水降颅压,且两者的起效时间、作用持续时间和 ICP 降幅无明显差异($P>0.05$)(Ⅱb 级证据);④监测水电解质变化;⑤高热患者及时进行降温治疗,必要时采用头部降温,保持患者的体表温度 <37.5℃(Ⅱb 级证据);⑥躁动患者遵医嘱给予适当镇静;⑦保持 ICP 监测导

线干燥,避免打折,应与其他导联线区分,必要时予标志区别,妥善固定,避免牵拉、脱出。⑧保持引流通畅,医嘱调节引流袋高度,观察引流液颜色、性质、量。保持头部敷料清洁干燥,避免感染。

【推荐意见】

● ICP 监测使用脑室内导管法最为精确可靠,并可引流脑脊液降低 ICP,监测持续时间一般为 7~14 天(B 级推荐)。

● ICP>20mmHg 时应作为降颅压的干预界值(A 级推荐)。

● 给予床头抬高 15~30°,是降低 ICP 有效的护理措施(A 级推荐)。

● 高颅压脱水常用 20% 甘露醇,对于有甘露醇抵抗的颅内高压患者可选择 10%~15% 的高渗盐水(B 级推荐)。

8. 压疮的监测

(1) 压疮的评估:脑卒中卧床患者,常伴有肢体瘫痪、感知觉障碍等症状,使患者易出现血液循环阻滞、营养不良、皮肤受压、水肿、感觉缺失等异常现象,从而易引起压疮。因此,有效的评估是防止压疮发生的主要途径。美国国家压疮协会(national pressure ulcer advisory panel, NPUAP)推荐的压疮分期标准为 I~IV期,进行压疮评估应用风险评估量表,是预防压疮的关键(Ia 级证据)。临床上获得认可及使用的压疮危险因素评估表有 -Waterlow 评分量表、Nor tons 评分量表、Braden 评分量表等量表,其中 Braden 评估量表是自 1987 年以来美国健康保健政策研究机构推荐使用的一种预测压疮危险的工具,具有较高的灵敏度和特异度,现已被广泛用于临床(IIb 级证据),因此建议临床使用 Braden 评估量表,其对 6 个风险因素进行评估,包括感觉、潮湿、活动、移动、营养、摩擦力和剪切力。得分范围为 6~23 分,得分越高,说明发生压疮的风险越低,根据不同的评分,提示患者压疮的风险程度,即 15~18 分为轻度风险、13~14 分为中度风险、10~12 分为高度风险、9 分以下为极度风险。临床可根据评分制订预防计划,有效防控压疮（Ⅰb级证据）。

（2）压疮的预防

1）根据评分结果判断压疮评估时间与相应护理措施：①轻度风险：每周评估1次；给予经常翻身，最大限度的活动，如果是卧床或依赖轮椅，要使床面或椅面添加减压设备。②中度风险：每周评估2次；至少每2小时翻身1次，使用楔形垫，尽量选择30°侧卧位。因病情需要，必须摇高床头超过30°或半卧位时，应先摇高床尾至一定高度，再摇高床头，避免在骶尾部形成较大的剪切力；若没有条件摇高床尾时，可在臀部下方垫一支撑物，以进行减压。③重度风险：每天评估1次，保证翻身频率，每2小时1次，增加小幅度移位，使用楔形垫，保证30°侧卧姿势，给予最大限度的活动。极度风险：每班评估1次，采用以上所有措施，使用体表压力缓释设备（Ⅱb级证据）。此外，若患者处于前倾位、左或右斜倚位、后倾位等体位，应小于15~30分钟变换一种坐姿。

2）动态进行评估与护理，减少压疮的发生。当患者GCS评分越低，发生压疮的几率越高（Ⅱa级证据），因此积极治疗原发病，加强高危患者和高危因素的早期识别，正确给予患者预防压疮体位的摆放，尤其偏瘫患者的体位，增加患者营养的补充，早期让患者进行康复训练等措施。

（3）压疮的处理

1）压疮分期：2012年《泛太平洋地区预防和处理压力性损伤临床实践指南》中引用了2009年美国压疮顾问小组/欧洲压疮顾问小组（national pressure ulcer advisory panel，NPUAP/Eruopeanpressure ulcer advisory panel，EPUAP）确认的压疮分期，即压疮分为Ⅰ~Ⅳ期，且在此基础上，增加了可疑深部组织损伤期和难以分期的两种压疮的特殊情况。Ⅰ期：局部皮肤完整无破损，出现压之不褪色红斑。Ⅱ期：表皮和部分真皮缺损，表现为完整的或开放/破溃的血清性水疱，也可表现为浅表开放的粉红色创面，周围无坏死组织的溃疡，甚至较干燥。Ⅲ期：全层皮肤组织缺损，可见皮下脂肪，但骨骼、肌腱或肌肉尚未暴露。

Ⅳ期:全层皮肤组织缺损,伴有骨骼、肌腱或肌肉外露,可以探及外露的骨骼或肌腱。伤口床可部分覆盖腐肉或焦痂,常伴有潜行和窦道。可疑深部组织损伤:由于压力或剪切力造成皮下软组织损伤,在完整但褪色的皮肤上出现局部紫色或黑紫色,或形成充血性水疱,与周围组织相比,该区域的组织可先出现疼痛、硬结、糜烂、松软、潮湿、皮温升高或降低。不可分期压疮:缺损涉及组织全层,但溃疡完全被创面的坏死组织(黄色、棕褐色、灰色、绿色或棕色)或焦痂(棕褐色、棕色或黑色)所覆盖,无法确定其实际深度,须彻底清除坏死组织或焦痂,暴露出创面基底后确定其实际深度和分期。

2) 不同级别压疮处理:使用有效的压疮评估工具进行评估,正确判断压疮分期,合理选择伤口敷料,做好压疮伤口愈合的监测。Ⅰ期压疮:解除局部作用力,改善局部血运,去除危险因素,避免压疮进展。可给予透明敷料或薄的水胶体敷料粘贴,减少摩擦避免受压。Ⅱ期压疮:防止水疱破裂,保护疱皮、创面,预防感染。使用亲水性敷料,特殊部位可选用溃疡粉。表面渗液,选用藻酸盐加水胶体敷料。Ⅲ~Ⅳ期压疮:保持局部清洁,促进湿性愈合。有干痂或腐肉者先清创再结合海绵类敷料,同时清除坏死组织后,控制感染(针对性或局部性抗生素应用,局部灭菌敷料使用)(Ⅰb级证据)。可疑深部组织损伤及不可分期压疮这两期的治疗方法类似于Ⅲ~Ⅳ期压疮的治疗。临床护理过程中,水胶体敷料最常用于Ⅱ~Ⅲ期压疮,而泡沫敷料可以更有效的管理渗液。对于溃疡患者应用银离子及藻酸盐敷料除了能够抗炎外,可以减少浸渍,对渗出液处理更好,而且能够更快地减少异味。

3) 压疮伤口护理记录:描述压疮伤口的部位、面积、深度(长 × 宽 × 深);压疮分期;压疮基底颜色(黑、黄、红、粉色)及所占全部伤口的百分比;疮面渗液量(少、中、大量);压疮周围皮肤是否被浸润。神志清楚患者询问有无疼痛感。如:髋部 4cm×4cm×0.5cm Ⅲ期压疮,90% 为红色组织,10% 为黄色组织,大量渗液,压疮周围皮肤受到浸润。

【推荐意见】

● 推荐临床护士采用 Braden 评估量表对脑卒中患者进行压疮风险评估(A 级推荐)。

● 根据压疮风险评分进行护理评估与措施的给予(B 级推荐)。

● 根据压疮的分期做好不同级别的压疮处理的干预,同时做好压疮伤口的记录(A 级推荐)。

9. 日常生活活动能力的评估(assessmen to factivities of dailyliving, ADL)脑卒中患者常常伴有运动、语言、认知等多种功能障碍,造成患者日常生活活动能力低下。ADL 可以评定患者功能的高低和疾病的严重程度,有助于护士对患者依赖情况和病情变化进行分析,是护士对患者自理能力的需求、机体功能好转或恶化进行评定的可靠工具(Ⅲ级证据)。

Barthel 指数评价、改良 Barthel 指数及功能独立性测量(the functional independence measure, FIM)评定性信度、效度、灵敏度均高,且评估简单,可以用来评价治疗前后的功能状况,预测治疗效果、住院时间及预后,推荐广泛应用(Ⅲ级证据)。但是 FIM 是有专利的量表,需对评定者进行培训和考核,取得证书后方可使用。Barthel 量表评分使脑卒中患者后遗症的症状更加细致、具体,让患者或家属认识到将发生哪些不良事件(诸如坠床、跌倒等),协助护士实施对患者的看护和康复锻炼,使患者的恢复更顺利地进行,提高了生活质量(Ⅲ级证据)。护士应用 Barthel 指数评分充分的评估后,对独立、轻度依赖、中度依赖的患者,在护理过程中充分调动患者的自理潜能,指导其积极参与护理和自我照顾。

【推荐意见】

● 推荐应用 Barthel 指数评定法或 FIM 评定法进行脑卒中患者的 ADL 的评估(C 级推荐)。

● 根据 Barthel 指数评估患者 ADL,确认护理级别、制订个体护理计划、早期促进患者肢体康复(C 级推荐)。

● 根据患者的 Barthel 评估,给予医护人员及家属不良事件的安全警示(C 级推荐)。

(二) 临床症状与护理干预

1. 吞咽障碍的护理　吞咽障碍(dysphagia)是指吞咽过程的异常。卒中患者的吞咽障碍是指不能将食物或液体从口腔安全送至胃内而没有误吸,也包括口准备阶段的异常,例如咀嚼和舌运动异常等。急性卒中后吞咽障碍的发生率达 37%~78%。尽管 86% 的脑卒中患者吞咽障碍是暂时而可逆的,但是卒中早期的吞咽障碍将明显增加患者误吸及肺炎的风险,减少经口进食的量,导致脱水、电解质紊乱及营养不良,增加卒中患者的死亡率和不良预后。卒中后吞咽障碍是营养不良的独立危险因素,卒中后营养不良发生率为 6.1%~62.0%。营养状态与卒中患者的长期临床结局相关,是导致卒中后不良结局的重要原因。吞咽困难及营养不良是卒中患者常见的并发症(Ⅰb 级证据),显著增加卒中患者不良预后风险(Ⅰa 级证据)。因此对于卒中患者须做好吞咽障碍的护理。

(1) 筛查工具的选择与评估:早期吞咽障碍筛查可降低肺炎风险与致死性并发症的发生,卒中患者在入院 24 小时内进食或饮水前应进行吞咽障碍筛查(Ⅰa 级证据),吞咽障碍筛查临床常用方法包括洼田饮水试验、吞咽障碍 7 级评价法、吞咽障碍程度分级、吞咽困难评价方法、标准吞咽功能评定量表(SSA)、苏格兰国家指南评定量表(Scottish intercollegiate guidelines,SIG)、临床护理吞咽评估工具(clinical nursing swallowing assessment tool,CNSAT)等。其中洼田饮水试验是应用最多的较为有效的方法(Ⅰa 级证据),但在使用过程中需注意患者意识状态的评估,建议患者在 GCS 评估≥12 分时,方可进行饮水试验的评估(3 级证据)。洼田饮水试验评定为 3~5 级时,需根据患者病情采取经胃或肠管喂养,保证营养需求,当饮水试验评定为 1~2 级,可拔除鼻胃管给予经口进食。

（2）**干预策略**：干预策略方法包括食物质量与性状的改进、改变体位与姿势的代偿性方法以及吞咽障碍的康复治疗技术及营养供给等。

1）用于恢复正常吞咽功能的干预措施

● **食物改进**：食物改进是指改变食物或液体的结构或者黏度，是吞咽障碍的基础治疗。电视透视检查证实，食物改进对患者个体来说有效，可以改善患者个体的吞咽效率，是卒中后吞咽障碍的标准处理方法。食物改进最常见的是将固体食物改成泥状或糊状，固体食物经过机械处理使其柔软，质地更趋于一致，不容易松散，从而降低吞咽难度。卒中后大部分吞咽障碍患者最容易误吸的是水状液体，将水状液内加入增稠剂以增加黏度，可减少误吸，增加营养内容的摄入量。注意在结构改变的食物中强化可能丢失了的营养成分，尽量使食物能引起患者食欲。

● **代偿性方法**：代偿性方法是指头或身体姿势的调整。包括转头、低头、交互吞咽等方法，虽然不能改善吞咽功能，但可减少误吸和增加食物摄入量。根据评估结果确定最适合的姿势和帮助进食需要的特殊工具。进食过程中需做好安全管理，经口进食的患者要选择坐位或半卧位（30°~45°），头部前屈；偏瘫者患侧肩部垫软枕，照顾者位于患者健侧，进食后让患者保持该体位 30 分钟；管饲营养过程中床头抬高 30°。对于有误吸风险的患者床头放置警示牌。

● **吞咽障碍的康复治疗**：吞咽障碍的康复治疗是以改善吞咽生理为目标的锻炼方法，每种方法都可针对某个吞咽器官功能异常而改善其功能，降低并发症。例如舌骨上肌群的力量训练对增加环咽肌打开程度、喉前伸幅度及减少误吸有明显效果。

2）**营养风险筛查与评估**：卒中患者是营养不良的高危群体，患者的吞咽困难、不能经口进食，因此需要进行营养风险筛查，必要时每周进行重复筛查。

临床上推荐使用营养风险筛查工具（nutritional risks screening tool 2002，NRS-2002）。该工具适用于对成人住院患者的营养筛查,当 NRS-2002 总评分≥3 分时即存在营养风险,医护应根据评定结果制订干预计划,决定给予营养支持的方案(Ⅱb 级证据)。

3) 营养支持途径

● 营养支持的方式选择:急性卒中伴吞咽障碍患者早期肠内营养可能使患者获益(Ⅰb 级证据)肠内营养(enteral nutrition,EN)适用于有肠道功能且血流动力学稳定的患者。美国胃肠外和经肠营养学会(American society for parenteral and enteral nutrition,ASPEN)(2009)指出,如果患者入院时不存在营养不良,入院 7 天后,EN 不能达到目标量,可给予补充性肠外营养,对于重症患者实施早期肠内营养支持(24~48 小时内),可显著降低患者感染率,缩短住院时间及提高存活率;欧洲肠外肠内营养学会(European society for parenteral and enteral nutrition,ESPEN)(2006)指出,如果患者入院时即存在营养不良,肠内营养开始 2 天后如果达不到目标量,即给予补充性肠外营养支持;全肠外营养(total parenteral nutrition,TPN)仅适用于胃肠道无功能且血流动力学稳定的患者。

● 管道的选择:鼻胃管(nasogastric tube,NGT)简便易用,技术难度不高,相关的死亡率罕见,但需要定期更换;鼻肠管(nasojejunal tube,NJT)适用于有反流或者误吸风险高的患者;对于卒中后吞咽障碍持续 15 天以上或预期超过 4 周以上的患者,可以考虑经皮胃镜下胃造口术(percutaneous endoscopic gastrostomy,PEG),实施前需要与相关医护、家属及患者充分协商(Ⅰb 级证据)。

4) 卒中患者能量和营养需求量:临床可根据相对简单,便于计算的公式法,进行评估患者能量和营养的需求:①轻症[GCS>12 分或急性生理功能和慢性健康状况评分系统Ⅱ(acute physiology and chronic health evaluation,APACHEⅡ)≤16 分]非卧床患者:25~35K/(kg·d);糖脂比 =7:3~6:4;热氮比:100~150:1。②轻症卧床患者:20~25K/(kg·d);糖脂比 =7:3~6:4;热氮比:100~150:1。③重症急性应激期患者:20~25K/(kg·d);糖脂比:5:5;热

16

氮比:100:1(Ⅱa级证据)。地中海饮食(mediterraneandiet)富含单不饱和脂肪酸、膳食纤维和抗氧化营养素,能显著降低致死性事件的发生,推荐给予患者个体化的治疗方案。

5) 安全实施肠内营养

● 肠内营养支持的原则:床头持续抬高≥30°;营养液容量:从少到多,即首日500ml,尽早(2~5天内)达到全量;速度:从慢到快,即首日肠内营养输注20~50ml/h,次日起逐渐加至80~100ml/h,约12~24小时内输注完毕;应用营养泵控制输注速度;管道:每4小时用20~30ml温水冲洗管道1次,每次中断输注或给药前后用20~30ml温水冲洗管道。

● 呕吐和腹胀营养并发症的干预策略(Ⅳ级证据):减慢输注速度和(或)减少输注总量,同时寻找原因和对症处理,仍不缓解时改为肠外营养。腹泻(稀便>3次/天或稀便>200g/d):减慢输注速度和(或)减少输注总量,予以等渗营养配方,严格无菌操作,注意抗菌药物相关腹泻的诊断、鉴别诊断和治疗。便秘(0次/3天):加强补充水分,选用含有不可溶性膳食纤维营养配方,必要时予以通便药物、低压灌肠或其他排便措施。上消化道出血(隐血试验证实):临时加用质子泵抑制剂。血性胃内容物<100ml时,继续全量全速或全量减速(20~50ml/h)喂养,每天检测胃液隐血试验1次,直至2次正常;血性胃内容物>100ml时,暂停喂养,必要时改为肠外营养。胃肠动力不全:每4~6小时监测胃残余量,可以帮助发现患者是否存在误吸风险,胃残留液>100ml时,加用氯普胺、红霉素等胃动力药物暂停喂养,超过24小时仍不能改善时,改为鼻肠管或肠外营养。

【推荐意见】

● 对于吞咽困难者可提供促进安全吞咽的代偿策略,如体位、饮食改变等(B级推荐)。

● 吞咽障碍患者在进食或饮水前应常规给予饮水试验(A级推荐)。

- 患者进行吞咽障碍的评估时建议在 GCS 评分≥12 分时,再进行饮水试验的评估(C 级推荐)。

- 应用 NRS-2002 进行营养风险筛查,必要时每周重复筛查(A 级推荐)。

- 短期(<4 周)肠内营养患者首选 NGT 喂养,不耐受 NGT 喂养或有反流和误吸高风险患者选择 NJT 喂养,如果需要长期(>4 周)肠内营养,可酌情考虑 PEG 喂养(A 级推荐)。

- 急性卒中伴吞咽障碍患者早期肠内营养可能使患者获益(A 级推荐)。

- 重症卒中患者入院 24~48 小时开始肠内营养(A 级推荐)。

- 无法使用胃肠途径进行喂养或单用肠内营养 2 天后无法达到目标量,给予 TPN 或 SPN(A 级推荐)。

- 对于营养状况良好的无吞咽障碍的卒中患者不需要给予口服营养补充(A 级推荐);对存在营养不良且无吞咽困难者,口服营养补充可能会改善预后(B 级推荐)。

- 推荐采用公式法计算卒中患者能量和营养需求量(B 级推荐)。

- 推荐采用规范的肠内营养支持操作策略来预防和减少肠内营养并发症(D 级推荐)。

2. 语言障碍的护理　有研究表明,57%~69% 脑血管病患者伴有语言障碍,严重危害了患者的身心健康。失语症对患者生活质量的影响仅次于癌症和老年痴呆。因此制订合理的训练计划,进行针对性的锻炼,可提高患者的生活质量。

临床中失语症和构音障碍是神经系统中常见的语言障碍的形式。失语症是脑损伤所致的语言交流能力障碍,构音障碍是神经肌肉的器质性病变,造成发音器官的肌无力及运动不协调所致。研究指出语言康复训练越早越有利于语言功能的重建,改善功能转归。脑卒中急性期患者的语言康复有自然恢复的倾向,主要是因为在患者发病后 1~3 周,脑血液供应的再疏通和病灶周围水肿的消失所带来的语言功能恢复。对正规的语言训练开始时间,一般为急性期后,患者病情稳定,能够耐受集中训练至少 30 分钟,可逐渐开始训练,发病 3 个月内为语言恢复的高峰期。

失语治疗的研究发现,对失语症的语言训练早期开始治疗更为有效,尤其在患者生命体征平稳,神经症状不再发展后 48 小时即可开始,此时患者的 GCS 评分应 >8 分。如采用诱导治疗、音韵治疗和语义治疗或使用手势(图标或提示性发音),能改善语言的功能。训练的时间安排上,应该根据患者的状态决定,状态差时可提前结束,状态好时可以适当延长训练时间。训练时要注意环境、适宜的器材,以及需要根据患者的不同失语的类型进行针对性的训练。命名性失语训练重点是口语、命令、文字和称呼;Broca 失语,主要是发音转换训练、文字和构音训练。轻度至中度构音障碍患者治疗时可按照呼吸、喉、腭和腭咽区、舌体、舌尖、唇、下颌运动的顺序一步一步地进行,这是根据构音器官和构音评定的结果。构音器官评定的部位即是构音训练的重要部位。可采用构音改善、克服鼻音化、克服费力音、语调训练、音量训练等方式进行训练;重度构音障碍时,可通过手法、图片版等方式进行训练(Ⅰb 级证据)。

【推荐意见】

● 建议脑卒中患者病情稳定即可给予康复训练,并适当增加训练强度(A 级推荐)。

● 语言恢复的高峰期后,对于难以治愈的语言障碍可以考虑进行集中、系统、频繁的语言治疗(A 级推荐)。

● 失语症的语言训练建议在病情稳定,神经症状不再发展时应用手势等方式进行训练(C 级推荐)。

● 构音障碍患者可采用构音改善、克服鼻音化、克服费力音、语调训练、音量训练手法、图片版等方式进行训练(B 级推荐)。

3. 运动与感觉障碍的护理 卒中患者约有 50% 存在感觉功能损害,70% 的患者存在运动功能损害,并且感觉运动功能损害常常都是并存的,中国每年新发卒中 200

万人中,70%~80% 的卒中患者因为残疾不能独立生活,卒中后患者出现感觉丧失、迟钝、过敏等都会严重影响运动功能,因此卒中后进行早期、有效的评估与训练能够加速患者肢体运动的康复,减轻功能上的残疾,节约社会资源。

(1) 评定量表的应用:患者综合评定需使用标准化的量表,临床常使用美国国立卫生研究院卒中量表(national institutes of health stroke scale,NIHSS),斯堪的那维亚卒中量表(Scandinavian stroke scale,SSS),欧洲卒中量表(the European stroke scale,ESS)以及中国脑卒中临床神经功能缺损程度评分量表(1995)等,根据评分判断脑卒中的严重程度和可能的预后(Ⅰa级证据)、疗效,同时制订针对性护理方案。其次可将评价和预期结果告知患者及其家属(Ⅲ级证据),当患者生命体征平稳,神经系统症状不再进展48小时后尽早开始康复治疗,以期获得最佳的功能水平,减少并发症的发生(Ⅰa级证据)。

(2) 护理干预:康复训练是运动 - 感觉障碍患者的重要护理干预环节,必须建立感觉 - 运动训练一体化护理方案。训练的强度应考虑患者的体力、耐力和心肺功能,目前没有康复强度或持续时间的准则(Ⅱa级证据)。因此患者肢体的摆放、直立坐位以及早期的下床活动,可促进患者肢体的康复。

1) 肌力的评估:临床常用 6 级肌力评定法评估肌力(Ⅰa级证据)。改善卒中后肌力的有效方法包括:渐进式抗阻训练;肌电生物反馈疗法与常规康复治疗相结合;电刺激。这样可以提高肌力有助于活动能力的恢复,且肌力增加后不加重痉挛状态(Ⅱa级证据)。触觉(浅感觉)和肌肉运动知觉(深感觉)可通过特定感觉训练而得以改善,感觉关联性训练有助于运动功能的改善。采用经皮电刺激联合常规治疗可提高感觉障碍患者的感觉功能,同时改善患者的运动功能(Ⅱb级证据)。

2) 体位的摆放与活动:早期脑卒中偏瘫患者的肢体多为弛缓性瘫,脑卒中患者由于运动功能损害的持续存在,常常导致关节发生挛缩易出现肩关节半脱位,发生率为 17%~81%。由于患者的体位摆放或活动不当还可诱发加重肩痛、肩手综合征、肢体肿胀、失用综合征、压疮等并发症的发生（Ⅰa 级证据）。

• 良肢位摆放：卒中后患者的体位摆放在不影响患者生命体征的前提下，应随时注意保护患肢，以良肢位摆放为主，对抗痉挛，避免上肢屈曲，下肢过度伸展，痉挛期肢体置于抗痉挛体位，1~2 小时变换一次（Ⅱb 级证据），必要时选择固定性手矫形器、腕矫形器、踝足矫形器（ankle footorthosis，AFO）（Ⅲ级证据）。良肢位摆放（Ⅱa 级证据）：健侧卧位时，患侧在上，身前用枕头支撑，患侧上肢自然伸展，患侧下肢屈曲；患侧卧位时，患侧在下，背后用枕头支撑，患侧上肢伸展，下肢微屈，健侧上肢自然位，下肢呈迈步位；仰卧位时，患侧臀部和肩胛部用枕头支撑，患侧上肢伸展，下肢屈膝，头稍转向患侧；床上坐位时，患侧后背、肩部、手臂、下肢用枕头支撑，患侧下肢微屈。

• 肢体的活动（Ⅱb 级证据）：当患者生命体征平稳，神经疾病症状不再进展后 48 小时，可锻炼上肢的伸肌和下肢的屈肌为活动原则；活动幅度和频率的选择依病情逐渐增加；入院后肢体即需要摆放良肢位，适度被动活动；被动活动主要用于患肢各关节，依关节的功能确定活动方向。运动时由上到下，由健侧到患侧肢体，由近及远，有顺序进行肢体的内收、伸展、主动、抗阻训练，活动时注意从大关节开始过渡到小关节，动作轻柔缓慢。恢复期患者可以在康复师指导下在床上活动、坐起、坐位训练，逐步到站立及站立平衡、迈步训练。康复的训练应由专业的治疗师根据患者功能障碍特点，综合应用多种理论和技术，制订个体化的治疗方案来提高康复治疗效果（Ⅱa 级证据）。

3）并发症状的护理

• 跌倒：脑卒中患者约有 40% 在病后 6 个月内出现过跌倒（Ⅱb 级证据），因此推荐卒中后患者采用 Morse 跌倒风险评价表进行跌倒评估，根据危险程度，给予针对性护理安全的设施及教育（Ⅰa 级证据）：①轻度危险跌倒患者给予及时宣教帮助患者熟识病区环境，增加与患者的交谈,了解患者对护理人员及环境的要求,及时予以解决,解除患者的恐惧心理及陌生感;指导患者注意生活起居的安全。②对中度跌倒危险患者,护理人员应对患者及其家属进行安全教育,告知其服用某些药物可引起共济失调及体位性低血压,使患者知晓药物特性提高自我保护的意识;劝说男性患者使用夜壶排尿,患者外出时应有人陪同,步态不稳者使用轮椅及拐杖。③对于高度跌倒危险患者应告知家属及患者不要擅自下床及离开病房,加强巡视,床头挂醒目"防跌倒"警示牌;无法起床者应教会床上完成大小便,能起床者床旁设置移动便椅;安置床栏并适时约束躁动患者。④心理护理:患者入院后心理落差、压力及对于疾病的恐惧感可使其恍惚加大跌倒发生率,医护人员的积极宣教、病友的相互交流及家属的陪伴可减少类似情况发生。保护患者安全,减少跌倒发生是医护人员及家属需要共同关注的问题。建立护士长安全检查制度,加强护士对相关法律法规及安全制度的学习与重视,提高护理人员安全管理的意识做到常抓不懈才能真正避免和减少患者跌倒的发生(Ⅰa级证据)。

● 深静脉血栓(deep venotls thrombosis,DVT):形成DVT是脑卒中后最初数周内严重的危险并发症。肢体活动的减少、卒中的严重程度等是卒中后发生深静脉血栓的高危因素。早期运动可能对防止深静脉血栓非常重要(Ⅲ级证据),每天步行至少50英尺(相当于15.24米)可使脑卒中后DVT发生率明显下降,早期补液也能为预防DVT提供保护作用(Ⅲ级证据)。药物干预上:抗血小板药物;低分子肝素禁忌或不可用时,使用普通肝素;抗凝治疗不推荐用于DVT的出血性脑卒中患者的预防(Ⅱb级证据)。护士在进行低分子肝素皮下注射时首选腹部,注意左手的拇指与示指将腹壁皮肤捏紧,针头垂直全部刺入腹壁皮肤皱褶内,回抽无回血后,缓慢均匀注入药液。拔针后按压穿刺部位一般不少于3分钟,并观察患者出血情况。注射时避开脐周5cm,每次注射部位需间隔2cm,操作时应掌握正确手法防止局部出血,避免重复组织损伤(C级证据)。

16

目前不再使用抗血栓弹力袜来预防DVT,推荐使用间隙气动压力装置预防DVT、低分子肝素预防DVT(Ⅰa级证据)。

【推荐意见】

● 卒中后24小时应用效度好、标准化的量表综合评定脑卒中患者的病情严重情况(A级推荐)。

● 当患者生命体征平稳,神经系统症状不再进展48小时后,应尽早开始康复治疗(A级推荐)。

● 训练的强度应考虑患者的体力、耐力和心肺功能情况(B级推荐)。

● 卒中后患者使用(the UK medical research council, MRC)进行肌力评估(A级推荐),对于脑卒中肌力差的患者,应选择相应的肌肉训练方法进行肌力康复锻炼(B类推荐)。

● 临床上偏瘫患者应按照良肢位进行体位摆放(B级推荐)。

● 卒中后患者出现运动障碍时,可使用Morse跌倒风险评价表进行评估(A级推荐)。

● 护士掌握低分子肝素进行皮下注射的手法(C级推荐)。

● 不推荐患者使用抗血栓弹力袜来预防DVT(A级推荐),推荐使用间隙气动压力装置预防DVT,低分子肝素预防DVT(A级推荐)。

4. 认知障碍的护理　认知障碍主要表现为结构和视空间功能、记忆力、执行能力、定向力、注意力障碍等障碍。脑血管病与认知功能障碍的发生有密切的关系。脑卒中后3个月存活者,认知损害的患者可高达30%,年龄老化、受教育程度、既往史、运动障碍等被认为是脑卒中后认知损害的危险因素。其中卒中后谵妄、抑郁等是患者常见症状。谵妄是急性认知功能障碍的一种表现,以觉醒水平和认知功能紊乱为主,发生率为13%~48%,可由于药物治疗、睡眠障碍引起,同时还有痴呆、视力障碍、功能障碍、共存疾病与物理束缚等独立危险因素有关;抑郁是脑卒中后以持续情感低落、兴趣减退为主要特征的心境障碍,发生率高达 40%~50%,其中 15% 为重度抑郁,可伴严重自杀倾向甚至自杀行为。因此临床上需要做好预先的评估与护理干预。

认知功能的评价量表主要应用蒙特利尔认知评估量表(Montreal cognitive assessment,MoCA)、简易精神状态检查(mini-mental status examination,MMSE)、成套心理测验(Halstead-Reitan neuropsychological test battery,HRB)、长谷川痴呆量表(Hastgawadementialscale,HDS)、韦氏成人智力量表(Wechsleradultintelligence scale,WAIS)等,但是需要经过正规培训的小组成员对认知损害进行早期筛查。研究表明,注意力和专心度的训练可提高认知康复的治疗效果。对于记忆障碍的患者,应用外部提示设备(一种寻呼机)可促进患者恢复记忆(Ⅱa 级证据)。因此,护理时需要制订合理的认知训练计划并通过护理干预的介入期、评估期、干预期和评价期 4 个阶段进行干预,有效的提高认知功能、知识、态度和行为,促进功能康复(Ⅱa 级证据)。

(1) 训练计划:为存在谵妄、抑郁危险的患者和家属讲解疾病、健康、安全、饮食等相关知识,并提问答疑,保证面对面讲授过程的互动性(Ⅰa 级证据),对于重症患者要识别谵妄的危险因素,治疗其潜在原因,准确作出评估和诊断,及时处理行为失控(激越、精神异常)的症状,防止患者自伤或伤及他人(Ⅲ级证据);在患者可耐受的范围内尽量进行关节锻炼,以提高患者的肌力、平衡和协调性,同时早期活动可减少谵妄的发生率和持续时间(Ⅱb 级证据)。

(2) 认知训练内容:①注意力训练:使用电脑游戏、虚拟的应用、视觉追踪、猜测游戏等。②记忆力训练:记日记、策划、电话交流、寻呼机外部设备的刺激法,应用图片、组块、联想、编故事、复述等内部刺激法提高记忆效果。③计算、书写训练:选择患者感兴趣的内容书写、抄写、计算的练习等。④语言训练:向患者讲解训练语言的重要性。训练的目标应放在恢复口语上,以"说"为中心,以生活中必不可少而且又是患者感兴趣的口语为主。如:你好、再见、吃饭等。或向其提出简短的问题,说话缓慢清晰,给患者足够的时间,耐心的倾听对于患者是最大的帮助。在患者表达有困难时可制成"说话卡片",让患者用手指出其要表达的意思和要求。尽量为患者安排安静的交流环境,不易有太多的人在旁围观,伤害患者的自尊。沟通时不要应用医学术语。根据患者不同的情况,可以使用肢体语言,最终给予患者清楚的指导。⑤手势训练:通过患者较熟悉的手势激发其理解能力。如梳头等动作,让患者模仿并重复。

【推荐意见】

• 正确评价患者认知障碍,并由专业人员进行测试,同时制订个体化训练计划(A级推荐)。

• 推荐使用注意力和专心度的培训法进行认知功障碍的训练(A级推荐)。

• 根据患者的训练计划,选取针对性的培训方案(D级推荐)。

• 推荐采用面对面授课与电话干预,可促进患者的认知功能的恢复(A级推荐)。

• 推荐进行早期活动以减少谵妄的发生率和持续时间(B级推荐)。

5. 排泄障碍的护理 各种卒中相关性损害可引起卒中后膀胱和(或)直肠功能障碍。因此患者的排泄障碍,不仅会导致感染,增加患者的住院时间、住院费用,还会影响到患者的转归,有研究表明脑卒中后尿失禁与患者病残率和功能改善程度关系密切。因此对于脑卒中患者需要给予早期的锻炼与护理干预。

(1) 排尿功能障碍的护理干预:排尿障碍主要包括尿频、尿急、尿失禁与尿潴留。其中,尿失禁发生率为51%~79%,是脑卒中严重程度的标志,与死亡和病残明显相关。年龄的增长、卒中严重程度、并发糖尿病或其他的残障性疾病都会增加脑卒中后尿失禁的发生。尿失禁是排尿失去控制,尿液不自主流出或溢出,当膀胱功能神经传导受阻或神经功能受损,均可使膀胱括约肌失去作用而出现尿失禁。卒中的面积以及额叶或额顶叶皮质与卒中后尿失禁也有关。

1) 尿失禁:常规进行膀胱功能评价,脑卒中后尿流动力学检查是膀胱功能评价的方法之一(Ⅰb级证据),护士为尿失禁患者制订和实施个体化的护理措施和排尿训练计划(Ⅲ级证据)。尿失禁者尽量避免留置尿管,可定时使用便盆或便壶,白天每2小时1次,晚上每4小时1次(Ⅲ级证据);对排尿障碍患者进行早期评估和康复治疗,记录排尿日记(Ⅲ级证据)。不建议常规留置导尿(Ⅲ级证据),对男性患者可使用集尿器或纸尿裤处理尿失禁,女性患者可垫尿垫或穿纸尿裤;对有尿失禁的患者应注意会阴部皮肤的护理,及时更换尿垫、尿裤、集尿器,每日用温水清洗会阴,保持会阴清洁干燥,防止臀红、湿疹等的发生。

2) 尿潴留:脑卒中患者在急性期出现尿潴留,可给予留置尿管,但时间最好不超过1周,然后改为间歇性清洁导尿和膀胱训练,待患者恢复自行排尿后再根据残余尿量制订相应的治疗计划,多数患者经用抗胆碱能抑制剂以及外置集尿器装置后,即可维持自行排尿。其次测定膀胱残余尿,排尿时可在耻骨上施压加强排尿,必要时可间歇性导尿或留置导尿(Ⅳ级证据)。使用弗雷尿管超过48小时将增加尿道感染的危险性,建议尽早拔除;推荐使用有抗菌作用的导尿管如银合金涂层导尿管,而且也应尽早拔除,拔除留置导尿管前,不需要进行夹闭尿管(Ⅲ级证据)。留置尿管期间,建议每天早晚会阴冲洗,按时更换尿管和尿袋(Ⅲ级证据)。

3) 导管相关性尿路感染:留置导尿患者极易引起相关性尿路感染,导尿管留置的时间越长,感染的概率越高,占医院获得性感染40%。因此卒中后患者,应根据病情稳定程度,早期拔除导尿管来预防患者导管相关性感染的发生,可采用间歇性导尿、外部导尿、失禁裤来替代留置尿管的方式。当患者意识水平发生变化且没有发现使神经系统恶化的其他原因时,应评估有无尿路感染。若怀疑存在尿路感染则应行尿液分析和尿培养。因此,接触患者时应重视手的清洁,防止患者之间出现交叉感染;对于短期或者长期导尿的患者,可嘱患者多饮水排尿,加强对外阴部的护理,不宜常规预防性应用抗生素;对于发生导尿管相关性尿路感染的患者,应考虑拔除尿管,而不是局部或全身使用抗菌药;推荐长期留置导尿的患者使用间歇性导尿术(Ⅰa 级证据)。临床中也可使用长效抗菌材料的导尿管(Ⅰb 级证据),并尽早拔除尿管(Ⅰb 级证据)。为此,护理上应具有留置导尿的护理制度、拔除和更换指征以及留置导尿管维护的相关工作准则与流程(Ⅱb 级证据)。

(2)排便障碍的护理干预:脑卒中后排便障碍即指卒中后发生的便秘、粪便嵌塞或便失禁,便秘和肠梗阻的发生要比便失禁更常见,急性期发生便秘可达到 41.9%,是脑卒中严重程度的标志。

1)便秘的评估:脑卒中后患者可能存在肢体瘫痪、卧床不动、吞咽不能、抑郁或焦虑、神经源性肠道或不能察觉的肠道症状、缺乏移动能力以及认知缺陷,可能引起便秘和肠梗阻。因此护理上需要给予患者很好的评估:使用功能性胃肠疾病的诊断标准——RomⅡ标准判断便秘。其定义是在过去 12 个月内至少累计有 12 周连续或间断出现以下 2 个及 2 个以上情况:>1/4 的排便中需屏力、排便困难;>1/4 的排便为硬块或颗粒状;>1/4 的时间排便有不尽感;>1/4 的排便有肛门直肠梗阻感;>1/4 的排便需人工协助排便;每周排便 <3 次(Ⅱb 级证据)。

2)便失禁的评估:大部分脑卒中患者还会发生便失禁,但是大多数在 2 周后消失,持续的便失禁被认为是预后不良的指征。

3)护理干预

● 便秘

★ 饮食控制:增加水和膳食纤维的摄入,加快胃肠通过时间,改善便秘。如果没有禁忌证,每天进水量维持在 2000~3000ml;吞咽困难者尽早给予管饲喂养;进食有润肠作用及富含 B 族维生素的食物,新鲜蔬菜、水果等高纤维素食物,还可运用梨汁进行干预(Ⅱb 级证据)。

★ 为患者制订和执行膀胱、肠道训练计划(Ⅲ级证据),即按时排便、提供充足的排便时间、为患者创建舒适的排便体位、改善排便环境等。

★ 辅助用药:可使用大便软化剂、肠蠕动刺激剂或缓泻剂。

★ 开塞露纳肛深部给药法:将 14 号吸痰管用剪刀剪成 25cm,以延长开塞露头端,加深药液进入肠管的深度约为 15~20cm,同时用 50ml 的注射器将 2 支开塞露(40ml)全部吸入注射器中,接在修整好的吸痰管末端直接将药液打入肠管。开塞露深部给药法对患者心率影响小,对血流动力学影响小,更适合脑卒中患者使用(Ⅲ级证据)。

★ 适当运动:运动训练、腹部按摩、足内踝按摩有利于排便排气。

★ 心理护理。

● 便失禁(C级证据)

★ 饮食调整:可通过增加从结肠吸收水分的饮食,如谷类食物、苹果、香蕉等高纤维素食物减少大便次数。

★ 合理使用护理用具减少粪便对皮肤的影响,可采用一次性物品,例如尿垫是较早用于便失禁患者的用具;聚氨基甲酸酯海绵或丹碧丝将其留置于肛 - 直肠交界处,遇水膨胀后可截留住粪便;可用粗肛管插入乙状结肠中部(约 18~22cm),肛门周围不需要固定,另一端装上塑料袋,根据排便量的多少随时更换;可根据患者情况取脱脂棉适量,撕成团絮,卷成条索状,置于肛门口上下夹住,能将患者排出的软便及稀便较好地吸附于脱脂棉上;用肠造口袋护理便失禁患者。

★ 给予便常规、便找霉菌、便球杆比等检验,给予针对性用药。

★ 与患者自身疾病或代谢有关,提示医生给予对症处理。

【推荐意见】

● 尿失禁患者避免进行留置导尿,可通过尿残余量进行动态评估(C级推荐)。

● 尿失禁患者,可以使用按时或预订时间的排尿计

16

划、膀胱再训练和抗胆碱能药,如果使用间歇性导尿则应采用无菌导尿技术(D 级推荐)。

● 如果无法控制尿失禁,可使用防泄漏辅助具,如集尿器、纸尿裤等(C 级推荐)。

● 尿潴留患者留置导尿时,需使用密闭导尿管进行导尿,同时保持引流的密闭性(B 级推荐)。

● 集尿袋始终低于膀胱水平并避免接触地面(A 级推荐),留置导尿管拔除前不需要夹闭尿管(C 级推荐)。

● 对于短期或长期导尿患者,嘱患者多饮水、排尿,加强对外阴部的护理,不宜常规预防性应用抗生素(B 级推荐)。

● 对于发生导尿管相关性尿路感染的患者,应考虑拔除尿管,而不是局部或全身使用抗菌药(A 级推荐)。

● 长期留置导尿的患者可使用间歇性导尿术(A 级推荐)。

● 护理上应具有留置导尿的护理制度、拔除和更换指征以及留置导尿管维护的相关工作准则与流程(B 级推荐)。

● 临床上可采用 Rome Ⅱ 标准判断便秘,并给予适当的护理干预(B 级推荐)。

● 便失禁患者需要合理选择肛周保护工具(C 级推荐)。

参考文献

[1] Mozaffarian D, Benjamin EJ, Go AS, et al. Heart disease and stroke statistics-2015 update: a report from the American Heart Association. Circulation, 2015, 131 (4): e29-322.

[2] European Stroke Organisation (ESO) Executive Committee, ESO Writing Committee. Guidelines for management of ischaemic stroke and transient ischaemie attack 2008. Cerebrovasc Dis, 2008, 25 (5): 457-507.

[3] Goldstein LB, Bushnell CD, Adams RJ, et a1. Guidelines for the Primary Prevention of Stroke: A Guideline for Healthcare

Professionals From the American Heart Association/American Stroke Association.Stroke,2011,42(2):517-584.

[4] Solari-Twadell PA,Hackbarth DP. Evidence for a new paradigm of the ministry of parish nursing practice using the nursing intervention classification system. Nursing Outlook,2010,58(2):69-75.

[5] 赵连成,武阳丰,周北凡,等.体质指数与冠心病、脑卒中发病的前瞻性研究.中华心血管病杂志,2002,30(7):430-433.

[6] Kurth T,Gaziano JM,Kathryn M,et a1.Prospective study of body mass index and risk of stroke in apparently healthy women.Circulation,2005,111(15):1992-1998.

[7] 杜万良,栾璟煜,王春育,等.美国缺血性卒中及短暂性脑缺血发作患者卒中预防指南.中国卒中杂志,2011,6(1):53-86.

[8] 王文志,龚涛.中国卒中一级预防指南 2010.中华神经科杂志,2011,44(4):282-288.

[9] Umesawa M,Iso H,Date C,et al.Dietary intake of calcium in relation to mortality from cardiovascular disease：The JACC study. Stroke,2006,37(1):20-26.

[10] Kurth T,Kase CS,Berger K,et a1.Smoking and risk of hemorrhagic stroke in women.Stroke,2003,34(12):2792-279.

[11] 中国高血压防治指南修订委员会.中国高血压防治指南(2005 年修订版).高血压杂志,2005,13Suppl:S5-41.

[12] Zhang X,Patel A,Horibe H,et a1.Cholesterol,coronary heart disease,and stroke in the Asia Pacific region.Int J Epidemiol,2003,32(4):563-572.

[13] Lindenstrom E,Boysen G,Nyboe J.Influence of total cholesterol,high density lipoprotein cholesterol,and triglycerides on risk of cerebrovascular disease：the Copenhagen City Heart Study.BMJ,1994,309(6946):11-15.

[14] 李秀华,杨莘.脑卒中的专科护理.卫生部脑卒中筛查与防治工程委员会,2012.

[15] 王俊峰,于翠香,黄亚莉,等.东莞地区公众脑卒中防治知识水平的相关调查.中国临床康复,2006,10(32):157-159.

[16] 熊小玲.脑卒中患者危险因素的干预及护理.中国实用医药,2007,2(19):27-28.

[17] 常红,许彬彬.脑卒中二级预防危险因素研究现状及护理干预进展.中华现代护理杂志,2009,15(35):3819-3821.

16

［18］Lawson C.Best practice in management of patients with acute stroke.Nurs Times,2006,102(34):28-30.

［19］倪朝民.急性脑卒中的早期康复及其功能训练时间.中国临床康复,2002,6(3):314-315.

［20］孟秀红.86例脑卒中急性期患者综合护理疗效观察.上海医药,2013,34(16):28-29.

［21］李林丽.脑卒中偏瘫患者早期康复护理进展.护理实践与研究,2013,10(20):93-95.

［22］陈建伟,许红梅,陈晓琳,等.早期认知功能训练对脑卒中康复的作用.中华护理杂志,2011,47(3):20l-203.

［23］朱晴.脑卒中患者健康教育研究进展.安徽医学,2010,31(8):1003-1005.

［24］施华芳,姜冬九,李乐之,等.患者依从性的研究进展.中华护理杂志,2003,38(2):134-136.

［25］Simonyi G. Patient adherence in antihypertensive treatment. OrvHetil,2013,154(40):1587-1591.

［26］Chambers CV,Markson L,Diamond JJ,et al. Health beliefs and compliance with inhaled corticosteroids by asthmatic patients in primary care practices.Respir Med,1999,93(2):88-94.

［27］黄哲梅,洪婉媚,曹丽红,等.复治肺结核患者健康信念及其治疗依从性的相关分析.齐鲁护理杂志,2010,16(11):57-58.

［28］李亚男,孙志岭,严腊梅,等.中青年高血压患者治疗依从性的影响因素分析.护理学报,2014,21(8):1-5.

［29］Jacqui H,Brian W.Optimizing long-term participation in physical activities after stroke:Exploring new ways of working for physiotherapists. Physiotherapy,2009,95(3):227-233.

［30］张振香,林蓓蕾,孙玉梅,等.脑卒中患者院外功能锻炼依从性与社会支持的相关性.护士进修杂志,2012,27(1):16-18.

［31］Chapman B,Bogle V. Adherence to medication and self-management in stroke patients.Br J Nurs,2014,23(3):158-166.

［32］王拥军.卒中单元.北京:科学技术文献出版社,2004:428-433.

［33］Vaur L,Vaisse B,Genes N,et al. Use of electronic pill boxes to assess risk of poor treatment compliance:results of a large-scale trial. Am J Hypertens,1999,12(4 Pt 1):374-380.

[34] Andrejak M, Genes N, Vaur L, et al. Electronic pill boxes in the evaluation of antihypertensive treatment compliance: Comparison of once daily versus twice daily regimen. Am J Hypertens, 2000, 13(2):184-190.

[35] Van Berge Henegouwen MT, Van Driel HF, KasteleijnNolstTrenite DG. A patient diary as a tool to improve medicine compliance. Pharm WorldSci, 1999, 21(1):21-24.

[36] Spooren D, Van Heeringen C, Jannes C. Strategies to increase compliance with outpatient aftercare among patients referred to a psychiatric emergency department: a multicentre controlled intervention study. Psychol Med, 1998, 28(4):949-956.

[37] Maasland L, Brouwer-Goossensen1 D, den Hertog HM, et al. Health education in patients with a recent stroke or transient ischaemic attack: a comprehensive review. Int J Stroke, 2011, 6 (1):67-74.

[38] 钱春荣, 胡代英. 脑卒中护理干预临床实践指南的文献分析. 解放军护理杂志, 2013, 30(16):4-6.

[39] Scottish Intercollegiate Guidelines Network.Management of patients with stroke: Rehabilitation, prevention and management of complications and discharge planning. Edinburgh: SIGN publication, 2010:1-101.

[40] Joseph K.Care pathways for acute stroke care and stroke rehabilitation:From theory to evidence.J Clin Neurosci, 2007, 14(3):189-200.

[41] Torbey MT, Bösel J, Rhoney DH, et al. Evidence-Based Guidelines for the Management of Large Hemispheric Infarction: a statement for health careprofessionals from the Neurocritical Care Society and the German Society for Neuro-intensive Care and Emergency Medicine. Neurocrit Care, 2015, 22(1):146-164.

[42] 赵经纬, 宿英英, 刘甜甜, 等. 大脑半球大面积脑梗死患者急性期体温与预后. 国际脑血管病杂志, 2009, 17(7):506-510.

[43] 甄志刚, 侯小芳, 王春育, 等. 卒中及短暂性脑缺血发作临床实践指南. 中国卒中杂志, 2012, 7(2):129-135.

[44] 王拥军. 卒中单元. 北京:科学技术文献出版社, 2003:119.

[45] 马秀娟, 任伟, 丁燕程. 偏瘫患者双侧腋下体温对比观察. 护

16

理学报,2007,14(8):67-68.

[46] 尚黔玲,曹文莉.腋下冰袋降温后对腋温数值影响的实验研究.护士进修杂志,1997,12(01):8-9.

[47] 王林文,韩桂霞,王海英.高热患者药物降温后不同时间体温降幅的探讨.中国实用护理杂志,2005,21(11A):37.

[48] 王艺,万朝敏.中国0至5岁儿童病因不明的急性发热诊断处理指南(标准版).中国循证儿科杂志,2008,3(6):449-457.

[49] Jutte LS,Knight KL,Long BC,et a1.The uncertainty(validity and reliability)of three electrothermometers in therapeutic modality research. J Athl Train,2005,40(3):207-210.

[50] 李楠,王莹.电子体温监测探头在危重患者体温监测的意义.天津护理,2007,15(2):97-98.

[51] 中华医学会神经病学分会神经重症协作组.神经重症低温治疗中国专家共识.中华神经科杂志,2015,48(6):453-458

[52] Akata T,Setoguchi H,Shirozu K,et al. Reliability of temperatures measured at standard monitoring sites as an index of brain temperature during deep hypothermic cardiopulmonary bypass conducted for thoracic aortic reconstruction. J Thorac Cardiovasc Surg,2007,133(6): 1559-1565.

[53] 张跃辉.5岁以下儿童直肠温度与鼓膜温度差异性比较.中华护理杂志,2001,36(12):910.

[54] 穆静,宿英英.急性卒中患者并发心脏异常的监测.中国脑血管杂志,2008,5(11):481-484

[55] 许俊,袁成林,张桁忠,等.急性脑血管病的脑心综合征.临床神经病学杂志,2001,14(2):97-98.

[56] Huikuri HV,Castellanos A,Myerburg RJ. Sudden death due to cardiac arrhythmias. N Engl J Med,2001,345(20):1473-1482.

[57] 曹化,田向阳,居克举.急性脑卒中和并缓慢型心律失常患者植入临时起搏器的疗效.临床神经病学杂志,2014,2(6):412.

[58] 郑亚安.最新急性缺血性脑卒中治疗指南的解读.临床药物治疗杂志,2011,9(5):58-60.

[59] 张晓丹,王姝梅,秦伟,等.2011年美国心脏协会/美国卒中协会脑卒中一级预防指南解读.山东医药,2011,51(20):3-7.

[60] 刘玲.护士正确识别心电监护仪波形对心肌梗死患者护理质量的影响.护士进修杂志,2008,23(18):1680-1681.

［61］王辰，席修明. 危重症医学. 北京：人民卫生出版社，2012：690.

［62］王拥军. 卒中单元. 北京：科学技术文献出版社，2003：117.

［63］周建新，席修明. 机械通气与呼吸治疗. 北京：人民卫生出版社，2007：73.

［64］宿英英. 神经系统急危重症监护与治疗. 北京：人民卫生出版社，2005：123-127.

［65］郑亚安. 最新急性缺血性脑卒中治疗指南的解读. 临床药物治疗杂志，2011，9（5）：58-60.

［66］范湘鸿，朱文芳，郑小茹. 重症脑卒中患者的呼吸监护. 护理学杂志，2008，23（19）：34-36.

［67］王志，杨永德，苑之明，等. 脑卒中与睡眠呼吸暂停综合征相关性研究. 中国康复理论与实践，2000，3（6）：112-114.

［68］Neau JP，Paquereau J，Meurice JC，et a1.Stroke and sleep apnoea：cause orconsequence.Sleep Med Rev，2002，6（6）：457-469.

［69］Dyken ME，Somers VK，Yamada T，et a1.Investigating the relationship between stroke and obstructive sleep apnea.Stroke，1996，27（3）：401-407.

［70］王东，张波，石进，等. 缺血性脑卒中患者夜间睡眠呼吸紊乱的初筛调查. 中华结核和呼吸杂志，2005，28（9）：608-610.

［71］Ferre A，Ribo M，Rodriguez-Luna D，et al. Strokes and their relationship with sleep and sleep disorders.Neurologia，2013，28（2）：103-118.

［72］Martinez-Garcia MA，Soler-Cataluna JJ，Ejarque-Martinez L，et al. Continuous positive airway pressure treatment reduces mortality in patients with ischemic stroke and obstructive sleep apnea：a 5-year follow-up study. Am J Respir Crit Care Med，2009，180（1）：36-41.

［73］李江玲. 120 例脑卒中患者高血压病史分析及健康教育. 全科护理，2009，7（1A）：86-87.

［74］甄志刚，侯小芳，王春育，等. 卒中及短暂性脑缺血发作临床实践指南. 中国卒中杂志，2012，7（2）：129-135.

［75］祁莉萍. 对 2013 年欧洲高血压指南中血压监测的解读. 中华老年心脑血管病杂志，2015，17（15）：559-560.

［76］Beverly Campbell. Arterial wave-forms：monitoringchanges inconfiguration.HeartLung，1997，26（3）：204-214.

［77］Clark CE,Taylor RS,Shore AC,et al. Association of a difference in systolic blood pressure between arms with vascular disease and mortality：a systematic review and meta analysis. Lancet, 2012,379(9819):905-914.

［78］李秀华,杨莘.脑卒中的专科护理.北京:卫生部脑卒中筛查与防治工程委员会编印,2012:23.

［79］姚师璠,杨骏,贾娇坤,等.欧洲高血压学会/欧洲心脏病学会:高血压管理指南(第一部分).中国卒中杂志,2014,9(2):145-151.

［80］周更苏.不同卧位测量下肢动脉血压的研究.中华护理杂志,2002,37(12):892-893.

［81］胡国勋,任晓莉,刘妍.下肢血压测量方法对比研究.山西医药杂志,2005,34(4):333-334.

［82］刘芳,张艳丽,唐鸿源.重症脑损伤患者肱动脉与足背动脉血压值的对比性研究.中华护理杂志,2010,45(3):14-15.

［83］邵晓春,梅美容,张蓉蓉.脑卒中偏瘫患者的急性期健患侧血压对比分析.心脑血管病防治,2006,6(12):410-411.

［84］苏霞,陈燕,陈少贞.偏瘫患者患肢与健肢肱动脉血压测量值的差异比较.中国临床康复,2002,6(11):1606.

［85］陈玉静,郭淑英,黄玉华,等.偏瘫患者健患侧上肢肱动脉血压值监测的探讨.实用护理杂志,1998,14(1):18.

［86］郑兰英,李艳丽.ICU无创血压监测患者压力性紫癜的预防护.护理学杂志,2011,26(11):14-15.

［87］杨莘.神经内科临床护理思维与实践.北京:人民卫生出版社,2013:272-273.

［88］王拥军.卒中单元.北京:科学技术文献出版社,2003:125.

［89］宿英英.脑损伤后昏迷评估.北京:人民卫生出版社,2011:15.

［90］姜超,刘士平,曾凡举,等.急性中-重型颅脑损伤患者瞳孔曲线变化观测的临床应用.中国临床神经外科杂志,2009,12(14):751-753.

［91］鲁晓芬.图片参照法在瞳孔观察中的作用.护理学报,2011,18(6A):60.

［92］陈莺,林岩,俞羚,等.大脑和小脑梗死伴肿胀的管理推荐:美国心脏协会/美国卒中协会声明.神经病学与神经康复学杂志,2014,11(1):25-34.

［93］高岱全,宿英英,张运周,等.不同昏迷量表对急性卒中伴

意识障碍患者预后的预测.中国脑血管病杂志,2009,6(12):620-625.

[94] 宿英英.脑损伤后昏迷评估.人民卫生出版社,2011:128.

[95] 王拥军.卒中单元.北京:科学技术文献出版社,2003:125.

[96] 杨莘.神经疾病护理学.北京:人民卫生出版社,2005:388.

[97] 宿英英.神经系统急危重症监护与治疗.北京:人民卫生出版社,2005:264.

[98] 黄学才,杨玲玲.等渗透剂量的15%高渗盐水和20%甘露醇治疗重型颅脑损伤合并颅内高压的对比研究.南方医科大学学报,2014,34(5):723-726.

[99] 徐建珍,钱瑞莲,赵卫红,等.Braden评分预测神经科患者压疮的准确性及影响准确性因素的分析.中国实用护理杂志,2007,23(3A):42-44.

[100] 周玉洁,杨美玲,张洪君,等.压疮分期及其护理进展.中国护理学管理,2014,14(7):683-686.

[101] 王晓凤,侯铭,贾艳丽,等.3种压疮评估工具的临床效度测定.护理学杂志,2009,24(18):61-63.

[102] Pang S, Wang TK. Predicting pressure sore risk with the Norton, Braden, and Water low Scale sina Hong Kong rehabilitation hospital. NursRes,1998,47(3):147-153.

[103] 丁炎明,王泠.中国压疮护理指导意见.中华护理学会造口、伤口、失禁护理专业委员会《中国压疮护理指导意见》编委会.2013.

[104] 韩斌如,王欣然.压疮护理.北京:科学技术文献出版社,2013:121.

[105] 钟文菲,符林秋,王清华,等.应用Braden量表构建压疮二维防控体系的探讨.护士进修杂志,2011,26(13):1172-1174.

[106] 杨莘.神经内科临床护理思维与实践.北京:人民卫生出版社,2013:287.

[107] 韩斌如,王欣然.压疮护理.北京:科学技术文献出版社,2013:212.

[108] Carville K, Haesler E, Rayner R. The PanPacific Clinical Practice Guideline for the Prevention and Management of Pressure Injury. Wound Practice&Research,2012,20(3):1-5.

[109] 周维金,孙启良.瘫痪康复评定手册.北京:人民卫生出版社,2006:118.

[110] 张通(执笔). 中华医学会神经病学分会神经康复学组, 中华医学会神经病学分会脑血管病学组, 卫生部脑卒中筛查与防治工程委员会办公室. 中国脑卒中康复治疗指南(2011完全版). 中国康复理论与实践, 2012, 18(4): 301-318.

[111] 侯岩芳, 刁振明. 应用ADL量表实施分级护理对基础护理及分服务满意度的影响. 护士进修杂志, 2008, 23(1): 60-62.

[112] Martino R, Foley N, Bhogal S, et al. Dysphagia after stroke: incidence, diagnosis, and pulmonary complications. Stroke, 2005, 36(12): 2756-2763.

[113] 张小燕, 张翠梅. 急性脑卒中患者吞咽困难与营养不良的相关性调查及对策. 中国实用护理杂志, 2008, 24(31): 59-61.

[114] Smithard DG, Smeeton NC, Wolfe CD. Long-term outcome after stroke: does dysphagia matter? Age Ageing, 2007, 36(1): 90-94.

[115] Foley NC, Martin RE, Salter KL, et al. A review of the relationship between dysphagia and malnutrition following stroke. J Rehabil Med, 2009, 41(9): 707-713.

[116] Corrigan ML, Escuro AA, Celestin J, etal. Nutrition in the stroke patient. Nutr Clin Pr act, 2011, 26(3): 242-252.

[117] National Alliance for Infusion Therapy and the American Society for Parenteral and Enteral Nutrition Public Policy Committee and Board of Directors. Disease-related malnutrition and enteral nutrition therapy: asignificant problem with a cost-effective solution. Nutr Clin Pract, 2010, 25(5): 548-554.

[118] Hutchinson E, Wilson N. Acute stroke, dysphagia and nutritional support. BrJCommunityNurs, 2013, Suppl: S26-S29

[119] 钱春荣, 胡代英. 脑卒中护理干预临床实践指南的文献分析. 解放军护理杂志, 2013, 30(16): 4-6.

[120] Lakshminarayan K, Tsai AW, Tong X, et al. Utility of dysphagia screening results in predicting poststroke pneumonia. Stroke, 2010, 41(12): 2849-2854.

[121] 王少石, 郑天衡, 陈真理, 等. 早期肠内营养治疗对急性卒中近期预后的影响. 中华内科杂志, 2007, 46(5): 366-369.

[122] 卒中患者吞咽障碍和营养管理中国专家组. 卒中患者吞咽障碍和营养管理的中国专家共识(2013版). 中国卒中杂

志,2013,8(12):973-983.

[123] 张婧,王拥军.脑卒中后吞咽困难9个评价量表的信度及效度研究.中国临床康复,2004,8(7):1201-1203.

[124] 张婧,王拥军.卒中后吞咽困难的评估和治疗.国外医学脑血管病分册,2003,11(4):263-265.

[125] 黄宝延,沈宁,李胜利,等.临床护理用吞咽功能评估工具的信效度研究.中华护理杂志,2007,42(2):127-130.

[126] Jauch EC,Saver JL,Adams HP Jr,et al. Guidelines for the earlymanagement of patients with ischemic stroke:A scientific statement from the Stroke Council of the American Stroke Association.Stroke,2013,44(3):870-947.

[127] 魏娜,刘芳.运用两种方法评估脑卒中患者鼻胃管拔除时机.中华现代护理杂志,2012,18(15):1840-1842.

[128] 中华医学会肠外肠内营养学分会神经疾病营养支持学组.神经系统疾病肠内营养支持操作规范共识(2011版).中华神经科杂志,2011,44(11):787-791.

[129] Garcia JM,Chambers E 4th.Managing dysphagiathrough diet modifications. Am J Nurs,2010,110(11):26-33.

[130] Cook IJ,Kahrilas PJ.AGA technical review on management of oropharyngeal dysphagia. Gastroenterology,1999,116(2):455-478.

[131] 徐文华.急性脑梗死吞咽障碍患者的护理.护理实践与研究,2011,8(12):98-100.

[132] 赵晓辉,席延荣,张永辉.脑梗死吞咽障碍患者的临床护理路径.解放军护理杂志,2005,22(5):40-41.

[133] 麦志晖,杜建容,谢艳秋,等.脑卒中后吞咽困难的早期评估及护理进展.中国实用医药,2010,5(9):249-251.

[134] 邝景云,彭伟英,林碧清.急性脑卒中患者吞咽障碍筛查及护理干预.护理学报,2011,18(2):48-49.

[135] 澳大利亚国家卒中基金会专家工作组.卒中康复和恢复临床指南,国际脑血管病杂志,2008,16(2):81-116.

[136] Dennis MS,Lewis SC,Warlow C. Effect of timing and method of enteral tube feeding for dysphagic stroke patients(FOOD):a multicentre randomised controlled trial. Lancet,2005,365(9461):764-772.

[137] 王拥军.卒中单元.北京:科学技术文献出版社,2003:279-326.

16

［138］Lam JM，Wodchis WP.The relationship of 60 disease diagnoses and 15 conditions to preference-based health-related quality of life in Ontario hospital-based quality long-term care residents. MedCare，2010，48（4）：380-387.

［139］吴江．神经病学．北京：人民卫生出版社，2005：78.

［140］尤黎明，吴瑛．内科护理学（第5版）．北京：人民卫生出版社，2012：823.

［141］张通，李欣．卒中的运动功能恢复．国际脑血管病杂志，2002，10（4）：243-253.

［142］马凤霞，于爱霞，付英杰．语言治疗在脑卒中语言障碍患者中的应用评价．护理研究，2009，23（9）：2296-2298.

［143］沈莉，吴军发，吴毅，等．脑卒中后言语功能障碍的评定与康复治疗．中国临床康复，2003，7（16）：2348-2349.

［144］肖碧玲，林小清．早期康复训练对脑卒中语言障碍患者的影响．广东医学院学报，2011，29（3）：302-303.

［145］郑京润，王英，权玉姬．脑卒中后失语症的早期康复疗效分析．中国临床康复，2002，6（5）：682-683.

［146］RobeyRR.A meta-analysis of clinical outcomes in the treatment of aphasia.J Specch Lang Hear Res，1998，41（1）：172-187.

［147］Pulvennuller F，Neininger B，Elbert T，et al.Constraitrt-induced therapy of chronic aphasia after stroke.Stroke，2001，32（7）：1621-1626.

［148］Doesborgh SJ，de Sandt-Koenderman MW，Dippel DW，et al.Effects of semantic treatment on verbal communication and linguistic processing in aphasia after stroke：A randomized controlled trial. Stroke，2004，35（1）：141-146.

［149］Rose M，DouglasJ，Matyas T.The comparative effectiveness of gesture and verbal treatments for a specific phonologic naming impairment. Aphasiology，2002，16（10）：1001-1030.

［150］澳大利亚国家卒中基金会专家工作组．卒中康复和恢复临床指南，国际脑血管病杂志，2008，16（2）：81-116.

［151］张通．脑卒中的功能障碍与康复．北京：科学技术文献出版社，2006：336-337.

［152］National Stroke Foundation. National Stroke Audit- Acute Services Organisational Survey Report. 2009. Melbourne，Australia.

［153］吴兆苏，姚崇华，赵冬．我国人群脑卒中发病率、死亡率的

流行病学研究. 中华流行病学杂志,2003,24(3):236-239.

［154］Ostwald SK,Davis S,Hersch G,et al. Evidence-Based Educational Guidelines for Stroke Survivors After Discharge Home. J Neurosci Nurs,2008,40(3):173-191.

［155］National Stroke Foundation. Clinical Guidelines for Stroke Management,2010. Melbourne,Australia.

［156］中华医学会神经病学分会神经康复学组,中华医学会神经病学分会脑血管病学组,卫生部脑卒中筛查与防治工程委员会办公室. 中国脑卒中康复治疗指南(2011完全版). 中国康复理论与实践,2012,18(4):301-318

［157］Maulden SA,Gassaway J,Horn SD,et al. Timing of initiation of rehabilitation after stroke. Arch Phys Med Rehabil,2005,86 (12 Suppl 2):S34-S40.

［158］Musicco M,Emberti L,Nappi G,et al. Early and long-term outcome of rehabilitation in stroke patients:the role of patient characteristics,time of initiation,and duration of interventions. Arch Phys Med Rehabil,2003,84(4):551-558.

［159］钱春荣,胡代英. 脑卒中护理干预临床实践指南的文献分析. 解放军护理杂志,2013,30(16):4-6.

［160］陈泽峰,崔丽英. 关于肌力分级评定的探讨. 中华神经科杂志,2010,43(2):86.

［161］Ada L,Dorsch S,Canning C. Strengthening interventions increase strength and improve activity after stroke:a systematic review. Aust J Physiother,2006,52(4):241-248.

［162］Harris JE,Eng JJ. Strength training improves upper-limb function in individuals with stroke:a meta-analysis. Stroke, 2010,41(1):136-140.

［163］Glinsky J,Harvey L,Van Es P. Efficacy of electrical stimulation to increase muscle strength in people with neurological conditions:a systematic review. Physiother Res Int,2007,12(3):175-194.

［164］Pak S,Patten C. Strengthening to promote functional recovery poststroke:an evidence-based review. Top Stroke Rehabil, 2008,15(3):177-199.

［165］澳大利亚国家卒中基金会专家工作组. 卒中康复和恢复临床指南,国际脑血管病杂志,2008,16(2):81-116.

［166］Carey LM,Matyas TA,Oke LE. Sensory loss in stroke patients:

Effective training of tactile and proprioceptive discrimination. Arch Phys Med Rehabil, 1993, 74(6): 602-611.

[167] Peurala SH, Pitkanen K, Sivenius J, et al. Cutaneous electrical stimulation may enhance sensorimotor recovery in chronic stroke. Clin Rehabil, 2002, 16(7): 709-716.

[168] 姚波, 黄晓明, 蒋小毛, 等. 脑卒中后感觉障碍的康复治疗. 中华物理医学与康复杂志, 2007, 29(5): 201-205.

[169] Ada L, Foongchomcheay A, Canning C. Supportive devices for preventing and treating subluxation of the shoulder after stroke. Cochrane Database Syst Rev, 2005, 25(1): CD003863.

[170] 孟庆莲, 赫军. 良肢位摆放在早期脑卒中偏瘫患者中的应用. 解放军护理杂志, 2015, 32(3): 36-38.

[171] 方红群, 许义芳, 刘晓娟, 等. 早期康复护理对脑卒中患者 ADL 影响的调查研究. 当代护士, 2015, (4): 73-74.

[172] 杨莘. 实用神经内科护理技术. 北京: 科学出版社, 2008: 196.

[173] 陈玉红, 吕霞. 早期康复护理脑卒中偏瘫后遗症效果观察. 按摩与康复医学, 2013, 4(10): 137-138.

[174] Kerse N, Parag V, Feigin VL, et al. Falls after stroke: results from the Auckland Regional Community Stroke (ARCOS) Study, 2002 to 2003. Stroke, 2008, 39(6): 1890-1893.

[175] Martinsson L, Hårdemark HG, Wahlgren NG. Amphetamines for improving stroke recovery: a systematic Cochrane review. Stroke, 2003, 34(11): 2766.

[176] 老年护理常见护理风险防控要求. 北京市地方标准. DB11/3002-2015.

[177] Andre C, De Freitas GR, Fukujima MM. Prevention of deep venous thrombosis and pulmonary embolism following stroke: A systematic review of published articles. Eur J Neurol, 2007, 14(1): 21-32.

[178] Langhonre P, Pollock A. What are the components of effective stroke unit care. Age Ageing, 2002, 31(5): 365-371.

[179] Reding MJ, Potes E. Rehabilitation outcome following initial unilateral hemispheric stroke. Life table analysis approach. Stroke, 1988, 19(11): 1354-1358.

[180] Kelly J, Hunt BJ, Lewis RR, et al. Dehydration and venous thromboembolism after acute stroke. QJM, 2004, 97(5): 293-

296.

[181] 陆伟丽,苏伟平.改良低分子肝素注射方法减少皮下出血的研究进展.护理学杂志,2008,23(21):75-77.

[182] Clots Trial Collaboration. Effectiveness of thigh-length graduated compression stockings to reduce the risk of deep vein thrombosis after stroke (CLOTS trial 1): a multicentre, randomised controlled trial. Lancet, 2009, 373 (9679): 1958-1965.

[183] Collaboration CT, Dennis M, Sandercock P, et al. Effectiveness of intermittent pneumatic compression in reduction of risk of deep vein thrombosis in patients who have had a stroke (CLOTS 3): a multicentre randomised controlled trial. Lancet, 2013, 382 (9891): 516-524.

[184] Torbey MT, Bösel J, Rhoney DH, et al. Evidence-Based Guidelines for the Management of Large Hemispheric Infarction. Neurocritical Care, 2015, 22 (1): 146-164.

[185] 李知莲.脑卒中认知功能障碍评定研究进展.国际神经病学神经外科学杂志,2007,34(2):128-131.

[186] 张通(执笔).中国脑卒中康复治疗指南(2011完全版).中华医学会神经病学分会神经康复学组,中华医学会神经病学分会脑血管病学组,卫生部脑卒中筛查与防治工程委员会办公室.中国康复理论与实践,2012,18(4):301-318.

[187] 杨进玉.急性卒中后谵妄的临床特点.临床神经病学杂志,2012,25(4):253.

[188] 曲方,何凡.危重病脑功能障碍:谵妄.沈阳部队医药,2009,22(6):428-430.

[189] 张庆元,王耀光,黄建平,等.103例脑卒中患者急性期心理障碍的研究.中国神经精神疾病杂志,2006,32(1):83-84.

[190] 周维金,孙启良.瘫痪康复评定手册.北京:人民卫生出版社,2006:71-89.

[191] Lincoln NB, Majid MJ, Weyman N. Cognitive rehabilitation for attention deficits following stroke. Cochrane Database Syst Rev, 2000, (3): CD002842.

[192] Mazer B L, Sofer S, Komer-Bitensky N, et al. Effectiveness of a visual atention retraining program on the driving performance of clients with stroke. Arch Phys Med Rehabil, 2003, 84 (4): 541-

16

550.

[193] Giaquinto S,Fraioli L. Enhancement of the somatosensory N140 Component during attentional training after stroke. Clin Neuropnysiol,2003,114(2):329-335.

[194] WilsonBA,Emslie HC,Quirk K,et al.Reducing everyday memory and planning problems by means of a pagings ystem: A randomised control crossover study.J Neurol Neurosprg Psychiatry,2001,70(4):477-482.

[195] 杨莘,胡波,乔雨晨,等.改善轻度认知障碍患者认知功能的护理干预效果研究.护理管理杂志,2011,11(1):5-6.

[196] 杨莘,乔雨晨,吴晓光,等.不同护理干预方法在轻度认知功能障碍患者中的应用效果.中华护理杂志,2012,47(1):77-79.

[197] 杨磊,张茂.2013年美国ICU成年患者疼痛、躁动和谵妄处理指南.中华急诊医学杂志,2013,22(12):1325-1326.

[198] 张通.中国脑卒中康复治疗指南(2011完全版).中国康复理论与实践,2012,18(4):301-318.

[199] 张缨,岳寿伟.脑卒中后排泄障碍.中国临床康复,2003,7(5):721-723.

[200] 计惠民,徐归燕,吉毅.对便秘患者的护理援助.国外医学,护理学分册,2001,20(3):101-102.

[201] 黄娥列.脑卒中患者尿失禁的护理.齐齐哈尔医学院学报,2009,30(21):27-33.

[202] 中华医学会神经病学分会脑血管病学组急性缺血性脑卒中诊治指南撰写组.中国急性缺血性脑卒中诊治指南2010.中国医学前沿杂志(电子版),2010,2(4):50-59.

[203] 廖利民,吴娟,鞠彦合,等.脊髓损伤患者泌尿系管理与临床康复指南.中国康复理论与实践,2013,19(4):301-317.

[204] Walker S,McGeer A,Simor AE,et al. Why are antibiotics prescribed forasymptomatic bacteria in institutionalized elderly people? A qualitative studyof physicians and nurses perceptions.CMAJ,2000,163(3):273-277.

[205] 耿介立,俞羚,孙亚蒙,等.急性缺血性卒中患者早期处理指南:美国心脏协会/美国卒中协会的健康职业者指南.神经病学与神经康复学杂志,2003,10(1):870-947.

[206] 徐敏,徐榕,张优琴,等.留置尿管与医院泌尿系感染的关系.中华医院感染学杂志,2001,11(5):368-369.

[207] Jacobsen SM, Stickler DJ, Mobley HI, et al. Complicated catheter-associated urinary tract infections due to Escherichia coli and Proteus mirabilis. Clin Mi crobiol Rev, 2008, 21(1):26-59.

[208] 肖永红, 王进, 朱燕, 等. 2008年度全国细菌耐药监测. 中华医院感染学杂志, 2010, 20(16):2377-2383.

[209] 启文, 徐英春, 谢秀丽, 等. 全国10所医院院内与社区感染常见病原菌耐药性分析. 中华医院感染学杂志, 2009, 19(9):1133-1138.

[210] 张小妹. 医院感染防护调查分析及对策. 中华医院感染学杂志, 2007, 17(9):1122-1123.

[211] Nicolle LE, Bradley S, Colgan R, et al. Infectious Diseases Society of America guidelines for the diagnosis and treatment of asymptomatic bacteriuria in adults. Clin Infect Dis, 2005, 40(5):643-654.

[212] Drekonja DM, Kuskowski MA, Wilt TJ, et al. Antimicrobial urinary catheters: a systematic review. Expert Rev Med Devices, 2008, 5(4):495-506.

[213] Duffy LM, Cleary J, Ahern S, et al. Clean intermittent catheterization: Safe, cost-effective bladder management for male residents of VA nursing homes. J Am Geriatr Soc, 1995, 43(8):865-870.

[214] 朱美红, 顾旭东, 金钰梅, 等. 间歇性导尿术对脊髓损伤患者尿液细菌学检测的影响. 中华医院感染学杂志, 2009, 19(20):2712-2714.

[215] Tang MW, kwok TC, Hui E, et al. Intermittent versus indwelling urinary catheterization in older female patients. Maturitas, 2006, 53(3):274-281.

[216] Saint S, Kaufman SR, Rogers MA, et al. Condom versus indwelling urinary catheters: A randomized trial. J Am Geriatr Soc, 2006, 54(7):1055-1061.

[217] Turi MH, Hanif S, Fasih Q, Shaikh MA. Proportion of complications in patients practicing clean intermittent self-catheterization (CISC)vs indwelling catheter. J Pak Med Assoc, 2006, 56(9):401-404.

[218] 王丽, 王静新, 张晓梅, 等. 脑卒中后便秘与认知障碍的相关性研究及护理策略. 中国实用护理杂志, 2013, 9(5):20-23.

16

［219］Thompson WG，Longstreth GF，Drossman DA，et al.Functional boweldisorders and functional abdominal pain.Gut，1999，45(Suppl 2)：43.

［220］侯淑敏，陈长香.脑卒中患者便秘的原因分析及护理进展.护理实践与研究，2012，9(5)：110-111.

［221］张小燕，成守珍，苏永静，等.循证护理在脑卒中便秘患者中的应用.中华普通外科学文献(电子版)，2007，1(1)：15-17.

［222］王利群，张东兰，吕佳萌，等.芒硝液灌肠治疗脑中风便秘及护理.第四军医大学吉林军医学院学报，2001，23(4)：221-222.

［223］苏永静，张振路，张小燕，等.卒中患者便秘影响因素分析及函数预测模型.中国脑血管病杂志，2004，1(9)：415-418.

［224］常红，唐弘源，张蕾.两种给药方法在脑卒中便秘患者中的应用与效果评价.中国现代护理杂志，2011，17(21)：2545-2547.

［225］Becker M，Hadorn D，Winkler R，et al.A successful nursing con-cept for patients with fecal incontinence.Personal attention instead of padding. KrankenpflSoins Infirm，1997，90(5)：8-12.

［226］陈晓光摘译.肛门失禁控制塞的临床评价.中国实用外科杂志，1994，14(9)：572.

［227］鲁巧兰.大便失禁病人用丹碧丝预防褥疮新方法.实用护理杂志，1993，(11)：33.

［228］宁建新，谭根文.肛管直肠插入法用于大便失禁病人的护理体会.护理学杂志，1994，9(1)：49-55.

［229］郑雅芳，何红莲.介绍一种大便失禁的护理方法.中国基层医药，2002，9(10)：960.

［230］励斐华.应用肠造口袋护理大便失禁患者的体会.上海护理，2002，2(3)：21.

17. 中国脑卒中康复指导规范

组　长　单春雷

成　员（按姓氏笔画排序）
王于领　王艺铮　王　欣　王春雪
王　强　白玉龙　刘艳君　许　涛
孙海欣　张玉梅　张　宁　张　备
张思聪　陈立嘉　欧阳迎

中国脑卒中康复指导规范目录

17

表 17-1　推荐级别和证据水平标准一

推荐级别	
Ⅰ级	基于 A 级证据或专家高度一致的共识(如不能做随机对照试验的情况)
Ⅱ级	基于 B 级证据或专家共识
Ⅲ级	基于 C 级证据或专家共识
Ⅳ级	基于 D 级证据或专家共识
治疗措施的证据水平	
A 级	多个随机对照试验的 Meta 分析或系统评价、多个随机对照试验、一个样本量足够大的随机对照试验(高质量)
B 级	至少一个较高质量随机对照试验、设计良好的队列研究、病例对照研究
C 级	未随机分组但设计良好的对照试验
D 级	无同期对照的系列病例分析或专家意见
诊断措施的证据水平	
A 级	采用金标准和盲法评价的多个或一个样本量足够大的前瞻性队列研究(高质量)
B 级	采用金标准和盲法评价的至少一个前瞻性队列研究或设计良好的回顾性病例对照研究(较高质量)
C 级	回顾性、非盲法评价的对照研究
D 级	无对照的系列病例分析或专家意见

注:"中国脑卒中康复治疗指南(2011)"、"中国脑卒中早期康复治疗指南(2017)"用此标准。

表 17-2　推荐级别和证据水平标准二

推荐级别	
Ⅰ级	证据支持和(或)一致认为某种操作或治疗有益和有效
Ⅱ级	对某种操作或治疗的有效性/疗效有相互矛盾的证据和(或)意见有分歧
Ⅱa级	证据或意见倾向于支持某种操作或治疗
Ⅱb级	证据或意见有效性/疗效不太明确
Ⅲ级	证据支持和(或)一致认为某种操作或治疗无益和(或)无效,在某些情况下可能有害
治疗措施的证据水平	
A级	资料来自多项随机临床试验或汇总分析
B级	资料来自单项随机临床试验或多项非随机研究
C级	专家的共识意见、病例研究或治疗标准
诊断措施的证据水平	
A级	资料来自由盲法评价者应用参考标准进行的前瞻性队列研究
B级	资料来自单项A级研究或1项或多项病例对照研究或由非盲法评价者应用参考标准进行的研究
C级	专家的共识意见

注:"成年人卒中康复和恢复指南 - 美国心脏协会 / 美国卒中协会对医疗卫生专业人员发布的声明(2016)"用此标准。由于此标准与表 1 的标准有所不同,尤其是Ⅲ级推荐,故本指导规范中用此标准的在证据等级后面标有 *。

一、脑卒中的康复管理

(一) 三级康复服务

各级医疗机构与卫生行政主管部门需共同参与建立完整的脑卒中三级康复网络。脑卒中急性期患者应尽可能首先收入卒中单元或神经内科进行多学科治疗,包括早期康复评价、康复护理和康复治疗。再经过多学科协调的康复医学科或康复中心的治疗,以及进行社区康复,从而接受全面系统的三级康复管理,以期获得最佳的功能水平,减少并发症(Ⅰ级推荐,A级证据)。

在社区内进行康复治疗同样具有康复疗效(Ⅰ级推荐,A级证据),因此建议与患者居住地的对口康复机构衔接,实现三级康复的系统服务,使患者享有终身康复(Ⅰ级推荐,A级证据)。

除了社区康复外,完成住院康复出院后,也可以在门诊进行协调的跨学科康复治疗(Ⅰ级推荐,C级证据*)。

在从医院到家庭的过渡中要考虑个体化的出院计划(Ⅱa级推荐,B级证据*)。这样也有利于顾及到患者和家庭/看护者对康复资源的偏好(Ⅰ级推荐,C级证据*)。

对于出院的患者,建议进行随访以保证患者接受了必要的康复服务(Ⅰ级推荐,C级证据*)。应指派病例管理人员或专业工作人员监督患者在治疗活动中的依从性,确定所参与的康复计划是否有效(Ⅱb级推荐,B级证据*)。也可以考虑使用替代性的交流和支持方法进行随访(如电话访问、远程医疗或基于互联网的支持),特别是对于偏远地区的患者(Ⅱa级推荐,B级证据*)。

(二) 早期康复

在脑卒中发病后或入院24小时内建议使用美国国立

卫生院神经功能缺损评分(NIHSS)评价脑卒中的严重情况,并启动二级预防措施(Ⅰ级推荐,A级证据)。

患者病情稳定(生命体征稳定,症状体征不再进展)后应尽早介入康复治疗(Ⅰ级推荐,A级证据)。但发病24小时之内的超早期不推荐进行大量活动,会降低3个月时获得良好转归的可能性(Ⅲ级推荐,A级证据*)。

早期可以将患者摆放于良肢位:鼓励患侧卧位,适当健侧卧位,尽可能少采用仰卧位,应尽量避免半卧位,保持正确的坐姿(Ⅰ级推荐)。可以进行床边康复,借助器械进行站立,进行体位转移等康复训练。脑卒中早期卧床期患者应坚持肢体关节活动度训练,注意保护患侧肢体避免机械性损伤(Ⅰ级推荐)。

早期康复训练应以循序渐进的方式进行,必要时在监护条件下进行(Ⅰ级推荐,A级证据)。

(三) 训练强度

脑卒中患者的康复训练强度要考虑到患者的体力、耐力和心肺功能情况,在条件许可的情况下,开始阶段每天至少45分钟的康复训练,能够改善患者的功能。适当增加训练强度是有益的(Ⅱ级推荐,B级证据)。给予较大运动量的物理治疗和作业治疗可改善脑卒中患者的功能预后(Ⅰ级推荐,A级证据)。

脑卒中患者的训练强度也要同预期的获益和耐受性相适应(Ⅰ级推荐,B级证据*)。

(四) 出院前评估

推荐所有卒中患者在从急性治疗医院出院前接受日常生活活动(ADL)和工具性日常生活活动(IADL)、交流能力和功能性移动能力方面的评估,并将评估结果纳入治疗过渡计划和出院计划程序中(Ⅰ级推荐,B级证据*)。

对于那些能行走的脑卒中患者,可以考虑进行平衡和步速的标准化检测,以用于卒中后康复治疗计划和患者/家庭的安全咨询(Ⅱb级推荐,B级证据*)。

推荐在出院回家前对所有卒中患者进行认知功能损害的筛查(Ⅰ级推荐,B级证据*)。并由具备康复专业知识的临床医生对遗留功能缺损的卒中患者进行功能评估(Ⅰ级推荐,C级证据*)。

二、 功能障碍与康复

(一)上肢运动功能康复

应强调进行功能性任务训练,即任务导向性训练。需重复进行训练以促进功能的习得,并定期、逐渐地提高任务难度,给患者一定挑战(Ⅰ级推荐,A级证据)。

对于符合条件的,可以进行强制诱导的运动治疗(CIMT)或改良版CIMT训练(Ⅱa级推荐,A级证据*)。推荐进行运动想象、镜像疗法和动作观察训练(Ⅱ级推荐,A级证据),以及双侧肢体同时性训练(Ⅱb级推荐,A级证据*)。也可以进行基于虚拟现实(VR)的训练(Ⅱa级推荐,B级证据*)。

常规训练的同时辅以功能性电刺激(FES)可以更好地改善上肢运动功能(Ⅱ级推荐,B级证据)。对于中到重度的上肢瘫痪可以进行上肢机器人训练(Ⅱa级推荐,A级证据*)。对于发病几个月内仅有极小自主活动能力的患者或伴有肩关节半脱位的患者,也可以考虑应用神经肌肉电刺激(NMES)治疗(Ⅱa级推荐,A级证据*)。

中医传统疗法也有一定帮助,例如针灸对脑卒中迟缓性瘫痪能加速肢体的恢复过程,提高运动功能(Ⅱ级推荐,B级证据)。而对于肢体痉挛严重的患者则可以给予按摩治疗,以消除疲劳,缓解肌张力(Ⅲ级推荐,C级证据)。

脑卒中患者上肢的肌力训练也需关注,对于痉挛较轻患者建议给予适当的渐进式抗阻训练(Ⅱ级推荐,B级证据)。常规康复治疗结合肌电生物反馈疗法(Ⅱ级推荐,B级证据)、功能性电刺激治疗(Ⅰ级推荐,A级证据)对肌力也有一定帮助。

(二)下肢运动功能与移动康复

脑卒中后大部分患者可以有不同程度的下肢功能恢复,但有超过50%的患者遗留下肢运动功能障碍。

推荐对所有卒中后步态受限患者进行强化、多次重复的移动性任务训练(Ⅰ级推荐,A级证据*)

对于卒中后早期行走不能或行走能力低下的患者可考虑在减重下进行器械辅助的步行训练(如活动平板训练、机器人设备)(Ⅱb级推荐,A级证据*)。

对于足下垂的脑卒中患者可使用踝足矫形器(AFO),以代偿足下垂、改善移动能力,同时改善瘫痪侧踝膝关节生物力学和步行能量消耗(Ⅰ级推荐,A级证据*)。AFO也可以用于踝关节不稳定或踝背屈无力(Ⅰ级推荐,B级证据*)。

常规康复训练和功能性电刺激(FES)相结合可以更好地改善脑卒中患者步行能力(Ⅱ级推荐,B级证据)。可以考虑将FES作为AFO的一种替代方法来治疗足下垂(Ⅱb级推荐,A级证据*)。

可以应用节律性听觉提示疗法改善步行,但其在提高步行速度和协调性方面的有效性需要进一步证实(Ⅱb级推荐,B级证据*)。可以考虑将机器人辅助运动训练结合传统康复疗法来改善卒中后运动功能和移动性(Ⅱb级推荐,A级证据*),也可利用虚拟现实(VR)技术改善步态(Ⅱb级推荐,B级证据*)。

脑卒中早期应重视瘫痪下肢肌肉的肌力训练,针对相应肌肉进行的渐进式抗阻训练、交互性屈伸肌肉肌力强化训练可以改善脑卒中瘫痪肢体的功能(Ⅰ级推荐,A级证据)。针对相应的肌肉进行FES、肌电生物反馈疗法,结合常规康复治疗,可以提高瘫痪肢体的肌力和功能(Ⅰ级推荐，A级证据）。

推荐利用有氧训练结合强化性康复训练来恢复步行和移动能力（Ⅱb级推荐，A级证据*）。

尚无充分证据推荐针刺用于促进运动恢复和步行移动能力（Ⅱb级推荐，A级证据*）。

在需要时，可使用步行辅助装置（例如手杖、助行器）帮助改善步态和平衡障碍，也可提高移动效率和安全性（Ⅰ级推荐，B级证据*）。对于步行不能或步行受限患者建议使用轮椅（Ⅰ级推荐，C级证据*）。

(三) 肌痉挛康复

痉挛的处理要从发病早期开始，痉挛的处理原则应该是以提高患者的功能能力为主要目的（Ⅰ级推荐）。

痉挛的治疗应采取阶梯式策略，开始采用保守的疗法，如抗痉挛肢位的摆放、关节活动度训练、痉挛肌肉的牵拉和伸展、夹板疗法等方法可以缓解肢体的痉挛（Ⅱ级推荐，B级证据）。不推荐使用夹板或贴扎预防卒中后手腕和手指痉挛状态（Ⅲ级推荐，B级证据*）。

物理治疗方法（例如 NMES 或痉挛肌肉振动疗法）作为辅助性康复治疗可暂时改善痉挛状态（Ⅱb级推荐，A级证据*）。

对广泛痉挛性肌张力增高患者可口服解痉药如巴氯芬、替扎尼定和丹曲林（Ⅱ级推荐，B级证据），但可能会导致剂量限制性镇静或其他不良反应（Ⅱa级推荐，A级证据*）。

对于上肢局部肌肉痉挛可靶向注射 A 型肉毒毒素，以减轻痉挛状态，增加被动或主动关节活动范围以及改善穿衣、个人卫生和肢体姿势（Ⅰ级推荐，A级证据*）。下肢肌肉痉挛也可以靶向注射肉毒毒素，以减轻痉挛状态及其导致的步态异常（Ⅰ级推荐，A级证据*）。

对于其他干预措施无效的严重痉挛性肌张力增高采用鞘内注射巴氯芬可能有效（Ⅱb级推荐，A级证据*）。

对于选择性脊神经后根切断术、脊髓背根入口区破坏等干预方法需慎重选择(Ⅲ级推荐,C级证据)。

(四)感觉障碍康复

脑卒中后主要的感觉障碍包括躯体感觉、视觉、听觉及其他感觉障碍。

脑卒中患者应进行感觉障碍评估,内容应包括粗触觉、视觉和听觉等(Ⅰ级推荐,C级证据)。

对脑卒中感觉障碍患者应使用各种感觉刺激进行康复(Ⅱa级推荐,B级证据)。感觉再训练可用于卒中患者的躯体感觉丧失,提高其感觉分辨能力(Ⅱb级推荐,B级证据*)。

可以将经皮电刺激与常规治疗相结合(Ⅱa级推荐,B级证据)或使用间歇性气压治疗促进感觉功能康复(Ⅱa级推荐,B级证据)。

对脑卒中伴有复杂性区域疼痛综合征(CRPS)的患者可以进行镜像治疗以改善感觉障碍(Ⅱa级推荐,B级证据)。

脑卒中伴有视觉或视知觉障碍患者,推荐通过眼部锻炼治疗辐辏功能不全(Ⅰ级推荐,A级证据),也可以考虑使用代偿性扫视训练来提高扫视和阅读的能力(Ⅱb级推荐,C级证据)以及ADL能力(Ⅱb级推荐,B级证据*)。

常规训练结合棱镜可能有助于患者代偿视野缺损(Ⅰ级推荐,B级证据*)。代偿性扫视训练可用于改善视野丧失后的功能缺损,但不能有效减轻视觉缺损(Ⅱb级推荐,B级证据)。

多模式的视听空间探索训练可能比单独视空间探索训练更有利于提高视觉扫视能力(Ⅰ级推荐,A级证据*)。可考虑使用虚拟现实训练来改善视空间/感知觉功能(Ⅱb级推荐,B级证据*)。

对怀疑有听力障碍的患者应进行专科检查(Ⅱa级推荐,C级证据*),推荐使用合适的助听器,并利用交流策略

（如在谈话时注视着对方）及合理降低周围噪声（Ⅱa 级推荐，C 级证据 *）。

（五）失语症康复

失语症是"语言"（language）交流能力受损，听说读写功能都不同程度的受累。

推荐对失语症患者进行言语语言训练（Ⅰ级推荐，A级证据 *）。

卒中早期对患者听、说、读、写、复述等障碍进行评价，并给予相应的简单指令训练、口颜面肌肉发音模仿训练、复述训练。口语交流严重障碍的患者可以试用文字阅读、书写或交流板进行交流（Ⅱ级推荐，B级证据）。

建议卒中后失语症患者早期开始语言功能训练，适当增加训练强度（Ⅰ级推荐，A级证据）。每周约 19 小时的强化治疗的疗效优于约 7 小时的标准治疗（Ⅰ级证据，B 级推荐）。但关于语言治疗的最佳次数、强度、时间分布或持续时间等尚未达成共识（Ⅱa 级推荐，A 级证据 *）。

失语症患者可以使用旋律语调疗法（MIT）。该疗法包括音乐治疗的两个主要部分：旋律语调和有节奏的敲字，最后到短语复述。MIT 治疗失语症是有效的，但并不优于标准的语言治疗（Ⅰ级证据，B 级推荐）。

强制性诱导失语症治疗（CIAT）也是有效的方法，其应用基于三个原则：①短期内使用强化练习的疗效优于长时间的较低频率的练习。②可迫使患者使用他通常无法使用的口语交流方法。③治疗关注于日常生活中的相关行为。CIAT 与传统的失语症治疗相比是有效的（Ⅰ级证据，A 级推荐）。

可利用计算机对失语症患者进行治疗，有利于提高患者的交流能力和语言功能（Ⅱ级证据，B 级推荐）。计算机治疗可作为言语语言训练的补充手段（Ⅱb 级推荐，A级证据 *）。

可考虑言语语言训练的同时联合个体化药物治疗。

但目前没有可供常规使用的具体方案（Ⅱb级推荐，B级证据*）。

卒中后失语患者的小组治疗是一种有潜力的治疗方式，可使语言治疗资源最大化。对卒中后失语症患者立即进行小组治疗疗效优于延迟的小组治疗。参与小组治疗可能会改善交流和语言学方面的能力（Ⅰ级证据，B级推荐）。小组治疗在失语症的各个治疗阶段都可能有效，包括在社区的失语症小组治疗（Ⅱb级推荐，B级证据*）。

对失语症患者本人和家庭／看护者进行教育，不仅能够增加相关知识，同时可以对患者参与社会活动、在家庭中进行自我调节都有一定作用（Ⅱ级推荐，B级证据）。

使用非侵入性脑刺激技术如重复性经颅磁刺激（rTMS），可能会改善慢性卒中后失语症患者的理解及命名能力（Ⅰ级证据，A级推荐）。使用经颅直流电刺激（tDCS）可以改善慢性失语症患者的命名能力（Ⅱ级证据，A级推荐）。

非侵入性脑刺激技术作为言语语言治疗的辅助手段被认为是实验性的，因此目前不推荐作为常规使用（Ⅲ级推荐，B级证据*）。

（六）言语失用与构音障碍康复

言语失用与构音障碍是"言语"（speech）功能的障碍，"语言"（language）系统本身无明显障碍，听理解基本正常。

康复干预应个体化，包括采用针对下列目标的行为学技术和策略：①言语的生理学方面，包括呼吸、发声、发音和共鸣；②言语表达性能的改善，例如音量、语速和韵律（Ⅰ级推荐，B级证据*）。

辅助性和替代性交流装置和治疗方法应被用作言语治疗的补充手段（Ⅰ级推荐，C级证据*）。

此外，可考虑环境调整，包括进行听众教育，以改善交流效果（Ⅱb级推荐，C级证据*）。可考虑开展能够促进社交参与能力和提高社会心理健康的活动（Ⅱb级推荐，

C 级证据 *)。

当面对面言语治疗不可能或不切实际时,远程言语康复也可能起到作用(Ⅱa 级推荐,C 级证据 *)。

(七)吞咽障碍康复与营养管理

推荐对急性卒中患者入院 24 小时内有经专业训练的医务人员(言语治疗师、医师或护士)进行早期标准的床旁吞咽障碍筛查,以发现吞咽障碍或误吸。后者能导致肺炎、营养不良、脱水及其他并发症(Ⅰ级推荐,B 级证据 *)。

脑卒中患者在开始进食、饮水或口服药物前均应进行吞咽评估(Ⅰ级推荐,B 级证据 *)。

饮水试验可以作为脑卒中患者判断误吸危险的筛选方法之一(Ⅰ级推荐, B 级证据)。饮水试验阳性的患者建议使用电视透视造影检查(VFSS)或纤维内镜吞咽评估(FEES)进一步检查(Ⅰ级推荐,A 级证据)。

对于怀疑存在误吸的患者,也有必要进行上述仪器评估以核实是否真的存在误吸,并确定吞咽困难的生理原因以指导治疗计划(Ⅱa 级推荐,B 级证据 *)。

约有 1/3~1/2 的误吸患者为隐匿性误吸,即饮水试验可能阴性,需要及时发现并进行上述仪器检查明确诊断(Ⅱ级推荐,B 级证据)。

通过筛查发现有误吸风险后,患者不应经口进食、进水,应进行进一步临床系统评价(Ⅱ级推荐,B 级证据)。

对有吞咽障碍的患者建议应用口轮匝肌训练、舌运动训练、增强吞咽反射能力的训练、咽喉运动训练、空吞咽训练、冰刺激、神经肌肉电刺激等方法进行吞咽功能训练(Ⅱ级推荐, B 级证据)。也建议采用改变食物性状和采取代偿性进食方法如姿势和手法等改善患者吞咽状况(Ⅱ级推荐,B 级证据)。

可考虑将针刺作为延髓麻痹患者吞咽困难的一种辅助治疗方法(Ⅱ级推荐,B 级证据 *)。

对脑卒中吞咽障碍患者应执行口腔卫生管理方案,

以降低卒中后吸入性肺炎风险（Ⅰ级推荐，B级证据*）。

对于不能安全吞咽的患者，应在卒中发病7天内开始肠内营养（管饲）（Ⅰ级推荐，A级证据*）。可通过使用鼻胃管进行短期（2~3周）的营养支持（Ⅰ级推荐，B级证据*）。

患者应在入院后48小时内进行营养筛查，所有吞咽障碍患者均应进行营养及水分补给的评价，定期监测患者体重变化，存在营养不良或进食困难时都应给予营养支持（Ⅱ级推荐，B级证据）。

吞咽障碍患者如需拔出鼻胃管必须满足如下条件：病情稳定，饮水试验基本正常；意识清楚并有一定的认知功能；饮食训练中每餐可进食200ml以上，连续3天无不适；行常规体位或体位代偿下仪器检查未见严重误吸或重度口咽腔滞留（Ⅱ级推荐，B级证据）。

对于不能安全吞咽的慢性期患者，或需长期胃肠营养的脑卒中患者，应放置经皮胃造口管（Ⅰ级推荐，B级证据*）。

(八) 认知功能障碍康复

康复小组应对脑卒中患者进行早期认知功能筛查。然后进行详细的评价，有助于确定认知损害的类型，并且指导康复小组为患者尽早提供合适的、针对性的认知康复训练（Ⅰ级推荐）。

建议应用简易智能状态检查（MMSE）、蒙特利尔认知评估量表（MoCA）、长谷川痴呆量表（HDS）和韦氏成人智力量表（WAIS）进行认知功能评定（Ⅱ级推荐，B级证据）。

评估不同类别的认知障碍时，应注意根据不同评估方法及量表对不同类别认知障碍的特异性及敏感性选择适当的评测方式。解读评估结果时应考虑到同一评测方式中不同认知障碍间的相互干扰（Ⅱ级推荐，B级证据）。

认知康复训练可提高注意力、记忆力、视觉偏侧忽略和执行功能（Ⅱa级推荐，B级证据*）。

无错性学习技术对于严重记忆障碍患者学习特殊技

术或知识可能有效,尽管对于转换到新的任务或对于降低整体功能性记忆障碍疗效还是有限的(Ⅱb级推荐,B级证据*)。

可使用一些特殊类型的记忆力训练,例如提高视空间记忆的总体加工,以及为基于语言的记忆构建语义框架(Ⅱb级推荐,B级证据*)。使用音乐治疗以提高言语记忆(Ⅱb级推荐,B级证据*)。运动锻炼可考虑作为改善卒中后认知和记忆的辅助疗法(Ⅱb级推荐,C级证据*)。

使用丰富的环境可以增加患者的认知活动(Ⅰ级推荐,A级证据*)。虚拟现实训练可用于言语、视觉和空间学习,但其有效性尚不完全确定(Ⅱb级推荐,C级证据*)。

将经颅直流电刺激(tDCS)正极置于左背外侧前额叶(DLPFC)皮质来提高基于语言的复杂注意力(工作记忆)仍是实验性的(Ⅲ级推荐;B级证据*),不作为常规使用。

应用包括实践、代偿和适应技术的认知训练策略可以增加患者独立性(Ⅱa级推荐;B级证据*),促进患者受损认知功能的代偿,改善患者的生活质量(Ⅰ级推荐,A级证据)。

一些代偿策略可以改善记忆功能,包括内化策略(例如视觉意象、语义组织、分散练习)和外部记忆辅助技术(例如笔记本、寻呼系统、电脑和其他提示装置)(Ⅱb级推荐,A级证据*)。

建议应用吡拉西坦、溴隐亭、苯丙胺、多奈哌齐改善脑卒中后的认知功能和全脑功能(Ⅰ级推荐,A级证据)。应用钙拮抗剂尼莫地平来预防和延缓脑卒中后认知功能损害或痴呆的发生发展(Ⅰ级推荐,A级证据)。可考虑应用NMDA受体抑制剂治疗血管性痴呆或认知障碍(Ⅱ级推荐,B级证据)。

对于失用症,可考虑进行策略训练或姿势训练(Ⅱb级推荐,B级证据*),包括进行有或无运动想象训练的任务实践(Ⅱb级推荐,C级证据*)。

早期发现和干预偏侧忽略症是卒中后认知康复的重要部分(Ⅱ级推荐,B级证据)。可重复给予自上而下和自下而上的干预措施,例如棱镜适应、视觉扫描训练、视动刺激、虚拟现实、肢体活动、心理意象、颈部振动联合棱镜适应来改善偏侧忽略症状(Ⅱa级推荐,A级证据*)。也可考虑使用重复性经颅磁刺激(rTMS)来改善忽略症状(Ⅱb级推荐,B级证据*)。

(九) 情感障碍康复

所有脑卒中患者均应注意卒中后情感障碍,在患者的全面评价中应涵盖心理史,包括患者病前的性格特点、心理疾病、病前社会地位及相关社会支持情况(Ⅰ级推荐)。

所有卒中患者均应使用量表进行情绪障碍筛查,筛查时间覆盖卒中的急性期和恢复期,在卒中后的2周内应该开始进行情绪障碍筛查(C级证据)。

建议应用汉密尔顿焦虑量表(HAMA)、抑郁量表(HAMD)进行卒中后焦虑、抑郁筛查(Ⅰ级推荐)。推荐使用结构式抑郁量表,例如患者健康问卷-2,进行常规卒中后抑郁筛选(Ⅰ级推荐,B级证据*)。

在发病初期,对患者和家属进行卒中后抑郁的流行病学和治疗方面的教育,早期开展基于各种护理模式的持续沟通交流可以减轻卒中后抑郁的发生(Ⅰa级证据)。

抑郁的早期有效治疗非常重要,因为可能对康复转归产生积极的影响(Ⅱb级推荐,B级证据*)。

在没有禁忌证的情况下,诊断为卒中后抑郁的患者应接受抗抑郁药治疗,如选择性5-羟色胺再摄取抑制剂(SSRI)等抗抑郁药物治疗或心理治疗,并密切监测以确定其治疗效果(Ⅰ级推荐,B级证据*)。

对于情绪不稳或假性延髓情绪造成情绪困扰的患者,可应用SSRI或右美沙芬/奎尼丁进行试验性治疗(Ⅱa级推荐,A级证据)。

可考虑联合药物与非药物治疗卒中后抑郁(Ⅱb级推荐,A级证据),例如光疗法作为辅助治疗常与选择性5-羟色胺再摄取抑制剂一起使用(Ⅰa级推荐)。音乐疗法对卒中后心境障碍有积极的效果（Ⅱ级推荐）。重复性经颅磁刺激可以缓解抑郁症状（Ⅰa级推荐）。至少持续4周的锻炼计划可考虑作为卒中后抑郁的补充治疗方法（Ⅱb级推荐,B级证据）。

患者教育、咨询服务和社会支持可考虑作为脑卒中后抑郁治疗的组成部分（Ⅱb级推荐,B级证据）。

提倡患者参与休闲娱乐活动,特别是要告之保持积极健康生活方式的重要性（Ⅱa级推荐,B级证据*）。培养克服参加社会活动障碍的自我管理技能（Ⅱa级推荐,B级证据*）。

对情感障碍造成持续困扰或残疾恶化的卒中患者需提供专业的精神科或心理科医生会诊（Ⅱa级推荐,C级证据）。

被诊断患有中度到重度抑郁的患者应被转介到精神卫生专科医院进行评价和治疗。当患者有自杀风险、冲动伤人或伤害自己的风险及伴精神病性症状时,建议紧急转诊精神科（Ⅰ级推荐）。

（十）心脏与呼吸功能康复

脑卒中卧床患者应尽早离床接受常规的运动功能康复训练,以提高患者的心血管功能。下肢肌群具备足够力量的卒中患者,建议进行增强心血管适应性方面的训练,如活动平板训练、水疗等（Ⅱ级推荐,B级证据）。

重症脑卒中合并呼吸功能下降、肺内感染的患者,建议加强床边的呼吸道管理和呼吸功能康复,以改善呼吸功能、增加肺通气和降低卒中相关性肺炎的发生率和严重程度,改善患者的整体功能（Ⅱ级推荐,B级证据）。

卒中后血氧分压、氧饱和度、肺活量和1秒用力呼吸量可以作为评价肺功能的监测指标（Ⅱ级推荐,B级证据）。

有必要在经过成功筛选后实施个体化锻炼方案增强心肺功能和降低卒中复发风险（Ⅰ级推荐,A级证据*）。

推荐患者在完成正规卒中康复治疗后参与家庭或社

区的锻炼或体力活动项目（Ⅰ级推荐，A级证据*），以维持其心肺功能。

（十一）日常生活活动能力康复

推荐所有脑卒中患者急性期住院期间和出院时都应该进行 ADL 和 IADL 的评估（Ⅰ级推荐，B级证据）。

Barthel 指数及改良 Barthel 指数评定均经过信度、效度检验，简单、信度高、灵敏度也高，可以用来评价治疗前后的日常生活功能状况，预测治疗效果、住院时间及预后，推荐广泛应用（Ⅰ级推荐，A级证据）。

功能独立性测量（FIM）、Frenchay 活动指数、功能活动性问卷评定经过信度和效度检验，推荐应用于临床 ADL 评估（Ⅰ级推荐，A级证据）。

所有卒中患者都应接受适合其个体需求并最终适应出院环境的 ADL 训练（Ⅰ级推荐，A级证据*）和 IADL 训练（Ⅰ级推荐，B级证据*）。

三级康复过程中，ADL 训练均可以促进 ADL 功能改善，故推荐加强 ADL 训练（Ⅰ级推荐，A级证据）。

ADL 训练可采用功能性任务和特定任务训练来实现（Ⅰ级推荐，A级证据）。强制性运动治疗有助于改善 ADL（Ⅰ级推荐，A级证据）。

除患者主动训练 ADL 外，建议家属给予脑卒中患者更多的关心和支持，加强康复护理，以提高患者的生活质量（Ⅱ级推荐，B级证据）。

三、脑卒中并发症防治

（一）挛缩

对于可能发生挛缩的患者，采用辅具能够使肌肉持续保持拉长状态来维持关节活动度（Ⅱ级推荐，B级证据）。

对已发生关节挛缩的患者可采用支具扩大关节活动度（Ⅱ级推荐，B 级证据）。

可考虑采用连续矫正石膏或静态可调节夹板来缓解轻、中度的肘部和腕部挛缩（Ⅱb 级推荐，C 级证据 *）。手部缺乏主动活动能力的患者可考虑使用搁手 / 腕夹板，并辅以定期牵伸治疗（Ⅱb 级推荐，C 级证据 *）。

偏瘫患者很可能需要在坐位或卧位下将偏瘫侧肩关节置于最大外旋姿势每天 30 分钟（Ⅱa 级推荐，B 级证据 *）。但高过肩的滑轮牵伸运动不建议用于脑卒中后肩关节活动度的维持，因为该运动引起肩痛的风险超过其维持关节活动的作用（Ⅲ级推荐，C 级证据）。

存在明显肘部挛缩和疼痛的患者，可考虑进行肱肌、肱桡肌和肱二头肌松解术（Ⅱb 级推荐，B 级证据 *）。

为了预防偏瘫侧的踝关节挛缩，可考虑在夜间和辅助站立期间使用搁踝夹板（Ⅱb 级推荐，B 级证据 *）。

用神经肌肉电刺激协助维持关节活动时，建议尽可能达到关节活动的最大范围，使其疗效最大化（C 级证据）。

（二）骨质疏松

建议患者脑卒中后减少卧床时间，早期进行康复干预，预防和治疗脑卒中后骨质疏松（Ⅰ级推荐，A 级证据）。

可以通过增加体力活动来降低卒中后骨质疏松症的风险和严重程度（Ⅱa 级推荐，B 级证据 *）。

脑卒中患者定期进行骨密度测定对骨质疏松的预防及治疗有较大帮助。早期床边康复训练 4 周以上的骨质疏松患者在进行负重练习前，应再次评价骨密度（Ⅱ级推荐，B 级证据），避免骨折风险。

推荐对长期居住在护理机构的卒中患者进行评估，以明确其对钙和维生素 D 补充剂的需求（Ⅰ级推荐，A 级证据 *）。

可考虑应用减少骨质流失的药物改善骨质疏松，对维生素 D 水平降低的患者进行药物补充（Ⅱ级推荐，B 级证据)。

除积极活动和药物干预外,也建议采取环境调整或环境改造的方式,预防跌倒以及由此造成的骨折(Ⅱ级推荐,B 级证据)。

(三) 中枢性疼痛

推荐对脑卒中后中枢性疼痛(CPSP)进行全方位的疼痛管理,包括:明确引起疼痛的可能病因,疼痛的部位、性质、持续时间和强度,以及疼痛加重或缓解的因素(Ⅱ级推荐,B 级证据)。

CPSP 的诊断应基于已有的诊断标准且应排除其他原因引起的疼痛(Ⅰ级推荐,C 级证据 *)。推荐使用 0~10 分量表评价疼痛(Ⅲ级推荐,C 级证据)。

应根据患者需要、治疗反应和不良反应来个体化的选择治疗 CPSP 的药物(Ⅰ级推荐,C 级证据 *)。

阿米替林和拉莫三嗪是适合的一线治疗药物(Ⅱa 级推荐,B 级证据 *)。普瑞巴林、加巴喷丁、卡马西平或苯妥英钠被认为是二线治疗药物(Ⅱb 级推荐,B 级证据 *)。

多学科疼痛管理联合药物治疗很可能更有效(Ⅱa 级推荐,C 级证据 *)。使用标准化的检测可有助于监测药物的治疗反应(Ⅱb 级推荐,C 级证据 *)。

经皮神经电刺激(TENS)疗效不确定(Ⅲ级推荐,B 级证据 *)。重复经颅磁刺激(rTMS)有助于短时内缓解 CPSP。对于难治性 CPSP,可考虑进行运动皮质刺激(Ⅱb 级推荐,B 级证据 *)。脑深部电刺激疗效不确定(Ⅲ级推荐,B 级证据 *)。

(四) 肩关节半脱位

脑卒中后肩关节半脱位的预防重于治疗。通过正确的体位摆放、护理人员恰当的操作、选取合适的康复训练项目,可预防肩关节半脱位的发生(Ⅰ级推荐,C 级证据)。

持续肩关节位置保持训练可以改善肩关节半脱位（Ⅱ级推荐，B级证据*）。

对已经发生肩关节半脱位的患者可使用支持性装置和肩带防止进一步脱位（Ⅱa推荐，C级证据*）。

推荐可能发生和已发生肩关节半脱位的患者对冈上肌和三角肌进行功能性电刺激（Ⅱb级推荐，A级证据）。

对于严重肌肉无力、有发生肩关节半脱位风险的脑卒中患者，推荐使用电刺激联合传统运动疗法降低肩关节半脱位的发生率，其优于单独使用传统运动治疗（Ⅱ级推荐，B级证据）。

（五）肩痛

注意脑卒中患者卧床、坐轮椅时的体位摆放以及在训练中的正确辅助方法，避免肩关节过度屈曲、外展以及双手做高举过头的肩关节运动，避免用力牵拉肩关节（Ⅰ级推荐，B级证据）。不推荐高位滑轮训练（Ⅲ级推荐，C级证据*）。

推荐对患者和家属开展卒中后肩痛和肩部护理方面的教育（即关节运动范围和姿势），尤其是在出院或转入其他护理机构之前（Ⅰ级推荐，C级证据*）。

临床评估对防治肩痛是有用的，包括肌肉骨骼评估（Ⅱa级推荐，C级证据*）、痉挛状态评估（Ⅱa级推荐，C级证据*）、肩关节半脱位识别（Ⅱa级推荐，C级证据*）以及局部感觉障碍检查（Ⅱa级推荐，C级证据*）。超声检查可作为肩部软组织损伤的诊断工具（Ⅱb级推荐，B级证据*）。

脑卒中软瘫期时可用吊带预防肩部损伤和肩痛，软瘫期过后是否该使用吊带预防肩痛仍有争议（C级证据）。

神经肌肉电刺激（NMES）和功能性电刺激（FES）有治疗和预防肩痛的作用，早期治疗效果更好，慢性期则无效（Ⅱb级推荐，A级证据*）。功能性电刺激（冈上肌和三角肌）可提高肩关节无痛性活动范围，减轻疼痛程度（Ⅱ级推荐，

B级证据)。

在没有禁忌证的情况下,可使用非甾体类镇痛消炎药(如对乙酰氨基酚或布洛芬)来止痛(C级证据)。

对伴有感觉改变、异常性疼痛和痛觉过敏的中枢性疼痛患者,可考虑使用神经调节药物,如普瑞巴林、阿米替林等(Ⅱa级推荐,A级证据*)。

对痉挛造成的肩痛,在肩胛下肌和胸肌局部注射A型肉毒毒素可减轻脑卒中后偏瘫侧肩痛程度(Ⅱ级推荐,B级证据)。对于肩峰下或肩关节存在炎症的患者,局部注射皮质类固醇的有效性尚不能完全确定(Ⅱb级推荐,B级证据*)。若肩痛与炎症和痉挛都相关时,可联合应用肉毒毒素注射和激素局部封闭注射(A级证据)。肩胛上神经阻滞可考虑作为一种有效的辅助治疗手段(Ⅱb级推荐,B级证据*)。

针刺作为偏瘫性肩痛辅助治疗手段的有效性尚不确定(Ⅱb级推荐,B级证据*)。

对于肩痛伴肩关节活动受限的严重偏瘫患者,可考虑行胸大肌、背阔肌、大圆肌和肩胛下肌肌腱切断术(Ⅱb级推荐,C级证据*)。

(六)肩手综合征

肩手综合征(SHS)又称反射性交感神经营养不良(RSD),于1994年被国际疼痛研究学会归纳为复杂性区域疼痛综合征(CRPS)Ⅰ型,是与交感神经介导性密切相关的疼痛。

对于CRPS患者,推荐适度抬高患肢并配合被动活动,结合神经肌肉电刺激治疗肩手综合征(Ⅱ级推荐,B级证据)。

推荐对脑卒中伴有CRPS的患者进行镜像治疗以改善感觉障碍(Ⅱa级推荐,B级证据)。

对于手肿胀明显的CRPS患者推荐服用质醇类激素改善症状(Ⅲ级推荐,C级证据)。外用加压装置有利于减轻肢体末端肿胀(Ⅲ级推荐,B级证据)。

(七) 大小便功能障碍

推荐对住院的急性卒中患者进行膀胱功能评估,应获取卒中发病前的泌尿系统病史(Ⅰ级推荐,B级证据 *)。

推荐对尿失禁或尿潴留的患者通过膀胱超声扫描或排尿后间歇性导尿记录容量来评估尿潴留(Ⅰ级推荐,B级证据 *)。也可进行尿流动力学检查评价膀胱功能(Ⅱ级推荐,B级证据)。

除对膀胱功能进行评价外,也要对尿意和排空感的认知意识进行评估(Ⅱa级推荐,B级证据 *)。

推荐急性卒中患者在入院后 24 小时内拔除留置导尿管(Ⅰ级推荐,B级证据 *)。如果仍需使用,推荐使用有抗菌作用的导尿管如银合金涂层导尿管,而且也应尽早拔除(Ⅱ级推荐,B级证据)。

可使用下列干预措施改善卒中患者的尿失禁:①定时排尿;②盆底肌训练(坚持到出院回家后)(Ⅱa级推荐,B级证据 *)。

对住院的急性卒中患者要进行肠道功能评估,包括以下内容:①大便硬度、排便频率和时间(包括卒中发病前);②卒中发病前肠道疾病治疗史(Ⅱb级推荐,C级证据 *)。

建议为尿便障碍的脑卒中患者制定和执行膀胱、肠道的训练计划(Ⅲ级推荐,C级证据)。

(八) 深静脉血栓

所有脑卒中患者均应评价其深静脉血栓(DVT)发生的风险(Ⅰ级证据)。

患者运动功能障碍,并发充血性心力衰竭、肥胖,既往有 DVT 或肺栓塞病史,肢体外伤或长骨骨折,其发生 DVT 的风险较大。

早期运动是预防深静脉血栓的有效方法。对于病情允许活动的患者,应鼓励其早期活动,以减少 DVT 等亚急性期并发症(Ⅰ级推荐,C级证据)。

缺血性卒中患者在急性期和康复住院期间或活动能力恢复前应使用预防剂量肝素皮下注射(普通肝素或低水平肝素)(Ⅰ级推荐,A级证据*),使用预防剂量低分子肝素预防DVT效果优于预防剂量的普通肝素(Ⅱa级推荐,A级证据*)。

脑内出血患者在发病第2~4天之间可开始使用预防剂量肝素皮下注射(普通肝素或低分子肝素),其效果优于不使用此预防措施(Ⅱb级推荐,C级证据*)。使用预防剂量低分子肝素效果优于预防剂量普通肝素(Ⅱb级推荐,C级证据*)。

应注意使用肝素后引起的血小板减少症,在使用7~10天后要进行血小板计数检查(Ⅱ级推荐,B级证据)。

阿司匹林预防血栓的作用要弱于低分子肝素抗凝,对于不能应用低分子肝素预防DVT的患者,可以考虑使用阿司匹林(Ⅱa级推荐,A级证据)。

缺血性卒中/脑出血患者在急性住院期间可使用间歇充气加压装置预防DVT,其效果优于不使用此预防措施(Ⅱb级推荐,B级/C级证据*)。

缺血性卒中/脑出血患者使用加压弹力袜没有益处(Ⅲ级推荐,B级/C级证据*)。

对有肺栓塞风险同时有抗凝禁忌的患者,可考虑安置临时或永久性下腔静脉滤器(Ⅱ级推荐,B级证据)。当出血性卒中患者合并下肢近端深静脉血栓时,特别是可能出现肺栓塞时,也应考虑放置下肢静脉滤器(Ⅱb级推荐,C级证据)。

(九) 压疮

建议对脑卒中患者进行压疮危险性评估(入院后8小时内进行),至少每天检测1次,可采用标准的评价方法如Braden量表(Ⅰ级推荐,C级证据*)。

经确认有发生压疮风险的患者,应对其制订并执行相应的预防计划（Ⅲ级推荐）。

尽量减少或避免皮肤摩擦，提供适当的支撑面，减小皮肤压力。避免皮肤过度潮湿，保持充足的营养以预防皮肤破损（Ⅰ级推荐，C级证据*）。推荐定时翻身，保持良好的皮肤卫生。使用专门的床垫、轮椅坐垫和座椅，直到活动能力恢复（Ⅰ级推荐，C级证据*）。应避免使用圆形气圈垫（Ⅱ级推荐，B级证据）。

患者、工作人员和看护者应接受有关预防皮肤破损的教育（Ⅰ级推荐，C级证据*）。

（十）跌倒

所有脑卒中患者住院期间均需进行跌倒风险的评估，推荐在住院期间为卒中患者提供正式的跌倒预防方案（Ⅰ级推荐，A级证据*）。

如果患者之前有过跌倒史，则应详细分析跌倒时周围环境的危险因素，从而对既往的跌倒预防计划做出修正和改良（C级证据）。

患者、家属及看护者均应接受预防跌倒的宣教（Ⅰ级推荐）。患者家属及看护者应接受安全转移和移动患者的技巧训练（B级证据）。教育患者、患者家属及其看护者正确使用步态辅助器具、鞋子、转移工具、轮椅（比如轮椅的操纵方向、转移带的使用、安全带使用、前臂支撑设备、脚踏和刹车等）（B级证据）。

医护人员应掌握正确安全的转移和移动患者的方法，熟悉医院治疗设备及环境的安全隐患，告知患者其跌倒的风险并叮嘱患者预防或减少跌倒的注意事项（B级证据）。

推荐出院后进入社区生活的卒中患者参加包含平衡训练的锻炼项目来减少跌倒风险（Ⅰ级推荐，B级证据*）。

卒中患者应接受平衡功能、平衡信心和跌倒风险方面的评估（Ⅰ级推荐，C级证据*）。

应对平衡功能差、平衡信心不足以及害怕跌倒或存在跌倒风险的卒中患者提供平衡训练计划（Ⅰ级推荐，A

级证据 *)。卒中患者如需要改善平衡功能,应遵医嘱安装辅助装置或矫形器(Ⅰ级推荐,A级证据 *)。

建议使用适合所处环境的、确实有效的评测工具对卒中患者的跌倒风险每年进行 1 次评估(Ⅱa级推荐,B级证据 *)。

建议为卒中患者及其看护者提供旨在减少跌倒的家庭和生活环境改进方面的信息(Ⅱa级推荐,B级证据 *)。

打太极拳对于预防脑卒中患者跌倒可能有效(Ⅱb级推荐,B级证据 *)

(十一) 癫痫

卒中后癫痫的发生率平均约为 10%,因方法学和人群的差异,发生率为 1.2%~27.8%。

所有出现癫痫发作的卒中患者均应接受标准化管理方案,包括寻找癫痫发作的原因以及应用抗癫痫药(Ⅰ级推荐,C级证据 *)。

有Ⅰb级和Ⅱ级证据表明卒中后癫痫患者应接受抗癫痫药单药治疗以防止癫痫复发。

有Ⅰa级证据表明用抗癫痫药的预防性治疗可能对预防首次癫痫无效。因此,不推荐缺血性或出血性卒中患者常规预防性应用抗癫痫药(Ⅲ级推荐,C级证据 *)。

(十二) 脑卒中后疲劳

建议对病情稳定的脑卒中患者进行疲劳评估,特别是在参与康复治疗或生活质量受到影响时(Ⅰ级推荐,A级证据)。

抗抑郁药一般不能缓解脑卒中后的疲劳症状(Ⅱ级推荐,B级证据)。莫达非尼(Modafinil)可以用于治疗脑干和间脑脑卒中后的疲劳症状(Ⅳ级推荐,D级证据)。

联合分级活动训练、认知功能训练能缓解脑卒中后持久的疲劳状态(Ⅱ级推荐,B级证据)。

康复治疗应安排在患者一天中最活跃的时间,避免身体或认知疲劳的状态下治疗(Ⅳ级推荐,D级证据)。

应对脑卒中患者及其看护者进行疲劳相关知识教育,包括潜在的管理策略,如合理运动、建立良好的睡眠模式、避免应用镇静药物和酗酒等(Ⅳ级推荐,D级证据)。

(十三)睡眠障碍

脑卒中患者出现睡眠障碍应首选非药物治疗手段,如睡眠卫生教育,尤其强调接受认知行为治疗(Ⅰ级推荐)。

推荐卒中后发生呼吸睡眠暂停的患者使用持续气道正压通气(CPAP)作为一线治疗方法(Ⅱ级推荐,B级证据)。对不愿意使用CPAP的患者建议使用口部装置或调整体位改善症状(Ⅲ级推荐,C级证据)。

推荐使用非苯二氮䓬类药物和褪黑素受体激动剂进行失眠治疗(Ⅱ级推荐)。

对伴有焦虑和抑郁症状的失眠患者可添加具有镇静作用的抗抑郁药(如米氮平、帕罗西汀等)(Ⅱ级推荐)。

对于长期应用镇静催眠药物的慢性失眠患者,不提倡连续药物治疗,建议采用间歇治疗或按需治疗的服药方式,同时建议每4周进行1次评估(Ⅲ级推荐)。

失眠药物停药应逐步减停,如在停药过程中出现严重或持续的精神症状,应对患者进行重新评估(Ⅱ级推荐)。常用的失眠药物减量方法为逐步减少夜间用药量或变更连续治疗为间歇治疗(Ⅲ级推荐)。

17

参考文献

[1] 张通. 中国脑卒中康复治疗指南(2011完全版). 中国康复理论与实践,2012,18(4):301-318.

[2] Carolee J. Winstein,Joel Stein,Ross Arena,Barbara Bates,Leora R. Cherney,Steven C. Cramer,Frank Deruyter,Janice J. Eng,Beth Fisher,Richard L. Harvey,Catherine E. Lang,Marilyn

MacKay-Lyons，Kenneth J. Ottenbacher，Sue Pugh，Mathew J. Reeves，Lorie G. Richards，William Stiers，Richard D. Zorowitz 代表美国心脏协会卒中委员会、心血管病和卒中护理委员会、临床心脏病学委员会以及医疗质量和转归研究委员会著. 高靓，郑俊俊，周璐，王万松，谌淑云，陈云清，洪道俊，吴裕臣译. 成年人卒中康复和恢复指南美国心脏协会 / 美国卒中协会对医疗卫生专业人员发布的声明. 国际脑血管病杂志，2016，24（08）：673-693.

［3］Carolee J. Winstein，Joel Stein，Ross Arena，Barbara Bates，Leora R. Cherney，Steven C. Cramer，Frank Deruyter，Janice J. Eng，Beth Fisher，Richard L. Harvey，Catherine E. Lang，Marilyn MacKay-Lyons，Kenneth J. Ottenbacher，Sue Pugh，Mathew J. Reeves，Lorie G. Richards，William Stiers，Richard D. Zorowitz 代表美国心脏协会卒中委员会、心血管病和卒中护理委员会、临床心脏病学委员会以及医疗质量和转归研究委员会著. 高靓，郑俊俊，周璐，王万松，谌淑云，陈云清，洪道俊，吴裕臣译. 成年人卒中康复和恢复指南美国心脏协会 / 美国卒中协会对医疗卫生专业人员发布的声明. 国际脑血管病杂志，2016，24（09）：769-793.

［4］Winstein C J，Stein J，Arena R，et al. Guidelines for Adult Stroke Rehabilitation and Recovery：A Guideline for Healthcare Professionals from the American Heart Association/American Stroke Association.Stroke，2016，47（6）：e98-e169.

［5］中华医学会神经病学分会，中华医学会神经病学分会神经康复学组，中华医学会神经病学分会脑血管病学组. 中国脑卒中早期康复治疗指南. 中华神经科杂志，2017，50（6）：405-412.

［6］Robert Teasell，Norine Foley，et al. The Evidence-Based Review of Stroke Rehabilitation（EBRSR）.（17th Edition），2016.（http://www.ebrsr.com/）

［7］Dawson AS，Knox J，McClure A，Foley N，and Teasell R，on behalf of the Stroke Rehabilitation Writing Group. *Chapter 5：Stroke Rehabilitation.* Lindsay MP，Gubitz G，Bayley M，and Phillips S.（Editors）on behalf of the Canadian Stroke Best Practices and Standards Advisory Committee.（2013）*Canadian Best Practice Recommendations for Stroke Care*：*2013*；Ottawa，Ontario，Canada：Heart and Stroke Foundation and the Canadian Stroke Network. Retrieved from：www.strokebestpractices.ca.

18. 中国脑出血诊断治疗指导规范

组　长 游　潮

副组长 刘　鸣

成　员（按姓氏笔画排序）
马　潞　王运杰　王茂德　毛　颖
李　浩　吴　波　张世洪　张建宁
张建民　林　森　凌　锋　康德智

秘　书 李　蹊

中国脑出血诊断治疗指导规范目录

脑出血 (intracerebral hemorrhage, ICH) 是神经内外科最常见的难治性疾病之一，亚洲国家脑出血占脑卒中患者的 25%~55%，而欧美国家脑出血仅占脑卒中患者的 10%~15%。脑出血 1 个月死亡率高达 35%~52%，6 个月末仍有 80% 左右的存活患者遗留残疾，是中国居民死亡和残疾的主要原因之一。规范脑出血的诊断标准和治疗技术，有利于降低其死亡率和残疾率。近年来，多项大型临床研究推动了脑出血诊治指南 / 共识的更新，国家卫生计生委脑卒中防治工程委员会组织成立中国脑出血诊治指导规范撰写组，在现行指南 / 共识的基础上，结合最新研究进展与我国国情，特制定本规范，指导脑出血的诊疗活动。

一、院前处理及病因学评估

(一) 院前处理

脑出血早期进展迅速，容易出现神经功能恶化，及时评估病情和快速诊断至关重要。对突然发病疑似脑卒中的患者，急救人员应进行简要评估和急救处理，尽快送往就近有条件的医院，在尽可能短的时间内完成脑 CT 或 MRI 等检查，一旦确诊，应紧急收入卒中单元或神经重症监护病房 (NICU)。

(二) 病史与体征

1. 病史采集　临床症状常表现为突发起病，且多在动态状况下发病，常伴有头痛、恶心、呕吐、血压升高、不同程度意识障碍及神经系统阳性体征。应重点询问患者或目击者下述情况：卒中发生时间、症状、起病时的活动情况、年龄、是否有外伤史、高血压病史、缺血性卒中史、糖尿病病史、吸烟及饮酒史、药物史 (是否服用阿司匹林、氯吡格雷、华法林或其他抗凝药物)、是否存在凝血功能障碍及其他诱发出血的内科疾病(如血液病、肝病等),是否存在使用成瘾药物(如可卡因)等。

2. 体格检查和病情评估　首先对患者生命体征进行评估,在完成气道、呼吸和循环功能评估后,进行一般体格检查和神经系统专科检查,可借助脑卒中量表评估神经功能缺损的严重程度、判断预后和选择各种治疗措施。常用的量表有:① Glasgow 昏迷量表;②美国国立卫生研究院卒中量表(NIHSS);③脑出血评分量表。

(三) 影像学检查

影像学检查是诊断脑出血的重要方法,主要包括:头部 CT、MRI 和脑血管造影等。CT 及 MRI 能够反映出血的部位、出血量、波及范围和血肿周围脑组织情况。

1. 头部 CT 检查

(1) 头部 CT 普通扫描:使用广泛,脑出血在 CT 上表现为高密度影,是诊断脑出血首选的影像学检查方法。可根据多田公式粗略计算血肿体积:血肿体积 T(ml) = π/6 × L × S × Slice,式中 L 为血肿的长轴(cm),S 为短轴(cm),Slice 为所含血肿层面的厚度(cm);目前有相关软件可根据 CT 图像精确计算血肿体积。

(2) 头部增强 CT 和灌注 CT(CTP):增强 CT 扫描发现造影剂外溢是提示患者血肿扩大高风险的重要证据。CTP 能够反映脑出血后脑组织的血供变化,可了解血肿周边血流灌注情况。

2. 头部 MRI 检查

(1) 头部 MRI 普通扫描:脑出血在 MRI 上的表现较复杂,根据血肿的时间长短而有所不同:超急性期(0~2 小时):血肿为 T_1 低信号、T_2 高信号,与脑梗死不易区别;急性期(2~72 小时):T_1 等信号、T_2 低信号;亚急性期(3 天至 3 周):T_1、T_2 均呈高信号;慢性期(>3 周):T_1 低信号、T_2 高信号。MRI 在发现慢性出血及脑血管畸形方面优于 CT,

但其耗时较长、费用较高,一般不作为脑出血的首选影像学检查。

(2) 多模式 MRI 扫描:包括弥散加权成像(DWI)、灌注加权成像(PWI)、水抑制成像(FLAIR)、梯度回波序列(GRE)和磁敏感加权成像(SWI)等,它们能够对脑出血提供更多附加信息。如 SWI 对早期脑出血及微小出血较敏感。

3. 脑血管检查　脑血管检查有助于了解脑出血病因和排除继发性脑出血,指导制订治疗方案。常用检查包括 CTA、MRA、CTV、MRV、DSA 等。

(1) CTA、MRA、CTV、MRV:是快速、无创性评价颅内外动脉血管、静脉血管及静脉窦的常用方法,可用于筛查可能存在的脑血管畸形、动脉瘤、动静脉瘘等继发性脑出血,但阴性结果不能完全排除继发病变的存在。

(2) 全脑血管造影(DSA):能清晰显示脑血管各级分支,可以明确有无动脉瘤、AVM 及其他脑血管病变,并可清楚显示病变位置、大小、形态及分布,目前仍是血管病变检查的重要方法和金标准。

(四)实验室及其他辅助检查

对疑似脑出血患者都应进行常规的实验室检查排除相关系统疾病,协助查找病因。建议同时完成各项手术前检查,为一旦需要的紧急手术做好准备工作,包括血常规、血生化、凝血常规、血型、输血前全套、心电图及胸部 X 线等检查;部分患者还可选择毒理学筛查、动脉血气分析等检查。

(五)诊断和分型

目前常用的脑出血分型包括按出血部位分型及按病因分型。部位分型使用很广,而病因分型尚未得到足够重视。

1. 部位分型

(1) 基底核区出血:①壳核出血;②尾状核头出血。

(2) 丘脑出血。

(3) 脑叶出血:①额叶出血;②顶叶出血;③颞叶出血;④枕叶出血。

(4) 脑干出血:①脑桥出血;②中脑出血;③延髓出血。

(5) 小脑出血。

(6) 脑室出血。

2. 病因分型 脑出血的危险因素及病因以高血压、脑淀粉样血管病(cerebral amyloid angiopathy,CAA)、脑动静脉畸形、脑动脉瘤、肿瘤卒中、凝血功能障碍等多见。

目前国内外尚无统一的脑出血病因分型标准,主要有按血压分型(高血压性和非高血压性脑出血)、SMASH-U分型、按血管病变和发病机制分型、按病因分型(原发性脑出血与继发性脑出血)等多种分型,目前原发性脑出血与继发性脑出血分型较为公认。

(1) 原发性脑出血:主要是高血压脑出血,少数为脑淀粉样血管病及不明原因的脑出血。在我国,虽未进行大样本流行病学调查,但就现有文献资料分析,原发性脑出血合并高血压者可高达 70%~80%,所以我国一直沿用"高血压脑出血"命名。原发性脑出血约占所有脑出血的80%~85%。

(2) 继发性脑出血:一般指有明确病因的脑出血,多由脑动静脉畸形、脑动脉瘤、抗凝药物、溶栓治疗、抗血小板治疗、凝血功能障碍、脑肿瘤、脑血管炎、硬脑膜动静脉瘘、烟雾病(Moyamoya 病)、静脉窦血栓形成等引起,占脑出血的 15%~20%。

在临床工作中,可参照脑出血病因诊断建议流程(图18-1)完善检查,有助于更准确地寻找病因。

3. 诊断 脑出血的诊断流程应包括如下步骤。

第一步:是否为脑卒中? 根据发病情况及病史体征判断。

第二步:是否为脑出血? 脑 CT 或 MRI 检查确认。

第三步:脑出血严重程度? 根据 GCS 或 NIHSS 量表评估。

18

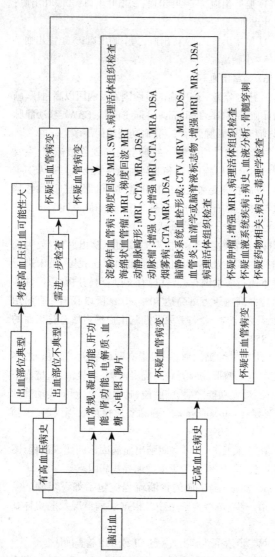

图 18-1 脑出血病因诊断建议流程

第四步:脑出血的部位及病因分型? 结合病史、体征、实验室及影像学检查确定。

根据突然发病、剧烈头痛、呕吐、出现神经功能障碍等临床症状体征,结合 CT 等影像学检查,脑出血一般不难诊断。高血压脑出血和脑淀粉样血管病相关脑出血的诊断标准如下:

(1) 高血压脑出血:高血压脑出血的诊断并无金标准,一定要排除各种继发性脑出血疾病,避免误诊,最后诊断需达到以下全部标准。

1) 有确切的高血压病史。

2) 典型的出血部位,如基底核区、丘脑、脑室、脑干、小脑半球等。

3) DSA/CTA/MRA 排除继发性脑血管病。

4) 排除各种凝血功能障碍性疾病。

5) 早期(72 小时内)或晚期(血肿全部吸收 2~3 周后)行增强 MRI 检查排除脑肿瘤或海绵状血管畸形等疾病。

(2) 脑淀粉样血管病相关脑出血:病理学检查对脑淀粉样血管病相关脑出血的诊断具有重大价值,淀粉样病变组织经刚果红染色后,在偏振光显微镜下可见特异的苹果绿色双折光现象。目前国内外临床上广泛使用波士顿诊断标准对脑淀粉样血管病相关脑出血进行诊断。

1) 确诊 CAA:全面尸检示脑叶,皮质或皮质下出血;存在严重 CAA 伴有血管病变;无提示其他诊断的病变。

2) 有病理支持的很可能 CAA:临床资料和病理组织(清除的血肿或皮质活检)示脑叶,皮质或皮质下出血;存在一定程度 CAA;无提示其他诊断的病变。

3) 很可能 CAA:临床资料和 MRI/CT 示局限于脑叶,皮质或皮质下的多发出血(可有小脑出血);年龄≥55 岁;排除其他原因引起的出血。

4) 可能 CAA:临床资料和 MRI/CT 示单个脑叶,皮质或皮质下出血;年龄≥55 岁;排除其他原因引起的脑出血。

18

二、脑出血的治疗

（一）内科治疗

脑出血患者在发病的最初数天内病情往往不稳定，应常规持续生命体征监测（包括血压监测、心电监测、氧饱和度监测）和定时神经系统评估，密切观察病情变化；定时复查头部 CT，尤其是发病 3 小时内行首次头部 CT 患者，应于发病后 8 小时、最迟 24 小时内再次复查头部 CT，密切观察血肿变化。

脑出血治疗的首要原则是保持安静，稳定血压，防止再出血；根据病情，适当降低颅内压，防治脑水肿，维持水电解质、血糖、体温稳定；同时加强呼吸道管理及护理，预防及治疗各种颅内及全身并发症。

1. 血压管理　急性脑出血患者常伴有明显血压升高，血压升高的幅度与死亡、残疾、血肿扩大、神经功能恶化等不良预后密切相关。急性脑出血抗高血压研究（ATACH、ATACH-Ⅱ）和急性脑出血积极降压治疗研究（INTERACT、INTERACT-Ⅱ）4 项研究为脑出血患者早期降压提供了重要依据。ATACH、INTERACT、INTERACT-Ⅱ研究显示将收缩压控制在 140mmHg 以下可以降低血肿扩大的发生率而不增加不良反应事件，但对 3 个月的病死率和致残率没有明显改善；有序分析结果表明积极降压治疗降低了改良 Rankin 量表评分，可改善功能预后。然而 ATACH-Ⅱ研究结果显示过度强化降压并不能改善患者预后，并且会增加患者的肾脏功能损害的风险。INTERACT-Ⅱ的后续研究提示，收缩压的变异性可以预测急性脑出血患者的预后，收缩压变异性越大，预后越差。这些都说明在脑出血早期平稳管理血压的重要性。脑出血早期应综合管理患者血压，分析血压升高的原因，再根据血压情况决定是否进行降压治疗；降压治疗也要避免长期严重高血压患者血压下降过快过低可能产生脑血流量下降的情况。如因 Cushing 反应或中枢性原因引起的异常血压升高,则要针对病因进行治疗,不宜单纯盲目降压。

对于收缩压 >220mmHg 的脑出血患者,应积极使用静脉降压药物进行降压治疗;对于收缩压 >180mmHg 的脑出血患者,可使用静脉降压药物进行降压治疗,并根据患者临床表现调整降压速度,临床上常将 160/90mmHg 作为参考降压目标值。脑出血早期积极降压到 140mmHg 是安全的,但其改善患者预后的有效性仍有待进一步研究证实,可选择合适的患者进行积极降压治疗。在降压治疗期间应严密观察血压水平的变化,每隔 5~15 分钟进行 1 次血压监测。

2. 颅内压增高的处理 有研究表明,脑出血患者颅内压的高变异性与其不良预后相关,将脑出血患者早期的颅内压控制在合适的水平,可以改善患者的功能预后。在有条件的情况下,可以对重症患者的颅内压和脑灌注压进行监测。

(1) 颅内压升高者应卧床、适度抬高床头,头位于中线上,以增加颈静脉回流,降低颅内压,严密观察生命体征。

(2) 对需要气管插管或其他类似操作的患者,视具体情况可应用镇静剂。镇静剂应逐渐加量,尽可能减少疼痛或躁动引起颅内压升高,并密切监测生命体征。常用的镇静药物有:丙泊酚、咪达唑仑、右美托咪定等;镇痛药有:芬太尼、瑞芬太尼等。

(3) 药物治疗:若患者具有颅内压增高的临床或影像学表现,或实测 ICP>20mmHg,可应用脱水剂,首选 20% 甘露醇[1~3g/(kg·d)],也可考虑使用甘油果糖、利尿剂、白蛋白、高渗盐水等,用量及疗程依个体而定;应用上述药物均应监测肾功能、电解质、血容量,维持内环境稳定;必要时可行颅内压监测,指导脱水治疗。

3. 血糖管理 无论患者既往是否有糖尿病,入院时的高血糖均预示脑出血患者的死亡和不良转归风险增高；而低血糖可导致缺血性脑损伤及脑水肿，故也需积极预防和治疗。因此，应密切监测血糖，控制血糖值在7.7~10.0mmol/L 的范围内，避免血糖过高和过低。

4. **体温管理** 脑出血、丘脑出血或脑干出血者，均可能出现中枢性发热。发热可造成实验性脑损伤模型动物的转归恶化，入院 72 小时内发热持续时间与临床转归相关，这为积极治疗发热以使脑出血患者的体温维持正常提供了理论依据；低温或亚低温治疗脑出血的疗效及安全性还有待深入研究。因此，一般主张维持正常体温为妥。需注意的是，患者亦可因感染等原因引起发热，此时应该针对病因治疗。

5. **止血治疗** 重组Ⅶa 因子(recombinant factor Ⅶa，rFⅦa)的Ⅲ期临床试验 FAST 结果显示，小剂量 rFⅦa 与安慰剂组相比可限制血肿扩大，但未发现临床转归的差异，且严重血栓栓塞性不良事件总体发生率相似；但是大剂量组动脉血栓栓塞事件较安慰剂组显著增多。目前应用 rFⅦa 对脑出血患者的益处(无论是否接受口服抗凝剂治疗)尚未得到证实，对于特定的脑出血患者亚组是否有益，仍然有待进一步研究。

其他止血药物如氨基己酸和氨甲环酸是氨基酸衍生物具有抗纤溶的作用，但增加了迟发性脑缺血及其他血栓事件的危险，总体上并不能改善患者的预后。

由于止血药物治疗脑出血临床疗效尚不确定，且可能增加血栓栓塞的风险，不推荐常规使用。

6. **糖皮质激素治疗** 高血压脑出血患者使用糖皮质激素治疗无明显益处，而且感染、消化道出血和高血糖等并发症的风险增加。因此，脑出血患者不应常规使用糖皮质激素。

7. **神经保护剂** 脑出血后是否使用神经保护剂尚存在争议。有临床报道显示神经保护剂是安全、可耐受的，对临床预后有一定改善作用，但缺乏多中心安慰剂对照的高质量 RCT 研究报告，因此神经保护剂的疗效与安全性尚需开展更多高质量临床试验进一步证实。

8. 抗癫痫治疗 脑出血,尤其脑叶出血,更易引起痫性发作。基于人群的前瞻性研究并未发现临床痫性发作与神经功能转归或死亡风险相关。一项大样本单中心研究表明,预防性抗癫痫治疗能显著减少脑叶出血的临床痫性发作。无发作者是否需要应用药物预防癫痫尚无定论,不少外科医师主张对幕上较大血肿或幕上手术后患者进行预防癫痫治疗。

对于有临床痫性发作的脑出血患者应使用抗癫痫药物治疗;疑似癫痫发作者,应考虑持续脑电图监测;若脑电图提示痫性放电的患者应给予抗癫痫药物治疗。

9. 下肢深静脉血栓(DVT)和肺栓塞(PE)的预防 脑出血患者发生深静脉血栓形成和肺栓塞的风险较高,应鼓励患者尽早活动、腿抬高;尽可能避免穿刺下肢静脉输液,特别是瘫痪侧肢体;如疑似深静脉血栓患者,应进行 D-二聚体检测及多普勒超声检查;可联合使用弹力袜加间歇性充气加压装置来预防深静脉血栓及相关栓塞事件;对易发生深静脉血栓的高危患者(排除凝血功能障碍所致的脑出血患者),证实出血停止后可考虑皮下注射小剂量低分子肝素或普通肝素预防深静脉血栓形成,但应注意出血的风险;存在有症状 DVT 或 PE 的脑出血患者可考虑进行全身抗凝治疗或置入 IVC 滤器,具体治疗方法的选择应该考虑多种因素,包括发病时间、血肿稳定性、出血原因以及患者总体状况等。

10. 内科并发症的管理 有研究显示,脑出血后最常见的并发症为误吸、肺炎、呼吸衰竭/窘迫、PE 和脓毒血症等。吞咽困难和误吸是发生肺炎的主要危险因素。脑出血患者同时发生心肌梗死的情况并不少见,其余常见内科并发症为急性肾损伤、低钠血症、消化道出血、营养不良和尿路感染等。

所有患者在开始经口进食前均需评估吞咽功能,以减少肺炎风险;应加强呼吸道管理,预防及治疗肺部感染;监测心电图、心肌酶谱、肾功、电解质等,以便筛查相关并发症。

(二) 外科治疗

虽然国内外已开展多项外科手术治疗脑出血的 RCT 试验,但在手术治疗的术式、手术时机及疗效等方面仍缺乏令人信服的结论,手术治疗在脑出血中的价值仍有较大的争议。

STICH 系列研究是脑出血开颅手术治疗领域最具影响的研究。STICH-Ⅰ研究未发现早期(发病 72 小时内)实施手术治疗可使幕上脑出血患者获益,仅提示浅表血肿(距离脑表面 1cm 以内)患者可能从手术中获益。针对脑叶出血的 STICH-Ⅱ研究仅发现对发病 12 小时内的患者早期手术治疗没有增加患者死亡和残疾率。关于小脑出血,研究显示对于血肿直径 >3cm,伴脑干受压或脑积水的患者行手术治疗预后较好。

近年来国内外均开展了一些微创手术治疗脑出血的研究,其中 MISTIE-Ⅱ研究验证了 72 小时内微创手术联合 rt-PA 在 >20ml 的幕上脑出血治疗中的安全性和适宜剂量,并证实有助于减轻灶周水肿。目前继续探讨该治疗方式有效性和安全性的 MISTIE-Ⅲ研究正在进行中。

一项 Meta 分析显示,对血肿量为 20~50ml、GCS 9~12 分、年龄为 50~69 岁的脑出血患者,发病后 8 小时内进行手术治疗预后较好。

我国目前外科治疗的主要目标在于及时清除血肿、解除脑压迫、缓解严重颅内高压及脑疝、挽救患者生命,并尽可能降低由血肿压迫导致的继发性脑损伤。目前国内对以基底核区为代表的深部脑内血肿进行手术干预已在临床上广泛应用,积累了大量经验并形成了一定的研究证据。必须指出的是,对于有大量血肿的严重颅内高压甚至脑疝患者,即使缺乏高级别的循证医学证据,但手术治疗在拯救生命方面的作用是肯定的,对于中小量血肿且无明显颅内高压的患者,外科手术的价值还有待进一步研究。

1. 外科手术治疗的总体原则

（1）对大量血肿压迫并伴有严重颅内高压甚至脑疝的患者,应进行血肿清除手术以挽救生命。

（2）对颅内高压严重,清除血肿后颅压下降不满意的幕上脑出血患者,可进行去骨瓣或者去大骨瓣减压术以挽救生命。

（3）对伴有神经功能进行性恶化或脑干受压和(或)脑室梗阻致脑积水的小脑出血患者,应尽快进行血肿清除手术。

（4）对于伴有颅内高压的脑积水患者,可行脑室引流以降低颅内压。

（5）血肿清除手术原则上应在显微镜下操作。

2. 各部位脑出血的手术指征

（1）基底核区、丘脑及脑叶出血:有下列表现之一者,可考虑紧急手术:

1）颞叶钩回疝。

2）CT、MRI 等影像学检查有明显颅内压升高的表现(中线结构移位超过 5mm;同侧侧脑室受压闭塞超过 1/2；同侧脑池、脑沟模糊或消失)。

3）实际测量颅内压（ICP）>25mmHg。

（2）脑室出血

1）少量到中等量出血,患者意识清楚,GCS>8 分,无梗阻性脑积水,可保守治疗或行腰池持续外引流。

2）出血量较大,超过侧脑室 50%,GCS<8 分,合并梗阻性脑积水者,行脑室钻孔外引流。

3）出血量大,超过脑室容积 75% 甚至全部脑室铸型,GCS<8 分,明显颅内高压者,可考虑开颅手术直接清除脑室内血肿。

（3）小脑出血

1）血肿超过 10ml,四脑室受压或完全闭塞,有明显占位效应及颅内高压。

2）脑疝患者。

3）合并明显梗阻性脑积水。

18

（4）脑干出血：严重脑干出血保守治疗死亡率及残废率很高，国内有手术治疗的探索及报告，有助于降低死亡率，但其手术指征、术式及疗效等有待进一步研究和总结。

3. 常用的手术术式方法

（1）骨瓣开颅血肿清除术：一般选择到达血肿路径最短并避开重要功能区和血管位置设计皮瓣，以基底核区出血为例，颞瓣开颅，可经颞中回或侧裂入路，在无血管或少血管区域用脑针穿刺，到达血肿腔，抽吸证实为陈旧性血液或凝血块后，将颞中回或岛叶皮质切开或分离约0.5~1.0cm，用脑压板边探查边分离进入血肿腔，根据出血时间和血肿硬度，用小到中号吸引器轻柔抽吸血肿，个别血肿较韧难以吸出者，可用超声碎吸或肿瘤镊夹取血肿。彻底清除血肿后检查血肿腔，若有活动性动脉出血可用弱电凝准确烧灼止血，一般渗血用止血材料及棉片压迫止血即可，确定血肿全部或基本清除且颅压下降满意后，还纳骨瓣，逐层关颅结束手术。如果术中脑组织水肿膨胀明显，清除血肿后颅压下降不满意，可适当扩大骨窗范围并作去骨瓣减压。

骨瓣开颅虽然对头皮颅骨创伤稍大，但可在直视下彻底清除血肿，止血可靠，减压迅速，还可根据患者的病情及术中颅内压变化决定是否行去骨瓣减压，是较为常用和经典的手术入路。

（2）小骨窗开颅血肿清除术：小骨窗开颅对头皮颅骨损伤小，手术步骤相对简便，可迅速清除血肿，直视下止血也较满意。

以基底核区出血为例，于患者颞骨上耳屏前1.5cm左右避开颞浅动脉做垂直于颞骨的皮肤直切口，长约4~5cm，在颞骨上钻孔1~2孔，用铣刀铣成直径3cm左右游离骨瓣，硬脑膜十字切开。在颞上回或颞中回脑针穿刺，确定血肿部位后作脑皮质切口，切口长约1cm，用小号脑压板逐渐向深部分离进入血肿腔，轻柔吸除血肿。彻底止血且确认脑压不高，脑搏动良好后，缝合硬脑膜，固定颅骨骨瓣，逐层缝合头皮。

(3) 神经内镜血肿清除术：采用硬质镜与立体定向技术相结合清除血肿。在 CT 或 B 超定位下穿刺血肿腔，在不损伤血管壁、周围脑组织及不引起新的出血的前提下尽可能清除血肿，但不必强求彻底清除，以免引起新的出血，达到减压目的即可，然后放置引流管做外引流，如遇有小动脉出血，可以通过内镜工作道止血。

(4) 硬通道锥颅穿刺血肿清除术：CT 扫描辅助下确定穿刺点，将针钻一体化器械与医用电钻进行安装并穿刺，穿透硬脑膜后拔出钻芯，将三通针体留在颅内并插入针芯，将三通针体推至血肿边缘，连接引流管及注射器，360°旋转穿刺针并轻柔适量抽吸液态血肿，再逐步深入穿刺并抽吸血肿直至血肿中心；拔出针芯，插入粉碎针，连接引流管及注射器，粉碎部分血肿及注入纤溶药物溶解凝血块，液化后由引流管引出。

(5) 定向穿刺置管血肿吸引术：俗称"定向软通道"技术，对脑内血肿穿刺靶点三维定位，直接经皮定向锥颅形成一直径 5mm 骨孔，建立进入颅内血肿靶点通道，并由此向血肿部位置入 1 根软性硅胶血肿吸引管，抽吸出部分陈旧性凝血块进行减压，术后反复注入纤溶药物，将残留的凝血块溶解并由置入的硅胶管引出，此术式也可以在图像引导下完成。

4. 手术要点　无论采用何种入路和术式，都要避免或尽量减少手术对脑组织造成新的损伤，应遵循以下注意事项。

(1) 尽量显微镜下精细操作。

(2) 要特别注意保护脑组织、侧裂静脉、大脑中动脉及其分支和未破裂出血的豆纹动脉。

(3) 脑皮质切口一般不超过 2cm，保持无牵拉或轻牵拉操作。

(4) 轻吸引、弱电凝，保持在血肿腔内操作，避免损伤血肿周围的脑组织和血管。

5. 术后处理　对于接受手术治疗的患者，有条件的医院推荐进行颅内压监测。术后处理包括降颅压、血压管理、镇静、镇痛、预防和治疗颅内及肺部等感染、保持内环境稳定、营养支持、防治癫痫等。术后 24 小时内要常规复查脑 CT 了解手术情况并排除术后再出血，对于有再发血肿的患者，应根据颅内压等情况决定是否再次手术。对于有凝血功能不全或术中渗血明显者，可术后短期(24~48 小时内)应用止血药物。

参考文献

[1] Steiner T, Kaste M, Forsting M, Mendelow D, et al. Recommendations for the management of intracranial haemorrhage-part I: spontaneous intracerebral haemorrhage. The European Stroke Initiative Writing Committee and the Writing Committee for the EUSI Executive Committee. Cerebrovasc Dis, 2006, 22 (4): 294-316.

[2] Steiner T, Al-Shahi Salman R, Beer R, et al. European stroke organisation (eso) guidelines for the management of spontaneous intracerebral hemorrhage. Int J Stroke, 2014, 9 (7): 840-855.

[3] Liu M, Wu B, Wang WZ, et al. Stroke in China: Epidemiology, prevention, and management strategies. Lancet Neurology, 2007, 6 (5): 456-464.

[4] Mayer SA, Rincon F. Treatment of intracerebral haemorrhage. Lancet Neurology, 2005, 4 (10): 662-672.

[5] Broderick J, Connolly S, Feldmann E, et al. Guidelines for the management of spontaneous intracerebral hemorrhage in adults: 2007 update: A guideline from the american heart association/ american stroke association stroke council, high blood pressure research council, and the quality of care and outcomes in research interdisciplinary working group. Stroke, 2007, 116 (16): e391-413.

[6] Morgenstern LB, Hemphill JC 3rd, Anderson C, et al. Guidelines for the management of spontaneous intracerebral hemorrhage: A guideline for healthcare professionals from the american heart association/american stroke association. Stroke, 2010, 41 (9): 2108-2129.

[7] Steiner T, Bosel J. Options to restrict hematoma expansion after spontaneous intracerebral hemorrhage. Stroke, 2010, 41 (2): 402-409.

[8] Zhao D, Liu J, Wang W, et al. Epidemiological transition of stroke

in china: Twenty-one-year observational study from the sino-monica-beijing project. Stroke,2008,39(6):1668-1674.

[9] Kim JE,Ko SB,Kang HS,et al. Clinical practice guidelines for the medical and surgical management of primary intracerebral hemorrhage in Korea. J Korean Neurosurg Soc,2014,56(3):175-187.

[10] Hemphill JC 3rd,Greenberg SM,Anderson CS,et al. Guidelines for the management of spontaneous intracerebral hemorrhage: A guideline for healthcare professionals from the american heart association/american stroke association. Stroke,2015,46:2032-2060.

[11] 中华医学会神经病学分会,中华医学会神经病学分会脑血管病学组. 中国脑出血诊治指南(2014). 中华神经科杂志,2015,48(6):435-444.

[12] 中华医学会神经外科学分会,中华医师协会急诊医师分会,国家卫生和计划生育委员会脑卒中筛查与防治工程委员会. 自发性脑出血诊断治疗中国多学科专家共识. 中华神经外科杂志,2015,31:1189-1194.

[13] Hemphill JC 3rd,Bonovich DC,Besmertis L,et al. The ICH score: A simple,reliable grading scale for intracerebral hemorrhage. Stroke,2001,32(4):891-897.

[14] Cheung RT,Zou LY. Use of the original,modified,or new intracerebral hemorrhage score to predict mortality and morbidity after intracerebral hemorrhage. Stroke,2003,34(7):1717-1722.

[15] Hemphill JC 3rd,Farrant M,Neill TA Jr. Prospective validation of the ich score for 12-month functional outcome. Neurology,2009,73(14):1088-1094.

[16] Kidwell CS,Wintermark M. Imaging of intracranial haemorrhage. Lancet Neurology,2008,7(3):256-267.

[17] Chalela JA,Kidwell CS,Nentwich LM,et al. Magnetic resonance imaging and computed tomography in emergency assessment of patients with suspected acute stroke: A prospective comparison. Lancet,2007,369(9558):293-298.

[18] Singer OC,Sitzer M,du Mesnil de Rochemont R,et al. Practical limitations of acute stroke mri due to patient-related problems. Neurology,2004,62(10):1848-1849.

18

[19] Fiebach JB, Schellinger PD, Gass A, et al. Stroke magnetic resonance imaging is accurate in hyperacute intracerebral hemorrhage: A multicenter study on the validity of stroke imaging. Stroke, 2004, 35(2):502-506.

[20] Nussel F, Wegmuller H, Huber P. Comparison of magnetic resonance angiography, magnetic resonance imaging and conventional angiography in cerebral arteriovenous malformation. Neuroradiology, 1991, 33(1):56-61.

[21] Yoon HK, Shin HJ, Lee M, et al. Mr angiography of moyamoya disease before and after encephaloduroarterio synangiosis. AJR Am J Roentgenol, 2000, 174(1):195-200.

[22] 蒋小群, 刘鸣, 游潮. 脑出血分型研究进展. 国际脑血管病杂志, 2013, 21(3):207-210.

[23] Ojemann RG, Heros RC. Spontaneous brain hemorrhage. Stroke, 1983, 14(4):468-475.

[24] Meretoja A, Strbian D, Putaala J, et al. Smash-U: A proposal for etiologic classification of intracerebral hemorrhage. Stroke, a journal of cerebral circulation. 2012, 43(10):2592-2597.

[25] Steiner T, Petersson J, Al-Shahi Salman R, et al. European research priorities for intracerebral haemorrhage. Cerebrovasc Dis, 2011, 32(5):409-419.

[26] Qureshi AI, Tuhrim S, Broderick JP, et al. Spontaneous intracerebral hemorrhage. N Engl J Med, 2001, 344(19):1450-1460.

[27] 游潮, 刘鸣, 李浩. 高血压脑出血诊治中的若干问题. 中国脑血管病杂志, 2011, 8(4):169-171.

[28] Fewel ME, Thompson BG Jr, Hoff JT. Spontaneous intracerebral hemorrhage: A review. Neurosurg Focus, 2003, 15(4):E1

[29] 刘鸣, 蒋小群, 游潮. 应当重视脑出血的病因研究与规范化病因诊断. 中华神经科杂志, 2013, 46(6):361-364.

[30] 游潮, 李浩. 进一步重视和规范高血压脑出血的外科治疗. 中华神经外科杂志, 2011, 27(8):757-758.

[31] Knudsen KA, Rosand J, Karluk D, et al. Clinical diagnosis of cerebral amyloid angiopathy: Validation of the boston criteria. Neurology, 2001, 56(4):537-539.

[32] Qureshi AI, Ezzeddine MA, Nasar A, et al. Prevalence of elevated blood pressure in 563,704 adult patients with stroke presenting to the ed in the united states. Am J Emerg Med,

2007,25(1):32-38.

[33] Qureshi A,Palesch Y,Investigators AI. Expansion of recruitment time window in antihypertensive treatment of acute cerebral hemorrhage(atach)ii trial. J Vasc Interv Neurol,2012, 5(Suppl):6-9.

[34] Anderson CS,Huang Y,Wang JG,et al. Intensive blood pressure reduction in acute cerebral haemorrhage trial (interact): A randomised pilot trial. Lancet Neurology,2008,7 (5):391-399.

[35] Anderson CS,Heeley E,Huang Y,et al. Rapid blood pressure lowering in patients with acute intracerebral hemorrhage. N Engl J Med,2013,368(25):2355-2365.

[36] Qureshi AI,Palesch YY,Barsan WG,et al. Intensive blood-pressure lowering in patients with acute cerebral hemorrhage. N Engl J Med,2016,375(11):1033-1043.

[37] Manning L,Hirakawa Y,Arima H,et al. Blood pressure variability and outcome after acute intracerebral haemorrhage: A post-hoc analysis of interact2,a randomised controlled trial. Lancet Neurology,2014,13(4):364-373.

[38] Tian Y,Wang Z,Jia Y,et al. Intracranial pressure variability predicts short-term outcome after intracerebral hemorrhage: A retrospective study. J Neurol Sci,2013,330(1-2):38-44.

[39] Helbok R,Kurtz P,Schmidt JM,et al. Effect of mannitol on brain metabolism and tissue oxygenation in severe haemorrhagic stroke. J Neurol Neurosurg Psychiatry,2011,82(4):378-383.

[40] Koch S,Concha M,Wazzan T,et al. High dose human serum albumin for the treatment of acute ischemic stroke: A safety study. NeurocriticalCare,2004,1(3):335-341.

[41] Schwarz S,Schwab S,Bertram M,et al. Effects of hypertonic saline hydroxyethyl starch solution and mannitol in patients with increased intracranial pressure after stroke. Stroke,1998,29(8): 1550-1555.

[42] Francony G,Fauvage B,Falcon D,et al. Equimolar doses of mannitol and hypertonic saline in the treatment of increased intracranial pressure. Crit Care Med,2008,36(3):795-800.

[43] Einhaus SL,Croce MA,Watridge CB,et al. The use of hypertonic saline for the treatment of increased intracranial

pressure. J Tenn Med Assoc,1996,89(3):81-82.

[44] Harutjunyan L,Holz C,Rieger A,et al. Efficiency of 7.2% hypertonic saline hydroxyethyl starch 200/0.5 versus mannitol 15% in the treatment of increased intracranial pressure in neurosurgical patients - a randomized clinical trial. Crit Care, 2005,9(5):R530-540.

[45] Kimura K,Iguchi Y,Inoue T,et al. Hyperglycemia independently increases the risk of early death in acute spontaneous intracerebral hemorrhage. J Neurol Sci,2007,255 (1-2):90-94.

[46] Michenfelder JD,Milde JH. The relationship among canine brain temperature,metabolism,and function during hypothermia. Anesthesiology,1991,75(1):130-136.

[47] Takagi K. Body temperature in acute stroke. Stroke,2002,33: 2154-2155; author reply 2154-2155

[48] Schwarz S,Hafner K,Aschoff A,et al. Incidence and prognostic significance of fever following intracerebral hemorrhage. Neurology,2000,54(2):354-361.

[49] Kollmar R,Juettler E,Huttner HB,et al. Cooling in intracerebral hemorrhage(cinch)trial: Protocol of a randomized german-austrian clinical trial. Int J Stroke,2012,7(2):168-172.

[50] Mayer SA,Brun NC,Begtrup K,et al. Efficacy and safety of recombinant activated factor vii for acute intracerebral hemorrhage. N Engl J Med,2008,358(20):2127-2137.

[51] Poungvarin N,Bhoopat W,Viriyavejakul A,et al. Effects of dexamethasone in primary supratentorial intracerebral hemorrhage. N Engl J Med,1987,316(20):1229-1233.

[52] Wang J,Tsirka SE. Tuftsin fragment 1-3 is beneficial when delivered after the induction of intracerebral hemorrhage. Stroke,2005,36(3):613-618.

[53] Yang J,Liu M,Zhou J,et al. Edaravone for acute intracerebral haemorrhage. Cochrane Database Syst Rev,2011, (2): CD007755.

[54] De Reuck J,Hemelsoet D,Van Maele G. Seizures and epilepsy in patients with a spontaneous intracerebral haematoma. Clin Neurol Neurosurg,2007,109(6):501-504.

[55] Szaflarski JP,Rackley AY,Kleindorfer DO,et al. Incidence of

seizures in the acute phase of stroke: A population-based study. Epilepsia,2008,49(6):974-981.

[56] Andaluz N,Zuccarello M. Recent trends in the treatment of spontaneous intracerebral hemorrhage: Analysis of a nationwide inpatient database. J Neurosurg,2009,110(3):403-410.

[57] Passero S,Rocchi R,Rossi S,et al. Seizures after spontaneous supratentorial intracerebral hemorrhage. Epilepsia,2002,43 (10):1175-1180.

[58] Lyden PD,Shuaib A,Lees KR,et al. Safety and tolerability of nxy-059 for acute intracerebral hemorrhage: The chant trial. Stroke 2007,38(8):2262-2269.

[59] Mendelow AD,Gregson BA,Fernandes HM,et al. Early surgery versus initial conservative treatment in patients with spontaneous supratentorial intracerebral haematomas in the international surgical trial in intracerebral haemorrhage(stich): A randomised trial. Lancet,2005,365(9457):387-397.

[60] Mendelow AD,Gregson BA,Rowan EN,et al. Early surgery versus initial conservative treatment in patients with spontaneous supratentorial lobar intracerebral haematomas (stich ii): A randomised trial. Lancet,2013,382(9890):397-408.

[61] Mould WA,Carhuapoma JR,Muschelli J,et al. Minimally invasive surgery plus recombinant tissue-type plasminogen activator for intracerebral hemorrhage evacuation decreases perihematomal edema. Stroke,2013,44(3):627-634.

[62] Hanley DF,Thompson RE,Muschelli J,et al. Safety and efficacy of minimally invasive surgery plus alteplase in intracerebral haemorrhage evacuation(mistie): A randomised,controlled, open-label,phase 2 trial. Lancet Neurology,2016,15(12): 1228-1237.

[63] Fam MD,Hanley D,Stadnik A,et al. Surgical performance in minimally invasive surgery plus recombinant tissue plasminogen activator for intracerebral hemorrhage evacuation phase III clinical trial. Neurosurgery,2017.

[64] Morgan T,Zuccarello M,Narayan R,et al. Preliminary findings of the minimally-invasive surgery plus rtpa for intracerebral hemorrhage evacuation(mistie) clinical trial. Acta Neurochir Suppl,2008,105:147-151.

18

[65] Morgan T,Awad I,Keyl P,et al.. Preliminary report of the clot lysis evaluating accelerated resolution of intraventricular hemorrhage（clear-ivh）clinical trial. Acta Neurochir Suppl, 2008,105:217-220.

[66] Ziai WC,Tuhrim S,Lane K,et al.. A multicenter,randomized, double-blinded,placebo-controlled phase Ⅲ study of clot lysis evaluation of accelerated resolution of intraventricular hemorrhage（clear Ⅲ）. Int J Stroke,2014,9(4):536-542.

[67] Herrick DB,Ziai WC,Thompson CB,et al.. Systemic hematologic status following intraventricular recombinant tissue-type plasminogen activator for intraventricular hemorrhage：The clear IVH study group. Stroke,2011,42(12):3631-3633.

[68] Webb AJ,Ullman NL,Mann S,et al.. Resolution of intraventricular hemorrhage varies by ventricular region and dose of intraventricular thrombolytic：The clot lysis：Evaluating accelerated resolution of ivh（clear ivh）program. Stroke,2012, 43(6):1666-1668.

[69] Sun H,Liu H,Li D,et al.. An effective treatment for cerebral hemorrhage：Minimally invasive craniopuncture combined with urokinase infusion therapy. Neurol Res,2010,32(4):371-377.

[70] Wang WZ,Jiang B,Liu HM,et al.. Minimally invasive craniopuncture therapy vs. Conservative treatment for spontaneous intracerebral hemorrhage：Results from a randomized clinical trial in china. Int J Stroke,2009,4(1):11-16.

[71] Gregson BA,Broderick JP,Auer LM,et al.. Individual patient data subgroup meta-analysis of surgery for spontaneous supratentorial intracerebral hemorrhage. Stroke,2012,43(6): 1496-1504.

[72] 周良学,游潮,罗林丽,等. 超早期小骨窗微侵袭手术治疗高血压脑出血. 中国临床神经外科杂志,2006,11(7):385-388.

[73] 游潮,蔡博文,易章超,等. 小骨窗微创伤手术治疗高血压脑出血. 四川大学学报(医学版),1998,28(1):414-415.

[74] 李浩,张帆,刘文科,等. 高血压脑出血手术适应证分析及疗效探讨. 中华神经外科杂志,2011,27(3):240-243.

[75] 李浩,刘文科,王昆,等. 高血压丘脑出血的治疗探讨及疗效分析. 中华神经外科杂志,2011,27(8):764-767.

18

19. 中国动脉瘤性蛛网膜下腔出血诊疗指导规范

组　长　刘建民

成　员（按姓氏笔画排序）

王　硕　毛　颖　冯　华　许佰男
许　奕　李天晓　李佑祥　杨鹏飞
汪　昕　张建民　张鸿祺　洪　波
黄清海　曾进胜

中国动脉瘤性蛛网膜下腔出血诊疗指导规范目录

一、背景

动脉瘤性蛛网膜下腔出血（aneurysmal subarachnoid hemorrhage，aSAH）是一种严重危害人类健康的脑血管疾病，占所有自发性蛛网膜下腔出血（SAH）的 85% 左右。在世界卫生组织（WHO）的一项研究中显示，aSAH 在世界范围内的总体年发病率约为 9.1/10 万，芬兰和日本 aSAH 年发病率可分别高达 22.5/10 万与 27.0/10 万；我国北京地区 aSAH 的年发病率为 2/10 万，低于世界范围总体年发病率。由于 aSAH 发病凶险，院前死亡率较高，而我国院前死亡患者尸检率极低，可能严重低估了 SAH 的真实发病率。流行病学研究显示 aSAH 的平均死亡率在 27%~44%；一项基于医院的前瞻性多中心研究结果显示，中国 aSAH 患者发病后 28 天、3 个月、6 个月和 12 个月的累计死亡率分别为：16.9%、21.2%、23.6% 和 24.6%。但是目前该病死亡率在发达国家逐渐下降，并且越来越多的数据表明：动脉瘤的早期治疗和并发症的积极防治均可改善患者临床预后。目前我国 aSAH 的整体治疗水平还有待进一步提高，编写委员会在循证医学原则指导下，从临床实践出发，参考国际最新研究进展，结合我国国情特点，针对 aSAH 的诊断和治疗撰写了本指导规范。

二、动脉瘤性蛛网膜下腔出血的诊断

（一）临床表现与体征

突发剧烈头痛是 aSAH 最常见的症状，往往被患者描述为此生最为剧烈的，呈炸裂样并立刻达到最重程度的头痛；可伴有恶心呕吐、颈项强直、畏光、短暂性意识丧失或局灶性神经功能障碍（如颅神经麻痹症状）。另外，高达 20% 的 aSAH 患者伴有各种类型的癫痫发作，相关的危险因素包括

19

前交通或大脑中动脉动脉瘤,伴有高血压及合并脑内血肿。值得一提的是,部分动脉瘤破裂之前 2~8 周,患者可能出现较轻的头痛、恶心呕吐等"先兆性出血"或"警示性渗血"症状,可持续数天,及时发现并予以治疗可避免致命性出血。但对于昏迷、合并外伤或不典型头痛的患者,容易误诊。在 1985 年以前,aSAH 的误诊率高达 64%,而最近的研究资料提示误诊率约为 12%。在首次就诊时无或仅有轻微神经功能缺损的患者中,误诊会使 1 年时的死亡或残疾风险增高近 4 倍,接诊医师应提高警惕。

考虑 aSAH 的患者需要尽快进行全身及神经系统查体,重点评估患者生命体征及意识水平。研究提示,入院时的神经系统状态、年龄及头颅 CT 显示的出血量与 aSAH 预后关系最为密切。神经系统状态,特别是意识水平是决定预后的最主要因素,有助于指导后续治疗方案。目前对 SAH 患者的临床评估系统主要有 Hunt-Hess 分级、GCS(Glasgow coma scale)、WFNS(world federation of neurological surgeons)和 PAASH(prognosis on admission of aneurysmal subarachnoid hemorrhage)。Hunt-Hess 分级是判断病情轻重及预后的重要工具,简单有效,但对 aSAH 患者神经功能的评估有其局限性。GCS 评分在观察期内具有良好的重复一致性,WFNS 和 PAASH 都是基于 GCS 结果进行分级,对患者的预后也有重要的参考价值。另外,脑膜刺激征是蛛网膜下腔出血后最常见的临床体征,一些局灶神经系统体征往往对破裂动脉瘤部位有一定提示意义,如单侧动眼神经瘫痪多见于同侧颈内动脉后交通动脉瘤。

【指导建议】

• aSAH 是一种常常被误诊的临床急症。突发剧烈头痛的患者应高度怀疑 aSAH。

• 对于怀疑 aSAH 的患者应尽快进行全身及神经系统查体,重点评估患者生命体征及意识水平;Hunt-Hess 分级及 WFNS 分级系统是简单有效的评估患者严重程度及判断临床预后的手段。

(二) 辅助检查

非增强型头颅 CT 对诊断早期 SAH 敏感度很高,对于怀疑 SAH 的患者均应尽早行头颅 CT 检查。SAH 早期的 CT 表现(出血 3 天内)主要包括三种形式:①鞍上池或环池积血并向周围蛛网膜下腔弥散,是 aSAH 的典型表现;②典型的良性中脑周围非动脉瘤出血,表现为中脑周围、基底池下部积血而几乎不向周围脑池和外侧裂扩散,此种类型中约 5% 为脑动脉夹层出血导致;③出血仅局限于大脑凸面的蛛网膜下腔。SAH 3 天内头颅 CT 诊断的灵敏度可达 93%~100%,随着时间的推移,阳性率急剧降低,2 周时敏感度降至 30% 以下。头颅 CT 不仅是早期 SAH 的重要诊断手段,还可对预后判断提供重要依据。Fisher 分级是根据出血量及分布部位对 SAH 的 CT 表现进行的分级,有助于预测脑血管痉挛的风险。另外,在关注出血的同时还应注意是否合并脑积水等情况。

由于磁共振成像(MRI)技术的改进,特别是液体衰减反转恢复序列(FLAIR)、质子密度成像、弥散加权成像(DWI)和梯度回波序列等的应用,使其在 aSAH 的诊断敏感性提高,但由于磁共振成像时间长、费用高及患者配合度要求高等原因,目前主要应用于 CT 不能确诊的可疑 SAH 患者。

腰椎穿刺检查仍然是排除 SAH 的最后手段,其结果阴性可排除最近 2~3 周的 SAH。假阴性的原因主要为出血后 6~12 小时内脑脊液内的血液尚未充分在蛛网膜下腔流动。由于 CT 及 MRI 有漏诊的可能,对于怀疑 SAH 而 CT 和(或)MRI 结果为阴性时,仍需腰椎穿刺以排除 SAH。对于血性脑脊液,应排除穿刺损伤的因素,脑脊液黄变诊断 SAH 更加可靠。

CT 血管成像(CT angiography,CTA)诊断颅内动脉瘤的敏感度和特异度均可接近 100%,但是 CTA 的敏感性随着动脉瘤大小而改变,对于小型动脉瘤(<3mm),CTA 的敏感性有所降低,需要进行 DSA 进一步明确。同时,容积效

19

应现象会扩大动脉瘤颈,单纯依靠 CTA 可能做出不适宜单纯动脉瘤栓塞治疗的误判。这可能与扫描技术、层厚以及不同血管重建技术有关。磁共振血管成像(magnetic resonance angiography,MRA)由于检查条件要求严格,对于 aSAH 的诊断尚无充分证据。

全脑血管造影仍然是诊断颅内动脉瘤的金标准。脑血管造影也存在假阴性的可能,动脉痉挛、动脉瘤过小、周围血管遮挡、造影剂量或压力不合适、评判医师水平差异等都可能导致假阴性。全脑四血管多角度造影及三维重建检查有助于降低假阴性率,同时可准确显示动脉瘤形态及其与邻近血管的关系;如以上造影未发现出血相关病变时需要加做双侧颈外动脉,双侧锁骨下动脉造影,以排除硬脑膜动静脉瘘、椎管内血管畸形等病变。3D 旋转造影技术可全方位展示动脉瘤形态及与载瘤动脉、邻近穿支的关系,有利于后续治疗方式的选择,提高治疗的安全性。有研究报道,14% 首次造影阴性的 aSAH 患者可能会在 DSA 复查中发现小动脉瘤。

【指导建议】

• 怀疑 aSAH 的患者应尽早进行头颅 CT 平扫检查。对于 aSAH 发现有颅内多发动脉瘤的患者,CT 有助于判断责任动脉瘤。

• 高度怀疑 aSAH 但头颅 CT 阴性,MR 的 FLAIR/DWI/ 梯度回波序列有助于发现 aSAH。

• CT 或 MR 阴性但高度怀疑 aSAH 的患者建议行腰穿检查。

• CTA 可被用于 aSAH 病因学诊断,但 CTA 诊断不明确时仍需进行全脑血管造影。

• 全脑血管造影是诊断颅内动脉瘤的金标准。首次造影阴性的明确 SAH 患者,建议复查脑血管造影。

(三) 治疗

颅内动脉瘤再出血与 SAH 引起的相关并发症是影

响 aSAH 患者预后的最重要因素。因此,aSAH 的治疗重点是对颅内动脉瘤再出血的预防及对 SAH 引起的相关并发症的处理。在对 aSAH 进行明确诊断与充分评估的同时,治疗应尽早开始,以防止病情的进一步恶化,改善患者预后。

1. 一般治疗 颅内动脉瘤再破裂出血与高残死率直接相关。文献报道显示,再破裂出血的高发时段为首次出血后 2~12 小时,24 小时内再出血的发生率为 4.0%~13.6%。实际上,超过 1/3 的再出血发生在首次出血 3 小时内,近半数发生在症状出现后的 6 小时以内,且再出血发生时间越早,其预后越差。动脉瘤再出血的相关因素包括:病情重、未能得到早期治疗、入院时即出现神经功能缺损、早期意识状态改变、先兆头痛(超过 1 小时的严重头痛,但未诊断出 aSAH),动脉瘤体积较大和收缩压 >160mmHg 等。

患者应在神经监护病房或卒中单元内进行严密的监测,其监测的内容包括:体温、瞳孔、心电图、意识水平(GCS)、肢体功能等,监测间隔不应超过 1 小时。密切监测生命体征和神经系统体征的变化,维持稳定的呼吸、循环系统功能,一方面为后续的手术治疗赢得时间,一方面有助于及时发现再出血。绝对卧床、镇静、镇痛、通便等对症处理,也有助于降低动脉瘤再出血风险。

目前普遍认为 aSAH 发生后,在未行动脉瘤闭塞前,高血压可能增加再出血的风险。有证据表明血管收缩压 >160mmHg 可能增加 aSAH 后早期再出血率。控制血压可降低再出血率,但过度降压也可能增加脑梗死的风险。因此,血压的控制标准需要根据患者年龄、既往血压状态、心脏病史等综合考虑。在手术夹闭或介入栓塞动脉瘤之前,可以使用镇痛药物和降压药物将收缩压控制在 160mmHg 以内,但控制不宜过低,平均动脉压应控制在 90mmHg 以上并保持足够的脑灌注压,因此应选用静脉滴注便于调控血压的药物。临床上有多种降压药物可以选择,与拉贝洛尔、硝普钠相比,尼卡地平可使血压波动范围

19

较小,但目前并没有明确数据显示临床预后差异。

对动脉瘤再出血时间分析结果显示,发病后 6 小时内是再出血的高峰时间。而由于医疗体系及转运延迟等因素的限制,在此时间内接受动脉瘤手术的概率很低。一项研究表明,aSAH 患者治疗前短期应用抗纤维蛋白溶解药物(氨基己酸醋酸等)能够降低再出血的发生率。但荟萃分析结果显示,应用抗纤溶药物治疗 aSAH,降低出血风险的同时,增加缺血发生率,总体预后无改善。此外,抗纤溶治疗可能会增加深静脉血栓的风险,但不增加肺栓塞风险。虽然对此类药物临床应用还需要进一步评价,但可在短时间(<72 小时)内应用抗纤溶药物并尽早行动脉瘤的手术治疗,以降低再出血的风险。

【指导建议】

● 颅内动脉瘤确切治疗前应对患者进行密切监测,并保持患者绝对卧床,进行镇静、镇痛、止咳、通便等对症处理。

● 在 aSAH 发生后到动脉瘤闭塞前,适当控制血压以降低再出血的风险(将收缩压降至 <160mmHg 是合理的,但需考虑脑灌注压的维持和防止脑梗死的发生)。

● 目前尚无能通过减少颅内动脉瘤再出血改善转归的内科治疗手段,但对于无法尽早行动脉瘤闭塞治疗的患者,可以应用抗纤溶止血药物进行短期治疗(<72 小时),以降低动脉瘤闭塞治疗前早期再出血的风险。

2. 颅内动脉瘤的手术治疗 aSAH 治疗的主要目标是闭塞颅内动脉瘤,以防止动脉瘤再出血,主要有血管内治疗和开颅夹闭两种方法。由于 aSAH 后发生再次出血风险很高,且一旦再出血预后极差,因此不论选择开颅夹闭还是血管内治疗都应尽早进行,以降低再出血风险。随着显微手术和血管内治疗技术的进步,依据患者和动脉瘤特点决定到底应该采用何种治疗的评估方案在持续改进。国际蛛网膜下腔动脉瘤研究(international subarachnoid aneurysm trial,ISAT)是最重要的比较开颅手术和血管内治疗的多中心随机对照研究。其结果显示血管内治疗组致死致残率(24%)显著低于开颅夹闭组(31%),造成以上差异的主要原因在于血管内治疗组操作相关并发症较低(开颅手术组19%,血管内治疗组8%);此外,发生癫痫和严重认知功能下降的风险血管内治疗组也较开颅手术组低,然而晚期再出血率和动脉瘤复发率血管内治疗组高于开颅手术组。Barrow破裂动脉瘤研究(Barrow ruptured aneurysm trial)也是一项两种方式治疗破裂动脉瘤的随机对照研究,结果显示与血管内治疗组相比,开颅手术组具有较高的完全闭塞率,较低的复发率和再治疗率;血管内治疗组临床预后优于开颅手术夹闭组。随着球囊、支架和血流导向装置等材料的出现和栓塞技术的改进,颅内动脉瘤的血管内治疗疗效将不断提高。

大脑中动脉动脉瘤的处理目前争议较多。虽然没有较强的证据支持,但多数专家认为大脑中动脉动脉瘤更适于开颅手术夹闭治疗。伴有脑内出血>50ml的患者不良预后发生率增高,但如能在3.5小时内清除血肿被证明可以改善预后,因此建议伴有巨大血肿的患者行开颅手术治疗。尽管多数专家认为高龄患者更适合血管内治疗,但是此类研究证据较少。临床Hunt-Hess分级较重的患者可能更适合做血管内治疗,特别是年龄较大患者,因为此时血管内治疗的微创性显得更为重要。如果患者症状出现在血管痉挛期,特别是已被证实存在血管痉挛,则推荐行血管内治疗,可同时针对破裂动脉瘤和血管痉挛进行干预。

血管内治疗后循环动脉瘤已获得广泛认可。有Meta分析指出:基底动脉分叉处动脉瘤血管内治疗的死亡率为0.9%,长期并发症的风险为5.4%。一项比较手术和血管内治疗基底动脉尖端动脉瘤的研究指出:血管内治疗组的不良预后为11%,而开颅手术组为30%,主要的差异是治疗过程中脑缺血和出血的发生率,而治疗后再出血和迟发性缺血的比例基本相同。Barrow研究也提示,术后1年、3年随访后循环动脉瘤血管内治疗mRS优于开颅手术组。这些数据都倾向于血管内治疗后循环动脉瘤。

19

颅内动脉瘤治疗后的长期稳定性仍然是该领域的热点问题,尤其是血管内治疗颅内动脉瘤的复发率可高达20.8%~36.0%。虽然有证据表明应用水膨胀弹簧圈和支架可以改善动脉瘤预后,但依然有一定的复发率。颅内动脉瘤患者由于存在遗传、血流动力学、吸烟、酗酒以及高血压病等危险因素,新发及多发动脉瘤的可能性大。因此,对 aSAH 患者治疗后应终身随访,以早期发现动脉瘤复发和新发动脉瘤。

颅内破裂动脉瘤的开颅夹闭手术选择全身麻醉没有争议,麻醉管理中最重要的是保持颅内血流动力学的稳定,以达到降低术中动脉瘤破裂的风险和防止缺血性脑损伤的目的。在临床上常用的措施为控制性降压,但有数据显示控制性降压可能有导致早期或者迟发性神经功能障碍的风险,尤其是平均动脉压下降超过 50% 后更与不良预后直接相关。既往有推荐使用术中全身低温保护脑组织,防止缺血性损伤,但一项多中心、随机对照研究认为,降低体温是相对安全的,但并不能使术前分级较高的患者死亡率和神经功能恢复得到改善。此外,术中高血糖同长期认知功能下降和神经功能不良相关。关于血管内介入治疗的麻醉管理文献很少,最常见的是清醒镇静和全身麻醉。考虑到血管内介入治疗时对影像质量要求较高,同时为了方便处理术中并发症,多主张采用全身麻醉。

【指导建议】

• 对大部分破裂动脉瘤患者,血管内治疗或开颅手术应尽早进行,以降低 aSAH 后再出血风险。

• 建议由神经外科医师和神经介入医师共同讨论,制订治疗方案。

• 对于同时适合血管内治疗和开颅手术的破裂动脉瘤患者,有条件者可首选血管内治疗。

• 对于伴有脑内大量血肿(>50ml)和大脑中动脉动脉瘤患者,可优先考虑开颅手术,而对于高龄患者(>70岁)、aSAH 病情重(WFNS Ⅳ/Ⅴ级)、后循环动脉瘤或合并脑血管痉挛患者可优先考虑血管内治疗。

3. aSAH 相关并发症的治疗

(1) 脑血管痉挛和迟发性脑缺血：随着医疗条件的发展，aSAH 后脑血管痉挛(cerebralvasospasm，CVS)的预后已经明显改善，但其仍是 aSAH 致死、致残的重要原因。aSAH 后造影显示，30%~70% 的患者会出现脑血管痉挛，而症状性 CVS 通常在出血后 3 天开始出现，2 周后逐渐消失。虽经全力救治，仍有 15%~20% 的患者死于脑血管痉挛。迟发性脑缺血(delayed cerebral ischemia，DCI)的定义相对宽泛，是指由长时间脑缺血(超过 1 小时)导致的神经功能恶化，且不能由其他影像学、电生理或化验结果显示的异常情况来解释。aSAH 后的 CVS 和 DCI 早期监测及诊断对预后至关重要。CT 及 MRI 灌注成像的应用可以早期发现脑灌注受损，评价脑组织的缺血程度，有利于指导对症状性 CVS 患者的早期治疗。经颅多普勒超声是一种无创检查，有相当高的特异性，但敏感性较低，可以用于连续监测。无论是应用哪种监测技术，临床医生反复的神经系统体检评估是最重要的、简便快捷的手段。

针对脑血管痉挛的病因治疗至关重要，aSAH 后早期尽可能地清除蛛网膜下腔的积血是预防 SAH 后 CVS 的有效手段，包括开颅清除血肿、反复腰穿、脑室内或腰椎穿刺置管持续引流等方法。多项循证医学研究均证实口服尼莫地平能够降低 aSAH 后 DCI 所致的神经功能障碍，显著降低 CVS 引起的致死和致残率。尼莫地平的应用应遵循早期、全程、足量、安全的原则，已有临床试验证实静脉应用尼莫地平与口服并无差异。针对他汀类药物应用于 SAH 的荟萃分析和大型多中心研究(STASH 研究)证实他汀不能改善 aSAH 患者的预后。硫酸镁因其价格低廉、安全性较高而在临床应用广泛，然而目前的临床试验显示静脉应用镁剂并不能使 aSAH 后 CVS 患者临床受益。在病例报道中显示，3H 疗法(hypertension、hypervolemia、hemodilution，即升高血压、扩容、血液稀释)可使部分患者的病情改善，但有导致脑水肿、继发脑出血、脑白质病和心力衰竭的风险，至今缺乏临床对照研究来证实此疗法的效果。因此，越来越多的文献已将重点转为维持血容量平衡，仅在怀疑 DCI 且破裂动脉瘤已处理的患者中采用诱导性升压治疗。

当通过药物治疗的患者症状仍进行性加重或突然出现局灶性神经功能缺损时，应尽快行 DSA 检查和(或)血管内治疗，主要方法包括抗脑血管痉挛药物的动脉灌注和痉挛血管的球囊扩张等。有多个临床研究表明，对于严重的节段性脑血管痉挛患者，60%~80% 的患者在球囊血管扩张术后数小时内临床症状有明显改善。而对于球囊不能达到的血管或者广泛的 CVS，也可通过动脉内灌注血管扩张药物。可使用的血管扩张药有很多种，主要是钙离子拮抗剂和法舒地尔。

【指导建议】

● aSAH 后脑血管痉挛发生率高，是影响预后的重要因素。

● 经颅多普勒、CT 或 MRI 脑灌注成像有助于监测血管痉挛的发生。

● 所有 aSAH 患者均应启动尼莫地平治疗，有助于改善临床预后。

● 建议维持正常循环血容量，对临床怀疑迟发性脑缺血患者可进行诱导性升压治疗。

● 对于症状性脑血管痉挛，尤其是控制性升压治疗不能迅速起效的患者，进行脑血管成形术和(或)选择性动脉内灌注血管扩张药治疗是合理的。

(2) aSAH 后脑积水的处理：脑积水是 aSAH 的常见并发症，15%~87% 的 aSAH 患者可发生急性脑积水，分流依赖性慢性脑积水发生率达 8.9%~48.0%。aSAH 相关急性脑积水的处理包括脑室外引流(external ventricular drainage，EVD)和腰大池引流。文献报道，急性脑积水患者的神经功能在经过脑室外引流术治疗后，多数可以得到改善。对于 EVD 手术是否增加动脉瘤再出血和颅内感染的风险，目前仍有争议。腰大池引流治疗 aSAH 相关性脑积水的安全性在回顾性的研究中得到了证实。行腰大池引流术,必须警惕可能发生的脑组织移位甚至脑疝。明确梗阻性脑积水并导致意识水平改变时,则应首选 EVD。有研究报道腰大池引流同时可降低血管痉挛发生的可能。也有研究证实了反复腰穿对于 aSAH 相关性脑积水治疗的安全性。但约 50% 的急性脑积水患者的神经功能症状可自行缓解,故急性脑积水患者手术指征还存在争议。

aSAH 相关慢性脑积水通常采用脑室分流的方法进行治疗。仅部分急性脑积水患者会发展为分流依赖性慢性脑积水。关于 EVD 拔管前耐受的夹闭时间与最终是否需要行脑脊液分流术的研究证实两者没有相关性。大量回顾性研究对 aSAH 相关分流依赖性慢性脑积水的危险因素进行了分析。1 项包括 5 个非随机对照的 Meta 分析发现,手术组分流依赖性慢性脑积水的发生率低于血管内治疗组;但这 5 项研究中,仅一项有统计学差异。未纳入该 Meta 分析的 3 个非随机对照研究提示两组发生率无统计学差异。有学者认为终板造瘘可以降低分流依赖性脑积水的发生率,但一项包括 11 个非随机对照研究的 Meta 分析发现,两组差异并无统计学意义。

【指导建议】

● aSAH 相关急性症状性脑积水应根据临床情况选择脑室外引流。

● aSAH 相关慢性症状性脑积水应采取脑脊液分流术。

(3) aSAH 相关癫痫预防与控制:aSAH 相关癫痫发生率为 6%~18%,其中大多数的癫痫患者抽搐发生在接受医疗评估前,迟发性癫痫的发生率仅 3%~7%。早期发生 aSAH 相关癫痫的危险因素,包括动脉瘤位于大脑中动脉、较多的蛛网膜下腔出血、脑内血肿、再出血、脑梗死、神经功能分级较差和高血压病史。由于癫痫的发生同功能预后的相关性仍不明确,而常规应用抗癫痫药物副作用发生率为 23%,1 项单中心、回顾性研究发现,预防性应用苯妥英类药物是 aSAH 后 3 个月认知功能不良的独立危险因素。因此,aSAH 患者是否需要常规进行抗癫痫治疗还必须权衡抗癫痫药物导致的不良反应。此外,在没有癫痫病史的患者中,短程(72 小时)预防性抗癫痫治疗似乎与长程治疗对预防癫痫性发作同样有效。昏迷 aSAH 患者(分级较差)应用持续脑电图(cEEG)监测可发现 10%~20% 的病例存在非惊厥性发作。但由于动态脑电图监测费时费力,患者耐受性差,而且没有充足的证据表明 aSAH 患者可以从中受益,故不需要常规对 aSAH 患者行动态脑电图监测。

【指导建议】

● 不推荐常规长期使用抗癫痫药物,除非患者存在已知的迟发性痫性发作的危险因素,如既往有痫性发作、脑实质血肿、难治性高血压、脑梗死或大脑中动脉动脉瘤等。

● 对于伴有临床明显痫性发作的患者,应给予抗癫痫药物治疗。

(四)预防

1. 颅内动脉瘤形成及破裂的危险因素 未破裂颅内动脉瘤准确的自然病史目前并未阐明,可能促进其形成和破裂的危险因素很多,包括:①年龄:各项大规模对于未破裂动脉瘤的随访研究发现,年龄增长会增加未破裂动脉瘤的出血风险。②性别:经观察发现,女性发生颅内动脉瘤的比例高于男性患者,一些研究也证实女性动脉瘤患者的破裂风险更高,其原因还有待于更深入的研究。③吸烟:许多病例对照研究已经证实吸烟是 aSAH 的独立危险因素,戒烟可以降低 aSAH 风险。④酗酒:饮酒与 aSAH 危险关系不如吸烟明确,但许多研究表明酗酒可以增加 aSAH 的风险。⑤高血压:高血压是否可以作为 aSAH 的独立危险因素尚存在争议,但可能与动脉瘤的形成破裂有关。故对高血压患者应进行监测并控制血压。⑥家族史:家族性动脉瘤有众多的报道,遗传因素也被认为是 aSAH 的独立危险因素,但是也应当排除家族生活习惯(如吸烟、酗酒)和家族遗传高血压等因素的影响,与动脉瘤形成和破裂出血的相关基因还需要更多的研究,某些疾病可能会使颅内动脉瘤的发生率大大提高,如多囊肾、马方综合征、Ehlers-Danlos 综合征、Sturge-Weber 综合征等。

2. 未破裂动脉瘤的筛查 　随着神经血管影像学方法的不断改进,以无创的影像学方法对具有高危因素的人群进行颅内动脉瘤筛查已经成为防控 aSAH 的重要方法。研究表明,大约 10% 的 aSAH 患者有家族史;aSAH 患者 Ⅰ、Ⅱ 级亲属发生 aSAH 的风险为 5%~8%,对无症状人群进行筛查发现,2 名或以上 Ⅰ 级亲属患 aSAH 的家族人群患颅内动脉瘤比率高达 10%(RR=6.6)。多囊肾患者也是发生颅内动脉瘤的另一个重要危险因素(RR=4.4)。以上患者即使首次筛查并未发现颅内动脉瘤,但 5 年内发生颅内动脉瘤的风险仍然很高,常规的影像学随访是必要的。此外,对于患有高血压病,且具备其他危险因素的患者,应推荐无创的血管影像学筛查,如 CTA、MRA。

3. 未破裂动脉瘤的危险因素防控及干预 　颅内动脉瘤的真实发病率尚未明确。我国基于社区的流行病学调查研究提示,35~75 岁人群中通过 MRA 筛查发现颅内动脉瘤的发病率超过 7%。对于偶然发现的未破裂颅内动脉瘤的患者,通过戒烟戒酒,常规的血压监测及控制、增加蔬菜摄入可降低动脉瘤破裂风险。一项来自芬兰的流行病学研究显示,蔬菜摄入越多,罹患卒中包括 aSAH 的风险就越低。但是否需要对未破裂动脉瘤(unrupture intracranial aneurysm,UIA)进行手术或介入干预必须考虑其自然病史。由于动脉瘤具有高发病率、低破裂率和高残死率的特点,而外科干预存在一定的并发症率,因此筛选高破裂风险的动脉瘤进行外科干预是 UIA 的最佳治疗策略。与动脉瘤破裂出血相关的危险因素包括患者年龄、性别、动脉瘤部位、形态学(包括大小、形态等)以及血流动力学特征等。Greving 等提出了 PHASES 评分法来预测动脉瘤破裂风险,该方法根据人种、高血压、年龄、动脉瘤位置、动脉瘤大小及既往 SAH 病史来进行评分,其准确性仍需更大宗研究数据进一步评价。而分析干预措施的风险 -

获益时还需要考虑患者的预期寿命及干预措施可能引起的并发症。

【指导建议】

• 1名以上Ⅰ级亲属患aSAH的家族成员以及多囊肾患者,建议常规行动脉瘤筛查,对于首次筛查结果为阴性的患者,建议进行定期的影像学随访。

• 对于罹患高血压病且具备其他危险因素的颅内动脉瘤患者,建议进行无创的血管影像学筛查。

• 戒烟戒酒、常规的血压监控、增加蔬菜摄入,可降低动脉瘤破裂出血的风险。

• 在分析动脉瘤破裂风险时,除动脉瘤部位、大小以及患者年龄与健康状况外,还应考虑动脉瘤的形态学和血流动力学特征,结合手术风险等情况,权衡利弊后决定是否进行手术干预或随访。

(五) 总结

aSAH是一种复杂的临床综合征,在治疗过程中需要多学科的专业知识支持,涉及神经重症医学、神经外科学和神经病学等。动脉瘤治疗后迟发性脑缺血的监测和及时治疗是影响预后的重要因素,而且最好在大型医学中心完成。现有资料表明,收治医院的年救治病例数与aSAH的残死率相关。aSAH的治疗复杂,但向大型医学中心转诊率过低,故目前迫切需要建立机制以促进患者转诊到大型医学中心并提高公众意识。同时大型医学中心应该具备下列条件:NICU、神经重症医生、神经外科医生和神经介入医生。

aSAH的诊治非常复杂,观念不断更新。但目前国内诊疗水平参差不齐,故撰写本规范以提高临床医生对aSAH的认识和诊疗水平。本次撰写的指导规范是对该领域的阶段性总结。临床医生在处理患者时应参考本指导规范,以使aSAH患者得到最合理的治疗。本指导规范仅代表参与编写及讨论专家的观点,不具备法律效力,解释权在本指导规范编写委员会。

参考文献

[1] de Rooij NK，Linn FH，van der Plas JA，et al. Incidence of subarachnoid haemorrhage：a systematic review with emphasis on region，age，gender and time trends. J Neurol Neurosurg Psychiatry，2007，78(12)：1365-1372.

[2] Nieuwkamp DJ，Setz LE，Algra A，et al. Changes in case fatality of aneurysmal subarachnoid haemorrhage over time，according to age，sex，and region：a meta-analysis. Lancet Neurol，2009，8(7)：635-642.

[3] Bian LH，Liu YF，Nichols LT，et al. Epidemiology of subarachnoid hemorrhage，patterns of management，and outcomes in China：a hospital-based multicenter prospective study. CNS Neurosci Ther，2012，18(11)：895-902.

[4] Rank W. Aneurysmal subarachnoid hemorrhage：follow the guidelines. Nursing，2013，43(5)：42-50；quiz 50-42.

[5] Bassi P，Bandera R，Loiero M，et al. Warning signs in subarachnoid hemorrhage：a cooperative study. Acta Neurol Scand，1991，84(4)：277-281.

[6] Sundaram MB，Chow F. Seizures associated with spontaneous subarachnoid hemorrhage. Can J Neurol Sci，1986，13(3)：229-231.

[7] Matthew E，Sherwin AL，Welner SA，et al. Seizures following intracranial surgery：incidence in the first post-operative week. Can J Neurol Sci，1980，7(4)：285-290.

[8] Kvam DA，Loftus CM，Copeland B，et al. Seizures during the immediate postoperative period. Neurosurgery，1983，12(1)：14-17.

[9] Cabral NL，Goncalves AR，Longo AL，et al. Incidence of stroke subtypes，prognosis and prevalence of risk factors in Joinville，Brazil：a 2 year community based study. J Neurol Neurosurg Psychiatry，2009，80(7)：755-761.

[10] Gilmore E，Choi HA，Hirsch LJ，et al. Seizures and CNS hemorrhage：spontaneous intracerebral and aneurysmal subarachnoid hemorrhage. Neurologist，2010，16(3)：165-175.

19

[11] Polmear A. Sentinel headaches in aneurysmal subarachnoid haemorrhage: what is the true incidence? A systematic review. Cephalalgia,2003,23(10):935-941.

[12] Kowalski RG,Claassen J,Kreiter KT,et al. Initial misdiagnosis and outcome after subarachnoid hemorrhage. Jama,2004,291(7): 866-869.

[13] Holbrook I,Beetham R,Cruickshank A,et al. Subarachnoid haemorrhage. Lancet,2007,369(9565):904.

[14] Hallevy C,Ifergane G,Kordysh E,et al. Spontaneous supratentorial intracerebral hemorrhage. Criteria for short-term functional outcome prediction. J Neurol,2002,249(12):1704-1709.

[15] le Roux AA,Wallace MC. Outcome and cost of aneurysmal subarachnoid hemorrhage. Neurosurg Clin N Am,2010,21(2): 235-246.

[16] Hunt WE,Hess RM. Surgical risk as related to time of intervention in the repair of intracranial aneurysms. J Neurosurg,1968,28(1):14-20.

[17] Report of World Federation of Neurological Surgeons Committee on a Universal Subarachnoid Hemorrhage Grading Scale. J Neurosurg,1988,68(6):985-986.

[18] van Heuven AW,Dorhout Mees SM,Algra A,et al. Validation of a prognostic subarachnoid hemorrhage grading scale derived directly from the Glasgow Coma Scale. Stroke,2008,39(4): 1347-1348.

[19] Kidwell CS,Wintermark M. Imaging of intracranial haemorrhage. Lancet Neurol,2008,7(3):256-267.

[20] Shimoda M,Hoshikawa K,Shiramizu H,et al. Problems with diagnosis by fluid-attenuated inversion recovery magnetic resonance imaging in patients with acute aneurysmal subarachnoid hemorrhage. Neurol Med Chir(Tokyo),2010,50(7):530-537.

[21] Savitz SI,Edlow J. Thunderclap headache with normal CT and lumbar puncture: further investigations are unnecessary: for. Stroke,2008,39(4):1392-1393.

[22] Zhang LJ,Wu SY,Niu JB,et al. Dual-energy CT angiography in the evaluation of intracranial aneurysms: image quality, radiation dose,and comparison with 3D rotational digital subtraction angiography. AJR Am J Roentgenol,2010,194(1):

23-30.

[23] Westerlaan HE, van Dijk JM, Jansen-van der Weide MC, et al. Intracranial aneurysms in patients with subarachnoid hemorrhage: CT angiography as a primary examination tool for diagnosis—systematic review and meta-analysis. Radiology, 2011, 258 (1): 134-145.

[24] van Rooij WJ, Peluso JP, Sluzewski M, et al. Additional value of 3D rotational angiography in angiographically negative aneurysmal subarachnoid hemorrhage: how negative is negative? AJNR Am J Neuroradiol, 2008, 29 (5): 962-966.

[25] Agid R, Andersson T, Almqvist H, et al. Negative CT angiography findings in patients with spontaneous subarachnoid hemorrhage: When is digital subtraction angiography still needed? AJNR Am J Neuroradiol, 2010, 31 (4): 696-705.

[26] Naidech AM, Janjua N, Kreiter KT, et al. Predictors and impact of aneurysm rebleeding after subarachnoid hemorrhage. Arch Neurol, 2005, 62 (3): 410-416.

[27] Tanno Y, Homma M, Oinuma M, et al. Rebleeding from ruptured intracranial aneurysms in North Eastern Province of Japan. A cooperative study. J Neurol Sci, 2007, 258 (1-2): 11-16.

[28] Tong Y, Gu J, Fan WJ, et al. Patients with supratentorial aneurysmal subarachnoid hemorrhage during the intermediate period: waiting or actively treating. Int J Neurosci, 2009, 119 (10): 1956-1967.

[29] Sarker SJ, Heuschmann PU, Burger I, et al. Predictors of survival after haemorrhagic stroke in a multi-ethnic population: the South London Stroke Register (SLSR). J Neurol Neurosurg Psychiatry, 2008, 79 (3): 260-265.

[30] Wijdicks EF, Vermeulen M, Murray GD, et al. The effects of treating hypertension following aneurysmal subarachnoid hemorrhage. Clin Neurol Neurosurg, 1990, 92 (2): 111-117.

[31] Hanggi D, Steiger HJ. Application of nicardipine prolonged-release implants: analysis of 97 consecutive patients with acute subarachnoid hemorrhage. Neurosurgery, 2006, 58 (4): E799; author reply E799.

[32] Narotam PK, Puri V, Roberts JM, et al. Management of hypertensive emergencies in acute brain disease: evaluation

of the treatment effects of intravenous nicardipine on cerebral oxygenation. J Neurosurg, 2008, 109(6): 1065-1074.

[33] Starke RM, Kim GH, Fernandez A, et al. Impact of a protocol for acute antifibrinolytic therapy on aneurysm rebleeding after subarachnoid hemorrhage. Stroke, 2008, 39(9): 2617-2621.

[34] Ohkuma H, Tsurutani H, Suzuki S. Incidence and significance of early aneurysmal rebleeding before neurosurgical or neurological management. Stroke, 2001, 32(5): 1176-1180.

[35] Molyneux AJ, Kerr RS, Yu LM, et al. International subarachnoid aneurysm trial (ISAT) of neurosurgical clipping versus endovascular coiling in 2143 patients with ruptured intracranial aneurysms: a randomised comparison of effects on survival, dependency, seizures, rebleeding, subgroups, and aneurysm occlusion. Lancet, 2005, 366(9488): 809-817.

[36] Bakker NA, Metzemaekers JD, Groen RJ, et al. International subarachnoid aneurysm trial 2009: endovascular coiling of ruptured intracranial aneurysms has no significant advantage over neurosurgical clipping. Neurosurgery, 2010, 66(5): 961-962.

[37] Molyneux AJ, Birks J, Clarke A, et al. The durability of endovascular coiling versus neurosurgical clipping of ruptured cerebral aneurysms: 18 year follow-up of the UK cohort of the International Subarachnoid Aneurysm Trial (ISAT). Lancet, 2015, 385(9969): 691-697.

[38] Darsaut TE, Raymond J. Barrow Ruptured Aneurysm Trial: 3-year results. J Neurosurg, 2013, 119(6): 1642-1644.

[39] Regli L, Dehdashti AR, Uske A, et al. Endovascular coiling compared with surgical clipping for the treatment of unruptured middle cerebral artery aneurysms: an update. Acta Neurochir Suppl, 2002, 82: 41-46.

[40] Rinne J, Hernesniemi J, Niskanen M, et al. Analysis of 561 patients with 690 middle cerebral artery aneurysms: anatomic and clinical features as correlated to management outcome. Neurosurgery, 1996, 38(1): 2-11.

[41] Proust F GE, Derrey S, Lesvèque S, et al. Interdisciplinary treatment of ruptured cerebral aneurysms in elderly patients. J Neurosurg, 2010, 112(6): 7.

[42] Bracard S, Lebedinsky A, Anxionnat R, et al. Endovascular

treatment of Hunt and Hess grade IV and V aneuryms. AJNR Am J Neuroradiol,2002,23(6):953-957.

[43] Brilstra EH,Rinkel GJ,van der Graaf Y,et al. Treatment of intracranial aneurysms by embolization with coils: a systematic review. Stroke,1999,30(2):470-476.

[44] Lusseveld E,Brilstra EH,Nijssen PC,et al. Endovascular coiling versus neurosurgical clipping in patients with a ruptured basilar tip aneurysm. J Neurol Neurosurg Psychiatry,2002,73(5):591-593.

[45] Farrar JK,Gamache FJ,Ferguson GG,et al. Effects of profound hypotension on cerebral blood flow during surgery for intracranial aneurysms. J Neurosurg,1981,55(6):857-864.

[46] Hitchcock ER,Tsementzis SA,Dow AA. Short- and long-term prognosis of patients with a subarachnoid haemorrhage in relation to intra-operative period of hypotension. Acta Neurochir (Wien),1984,70(3-4):235-242.

[47] Hoff RG,VAN Dijk GW,Mettes S,et al. Hypotension in anaesthetized patients during aneurysm clipping: not as bad as expected? Acta Anaesthesiol Scand,2008,52(7):1006-1011.

[48] Todd MM,Hindman BJ,Clarke WR,et al. Mild intraoperative hypothermia during surgery for intracranial aneurysm. N Engl J Med,2005,352(2):135-145.

[49] Pasternak JJ,McGregor DG,Schroeder DR,et al. Hyperglycemia in patients undergoing cerebral aneurysm surgery: its association with long-term gross neurologic and neuropsychological function. Mayo Clin Proc,2008,83(4):406-417.

[50] Jones M,Leslie K,Mitchell P. Anaesthesia for endovascular treatment of cerebral aneurysms. J Clin Neurosci,2004,11(5):468-470.

[51] Varma MK,Price K,Jayakrishnan V,et al. Anaesthetic considerations for interventional neuroradiology. Br J Anaesth,2007,99(1):75-85.

[52] Lakhani S,Guha A,Nahser HC. Anaesthesia for endovascular management of cerebral aneurysms. Eur J Anaesthesiol,2006,23(11):902-913.

[53] Manninen PH,Chan AS,Papworth D. Conscious sedation for interventional neuroradiology: a comparison of midazolam and

propofol infusion. Can J Anaesth, 1997, 44(1): 26-30.

[54] Qureshi AI, Suri MF, Khan J, et al. Endovascular treatment of intracranial aneurysms by using Guglielmi detachable coils in awake patients: safety and feasibility. J Neurosurg, 2001, 94(6): 880-885.

[55] Young WL, Pile-Spellman J. Anesthetic considerations for interventional neuroradiology. Anesthesiology, 1994, 80(2): 427-456.

[56] Vergouwen MD, Vermeulen M, van Gijn J, et al. Definition of delayed cerebral ischemia after aneurysmal subarachnoid hemorrhage as an outcome event in clinical trials and observational studies: proposal of a multidisciplinary research group. Stroke, 2010, 41(10): 2391-2395.

[57] Bauer AM, Rasmussen PA. Treatment of intracranial vasospasm following subarachnoid hemorrhage. Front Neurol, 2014, 5: 72.

[58] Dankbaar JW, de Rooij NK, Velthuis BK, et al. Diagnosing delayed cerebral ischemia with different CT modalities in patients with subarachnoid hemorrhage with clinical deterioration. Stroke, 2009, 40(11): 3493-3498.

[59] Valencia CC, Gabarros CA, Calderon VAI. Diagnosis of delayed cerebral ischaemia and vasospasm in subarrachnoid haemorrhage: how long should they be monitored? Neurologia, 2011, 26(6): 377-379; author reply 379-381.

[60] Carrera E, Schmidt JM, Oddo M, et al. Transcranial Doppler for predicting delayed cerebral ischemia after subarachnoid hemorrhage. Neurosurgery, 2009, 65(2): 316-323; discussion 323-314.

[61] 中华医学会神经外科学分会. 脑血管痉挛防治神经外科专家共识. 中国临床神经外科杂志, 2009, 14(5): 5.

[62] Liu GJ, Luo J, Zhang LP, et al. Meta-analysis of the effectiveness and safety of prophylactic use of nimodipine in patients with an aneurysmal subarachnoid haemorrhage. CNS Neurol Disord Drug Targets, 2011, 10(7): 834-844.

[63] Kronvall E, Undren P, Romner B, et al. Nimodipine in aneurysmal subarachnoid hemorrhage: a randomized study of intravenous or peroral administration. J Neurosurg, 2009, 110(1): 58-63.

［64］Kirkpatrick PJ,Turner CL,Smith C,et al. Simvastatin in aneurysmal subarachnoid haemorrhage(STASH): a multicentre randomised phase 3 trial. Lancet Neurol,2014,13(7):666-675.

［65］Dankbaar JW,Slooter AJ,Rinkel GJ,et al. Effect of different components of triple-H therapy on cerebral perfusion in patients with aneurysmal subarachnoid haemorrhage: a systematic review. Crit Care,2010,14(1):R23.

［66］Rahme R,Jimenez L,Pyne-Geithman GJ,et al. Endovascular management of posthemorrhagic cerebral vasospasm: indications,technical nuances,and results. Acta Neurochir Suppl,2013,115:107-112.

［67］Aburto-Murrieta Y,Marquez-Romero JM,Bonifacio-Delgadillo D,et al. Endovascular treatment: balloon angioplasty versus nimodipine intra-arterial for medically refractory cerebral vasospasm following aneurysmal subarachnoid hemorrhage. Vasc Endovascular Surg,2012,46(6):460-465.

［68］Nakamura T,Matsui T,Hosono A,et al. Beneficial effect of selective intra-arterial infusion of fasudil hydrochloride as a treatment of symptomatic vasospasm following SAH. Acta Neurochir Suppl,2013,115:81-85.

［69］Komotar RJ,Hahn DK,Kim GH,et al. The impact of microsurgical fenestration of the lamina terminalis on shunt-dependent hydrocephalus and vasospasm after aneurysmal subarachnoid hemorrhage. Neurosurgery,2008,62(1):123-132; discussion 132-124.

［70］Ransom ER,Mocco J,Komotar RJ,et al. External ventricular drainage response in poor grade aneurysmal subarachnoid hemorrhage: effect on preoperative grading and prognosis. Neurocrit Care,2007,6(3):174-180.

［71］Hoekema D,Schmidt RH,Ross I. Lumbar drainage for subarachnoid hemorrhage: technical considerations and safety analysis. Neurocrit Care,2007,7(1):3-9.

［72］Kwon OY,Kim YJ,Cho CS,et al. The Utility and Benefits of External Lumbar CSF Drainage after Endovascular Coiling on Aneurysmal Subarachnoid Hemorrhage. J Korean Neurosurg Soc,2008,43(6):281-287.

［73］Hellingman CA,van den Bergh WM,Beijer IS,et al. Risk of

rebleeding after treatment of acute hydrocephalus in patients with aneurysmal subarachnoid hemorrhage. Stroke, 2007, 38 (1): 96-99.

[74] Klopfenstein JD, Kim LJ, Feiz-Erfan I, et al. Comparison of rapid and gradual weaning from external ventricular drainage in patients with aneurysmal subarachnoid hemorrhage: a prospective randomized trial. J Neurosurg, 2004, 100 (2): 225-229.

[75] de Oliveira JG, Beck J, Setzer M, et al. Risk of shunt-dependent hydrocephalus after occlusion of ruptured intracranial aneurysms by surgical clipping or endovascular coiling: a single-institution series and meta-analysis. Neurosurgery, 2007, 61 (5): 924-933; discussion 933-924.

[76] Jartti P, Karttunen A, Isokangas JM, et al. Chronic hydrocephalus after neurosurgical and endovascular treatment of ruptured intracranial aneurysms. Acta Radiol, 2008, 49 (6): 680-686.

[77] Sethi H, Moore A, Dervin J, et al. Hydrocephalus: comparison of clipping and embolization in aneurysm treatment. J Neurosurg, 2000, 92 (6): 991-994.

[78] Komotar RJ, Hahn DK, Kim GH, et al. Efficacy of lamina terminalis fenestration in reducing shunt-dependent hydrocephalus following aneurysmal subarachnoid hemorrhage: a systematic review. Clinical article. J Neurosurg, 2009, 111 (1): 147-154.

[79] Choi KS, Chun HJ, Yi HJ, et al. Seizures and Epilepsy following Aneurysmal Subarachnoid Hemorrhage: Incidence and Risk Factors. J Korean Neurosurg Soc, 2009, 46 (2): 93-98.

[80] Rhoney DH, Tipps LB, Murry KR, et al. Anticonvulsant prophylaxis and timing of seizures after aneurysmal subarachnoid hemorrhage. Neurology, 2000, 55 (2): 258-265.

[81] Ukkola V, Heikkinen ER. Epilepsy after operative treatment of ruptured cerebral aneurysms. Acta Neurochir (Wien), 1990, 106 (3-4): 115-118.

[82] Kotila M, Waltimo O. Epilepsy after stroke. Epilepsia, 1992, 33 (3): 495-498.

[83] Ohman J. Hypertension as a risk factor for epilepsy after aneurysmal subarachnoid hemorrhage and surgery. Neurosurgery, 1990, 27 (4): 578-581.

[84] Naidech AM, Kreiter KT, Janjua N, et al. Phenytoin exposure is associated with functional and cognitive disability after subarachnoid hemorrhage. Stroke, 2005, 36(3): 583-587.

[85] Steiner T, Juvela S, Unterberg A, et al. European Stroke Organization guidelines for the management of intracranial aneurysms and subarachnoid haemorrhage. Cerebrovasc Dis, 2013, 35(2): 93-112.

[86] Etminan N, Beseoglu K, Steiger HJ, et al. The impact of hypertension and nicotine on the size of ruptured intracranial aneurysms. J Neurol Neurosurg Psychiatry, 2011, 82(1): 4-7.

[87] Xu HW, Yu SQ, Mei CL, et al. Screening for intracranial aneurysm in 355 patients with autosomal-dominant polycystic kidney disease. Stroke, 2011, 42(1): 204-206.

[88] Wiebers DO, Whisnant JP, Huston J, et al. Unruptured intracranial aneurysms: natural history, clinical outcome, and risks of surgical and endovascular treatment. Lancet, 2003, 362 (9378): 103-110.

[89] Rinkel GJ. Intracranial aneurysm screening: indications and advice for practice. Lancet Neurol, 2005, 4(2): 122-128.

[90] Larsson SC, Mannisto S, Virtanen MJ, et al. Dietary fiber and fiber-rich food intake in relation to risk of stroke in male smokers. Eur J Clin Nutr, 2009, 63(8): 1016-1024.

[91] Lall RR, Eddleman CS, Bendok BR, et al. Unruptured intracranial aneurysms and the assessment of rupture risk based on anatomical and morphological factors: sifting through the sands of data. Neurosurg Focus, 2009, 26(5): E2.

[92] Xiang J, Tutino VM, Snyder KV, et al. CFD: Computational Fluid Dynamics or Confounding Factor Dissemination? The Role of Hemodynamics in Intracranial Aneurysm Rupture Risk Assessment. AJNR Am J Neuroradiol, 2013.

[93] Greving JP, Wermer MJ, Brown RJ, et al. Development of the PHASES score for prediction of risk of rupture of intracranial aneurysms: a pooled analysis of six prospective cohort studies. Lancet Neurol, 2014, 13(1): 59-66.

19

20. 中国血管性认知障碍诊疗指导规范

组　长　王拥军

成　员（按姓氏笔画排序）

左丽君　杜万良　张　巍

中国血管性认知障碍诊疗指导规范目录

血管性认知障碍(vascular cognitive impairment,VCI)是包括所有与血管疾病相关的认知障碍的综合征,随着人口老龄化进程的日益加速,VCI 的发病率、患病率、致残率及死亡率日益升高。VCI 严重损害患者的日常生活能力和社会功能,明显降低患者的生活质量,给家庭和社会带来沉重的照护负担和经济损失,已经成为全世界重大的公共卫生问题之一。因此,对 VCI 患者进行规范的诊断和治疗十分重要。

一、 血管性认知障碍的诊断

(一) 概念

VCI 是指由脑血管病的危险因素(高血压病、糖尿病、高脂血症和高同型半胱氨酸血症等)、显性脑血管病(脑梗死和脑出血等)及非显性脑血管病(白质疏松和慢性脑缺血等)引起的一组从轻度认知损害到痴呆的综合征。VCI 的发生和发展是一个连续的过程,包括了血管源性因素导致的认知功能障碍由轻至重的发展过程,包括非痴呆性 VCI(VCI not dementia,VCIND)和血管性痴呆(vascular dementia,VaD)。

(二) 临床评价

1. 人口学信息　收集患者的人口学信息,包括年龄、发病年龄、性别、职业、文化程度、爱好、婚姻、居住及医疗保险情况等信息。

2. 病史

(1) 现病史:包括认知障碍的起病时间、起病形式(急性或突然起病、慢性或隐匿起病)、临床表现(包括各认知域损害的症状)、对患者日常生活能力和社会功能产生的影响及其程度、进展方式、诊断及治疗的经过及转归。

(2) 既往史:详细询问患者脑血管病的危险因素,包括高血压、糖尿病、高脂血症和高同型半胱氨酸血症等病史及其干预情况;卒中病史、卒中次数、卒中与认知障碍的关系及其治疗情况;详细询问患者心血管疾病的情况,包括急性冠脉综合征(心绞痛、心肌梗死)、心律失常(心房颤动等)、充血性心力衰竭、周围血管病及其干预(药物治疗、血管成形术、支架植入术、冠状动脉旁路移植术、心脏瓣膜手术及心脏起搏器等);询问其他与认知障碍相关的疾病或病史,以便与血管性疾病以外的因素导致的认知障碍进行鉴别。

(3) 个人史:询问患者的生活起居情况、是否有吸烟和酗酒等不良嗜好及其具体情况、饮食习惯及运动情况等。女性患者除记录月经史和生育史外,还需询问避孕药的使用情况。

(4) 家族史:询问患者的家族成员是否有脑血管病的危险因素、卒中史、认知障碍(包括轻度认知障碍和痴呆)史及其具体诊断及治疗情况。

3. 体格检查

(1) 一般体检:包括生命体征、体质指数、心脏及外周血管等检查,寻找脑血管病的危险因素,同时,还应注意检查可能导致认知功能障碍的其他相关疾病的体征。

(2) 神经系统体检:寻找支持脑血管病的局灶性体征,包括失语、构音障碍、中枢性面瘫及舌瘫、肢体无力、共济失调、感觉障碍及病理征等。脑小血管病导致的皮质下白质病变和腔隙性脑梗死等可使患者出现假性延髓麻痹,表现为吞咽困难、饮水呛咳、强哭及强笑等症状,查体可发现双侧软腭上抬力弱、咽反射活跃及病理征阳性等;患者还可表现为帕金森综合征的体征,查体可见双侧对称的运动迟缓、肌张力增高及步态姿势异常,以双下肢突出,但肢体震颤少见;部分患者早期局灶性体征可不明显;此外,应注意颞叶内侧、额叶背外侧及丘脑背内侧核的卒中可仅引起认知功能障碍而不表现出神经系统的局灶性体征。

（三）神经心理学评价

采用神经心理学量表可以对各认知域受损及其严重程度及总体认知功能状况做出客观的评价,为制订治疗和照护计划提供参考,可作为监测药物疗效的手段,可用来评价疾病的转归。因此,神经心理学评价在 VCI 的诊治中不可或缺。

1. **认知功能** VCI 在病因、病理、临床症状及神经影像学等多方面存在明显的异质性,不同类型及部位的病灶导致认知功能障碍的神经心理学特征存在差异,部分 VCI 患者的认知功能损害以抽象思维、概念的形成和转换、精神灵活性、信息处理速度及对干扰的抑制等执行功能损害突出,而记忆力相对保留;部分 VCI 患者表现为多认知域障碍,记忆力亦可明显受损。因此,应对 VCI 患者进行全面的神经心理学评价,以尽早识别和诊断 VCI,及时进行治疗。

（1）筛查量表:用于认知功能的筛查,具有耗时少、简便易行的特点。美国神经病学和卒中协会 / 加拿大卒中网络（national institute of neurological disorders and stroke-Canadian stroke network,NINDS/CSN）根据不同的使用目的提出了 60 分钟草案、30 分钟草案和 5 分钟草案,均包括执行功能的评估。蒙特利尔认知评估量表（Montreal cognitive assessment,MoCA）对 VCI 和 VaD 均具有良好的敏感度和可信度,在中国已有常模,且明显优于简易精神状态检查（mini-mental state examination,MMSE）。

（2）认知域评价量表

1）记忆:Rey 听觉词语学习测验、California 词语学习测验及韦氏记忆量表逻辑记忆分测验等。

2）注意力 / 执行功能:语义分类流畅性测验、数字符号转换测验、数字广度测验（逆序）、连线测验及 Stroop 色词测验等。

3）视空间结构功能:韦氏智力量表积木测验、画钟测验、临摹交叉五边形或立方体及 Rey-Osterrieth 复杂图形测验等。

4) 语言:词语流畅性测验、Boston 命名测验及汉语失语成套测验等。

(3) 对 VCI 疗效评价的量表:血管性痴呆评估量表(vascular dementia assessment scale, VaDAS)在评价脑血管病变导致的认知障碍方面较 AD 评估量表(AD assessment scale, ADAS)更敏感,已成为 VaD 药物研究中公认的认知功能评估工具。

2. 精神行为症状 认知障碍患者经常出现紊乱的知觉、思维、心境及行为等精神行为症状(behavioral and psychological symptoms of dementia, BPSD)。90% 以上的 VaD 患者至少存在一种 BPSD,89% 的 VCIND 患者具有至少一种 BPSD,但严重程度较 VaD 患者轻。在 BPSD 中,淡漠最常见(65%),其次是抑郁(45%)、烦躁不安(42%)和激越/攻击(40%)。小血管性 VaD 患者淡漠、异常行为及幻觉更常见,大血管性 VaD 患者兴奋、激越/攻击更常见。

(1) 神经精神症状总体评价:神经精神症状问卷(neuropsychiatric inventory, NPI)是目前应用最广泛的 BPSD 评估工具,其他量表包括阿尔茨海默病评估量表非认知部分、美国阿尔茨海默病等级联盟的痴呆行为评定量表及阿尔茨海默病病理行为评分表。

(2) 淡漠:改良淡漠量表。

(3) 激越:Cohen-Mansfield 激越问卷。

(4) 抑郁:康奈尔痴呆抑郁量表及汉密尔顿抑郁量表。

(5) 焦虑:汉密尔顿焦虑量表。

3. 日常生活能力和社会功能 日常生活能力包括基本日常生活能力和工具性日常生活能力,前者指患者独立生活所需的最基本的功能,如吃饭、穿衣及如厕等,后者指复杂的日常或社会活动能力,如工作、理财、购物、旅游及做家务等。对日常生活能力和社会功能进行评价可对 VCI 进行程度诊断,评价治疗效果,监测病情进展,指导制订或调整治疗及照护计划。

特别需要注意的是,VCI 患者常伴肢体运动障碍。因此,需选择不依赖于运动功能的,而是根据认知功能对日常生活能力和社会功能进行评定的量表,以避免肢体残疾对认知评价的影响。

常用的评价日常能力和社会功能的量表包括阿尔茨海默病协作研究日常能力量表、Lawton 工具性日常活动能力量表、社会功能问卷、进行性恶化评分和痴呆残疾评估等。

(四)实验室检查

实验室检查可帮助寻找 VCI 的危险因素,并排除其他导致认知障碍的原因,有助于 VCI 的病因诊断和鉴别诊断。

1. 血液检测

(1)寻找 VCI 的危险因素:检测血糖、血脂、血清同型半胱氨酸、凝血功能及抗心磷脂抗体等。

(2)排除其他导致认知功能障碍的原因:检测电解质、肝肾功能、维生素 B_{12}、叶酸、甲状腺素、结缔组织病、梅毒血清学、人类免疫缺陷病毒及伯氏疏螺旋体等。

2. 脑脊液检测 脑脊液生物标志物对 VCI 有较高的诊断价值,包括白蛋白指数、硫酯类蛋白、神经丝蛋白和基质金属蛋白酶,上述生物标志物的组合可提高诊断 VCI 的准确性。脑脊液中总 tau 和异常磷酸化 tau 水平的升高不出现在 VCI 患者中,以此可鉴别 VCI 和 AD。

(五)神经影像学检查

神经影像学对提供支持 VCI 的病变证据、对 VCI 进行分型诊断及与其他原因导致的认知障碍进行鉴别发挥重要作用。

1. 脑结构影像

(1)头磁共振(magnetic resonance imaging,MRI):对首

次就诊的患者均应进行脑结构影像检查,首选头 MRI,序列包括 T$_1$ 加权像、T$_2$ 加权像、弥散加权成像、液体衰减反转恢复、冠状位海马相和磁敏感加权成像等。

1) 提供支持 VCI 病变的影像学证据:包括卒中病灶的部位、数量、体积、白质病变的程度、海马体积及脑内微出血等。MRI 对脑小血管病变,如多发腔隙性脑梗死及脑白质病变等较 CT 更敏感,对于脑白质病变的患者建议用半定量的 Fazekas 量表进行程度评价。

2) 有助于对 VCI 进行分型诊断:血管危险因素相关性 VCI 患者脑内一般无明显的病灶;对于缺血性 VCI,小血管病变可见多发腔隙性脑梗死及脑白质病变,大血管病变可见相应的责任病灶。

3) 排除其他原因导致的认知功能障碍:包括脑肿瘤、颅内感染及正常颅压脑积水等。

(2) 头计算机断层扫描(computed tomography,CT):头 CT 在鉴别认知障碍中也发挥十分重要的作用,在没有条件做 MRI 的医院,应对患者进行头 CT 检查,可发现脑萎缩及脑室扩大,排除脑内其他潜在的病变。头 CT 通常只能发现相对严重的病变,且难于定量,对腔隙性脑梗死及白质病变不如 MRI 敏感。

2. 脑功能影像　对于临床和结构影像不能确定 VCI 诊断的患者,可行头正电子发射计算机断层显像(positron emission computed tomography,PET)或单光子发射计算机断层显像(single photon emission computed tomography,SPECT)检查。

(1) 头 PET:头 PET 研究发现脑室周围白质病变、脑代谢降低与注意力及快速信息处理能力等认知域受损有关。皮层下小梗死和白质病变均可导致额叶代谢水平下降,与执行功能相关的前额叶可出现代谢能力受损,为客观判断脑功能障碍的部位和特定认知功能缺失提供客观依据。头 PET 对 VaD 和 AD 的鉴别发挥一定的作用,VaD 主要表现为皮质和皮质下部位出现斑片状低代谢,而 AD 以顶叶和颞叶为主,与其结构影像学的病变部位一致。

(2) 头 SPECT：头 SPECT 可评价脑的血流灌注，VaD 患者呈现散在的血流灌注异常，脑的前部灌注更加减少。头 SPECT 还提示 VaD 和 AD 患者的血流灌注存在前后差异，前扣带回皮质血流灌注下降高度提示 VaD。

（六）诊断

中华医学会神经病学分会痴呆与认知障碍学组在 VCI 病因分类的基础上提出了 VCI 及其分类诊断标准。

1. VCI 诊断的三个核心要素

(1) 认知功能障碍：患者主诉或由知情者报告患者存在认知功能损害，并且客观检查提示患者存在认知功能损害的证据，和(或)客观检查证实患者的认知功能较以前减退。

(2) 血管因素：血管因素包括脑血管病的危险因素、卒中病史、神经系统局灶性体征及神经影像学提供的脑血管病的证据，以上各项不一定同时具备。

(3) 认知功能障碍与血管因素存在因果关系及时间关系：通过询问病史、体格检查、实验室检查和影像学检查等明确患者的认知功能障碍与血管因素之间存在因果关系及时间关系，并除外其他原因导致认知功能障碍。

2. VCI 的病因分类诊断

(1) 危险因素相关性 VCI

1) 有长期脑血管病的危险因素，包括高血压病、糖尿病、高脂血症及高同型半胱氨酸血症等。

2) 无明确的卒中病史。

3) 影像学无明显的血管病灶：关键部位无血管病灶，非关键部位 >1cm 的血管病灶≤3 个。

(2) 缺血性 VCI

1) 大血管性：①有明确的卒中病史。②认知功能障碍相对急性出现，或呈阶梯样进展。③认知功能障碍与卒中之间存在明确的因果关系及时间关系。④神经影像学显示大脑皮质或皮质下病灶的直径 >1.5cm。

2）小血管性:①有或无明确的卒中病史。②认知功能障碍相对缓慢出现。③神经影像学显示多发腔隙性脑梗死或广泛白质病变,或两者兼而有之。

3）低灌注性:①存在导致脑低灌注的病因:脑动脉狭窄、心搏骤停、急性心肌梗死、失血性休克及降压药服用过量等。②认知功能障碍与低灌注事件之间存在明确的因果关系及时间关系。

（3）出血性 VCI

1）有明确的脑出血病史:脑实质出血、蛛网膜下腔出血及硬膜下血肿等。

2）认知功能障碍与脑出血之间存在明确的因果关系及时间关系。

3）急性期神经影像学检查显示相关部位存在脑出血。

（4）其他脑血管病性 VCI

1）除上述以外的脑血管病变:脑静脉窦血栓形成及脑动静脉畸形等。

2）认知功能障碍与脑血管病变之间存在明确的因果关系及时间关系。

3）神经影像学显示相应的病灶。

（5）脑血管病合并 AD

1）脑血管病伴 AD:①患者首先有脑血管病的病史,在发病后一段时间内逐渐出现以情景记忆损害为核心症状的认知功能障碍,记忆障碍不符合血管病变导致的记忆障碍的特点。②神经影像学显示脑血管病的证据,同时亦显示海马和内侧颞叶萎缩。③患者发病年龄大、有 AD 家族史则支持诊断。④脑脊液 $A\beta_{1-42}$ 的水平降低、T-tau 和 P-tau 的水平升高支持诊断。

2）AD 伴脑血管病:①患者首先缓慢起病,逐渐进展,表现为以情景记忆损害为核心症状的认知功能障碍;在病程中又发生了脑血管病,使患者已存在的认知功能障碍进一步加重。②神经影像学显示海马和内侧颞叶萎缩,同时亦显示本次脑血管病的证据。③患者发病年龄大、有 AD

家族史则支持诊断。④脑脊液 $A\beta_{1-42}$ 的水平降低、T-tau 和 P-tau 的水平升高支持诊断。

3. VCI 的程度诊断

(1) VCIND:患者基本的日常生活能力没有受损,复杂的工具性日常生活能力可轻微受损,但未达到痴呆的诊断标准。《美国精神障碍诊断与统计手册》第 V 版(diagnostic and statistical manual of mental disorders,5th edition,DSM-V)确定了轻度血管性认知障碍(即 VCIND)的诊断标准(见附录)。

(2) VaD:患者的认知功能障碍明显损害其日常生活能力、职业或社交能力,符合痴呆的诊断标准。目前,已有 4 个国际广泛使用的 VaD 诊断标准,包括美国加利福尼亚州 AD 诊断和治疗中心(Alzheimer's disease diagnostic and treatment centers,ADDTC)、国际疾病分类第 10 版(international classification of diseases,10th revision,ICD-10)、美国国立神经系统疾病和卒中研究所与瑞士神经科学研究国际协会(national institute of neurological disorders and stroke-association internationale pour la recherché et l'enseignement en neurosciences,NINDS-AIREN) 及 DSM-V 的重度血管性认知障碍(即 VaD)的诊断标准(见附录)。

二、血管性认知障碍的治疗指导规范

(一) 干预血管性认知障碍的危险因素

VCI 的危险因素包括不可干预的危险因素和可干预性危险因素。不可干预的危险因素包括年龄、性别、种族及遗传等,可干预的危险因素包括不良生活方式和脑血管病的危险因素。

1. 干预不良生活方式

(1) 科学膳食:地中海饮食可减缓 VCI 患者的认知功

能衰退。

(2) 坚持运动:长期坚持运动可提高脑功能和脑灌注,增加脑组织的可塑性,减轻氧化应激损害,降低 VCIND 和 VaD 的风险。

(3) 控制体重:体质指数与 VaD 呈 U 形关系,即体质指数过低或过高的人群认知障碍的发生率均明显升高,肥胖增加 VaD 的发生风险,因此,应将体重控制在正常范围之内。

(4) 戒烟:吸烟是心脑血管病的危险因素,其可增加 VaD 的风险。因此,提倡戒烟,以预防 VCI。

(5) 限酒:轻、中度饮酒较偶尔或不饮酒者认知衰退缓慢,但重度饮酒是认知障碍的危险因素。因此,应避免酗酒,以预防 VCI。

2. 控制脑血管病的危险因素

(1) 高血压:长期高血压可造成白质病变、脑梗死及脑萎缩,引起认知功能障碍,降压治疗能有效减少血压相关性认知障碍,降低 VaD 的发生风险及发病率。轻度降压(降低幅度 <5/3mmHg)即可提高患者的 MMSE 评分,改善即刻和延迟逻辑回忆的成绩。钙离子拮抗剂和血管紧张素转化酶抑制剂减少血压相关性认知障碍优于利尿剂和 β 受体阻滞剂。因此,应将血压控制在正常范围内,改善认知功能或防止认知功能衰退。

(2) 糖尿病:糖尿病及其引起的脑血管病增加 VaD 的发生风险,中年期较老年期患糖尿病更易出现 VaD,控制血糖可减少大血管病变(如非致死性卒中)和小血管病变(如多发腔隙性脑梗死和白质病变)的发生,有利于预防 VCI。此外,糖尿病还可通过导致神经变性而增加 VaD 的发病。但是,目前尚未发现强化降糖对认知功能具有保护作用,且强化降糖增加低血糖的风险、损害认知功能,在老年群体中尤为常见,应予以注意。

(3) 高脂血症:中年高胆固醇血症与认知功能障碍有关,降脂治疗可能改善认知功能。但是,他汀类药物对 VCI 的预防作用尚无定论。有研究发现他汀类药物可能

20

通过减少脑血管病的发生而防止认知功能下降;也有研究发现,他汀类药物,如普伐他汀不能阻止认知功能下降,辛伐他汀对认知功能无保护作用。

(4) 心血管疾病:应对急性冠脉综合征、心律失常及充血性心力衰竭等心血管疾病进行干预,改善认知功能或防止认知功能衰退。

综上,对生活方式和脑血管病的危险因素进行多方面干预可使高危人群的认知功能得到改善或在一定时间内保持稳定。

(二) 血管性认知障碍的治疗

1. 病因治疗　预防和治疗脑血管病及其危险因素是治疗 VCI 最根本的方法,包括抗血小板聚集、抗凝、控制血压、血糖及血脂在正常范围内等。

2. 认知障碍症状的治疗

(1) VCIND:丁苯酞可以有效地改善缺血性皮层下 VCID 患者的认知功能和日常生活能力,是目前发现的首个改善 VCID 的治疗药物。

(2) VaD

1) 胆碱酯酶抑制剂:VaD 患者脑内乙酰胆碱能通路受到破坏,乙酰胆碱水平降低,为胆碱酯酶抑制剂治疗 VaD 提供了神经生化基础,胆碱酯酶抑制剂可用于治疗轻 - 中度 VaD。

多奈哌齐可改善 VaD 患者的认知功能,对患者的总体功能、日常生活能力亦有改善作用,10mg/d 多奈哌齐可改善 VaD 患者的行为症状。

加兰他敏能改善 VaD 患者的认知功能,特别是执行功能,对总体功能也有改善的趋势;可显著改善 AD 伴脑血管病患者的认知功能、总体功能、日常生活能力和精神行为症状。

卡巴拉汀对 VaD 患者的认知功能障碍具有改善作用,但目前的研究证据提示其对日常能力无明显的改善作用。

石杉碱甲是一种从石杉科植物千层塔中提取的生物碱,对胆碱酯酶具有抑制作用,然而,仅有小规模的临床试验表明其治疗 VaD 有效。因此,需大规模、多中心、随机对照临床试验得出结论。

2) NMDA 受体拮抗剂:美金刚可改善轻 - 中度 VaD 患者的认知功能障碍和精神行为症状,改善严重 VaD 患者的行为和临床总体印象。但目前的研究证据提示其对日常能力无明显的改善作用。

3) 其他药物

奥拉西坦对 VaD 患者的认知功能和总体临床印象均有一定的改善,对总体功能也有改善作用,但尚需高质量、大样本临床试验加以验证。吡拉西坦多年用于改善认知功能,但尚无充分的研究证据表明其对 VaD 有效。

尼莫地平及尼麦角林等虽多年用于改善认知功能,但治疗 VaD 的临床研究较少,治疗 VaD 的有效证据不足。

4) 中成药:银杏制剂可改善 VaD 患者的认知功能,但不能提高其日常生活能力。健脑益智颗粒可改善轻 - 中度 VaD 患者的认知功能,但疗效评价指标不完善。因此,中成药治疗 VaD 可能具有一定的效果,但目前的临床试验有待提高。

3. BPSD 的治疗

(1) VCIND:VCIND 患者的 BPSD 少见,程度较轻,应首选非药物治疗,包括心理疏导和劝慰、调整周围环境、音乐疗法及行为治疗等,可减轻患者的 BPSD。

(2) VaD:VaD 患者的 BPSD 多见,程度较重,表现多样,包括抑郁、焦虑、淡漠、幻觉、妄想、激越、睡眠倒错、冲动及攻击行为等。如果症状使患者痛苦,或使患者或他人处于危险之中,则应进行药物治疗,分为以下两步。

1) 对 VaD 患者 BPSD 的药物治疗首先使用抗痴呆药物,包括胆碱酯酶抑制剂和 NMDA 受体拮抗剂,其在改善 VaD 患者认知功能障碍的同时也可能改善其 BPSD。

2) 当 BPSD 进一步加重、且胆碱酯酶抑制剂和

NMDA 受体拮抗剂不能奏效时,可短期使用非典型抗精神病药物。奥氮平和利培酮可改善痴呆患者的 BPSD,阿立哌唑对痴呆患者的 BPSD 也有一定的改善作用。应注意非典型抗精神病药物可增加患者,特别是老年患者的脑血管病和死亡的风险。因此,对于 BPSD 应首先使用抗痴呆药物,非典型抗精神病药物作为二线药物小剂量、短期使用。

VaD 患者常伴情绪障碍。对抑郁可用选择性 5- 羟色胺再摄取抑制剂进行治疗。西酞普兰和舍曲林对 P450 酶影响较小,药物相互作用较少,安全性较好。伴有抑郁的 VaD 患者常同时表现出焦虑,选择性 5- 羟色胺再摄取抑制剂在改善抑郁的同时也可改善焦虑。此外,苯二氮䓬类药物也可改善焦虑。考虑到 VaD 患者存在认知功能障碍,通常采用非苯二氮䓬类药物,如唑吡坦等,改善焦虑相关睡眠障碍等症状。

参考文献

[1] 贾建平 . 中国痴呆与认知障碍诊治指南 (2015 年版). 北京:人民卫生出版社, 2010.

[2] Bowler JV. The concept of vascular cognitive impairment. J Neurol Sci, 2002, 203-204: 11-15.

[3] Bowler JV, Hachinski V. Vascular cognitive impairment: a new approach to vascular dementia. Baillieres Clin Neurol, 1995, 4(2): 357-376.

[4] Moorhouse P, Rockwood K. Vascular cognitive impairment: current concepts and clinical developments. Lancet Neurol, 2008, 7(3): 246-255.

[5] O' Brien JT, Erkinjuntti T, Reisberg B, et al. Vascular cognitive impairment. Lancet Neurol, 2003, 2(2): 89-98.

[6] Sachdev PS, Brodaty H, Valenzuela MJ, et al. The neuropsychological profile of vascular cognitive impairment in stroke and TIA patients. Neurology, 2004, 62(6): 912-929.

[7] Kramer JH, Reed BR, Mungas D, et al. Executive dysfunction

in subcortical ischemic vascular disease. J NeurolNeurosurg Psychiatry,2002,72(2):217-220.

[8] Loewenstein DA,Acevedo A,Agron J,et al. Cognitive profiles in Alzheimer's disease and in mild cognitive impairment of different etiologies. Dement GeriatrCogn Disord,2006,21(5-6):309-315.

[9] Stephens S,Kenny RA,Rowan E,et al. Neuropsychological characteristics of mild vascular cognitive impairment and dementia after stroke. Int J Geriatr Psychiatry,2004,19(11): 1053-1057.

[10] Liu J,Li D,Li F,et al. Montreal cognitive assessment in detecting cognitive impairment in Chinese elderly individuals: a population-based study. J Geriatr Psychiatry Neurol,2011,24(4): 184-190.

[11] Freitas S,Simões MR,Alves L,et al. Montreal Cognitive Assessment(MoCA): validation study for frontotemporal dementia. J Geriatr Psychiatry Neurol,2012,25(3):146-154.

[12] Dong Y,Sharma VK,Chan BP et al. The Montreal Cognitive Assessment(MoCA) is superior to the Mini-Mental State Examination(MMSE) for the detection of vascular cognitive impairment after acute stroke. J Neurol Sci,2010,299(1-2):15- 18.

[13] O'sullivan M,Morris RG,Markus HS,Brief cognitive assessment for patients with cerebral small vessel disease. J Neurol Neurosurg Psychiatry,2005,76(8):1140-1145.

[14] Ylikoski R,Jokinen H,Andersen P,et al. Comparison of the Alzheimer's Disease Assessment Scale Cognitive Subscale and the Vascular Dementia Assessment Scale in differentiating elderly individuals with different degrees of white matter changes.The LADIS Study. Dement GeriatrCogn Disord,2007, 24(2):73-81.

[15] Madureira S,Verdelho A,Moleiro C,et al. Neuropsy-chological predictors of dementia in a three-year follow-up period: data from the LADIS study. Dement GeriatrCogn Disord,2010,29(4): 325-334.

[16] Ballard C,Sauter M,Scheltens P,et al. Efficacy,safety and tolerability of rivastigmine capsules in patients with probable vascular dementia: the VantagE study. Curr Med Res Opin,

2008,24(9):2561-2574.

[17] Staekenborg SS,Su T,van Straaten EC,et al. Behavioural and psychological symptoms in vascular dementia: differences between small- and large-vessel disease. J Neurol Neurosurg Psychiatry,2010,81(5):547-551.

[18] Bandyopadhyay TK,Biswas A,Roy A,et al. Neuropsychiatric profiles in patients with Alzheimer's disease and vascular dementia. Ann Indian Acad Neurol,2014,17(3):325-330.

[19] Gupta M,Dasgupta A,Khwaja GA,et al. The profile of behavioral and psychological symptoms in vascular cognitive impairment with and without dementia. Ann Indian Acad Neurol,2013,16(4):599-602.

[20] Conn D,Thorpe L. Assessment of behavioural and psychological symptoms associated with dementia. Can J Neurol Sci,2007,34 Suppl 1:S67-71.

[21] Roman GC,Tatemichi TK,Erkinjuntti T,et al. Vascular dementia: diagnostic criteria for research studies. Report of the NINDS-AIREN International Workshop. Neurology,1993,43 (2):250-260.

[22] Galasko D,Bennett D,Sano M,et al. An inventory to assess activities of daily living for clinical trials in Alzheimer's disease. The Alzheimer's Disease Cooperative Study. Alzheimer Dis Assoc Disord,1997,11 Suppl 2:S33-39.

[23] DeJong R,Osterlund OW,Roy GW. Measurement of quality-of-life changes in patients with Alzheimer's disease. Clin Ther, 1989,11(4):545-554.

[24] Gélinas I,Gauthier L,McIntyre M,et al. Development of a functional measure for persons with Alzheimer's disease: the disability assessment for dementia. Am J Occup Ther,1999,53 (5):471-481.

[25] Adair JC,Charlie J,Dencoff JE,et al. Measurement of gelatinase B(MMP-9) in the cerebrospinal fluid of patients with vascular dementia and Alzheimer disease. Stroke,2004,35(6):e159-162.

[26] Hansson O,Zetterberg H,Buchhave P,et al. Association between CSF biomarkers and incipient Alzheimer's disease in patients with mild cognitive impairment: a follow-up study.

Lancet Neurol,2006,5(3):228-234.

[27] Gorelick PB,Chatterjee A,Patel D,et al. Cranial computed tomographic observations in multi-infarct dementia:A control study. Stroke,1992,23(6):804-811.

[28] Corbett A,Bennett H,Kos S. Cognitive dysfunction following subcortical infarction. Arch Neurol,1994,51(10):999-1007.

[29] Bowler JV,Hadar U,Wade JP. Cognition in stroke. Acta Neurol Scand,1994,90(6):424-429.

[30] Reed BR,Eberling JL,Mungas D,et al. Effects of white matter lesions and lacunes on cortical function.Arch Neurol,2004,61(10):1545-1550.

[31] Pascual B,Prieto E,Arbizu J,et al. Brain glucose metabolism in vascular white matter disease with dementia:differentiation from Alzheimer disease.Stroke,2010,41(12):2889-2293.

[32] Henderson TA. The diagnosis and evaluation of dementia and mild cognitive impairment with emphasis on SPECT perfusion neuroimaging.CNS Spectr,2012,17(4):176-206.

[33] 中华医学会神经病学分会痴呆与认知障碍学组写作组.血管性认知障碍诊治指南.中华神经科杂志,2011,44(2):142-147.

[34] Chui HC,Victoroff JI,Margolin D,et al. Criteria for the diagnosis of ischemic vascular dementia proposed by the State of California Alzheimer's Disease Diagnostic and Treatment Centers. Neurology,1992,42(3 Pt 1):473-480.

[35] World Health Organization. The ICD-10 classification of mental and behavioural disorders:clinical descriptions and diagnostic guidelines. Geneva:World Health Organization,1992.

[36] Roman GC,Tatemichi TK,Erkinjuntti T,et al. Vascular dementia:diagnostic criteria for research studies:report of the NINDS-AIREN International Workshop. Neurology,1993,43(2):250-260.

[37] Singh B,Parsaik AK,Mielke MM,et al. Association of mediterranean diet with mild cognitive impairment and Alzheimer's disease:a systematic review and meta-analysis. J Alzheimers Dis,2014,39(2):271-282.

[38] Scarmeas N,Stern Y,Mayeux R,et al. Mediterranean diet and mild cognitive impairment. Arch Neurol,2009,66(2):216-225.

[39] Ravaglia G, Forti P, Lucicesare A, et al. Physical activity and dementia risk in the elderly: findings from a prospective Italian study. Neurology, 2008, 70(19 Pt 2): 1786-1794.

[40] Middleton L, Kirkland S, Rockwood K. Prevention of CIND by physical activity: different impact on VCI-ND compared with MCI. J Neurol Sci, 2008, 269(1-2): 80-84.

[41] Beydoun MA, Beydoun HA, Wang Y. Obesity and central obesity as risk factors for incident dementia and its subtypes: a systematic review and meta-analysis. Obes Rev, 2008, 9(3): 204-218.

[42] Anstey KJ, von Sanden C, Salim A, et al. Smoking as a risk factor for dementia and cognitive decline: a meta-analysis of prospective studies. Am J Epidemiol, 2007, 166(4): 367-378.

[43] Ganguli M, Vander Bilt J, Saxton JA, et al. Alcohol consumption and cognitive function in late life: a longitudinal community study. Neurology, 2005, 65(8): 1210-1217.

[44] Elias PK, Elias MF, D'Agostino RB, et al. Alcohol consumption and cognitive performance in the Framingham Heart Study. Am J Epidemiol, 1999, 150(6): 580-589.

[45] in't Veld BA, Ruitenberg A, Hofman A, et al. Antihypertensive drugs and incidence of dementia: the Rotterdam Study. Neurobiol Aging, 2001, 22(3): 407-412.

[46] Peters R, Beckett N, Forette F, et al. Incident dementia and blood pressure lowering in the Hypertension in the Very Elderly Trial cognitive function assessment (HYVET-COG): a double-blind, placebo controlled trial. Lancet Neurol, 2008, 7(8): 683-689.

[47] Bims J, Morris R, Donaldson N, et al. The effects of blood pressure reduction on cognitive function: a review of effects based on pooled data from clinical trials. J Hypertens, 2006, 24(10): 1907-1914.

[48] Birns J, Morris R, Donaldson N, et al. The effects of blood pressure reduction on cognitive function: a review of effects based on polled data from clinical trials. J Hypertens, 2006, 24(10): 1907-1914.

[49] Korf ES, White LR, Scheltens P, et al. Brain aging in very old men with type 2 diabetes: the Honolulu-Asia Aging Study.

20

Diabetes Care,2006,29(10):2268-2274.

[50] Peila R,Rodriguez BL,Launer LJ. Type 2 diabetes,APOE gene,and the risk for dementia and related pathologies: The Honolulu-Asia Aging Study. Diabetes,2002,51(4):1256-1262.

[51] Ninomiya T. Diabetes mellitus and dementia. Curr Diab Rep, 2014,14(5):487.

[52] Launer LJ,Miller ME,Williamson JD,et al. Effects of intensive glucose lowering on brain structure and function in people with type 2 diabetes(ACCORD MIND): a randomised open-label substudy. Lancet Neurol,2011,10(11):969-977.

[53] Patel A,MacMahon S,Chalmers J,et al. Intensive blood glucose control and vascular outcomes in patients with type 2 diabetes. N Engl J Med,2008,358(24):2560-2572.

[54] van Vliet P,van de Water W,de Craen AJ,et al. The influence of age on the association between cholesterol and cognitive function. Exp Gerontol,2009,44(1-2):112-122.

[55] Trompet S,van Vliet P,de Craen AJ,et al. Pravastatin and cognitive function in the elderly. Results of the PROSPER study. J Neurol,2010,257(1):85-90.

[56] Heart Protection Study Collaborative G. MRC/BHF Heart Protection Study of cholesterol lowering with simvastatin in 20536 high-risk individuals: a randomized placebo-controlled trial. Lancet,2002,360(9326):7-22.

[57] Ngandu T,Lehtisalo J,Solomon A,et al. A 2 year multidomain intervention of diet,exercise,cognitive training,and vascular risk monitoring versus control to prevent cognitive decline in at-risk elderly people(FINGER): a randomised controlled trial. Lancet,2015,385(9984):2255-2263.

[58] Kavirajan H,Schneider LS. Efficacy and adverse effects of cholinesterase inhibitors and memantine in vascular dementia: a meta-analysis of randomised controlled trials. Lancet Neurol, 2007,6:782-792.

[59] Black S,Roman GC,Geldmacher DS,et al. Efficacy and tolerability of donepezil in vascular dementia: a positive result of a 24-week multicenter,international,randomized,placebo-controlled clinical trial. Stroke,2003,34(10): 2323-2330.

[60] Wilkinson D,Doody R,Helme R,et al. Donepezil in vascular

dementia: a randomized, placebo-controlled study. Neurology, 2003,61(4):479-486.

[61] Roman GC, Salloway S, Black SE, et al. Randomized, placebo-controlled, clinical trial of donepezil in vascular dementia: differential effects by hippocampal size. Stroke,2010,41(6): 1213-1221.

[62] Auchus AP, Brashear HR, Salloway S et al. Galantamine treatment of vascular dementia: a randomized trial. Neurology, 2007,69(5):448-458.

[63] Erkinjuntti T, Kurz A, Gauthier S, et al. Efficacy of galantamine in probable vascular dementia and Alzheimer's disease combined with cerebrovascular disease: a randomised trial. Lancet,2002,359(9314):1283-1290.

[64] Esiri MM, Nagy Z, Smith MZ, et al. Cerebrovascular disease and threshold for dementia in the early stages of Alzheimer's disease. Lancet,1999,354(9182):919-920.

[65] Xu ZQ, Liang XM, Juan W, et al. Treatment with Huperzine A improves cognition in vascular dementia patients. Cell Biochem Biophys,2012,62(1):55-58.

[66] Hao Z, Liu M, Liu Z, et al. Huperzine A for vascular dementia. Cochrane Database Syst Rev,2009, (2):CD007365.

[67] Kavirajan H, Schneider LS. Efficacy and adverse effects of cholinesterase inhibitors and memantine in vascular dementia: a meta-analysis of randomised controlled trials. Lancet Neurol, 2007,6(9):782-792.

[68] Winblad B, Poritis N. Memantine in several dementia: results of the 9M-Best Study(Benefit and efficacy in severely demented patients during treatment with memantine). Int J Geriatr Psychiatry,1999, 14(2):135-146.

[69] Jia J, Wei C, Liang J, et al. The effects of DL-3-n-butylphthalide in patients with vascular cognitive impairment without dementia caused by subcortical ischemic small vessel disease: A multicentre, randomized, double-blind, placebo-controlled trial. Alzheimers Dement,2016,12(2):89-99.

[70] 张微微,李小刚,王默力,等. 奥拉西坦治疗卒中后认知功能障碍的有效性及安全性. 中华神经科杂志,2013,46(7): 489-493.

［71］曲世为,曲连悦,陈希,等.奥拉西坦治疗血管性痴呆的 Meta 分析.沈阳药科大学学报,2010,27(12):1026-1030.

［72］Flicker L,Grimley Evans G. Piracetam for dementia or cognitive impairment. Cochrane Database Syst Rev,2001, (2): CD001011.

［73］Tomassoni D,Lanari A,Silvestrelli G,et al. Nimodipine and its use in cerebrovascular disease:evidence from recent preclinical and controlled clinical studies. Clin Exp Hypertens,2008,30 (8):744-766.

［74］Fioravanti M,Grimley Evans G. Efficacy of nicergoline in dementia and other age associated forms of cognitive impairment. Cochrane Database Syst Rev,2001, (4):CD003159.

［75］Weinmann S,Roll S,Schwarzbach C,et al. Effects of Ginkgo biloba in dementia:systematic review and meta-analysis. BMC Geriatr,2010,10:14.

［76］张伯礼,王永炎,陈汝兴,等.健脑益智颗粒治疗血管性痴呆的随机双盲临床研究.中国中西医结合杂志,2002,22(8): 577-580.

［77］Qin X,Liu Y,Wu Y,et al. A meta-analysis of Chinese herbal medicines for vascular dementia. Neural Regen Res,2013,8 (18):1685-1692.

［78］Opie J,Rosewarne R,O' Connor DW. The efficacy of psychosocial approaches to behaviour disorders in dementia:a systematic literature review. Aust N Z J Psychiatry,1999,33(6): 789-799.

［79］Royall DR,Cordes JA,Roman G,et al. Sertraline improves executive function in patients with vascular cognitive impairment. J Neuropsychiatry Clin Neurosci,2009,21(4):445-454.

［80］Hemeryck A,Belpaire FM. Selective serotonin reuptake inhibitors and cytochrome P-450 mediated drug-drug interactions:an update. Curr Drug Metab,2002,3(1):13-37.

20

附录1 血管性认知障碍 DSM-Ⅴ诊断标准

一、血管性认知障碍的诊断需满足以下所有的标准

（一）满足重度或轻度血管性认知障碍的诊断标准

1. 重度血管性认知障碍（以前称为血管性痴呆）

（1）基于以下证据显示的一个或多个认知域（注意、执行功能、学习和记忆、语言、知觉 - 运动或社会认知）的水平较以前明显下降：①个人觉察、知情者报告或临床医生发现认知功能明显下降；②经标准的神经心理学测验或其他量化的临床测验证实认知功能严重受损。

（2）认知功能障碍干扰日常活动的独立性（例如至少像付账单或药物治疗管理这样复杂的工具性日常生活的活动需要帮助）。

（3）认知障碍并非由谵妄所致。

（4）认知障碍不能由其他精神疾病（如重症抑郁、精神分裂症）解释。

2. 轻度血管性认知障碍（以前称为血管性轻度认知障碍）

（1）基于以下证据显示的一个或多个认知域（注意、执行功能、学习和记忆、语言、知觉 - 运动或社会认知）的水平较以前轻度下降：①个人觉察、知情者报告或临床医生发现认知功能轻度下降；②经标准的神经心理学测验或其他量化的临床测验证实认知功能轻度受损。

（2）认知功能障碍不干扰日常活动的独立性（例如像付账单或药物治疗管理这样复杂的工具性日常生活的活动保留，但可能需要更多的努力）。

（3）认知障碍并非由谵妄所致。

（4）认知障碍不能由其他精神疾病（如重症抑郁、精神分裂症）解释。

（二）以下任何方面提示临床特点符合血管性原因

1. 认知障碍的发生与一次或多次脑血管病事件

相关。

2. 认知功能下降主要表现为注意力(包括信息处理速度)和额叶执行功能。

(三) 存在能解释认知功能下降的脑血管病的病史、体征和(或)神经影像学证据

(四) 认知障碍不能由其他脑部疾病或系统性疾病解释

二、很可能的血管性认知障碍

出现以下任何一条即诊断为很可能的血管性认知障碍:

1. 神经影像学显示明显的脑血管病灶支持临床诊断标准。

2. 认知障碍与一次或多次脑血管病事件相关。

3. 同时存在脑血管病的临床和遗传方面的证据(例如常染色体显性遗传性脑动脉病伴皮质下梗死和白质脑病)。

三、可能的血管性认知障碍

符合临床诊断标准、但缺乏神经影像学证据,或认知障碍与一次或多次脑血管病事件之间缺乏时间联系。

附录2 血管性痴呆 ICD-10 诊断标准

一、 痴呆

1. 记忆障碍。

2. 其他认知功能障碍。

3. 以上功能缺损影响了患者的社会功能。

4. 出现上述功能障碍时,没有意识障碍,且不发生于谵妄时。

5. 可伴有情感、社会行为和主动性障碍。

6. 上述功能缺损持续 6 个月及以上。

二、 血管性

1. 高级认知功能缺陷非均衡分布,部分功能受损,其他功能相对保留。

2. 神经系统局灶体征(至少下列之一):单侧肢体的痉挛性瘫痪;单侧腱反射增高;病理反射;假性延髓麻痹。

3. 病史、体检或检查提示有脑血管病的证据(如卒中史、脑梗死证据),而且被认为是痴呆的病因。

附录3 血管性痴呆ADDTC诊断标准

一、很可能的缺血性血管性痴呆的诊断标准

1. 很可能的缺血性血管性痴呆,包括以下三项:

(1) 痴呆:由病史和床旁简单的认知功能检查或标准的、详细的认知功能评估证实患者的认知功能较以往减退,并明显影响患者的日常生活,认知功能损害不局限于某个单一认知域,且与意识水平无关。

(2) 两次或多次缺血性卒中[依据病史、神经系统体征和(或)神经系统影像证据];或一次卒中,但与痴呆有明确的时间关系。

(3) 一处或多处小脑以外梗死的证据(由头CT或MRI显示)。

2. 支持很可能缺血性血管性痴呆诊断的证据

(1) 有已知能够影响认知功能的脑区的多发性梗死。

(2) 多次发作的TIA病史。

(3) 脑血管病危险因素的病史(如高血压、心脏病及糖尿病)。

(4) Hachinski量表(原始版或改良版)缺血程度评分高。

3. 与缺血性血管性痴呆有关,但需进一步研究的临床表现,包括:

(1) 早期出现步态障碍和尿失禁。

(2) 与年龄不符的脑室周围及深部白质的病变(由头MRI显示)。

(3) 电生理(EEG或诱发电位)或神经影像(头PET、SPECT及MRI)显示脑局灶性改变。

4. 其他既不支持很可能缺血性血管性痴呆的诊断、也不与此诊断相矛盾的临床表现:

(1) 症状进展缓慢。

(2) 错觉、精神症状、幻觉及妄想。

(3) 癫痫发作。

5. 不支持很可能缺血性血管性痴呆的临床表现：

(1) 经皮质性感觉性失语不伴神经系统影像学显示的相应局灶性损害。

(2) 有认知功能障碍、但无明确的神经系统的症状与体征。

二、可能的缺血性血管性痴呆的诊断标准

1. 痴呆。

2. 与脑血管病的关系不十分确定，具备以下一条或以上：

(1) 单次卒中的病史或证据(非多发卒中)，但卒中与痴呆无明显的时间关系。

(2) Binswanger综合征，包括以下三点：①早期出现的不能用泌尿系统病变解释的尿失禁，或不能用外周病变解释的步态异常(帕金森病样步态、失用性步态、老年性步态及黏滞性步态)。②血管危险因素。③影像学显示的广泛白质病变。

三、肯定的缺血性血管性痴呆的诊断标准

1. 临床有痴呆的证据。

2. 病理检查证实有多发梗死灶，至少部分在小脑以外的部位。

注：如果还有AD或其他病变被认为与痴呆相关，应诊断为混合性痴呆。

四、研究分类

1. 按照病变部位　皮质、白质、脑室周围、基底核及丘脑。

2. 按照病变大小及体积。

3. 按照病变分布　大血管性、小血管性及微血管性。

4. 按照严重程度　慢性缺血、脑梗死。

5. 按照病因　栓塞、动脉粥样硬化、淀粉样血管病及低灌注。

附录4 血管性痴呆的NINDS-AIREN诊断标准

一、诊断标准

1. 很可能的血管性痴呆的标准

(1) 痴呆：①记忆和另外至少2个认知域损害(定向、注意、语言、视空间、计算、执行、运动控制、运用、抽象及判断)。②记忆和认知功能损害妨碍患者的日常生活能力。③排除意识障碍、谵妄、精神病、严重失语及运动障碍等因素影响认知功能测评,排除全身性疾病或其他脑部病变(如AD)等引起的记忆和认知功能障碍。④最好由临床或神经心理学检查证实。

(2) 有脑血管病的证据：①临床有脑血管病引起的局灶性体征,如偏瘫、中枢性面瘫、感觉障碍、病理征、偏侧失认及构音障碍等(有或无卒中病史)。②神经影像学检查(头CT或MRI)有脑血管病的证据,包括多发性脑梗死、重要部位单一的脑梗死、腔隙性脑梗死及广泛性脑室周围缺血性白质损害,或上述病变共存。

(3) 上述两种损害有明显的因果关系,至少有下列一项：①痴呆发生在明确的卒中后3个月内。②突发的认知功能衰退。③呈波动样、阶梯样进展的认知功能缺损。

2. 临床支持很可能的血管性痴呆的诊断标准

(1) 早期的步态异常(小碎步、共济失调步态或帕金森综合征步态等)。

(2) 不能用其他原因解释的多次跌倒史。

(3) 早期出现尿频、尿急和其他尿路症状,且不能用泌尿系统疾病解释。

(4) 假性延髓麻痹。

(5) 人格及精神改变：意志缺乏、抑郁、情感失禁及其他皮质下功能损害,如精神运动迟缓和执行功能异常。

3. 不支持血管性痴呆的诊断标准

(1) 早期出现记忆缺损,进行性加重的记忆和其他认知功能损害,如语言(经皮质感觉性失语)、运动技巧(失用)及感知觉(失认),但神经影像学检查无相应局灶性损害。

(2) 除认知功能损害外,没有局灶性神经系统体征。

(3) 头 CT 或 MRI 上无血管损害的表现。

二、可能的血管性痴呆的诊断标准

1. 痴呆

(1) 记忆和另外至少 2 种认知域损害(定向、注意、语言、视空间、计算、执行、运动控制、运用、抽象及判断)。

(2) 记忆和认知功能损害妨碍患者的日常生活能力。

(3) 排除意识障碍、谵妄、精神病、严重失语及运动障碍等影响认知功能评测等因素,排除全身性疾病或其他脑部病变(如 AD)等引起的记忆和认知功能障碍。

2. 与脑血管病的关系不十分确定,具备以下之一:

(1) 临床有局灶性体征,但影像学无脑血管病的证据。

(2) 有脑血管病,但痴呆和脑血管病缺乏时间上的明确关系。

(3) 有痴呆相关脑血管病的证据,但痴呆是缓慢起病,病程处于平台期或好转。

三、肯定的血管性痴呆的诊断标准

1. 临床符合很可能血管性痴呆的标准。

2. 脑活检或尸检发现脑血管病的证据。

3. 神经炎性斑或神经原纤维缠结的数量与年龄相符。

4. 临床或病理无其他可能导致患者痴呆的疾病。

四、其他

1. 依据研究需要,可以根据临床、影像及病理等将血管性痴呆进行分类,如皮质性血管性痴呆、皮质下性血管性痴呆、Binswanger 脑病及丘脑性痴呆等。

2. 当患者符合可能 AD 的标准、但临床或神经影像有相关脑血管病的证据时,诊断为 AD 伴脑血管病,不提倡使用混合性痴呆。

21. 中国脑静脉系血栓形成指导规范

组　长　范一木

成　员 (按姓氏笔画排序)
王大明　王拥军　吉训明　刘丽萍
李宝民　莫大鹏　贾　强　缪中荣

中国脑静脉系血栓形成指导规范目录

颅内静脉和静脉窦血栓形成(cerebral venous and sinus thrombosis,CVST)最初于1825年由Ribes描述,当时以及以后相当一段时间文献报道多为尸检结果。对其治疗也仅局限于降颅压、抗癫痫等对症治疗,轻型病例有效,重症患者病死率高。1942年,Lyons描述系统性抗凝治疗CVST,抗凝可阻止病情恶化或改善病情,但不能溶解已形成的血栓;1971年,Vines等对CVST患者进行系统性溶栓治疗,溶栓剂可溶解已形成的血栓,使被阻塞的静脉窦开放,患者的预后得到了极大改善;随后溶栓方式得到进一步发展,1988年,Scott利用经颅钻孔进行接触性溶栓;1991年,Barnwell利用血管介入技术经颈静脉及股静脉进行静脉窦接触性溶栓,从而丰富了CVST的治疗手段。

目前,抗凝治疗是CVST首选的治疗方法,随机对照研究证实,抗凝治疗对于CVST是安全的。其不仅能减少患者的病死率和致残率,并且即使对于合并颅内出血的患者,也不会增加再次颅内出血的风险。大量文献报道,接受溶栓治疗的患者血管再通率较高,尤其是患者在接受抗凝治疗后,病情仍继续恶化或尽管采用其他处理措施,但颅内压仍然较高者,则应考虑溶栓治疗。但目前的证据仅来自系列病例研究报道,缺乏循证医学研究证明溶栓与抗凝治疗的优劣性以及不同溶栓治疗方法的疗效。

在我国,尽管CVST临床少见,但因其发病形式多样,临床表现各异,常被误诊或漏诊,具有较高的病残率和病死率;同时由于对其发病原因尚未有明确的认识,现有临床治疗手段及评价方法缺乏统一的标准。基于此现状,本专家组联合制定CVST治疗的共识,旨在提高临床医师对CVST的认识,确定统一的治疗手段及评价方法。

一、 流行病学特征及病因

CVST约占所有卒中的0.5%~1.0%,多见于妊娠妇女、服用口服避孕药的女性以及<45岁的年轻人群。在正常

人群中,CVST 的年发病率在新生儿和儿童为 7/100 万,成人约为 2~5/100 万。其中 54% 的患者正在服用口服避孕药,34% 处于遗传性或获得性血栓形成前状态,2% 为妊娠妇女或产褥期女性,其他诱因包括感染(12%)、癌症(7%)及血液系统疾病(12%)。

常见的病因为:①遗传性高凝状态:抗凝血酶缺乏、补体蛋白 C 和 S 缺乏、激活蛋白 V 抵抗、V 因子突变、凝血酶原突变、亚甲基四氢叶酸还原酶突变致高半胱氨酸血症等。②获得性高凝状态:妊娠、产褥期、高半胱氨酸血症、抗磷脂抗体、肾病综合征等。③感染:脑膜炎、耳炎、乳突炎、鼻窦炎、颈部、面部和嘴部感染、系统性感染、获得性免疫缺陷综合征等。④炎性反应和自身免疫性疾病:系统性红斑狼疮、韦格纳肉芽肿、结节病、炎性肠炎、血栓闭塞性血管炎、Adamantiades-Bechet 病等。⑤肿瘤:神经系统肿瘤、全身恶性肿瘤、神经系统外实体瘤等。⑥血液病:红细胞增多症、血栓性血小板减少性紫癜、血小板增多症、严重贫血和自体免疫溶血性疾病、阵发性夜间血红蛋白尿、肝素诱导血小板减少症等。⑦药物:口服避孕药、锂剂、雄激素、舒马曲坦,静脉输入免疫球蛋白、激素替代疗法、天冬酰胺酶、类固醇、违禁药品等。⑧物理因素:头外伤、神经外科手术、颈静脉插管、脑静脉窦损伤等。⑨其他因素:脱水(尤其儿童)、甲状腺毒症、动静脉畸形、硬脑膜动静脉瘘、先天性心脏病、放射治疗后等。

二、病理学及病理生理学改变

首先,脑静脉闭塞引起静脉性梗死及局部脑水肿。病理学可见增粗的静脉,局部水肿、缺血性神经元损伤和瘀点状出血,后者可形成颅内出血。其次,静脉窦闭塞引起静脉引流障碍,导致静脉高压:一方面造成血-脑屏障破坏、有效循环血量减低以及能量依赖性细胞膜泵功能障碍出现脑水肿;另一方面影响脑脊液吸收障碍造成颅内压增高。

21

三、 临床表现

头痛为 CVST 最常见的临床症状,90% 的患者会出现。40% 的患者出现局灶性或全身性痫性发作;颅内压升高造成的视盘水肿,可使视力进行性下降;局灶性神经功能障碍,包括运动及感觉功能障碍、脑神经麻痹、失语及小脑体征。

四、 辅助检查

(一)实验室和腰椎穿刺检查

1. 实验室检查血常规、凝血指标、D-二聚体及抗体、炎性反应指标检查。

2. 腰椎穿刺检查压力常增高,>300cmH$_2$O 患者的临床症状常较重。

(二)影像学检查

1. CT 检查直接征象表现为绳索征、三角征、静脉窦高密度影像;间接征象可表现为静脉性梗死、出血性梗死、大脑镰致密及小脑幕增强。

2. MRI ①急性期:脑静脉窦内正常血流流空信号消失,并且 T$_1$WI 上呈等信号,T$_2$WI 上呈低信号;②亚急性期:T$_1$WI、T$_2$WI 均呈高信号;③慢性期:由于血管发生部分再通,流空效应重新出现,典型表现为在 T$_1$WI 上出现等信号,T$_2$WI 上出现高信号或等信号。

3. MR 静脉造影(MRV)直接征象表现为受累脑静脉窦完全闭塞、不规则狭窄及存在边缘不光滑的低信号,或者表现为发育正常的脑静脉窦高血流信号消失,或表现为再通后形成边缘模糊且不规则的较低信号;间接征象为梗阻发生处有静脉侧支循环形成、引流静脉异常扩张。

4. CT静脉造影（CTV）CT静脉造影可以提供一个快速可靠的方法来检测CVST。因为血栓形成的静脉窦的密度呈多样性，CTV尤其对亚急性期或慢性期CVST的诊断更有帮助。CTV能快速和可靠地评价脑静脉系统血栓，主要表现为静脉系统充盈缺损、静脉窦壁的强化、侧支静脉开放和引流增加等。

5. DSA主要表现为静脉窦完全被血栓阻塞，出现"空窦现象"。其他征象可以出现皮质静脉或深静脉显影不佳、头皮静脉和导静脉明显扩张、动静脉循环时间延长（主要是静脉期时间延长>10秒），显示扩张迂曲的侧支循环形成和发生静脉逆流现象等征象。皮层静脉血栓往往在其回流分布区不能显影。需要注意的是对于病情迁延不愈、反复发作，进行抗凝等治疗或需排除其他出血性疾病的CVST患者，建议行DSA检查。

五、诊断

根据临床表现、实验室检查及影像学表现一般可以确诊。

【共识建议】

• 尽管平扫CT或MRI有助于对怀疑CVST的患者进行初始评估，但是其阴性结果并不能排除CVST。对于怀疑CVST的患者，如果平扫CT或MRI结果是阴性的，或者平扫CT或MRI已提示CVST的情况下确定为CVST的范围，建议进行静脉造影检查（CTV或MRV）。（Ⅰ级推荐，C级证据）

• 对于内科治疗下仍有持续或进展症状的CVST患者或有血栓扩大迹象的CVST患者，建议早期随访进行CTV或MRV检查。（Ⅰ级推荐，C级证据）

• 对于临床表现CVST复发症状，并既往有明确CVST病史的患者，建议复查CTV或MRV。（Ⅰ级推荐，C级证据）

• 结合MR的梯度回波T_2敏感性加权图像有助于提

高 CVST 诊断的准确性。(Ⅱa 级推荐,B 级证据)

• 对临床高度怀疑 CVST,而 CTV 或 MRV 结果不确定的患者,脑血管造影是有帮助的。(Ⅱa 级推荐,C 级证据)

• 病情稳定的患者,为评估闭塞的皮层静脉或静脉窦的再通情况,在确诊后 3~6 个月进行 CTV 或 MRV 检查是合理的。(Ⅱa 级推荐,C 级证据)

六、 治疗

(一)抗凝治疗

1. 作用和不足可预防静脉血栓的发生,阻止血栓延续发展,促进侧支循环通路开放,预防深静脉血栓和肺栓塞。不足:不能溶解已经形成的血栓。

2. 适应证及禁忌证

(1) 适应证:对于意识清楚的 CVST 患者应该给予皮下低分子肝素或静脉使用肝素抗凝治疗,伴随颅内出血的 CVST 不是肝素治疗的禁忌证。

(2) 禁忌证:有严重凝血功能障碍的患者;病情危重,脑疝晚期,去脑强直。

3. 药物和用法抗凝治疗早期可使用普通肝素(按剂量调整)或低分子肝素(按公斤体重调整剂量:体重 <50kg,4000 U,0.4ml;体重 50~70kg,6250 U,0.6ml;体重 >70kg,1 万 U,0.8ml)。均为皮下注射,2 次 / 天。常规使用 2 周,使活化部分凝血活酶时间及激活全血凝血时间延长至正常值的 2 倍;同期口服华法林,控制国际标准化比值至 2.0~3.0(血浆凝血酶原时间延长至正常值的 2 倍)。对于病因明确且临床症状改善的患者,华法林可使用 3 个月;对于病因不明确的高凝状态可服用华法林 6~12 个月;对于复发性 CVST 患者可考虑终身抗凝。

【本共识建议】

• 无抗凝治疗禁忌证的 CVST 患者应根据患者体重

给予皮下低分子肝素治疗或给予静脉肝素治疗(依据剂量调整),目标值使 APTT 增长一倍,然后转为口服华法林。

- 监测 INR 值并调整华法林剂量,目标值 2.0~3.0。
- 建议低分子肝素或肝素使用达标后,症状控制后与华法林重叠使用,待 PT、INR 达标后停用低分子肝素或肝素。
- 需要监测血小板计数、凝血象,备有维生素 K1、硫酸鱼精蛋白等拮抗剂。
- 颅内出血并非抗凝治疗禁忌证,可评价出血体积大小,调整抗凝药物的剂量,严重时可停用抗凝药物。
- 抗凝持续时间:对于病因明确且临床症状改善的患者,华法林可使用 3 个月;对于病因不明确的高凝状态可服用华法林 6~12 个月;对于复发性 CVST 患者可考虑终身抗凝。

(二) 溶栓治疗

1. 适应证及禁忌证

(1) 适应证:对于昏迷、静脉性梗死或 / 和出血、癫痫、虽进行抗凝治疗但病情不断恶化的患者,可使用溶栓或取栓治疗

(2) 禁忌证:有严重凝血功能障碍,不能耐受治疗的患者;病情危重,脑疝晚期,去脑强直;

2. 系统性静脉溶栓 通过静脉滴注溶栓剂,经血液循环至颅内静脉窦内溶解窦内血栓,使静脉窦再通,此治疗方法操作快速、简便,治疗费用较低,而且尿激酶或重组组织型纤溶酶原激活剂(rt-PA)溶栓效果确切。但前提是,必须有足够(相当)剂量的溶栓剂进入窦内与血栓接触,才能发挥溶栓作用。如果静脉窦内血栓已经完全闭塞静脉窦,窦内血液流动缓慢甚至无血液流动,经静脉输注后,溶栓药物多经侧支途径回流,造成窦内血栓局部溶栓药物浓度很低,溶栓效果降低甚至无效。

用量:尿激酶,50 万 ~150 万 U /d,5~7 天(同时检测

21

纤维蛋白原≥1.0g);rt-PA,0.6~0.9mg/kg,总量≤50mg;

3. **静脉窦接触性溶栓** 将微导管通过股静脉入路置于血栓内,一方面显著提高了血栓内溶栓药物的浓度;另一方面,对血栓形成时间较长、溶栓速率较慢的患者,将微导管置于血栓远端,进行缓慢持续泵入尿激酶溶栓治疗,使尿激酶反复循环溶栓,可增加静脉窦再通率,缩短静脉窦再通的时间。

用量:尿激酶 50 万 ~150 万 U /d,静脉点滴,2~4 次 /d,3~7 天,具体用药时间根据患者临床症状改善、影像学是否证实静脉窦基本通畅来确定。

【**本共识建议**】

• 目前尚未有充分证据支持 CVST 患者行系统性静脉溶栓,小规模病例系列研究支持静脉窦接触性溶栓治疗。

• 对于部分充分抗凝治疗病情仍进展的 CVST 患者,排除其他引起恶化的情况,可考虑静脉窦接触性溶栓治疗,系统性静脉溶栓需要更严格病例挑选(尤其针对那些无颅内出血或大面积出血性梗死有脑疝风险的患者)。

4. **动脉溶栓** 深静脉或小静脉血栓、静脉窦溶栓不能接触到的血栓采用动脉溶栓。经动脉途经的溶栓方法可将溶栓药物顺行送达静脉端,可有效溶解皮质及深静脉的血栓,在主引流静脉不通畅的情况下,可促进侧支循环的建立、开放侧支静脉回流途径。尿激酶用量:经颈动脉穿刺,10 万 U /d,1 次 / 天,5~7 天,10~25 分钟缓慢注射,交替穿刺颈动脉。经股动脉入路,溶栓总量以 50 万 U 为宜。

5. **机械碎栓** 目前国内外有切割血栓、球囊、保护伞及 solitaire 拉栓等方法机械碎栓。各医疗单位可根据患者病情、个人经验及单位条件谨慎选择。

6. **支架成形术** 对于正规治疗 >6 个月、慢性血栓、局部狭窄、症状无改善,远、近端压力差 >10mmHg 的患者,可考虑支架成形术。

【**本共识建议**】

• 目前尚未有充分证据支持 CVST 患者行动脉溶栓

治疗。

● 机械碎栓技术和支架成形术有病例报告和小规模病例系列研究所支持。当患者使用抗凝治疗后仍发生临床恶化，或患者由于静脉梗死发生占位效应，或患者因脑出血引起颅内压升高，而常规的内科治疗方法效果不佳，则考虑使用上述介入治疗措施。

参考文献

[1] Ferro JM, Canhão P, Stam J, et al. Delay in the diagnosis of cerebral vein and dural sinus thrombosis: influence on outcome. Stroke, 2009, 40(9): 3133-3138.

[2] Fink JN, McAuley DL. Cerebral venous sinus thrombosis: a diagnostic challenge. InternMed J, 2001, 31(7): 384-390.

[3] Medel R, Monteith SJ, Crowley RW, et al.A review of therapeutic strategies for the management of cerebral venous sinus thrombosis. Neurosurg Focus, 2009, 27(5): E6

[4] Agnelli G, Verso M. Epidemiology of cerebral vein and sinus thrombosis. Front Neurol Neurosci, 2008, 23: 16-22.

[5] de Bruijn SF, Stam J. Randomized, placebo controlled trial ofanticoagulant treatment with low molecular weight heparin for cerebral sinus thrombosis. Stroke, 1999, 30(3): 484-488.

[6] StamJ. Sinus thrombosis should be treated with anticoagulation. Arch Neurol, 2008, 65(7): 984-985.

[7] Coutinho J, de Bruijn SF, Deveber G, et al.. Anticoagulation for cerebral venous sinus thrombosis. Cochrane Database Syst Rev, 2011, (8): CD002005.

[8] Mehraein S, Schmidtke K, Villringer A, et al. Heparin treatment in cerebral sinus and venous thrombosis: patients at risk of fatal outcome. Cerebrovasc Dis, 2003, 15(1-2): 17-21.

[9] Saposnik G, Barinagarrementeria F, Brown RD Jr, et al. Diagnosis and management of cerebral venous thrombosis: a statement for healthcare professionals from the American Heart Association/American Stroke Association. Stroke, 2011, 42(4): 1158-1192.

[10] Einhaupl K, Stam J, Bousser MG, et al. EFNS guideline on

21

the treatment of cerebral venous and sinus thrombosis in adult patients.Eur J Neurol,2010,17(10):1229-1235.

[11] Guo XB,Guan S,Fan Y,et al. Local thrombolysis for severe cerebral venous sinus thrombosis. AJNR Am J Neuroradiol, 2012,33(6):1187-1190.

[12] Gala NB,Agarwal N,Barrese J,et al. Current endovascular treatment options of dural venou sinus thrombosis: a review of the literature. J NeurointervSurg,2013,5(1):28-34.

[13] Nimjee SM,Powers CJ,Kolls BJ,et al. Endovascular treatment of venous sinus thrombosis: acase report and review of the literature. J NeurointervSurg,2011,3(1):30-33.

[14] Rahman M,Velat GJ,Hoh BL,et al. Direct thrombolysis forcerebral venous thrombosis. Neurosurg Focus,2009,27 (5):E7.

[15] Dentali F,Squizzato A,Gianni M,et al. Safety of thrombolysis in cerebral venous thrombosis. A systematic review of the literature. ThrombHaemost,2010,104(5):1055-1062.

[16] Chiewvit P,Piyapittayanan S,Poungvarin N. Cerebral venousthrombosis: diagnosis dilemma. Neurol Int,2011,3(3): e13.

[17] Guenther G,Arauz A. cerebral venous thrombosis: a diagnostic and treatment update.Neurologia,2011,26(8):488-498.

[18] Khan M,Kamal AK,Wasay M. Controversies of treatment modalities for cerebral venous thrombosis. Stroke Res Treat, 2010,2(1):956302.

[19] Coutinho JM,Stam J. How to treat cerebral venous and sinus thrombosis. J ThrombHaemost,2010,8(5):877-883.

[20] Roach ES. Cerebral venous sinus thrombosis: to treat or not to treat? Arch Neurol,2008,65(7):987-988.

[21] Bousser MG,Ferro JM. Cerebral venous thrombosis: an update. Lancet Neurol,2007,6(2):162-170.

[22] Ferro JM,Canhao P,Stam J,et al. Prognosis of cerebral vein and dural sinus thrombosis: results of the International Study on Cerebral Vein and Dural Sinus Thrombosis (ISCVT). Stroke, 2004,35(3):664-670.

[23] Stam J. Thrombosis of the cerebral veins and sinuses. N Engl J Med,2005,352(17):1791-1798.

[24] Iorio A, Barnes C, Vedovati MC, et al. Thrombophilia and cerebral vein thrombosis. Front Neurol Neurosci, 2008, 23: 55-76.

[25] Heckmann JG, Tomandl B, Erbguth F, et al. Cerebral vein thrombosis and prothrombin gene (G20210A) mutation. Clin Neurol Neurosurg, 2001, 103 (3): 191-193.

[26] Gao H, Yang BJ, Jin LP, et al. Predisposing factors, diagnosis, treatment and prognosis of cerebral venous thrombosis during pregnancy and postpartum: a case control study. Chin Med J (Engl), 2011, 124 (24): 4198-4204.

[27] McBane RD 2nd, Tafur A, Wysokinski WE. Acquired and congenital risk factors associated with cerebral venous sinus thrombosis. Thromb Res, 2010, 126 (2): 81-87.

[28] Saadatnia M, Fatehi F, Basiri K, et al. Cerebral venous sinus thrombosis risk factors. Int J Stroke, 2009, 4 (2): 111-123.

[29] Ferro JM, Bacelar-Nicolau H, Rodrigues T, et al. Risk score to predict the outcome of patients with cerebral vein and dural sinus thrombosis. Cerebrovasc Dis, 2009, 28 (1): 39-44.

[30] Villringer A, Mehraein S, Einhaupl KM. Pathological aspects of cerebral sinus venous thrombosis (SVT). J Neuroradiol, 1994, 21 (2): 72-80.

[31] Lee SK, terBrugge KG. Cerebral venous thrombosis in adults: the role of imaging evaluation and management. Neuroimaging Clin N Am, 2003, 13 (1): 139-152.

[32] Poon CS, Chang JK, Swarnkar A, et al. Radiologic diagnosis of cerebral venous thrombosis: pictorial review. AJR Am J Roentgenol, 2007, 189 (6 Suppl): S64-75.

[33] Kamal MK. Computed tomographic imaging of cerebral venous thrombosis. J Pak Med Assoc, 2006, 56 (11): 519-522.

[34] Rizzo L, Crasto SG, Rudà R, et al. Cerebral venous thrombosis: roleof CT, MRI and MRA in the emergency setting. Radiol Med, 2010, 115 (2): 313-325.

[35] Connor SE, Jarosz JM. Magnetic resonance imaging of cerebral venous sinus thrombosis. Clin Radiol, 2002, 57 (6): 449-461.

[36] Ihn YK, Jung WS, Hwang SS. The value of T2-weighted gradient-echo MRI for the diagnosis of cerebral venous sinus thrombosis. Clin Imaging, 2013, 37 (3): 446-450.

21

[37] Janjua N. Cerebral angiography and venography for evaluation of cerebral venousthrombosis. J Pak Med Assoc,2006,56(11): 527-530.

[38] Dashti SR,Hu YC,Yao T,et al. Mechanical thrombectomy as first-line treatment for venous sinus thrombosis: technical considerations and preliminary results using the AngioJet device. J NeurointervSurg,2013,5(1):49-53.

[39] BorhaniHaghighi A,Mahmoodi M,Edgell RC,et al. Mechanical Thrombectomy for Cerebral Venous Sinus Thrombosis: A Comprehensive Literature Review. Clin Appl ThrombHemost, 2014,20(5):507-515.

[40] Li G,Zeng X,Hussain M,et al. Safety and validity of mechanical thrombectomy and thrombolysis on severe cerebral venous sinus thrombosis.Neurosurgery,2013,72(5):730-738; discussion 730.